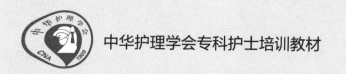

中华护理学会专科护士培训教材

康复专科护理

总主编　吴欣娟

主　编　谢家兴　王元姣

副主编　龚放华　刘承梅　侯惠如　魏　娜

人民卫生出版社

·北　京·

图书在版编目（CIP）数据

康复专科护理 / 谢家兴, 王元姣主编. -- 北京 ：
人民卫生出版社, 2024. 10. --（中华护理学会专科护士
培训教材）. -- ISBN 978-7-117-36999-2

Ⅰ. R47

中国国家版本馆 CIP 数据核字第 2024KY0017 号

人卫智网	www.ipmph.com	医学教育、学术、考试、健康，
		购书智慧智能综合服务平台
人卫官网	www.pmph.com	人卫官方资讯发布平台

中华护理学会专科护士培训教材

康复专科护理

Zhonghua Huli Xuehui Zhuanke Hushi Peixun Jiaocai

Kangfu Zhuanke Huli

主　　编：谢家兴　王元姣
出版发行：人民卫生出版社（中继线 010-59780011）
地　　址：北京市朝阳区潘家园南里 19 号
邮　　编：100021
E - mail：pmph @ pmph.com
购书热线：010-59787592　010-59787584　010-65264830
印　　刷：三河市国英印务有限公司
经　　销：新华书店
开　　本：787 × 1092　1/16　　印张：27
字　　数：657 千字
版　　次：2024 年 10 月第 1 版
印　　次：2024 年 11 月第 1 次印刷
标准书号：ISBN 978-7-117-36999-2
定　　价：89.00 元

打击盗版举报电话：010-59787491　E-mail：WQ @ pmph.com
质量问题联系电话：010-59787234　E-mail：zhiliang @ pmph.com
数字融合服务电话：4001118166　E-mail：zengzhi @ pmph.com

编者名单

（以姓氏笔画为序）

王　军　首都医科大学宣武医院
王　欣　北京大学第三医院
王元姣　浙江省人民医院
王晓丹　河南中医药大学第一附属医院
王喜花　新疆维吾尔自治区人民医院
邓　颖　北京医院
毕　娜　中国人民解放军总医院第八医学中心
刘玉娟　宁夏医科大学总医院
刘承梅　河南中医药大学第一附属医院
关风光　福建中医药大学附属第二人民医院
许雅芳　复旦大学附属华山医院
孙　晖　黑龙江省第二医院
李小金　中山大学附属第一医院
李邦惠　重庆医科大学附属儿童医院
肖静蓉　四川省医学科学院·四川省人民医院
吴　星　新疆医科大学第七附属医院
张亚娟　赤峰市医院
张春虹　天津市天津医院
张荀芳　浙江省人民医院
尚　燕　甘肃省康复中心医院
胡　静　昆明市第一人民医院
侯惠如　中国人民解放军总医院第二医学中心
袁　薇　昆明医科大学第二附属医院
袁丽秀　广西医科大学第一附属医院
莫　仙　云南省传染病医院
高丽娟　中国康复研究中心（北京博爱医院）
郭　红　北京中医药大学护理学院
唐小丽　四川省肿瘤医院

黄小亮　河北医科大学第三医院
龚放华　湖南省胸科医院
谢肖霞　中山大学附属第一医院
谢家兴　中国康复研究中心（北京博爱医院）
廖明珍　广西医科大学第二附属医院
魏　娜　中国康复研究中心（北京博爱医院）

编写秘书
白晓丽　中国康复研究中心（北京博爱医院）

序 言 》

健康是促进人类全面发展的必然要求,是社会经济发展的基础条件。中共中央、国务院印发的《"健康中国 2030"规划纲要》中指出,要把健康融入所有政策,全方位、全周期保障人民健康,大幅提高健康水平。近年来,我国健康领域成就显著,人民健康水平不断提高,在"共建共享、全民健康"的背景下,护理学科发展面临着前所未有的机遇与挑战。

护理工作是医疗卫生事业的重要组成部分。护士作为呵护人民群众全生命周期健康的主力军,在协助诊疗、救治生命、减轻痛苦、促进康复等方面,发挥着不可替代的作用。随着医药卫生体制改革的不断深化和人民群众对健康服务需求的日益提高,护理专科化已成为临床护理实践发展的必然方向,专科护士在适应医学发展、满足人类健康需求等方面起到举足轻重的作用。《全国护理事业发展规划(2016—2020 年)》中明确指出,要加强护士队伍建设,建立护士培训机制,发展专科护士队伍,提高专科护理水平,提升专业素质能力。2022年,国家卫生健康委员会印发了《全国护理事业发展规划(2021—2025 年)》,进一步明确要结合群众护理需求和护理学科发展,有针对性地开展老年、儿科、传染病等紧缺护理专业护士的培训。国家层面一系列护理政策的颁布,为我国专科护士的培训与发展提供了有力的政策支持。

中华护理学会在国家卫生健康委员会的领导下,始终致力于推进中国护理领域专科知识的传播与实践,加强和推动护理学科高质量发展,为国家和人民群众培养高素质的专科护理人才,提升护理人员专业水平和服务能力。专科护士培训教材体系建设,是专科护理人才同质化培养的重要保证。本套教材由我国护理专业领域多位知名专家共同编写,内容紧密结合护理专业发展的需要,涵盖了各专科护理领域新理念、新知识、新技能,突出实用性、系统性和可操作性。教材编写过程中得到了各级领导和专家的高度重视和鼎力支持,在此表示诚挚的感谢!

功以才成,业由才广。我们衷心期望本套培训教材能为我国专科护士培养提供有力的指导,为切实加强护理人才队伍建设和提升专科护理质量作出积极的贡献。

吴欣娟

2024 年 7 月

前 言

随着我国社会由生存型向发展型转变,人民群众对健康和生命质量的关注越来越多,康复护理服务已经成为人民群众的刚性需求。为适应人民群众不断增长的健康需求以及经济社会发展对康复护理事业发展的新要求,逐步构建完善的康复护理服务体系,促进康复护理事业全面、协调、可持续发展,加强康复护理学科建设和专业人才培养,我们编写了本书。

本书以岗位需求为依据,以能力提升为本位,以培养学员的疾病康复护理能力为目标,以临床康复护理实际工作需求为依据,以工作任务为中心,组织编排课程内容。本书中基本知识的编写以"必需、实用、拓展"为度,并在保证思想性和科学性的基础上,特别强调适用性与先进性,同时重视培养学员的创新、获取信息及终身学习的能力,突出启发性。编写力求简明扼要,通俗易懂,文字准确流畅,图文并茂。全书共十二章,第一章"康复医学概述",阐述了康复医学相关概念、康复的定义和内涵、残疾的定义和分类等。第二章"康复护理概述",阐述了康复护理的概念、康复护理的特点、护士在康复中的作用、康复护理专科护士培养等。第三章"康复护理评定",阐述了康复中常见的功能障碍的评定如心理评定、认知功能评定、言语功能评定等。第四章"康复护理技术",阐述了康复护理常见的技术如体位摆放技术、转移技术、吞咽训练技术等。第五章至第九章分别阐述了不同系统常见疾病的康复护理,每种疾病分别从概述、康复护理评定、康复护理措施、健康教育几个方面进行阐述。第十章"中医康复",阐述了中医康复理论基础、康复护理等。第十一章"加速康复护理",阐述了加速康复护理理论基础、康复护理措施等。第十二章"康复护理研究",阐述了康复护理研究现状、科研课题申报写作要求。每章前设有学习目标,帮助学员在学习前明确本章的学习要求;章节后设有知识拓展,帮助学生拓展知识内容。

本书的编写得到了中华护理学会的大力支持,在此表示感谢。参加本书编写的有来自全国各地从事临床康复护理的专家及从事康复护理教学的教授,特致谢忱。由于编写水平有限,本书难免存在瑕疵,敬请读者批评指正。

谢家兴　王元姣

2024 年 7 月

目 录

第一章　康复医学概述

学习目标

1. 掌握康复、康复医学、健康、残疾的概念。
2. 熟悉康复医学涵盖的内容、残疾的分类。
3. 了解康复医学工作模式、康复治疗方式、健康的影响因素。
4. 学会功能评定方法。
5. 具有应用标准对患者进行准确评定的能力。

第一节　康复医学的概念

一、康复医学的定义

康复医学（rehabilitation medicine）是以研究病、伤、残者功能障碍的预防、评定和治疗为主要任务，以改善躯体功能、提高生活自理能力、改善生活质量为目的的一个医学专科。

二、康复医学涵盖的内容

（一）康复预防

康复预防包括一级预防、二级预防、三级预防。

一级预防主要是防止伤残疾病的发生，通过宣传优生优育、加强遗传咨询、产前检查、预防接种等措施，预防先天性残疾的发生；通过建立良好的生活方式，合理饮食及安全用药等措施，可使残疾发生率降低 70%。

二级预防的目的是限制或逆转由损伤造成的伤残。可降低 10%~20% 的残疾发生率。需要早期发现病伤残、早期治疗，采取药物、康复及手术治疗措施。

三级预防的目的是防止残疾转化为残障，减少由于残疾对个人、家庭和社会造成的影响。根据患者及病情需要可给予"医疗康复、康复工程、教育康复、职业康复、社会康复"等全面康复措施，提高患者生活质量，达到重返社会的目的。

（二）康复评定

康复评定是通过收集、分析患者的各种资料，从而准确地判断障碍的情况并形成障碍学诊断的过程。根据《国际功能、残疾和健康分类》（International Classification of Functioning,

Disability and Health，ICF）分类，评定包括功能障碍的评定、能力障碍的评定和社会性障碍的评定 3 个层次。康复评定主要包括躯体功能、认知功能、言语（交流）功能、心理功能及社会功能等 5 个方面。康复评定应在治疗前、中、后分别进行，根据评定结果，制订或调整治疗方案，并对治疗效果和预后作出客观评价。

（三）康复治疗

康复治疗是康复医学的重要内容，是使病、伤、残者身心健康与功能恢复的重要手段，也是病、伤、残综合治疗的一个组成部分。康复治疗常与药物疗法、手术疗法等临床治疗综合进行。

1. 物理治疗（physical therapy，PT） 通过功能训练、手法治疗，并借助于力、电、光、声、磁、热、冷等物理因子来提高人体健康，预防和治疗疾病，恢复、改善或重建躯体功能。物理治疗可分为三大类：运动疗法（以功能训练为主）、理疗（以各种物理因子为主）、手法治疗。

2. 作业治疗（occupational therapy，OT） 针对患者的功能障碍，制订个体化的作业活动，重点改善个体实用功能，使患者的功能和独立生活的各方面均达到最佳水平。

3. 言语治疗（speech therapy，ST） 狭义的概念是指使患者恢复正常说话能力的治疗，广义上是指通过各种训练，使患者可以借助于口语、书面语言、手势语来传达个人思想、情感、意见，实现个体之间最大能力交流的一种治疗方式。

4. 心理治疗（psychological therapy，PST） 由经过专业训练的治疗者运用心理治疗的有关理论和技术，通过心理疏导和宣泄，调节心理状态，改善心理功能。

5. 文体治疗（recreation therapy，RT） 通过文娱活动，如书法、绘画、唱歌、跳舞等，调节精神心理活动，改善躯体功能。

6. 中国传统医学治疗（traditional Chinese medicine，TCM） 通过中药、针灸、传统功能训练方法如太极拳等，达到改善患者躯体功能的目的。

7. 康复工程（rehabilitation engineering） 利用现代科技手段为伤残人士服务，主要是制作、安装假肢，通过机器人辅助功能训练等，改善躯体功能。

（四）康复护理

康复护理（rehabilitation nursing，RN）是通过康复护理技术和健康教育预防各种并发症，避免二次残疾的发生，包括指导良肢位摆放、预防压力性损伤及深静脉血栓形成（deep venous thrombosis，DVT）、膀胱及肠道管理等。

三、康复医学的服务方式

世界卫生组织提出的康复服务方式包括：

1. 机构康复（institution-based rehabilitation，IBR） 包括综合医院的各临床相关学科、康复医学科、康复医院及其他社会康复机构等。上述机构通常有较完善的康复及医疗设备、专业技术水平较高的康复工作人员，涵盖专科范围广，能解决病、伤、残者各种康复问题。

2. 社区康复（community-based rehabilitation，CBR） 依靠社区资源（人、财、物、技术）为本社区的病、伤、残者提供就地服务。发动社区、家庭和患者共同参与，以医疗、教育、社会、职业等全面康复为目标,逐步建立和完善双向转诊系统,以解决社区无法解决的各类康复问题。

四、康复医学的工作模式

康复医学的工作模式是指在实施康复治疗方案时所应用的方式,与其他临床医学专科不同,康复医学是以康复治疗小组的形式进行的。

康复治疗小组由康复医师、康复治疗师、康复护士组成:康复医师为治疗小组组长,负责患者在整个康复治疗过程中的功能评定和治疗方案的制订,以及治疗小组内各部门之间的协调;康复护士负责患者在住院治疗和门诊治疗期间与康复护理有关的治疗;康复治疗师在康复医师的指导下负责具体康复治疗方案的制订和实施。其中,康复治疗师团队包括物理治疗师、作业治疗师、言语治疗师、假肢矫形器师、心理治疗师、文体治疗师、营养师等。康复治疗小组的工作流程是从康复评定开始,又以康复评定结束。

五、康复医学的发展简史

康复医学基本的组成内容(康复治疗的各种方法和技术),早在公元前就已萌芽,古代东方与西方都曾使用过简单的康复疗法,如使用日光、砭针、磁石、按摩等方法治疗风湿病、慢性疼痛、劳损等疾患,此阶段可称为康复医学发展的萌芽期。

1910 年,康复"rehabilitation"一词首次正式出现。第一次世界大战期间,英国著名骨科专家 Robert Jones 首先开展了伤员职业训练,以便他们在战后能重返工作岗位;1917 年,美国陆军成立身体功能重建部和康复部,这是最早的康复机构;1931 年,物理医学形成。1942 年,美国纽约召开的全美康复会上诞生了康复的第一个定义:"康复就是使残疾者最大限度地恢复其身体的、精神的、社会的、职业的和经济的能力。"这个阶段是康复医学的形成期。

1946 年,美国 Howard A. Rusk 博士开始在综合医院设立康复医学科,推行康复治疗。此时的康复治疗已初步贯彻全面康复的原则,即重视身体和心理的康复,采取手术后或伤病恢复期早期活动的功能训练。1949 年,美国住院医师的专科培训内容增加了康复医学学科,美国物理医学会改名为美国物理医学与康复学会。1950 年,国际物理医学与康复联合会(International Federation of Physical Medicine and Rehabilitation, IFPMR)成立。1969 年,国际康复医学会成立(International Rehabilitation Medicine Association, IRMA)成立。在这期间,康复医学已确立发展为一门独立的医学学科。

自 1970 年以后,康复医学进入快速发展期。欧美及日本等国家大量设立康复机构,健全康复立法,康复服务的对象也从传统的工伤和残疾人扩展到重症患者和老年人群。与此同时,康复教育制度逐渐完善。1999 年,IFPMR 和 IRMA 合并形成了国际物理医学与康复医学学会(International Society of Physical and Rehabilitation Medicine, ISPRM)。ISPRM 作为全球康复医学领域的重要组织,推动了全球范围内康复医学的合作与发展。

现代康复医学在我国的引入始于 20 世纪 80 年代初期。虽然起步较晚,但在我国政府及卫生行政主管部门的重视之下,在原有的中西医康复治疗技术基础之上,其广泛吸取国际现代康复的技术和系统理论,已取得飞跃发展和显著成效。1983 年,卫生部批准成立了我国第一个康复医学专业学术团体——中国康复医学会。1984 年,卫生部确定医学院本科增设康复医学课程。1986 年,中国残疾人康复协会成立。1988 年,中国康复研究中心于北京成立,这是我国康复医学发展的重要标志之一。

2001 年,世界卫生组织修订通过了《国际功能、残疾和健康分类》,这一分类标准充实了康复医学的理论基础,强化了"全面康复"的理论根据。目前,康复医学的纵向系统发展包括功能评定和各种功能训练及治疗(运动疗法、物理治疗、心理行为治疗、社会工作、矫形器及假肢的装配和使用等);横向系统发展包括骨科康复、神经康复、儿童康复、脊髓损伤康复等专科康复。我国逐步建立起有中国特色的康复医学体系,并且完成了康复立法,制定了有关政策。"十二五"期间,国家加大了康复医学的发展力度。2009 年 4 月,中共中央、国务院发布《中共中央国务院关于深化医药卫生体制改革的意见》,首次提出"预防、治疗、康复三结合"的三位一体方针。2011 年 5 月,卫生部颁布了《综合医院康复医学科建设与管理指南》,将康复治疗师的培养纳入《医药卫生中长期人才发展规划(2011—2020)》重大人才工程;并正式颁布康复治疗技术操作规范。

(魏　娜)

第二节　康复的定义和内涵

一、康复的定义

康复(rehabilitation)是指综合协调地应用医学、社会、教育、职业以及其他措施,对病、伤、残者进行训练或再训练,以提高其活动能力。针对病、伤、残者的功能障碍,康复以提高局部与整体功能水平为主线,提高病、伤、残者生活质量、最终融入社会为目标。尽管病、伤、残导致个体的某些病理变化无法彻底消除,某些局部或系统功能无法完全恢复,但经过康复后,个体仍然可以带着某些功能障碍过着有意义、有质量的生活。康复的对象包括病、伤、残者,老年人群和亚健康人群。

二、康复的内涵

康复的内涵包括康复的范畴和目标。

1. 康复的范畴　康复综合协调地应用各种措施,包括医学康复、社会康复、教育康复、职业康复等方面,从而构成全面康复。

2. 康复的目标　是指积极地采用各种康复方式,帮助病、伤、残者最大程度地恢复其生理、心理和社会功能。随着个体的逐渐康复,即使损伤引起的功能障碍无法彻底消除或恢复,个体仍然可带着部分功能障碍有尊严、有意义地生活。

康复机器人

随着医疗领域人工智能的发展,康复机器人的研究和应用逐渐受到关注。康复机器人的研究贯穿了康复医学、生物力学、机械学、机械力学、电子学、材料学、计算机科学以及机器人学等诸多领域,已经成为国际机器人领域的研究热点,是医疗机器人领域的一个重要分支。目前,康复机器人已经广泛应用到康复护理、假肢和康复治疗等方面,促进了康复医学在相关领域的发展。

(谢家兴)

第三节　健康与健康问题

一、健康的概念

国际护理专家提出,人是一个生物、心理和社会的结合体,是包含生理、心理、精神、社会、文化、发展层面的整体的开放系统。

现代的健康观是整体健康,世界卫生组织把人的健康从生物学的意义拓展到精神和社会关系学(社会相互影响的质量)方面,把人的身心、家庭和社会生活的状态均包括在内。它把健康定义为:"健康是一种在身体上、精神上的完满状态,以及良好的适应力,而不仅仅是没有疾病和衰弱的状态"。从定义中可以看出,健康应包括生理健康、心理健康和良好的社会适应能力。

1. **生理健康**　指人体躯体的健康。

2. **心理健康**　首先指具备健康心理的人,其人格完整、自我感觉良好、情绪稳定,积极情绪多于消极情绪,有较好的自控能力,能保持心理上的平衡,有自尊、自爱、自信及自知之明;其次,在自己所处的环境中有充分的安全感,能保持正常的人际关系和进行人际交往;再者,对未来有明确的生活目标,能切合实际、不断进取,有理想和事业的追求。

3. **良好的社会适应能力**　指一个人的心理活动和行为,能适应当时复杂的环境变化,为他人所理解和接受。具有社会适应能力是国际上公认的心理健康首要标准。

二、健康的影响因素

人的一切活动都与环境有密切关系,人的健康问题也同样与环境息息相关。环境是影响人类生存与发展的全部机体内部因素和外界条件的总和。

20 世纪中期之前,影响人类健康的突出问题是传染病。而随着科技发展及人们生活水平的提高,非传染性慢性疾病代替了传染病成为影响人类健康的主要问题,如心脏疾病、脑卒中、癌症、糖尿病和慢性呼吸系统疾病。

据1977年美国卫生部门的统计资料,疾病的影响因素发生了悄然变化,仅有10%的疾病由微生物引起,10%为遗传因素,30%起源于环境因素,而50%与生活方式有关。可见行为生活方式因素已上升为影响人群健康的主要因素。据WHO统计,环境造成的死亡中,排名前10的为:脑卒中、局部缺血性心脏病、非故意伤害、癌症、慢性呼吸系统疾病、腹泻、呼吸系统感染、新生儿疾病、疟疾、故意伤害。1.26亿人中有0.82亿人的死亡原因是环境因素引起的非传染性疾病。

1. 环境因素对健康的影响 包含自然环境和社会环境两个层面。

(1)自然环境因素对健康的影响:良好的自然环境是人类生存和发展的物质基础。自然环境主要指气候和地理因素。异常的气候现象,如台风、洪水、雾霾等,对自然生态系统造成严重破坏,给人类的生存和健康造成了严重威胁。季节变迁引起的气温等环境因素的变化也可能导致疾病发生,比如中暑、脱水、呼吸道疾病、高血压、心脏病等。地理环境的差异,表现在地形、地质的差异。不同的地形地质,包含不同的化学元素,当某些化学元素含量异常时,可能引发疾病。例如,某些地区碘元素的缺乏,可能引发当地居民甲状腺肿;某些传染及自然疫源性疾病,都有较严格的地域性和季节性,形成了疾病的流行地区,如血吸虫病、钩端螺旋体病、出血热等,都因其生态环境适于病原体的繁殖或传播媒介的生存。

现在的城市社区,环境污染已成为影响健康的重大问题,包括室内外空气污染、水污染等。环境污染对健康的危害主要表现为:急性危害、慢性危害、遗传毒性、致癌作用、生殖毒性、对免疫功能的影响,包含免疫功能抑制引起变态反应、发生自身免疫反应和干扰内分泌功能3个方面。

(2)社会环境因素对健康的影响:社会环境因素包含文化背景、经济因素、社会心理因素、社会关系等。社会心理因素是引发心理和躯体疾病的重要原因。

2. 生活方式对健康的影响 大量研究表明,许多慢性疾病发病率增高,与不良的生活方式及不健康行为密切关联。其中包含:吸烟、酗酒、饮食不当、缺乏体育锻炼、药物滥用和不良性行为6个方面。据统计,对于健康的保持,改变人们的生活方式可起到70%的作用,而医疗技术只起到30%的作用。

三、常见健康问题

健康的问题种类繁多,但常见的问题却相对集中。全科医疗认为临床常见的问题有:肌肉及骨骼问题、癌症、认知功能障碍症、糖尿病、消化/泌尿及性健康、高血压、心脏病、传染病、精神疾病、脑卒中、生活行为方式相关健康问题,如吸烟酗酒问题、超重与肥胖问题、避孕问题、青少年怀孕问题。

知识拓展

世界卫生组织

世界卫生组织（World Health Organization, WHO）是联合国下属的一个专门机构，总部设置在瑞士日内瓦，是国际上最大的政府间卫生组织。世界卫生组织的宗旨是使全世界人民获得尽可能高水平的健康，主要职能包括：促进流行病和地方病的防治；提供和改进公共卫生、疾病医疗和有关事项的教学与训练；推动确定生物制品的国际标准等。

（谢家兴）

第四节 残疾的定义和分类

一、残疾的定义

《国际功能、残疾和健康分类》（International Classification of Functioning, Disability and Health, ICF）将残疾定义为损伤、活动受限以及参与限制的总称。残疾是疾病患者（如脑瘫、唐氏综合征和抑郁）与个人及环境因素（如消极态度、不方便残疾人使用的交通工具和公共建筑及有限的社会支持）之间的相互作用，包括原发性残疾和继发性残疾。

二、残疾的分类

以患者的实际能力为准，残疾分类也可通过康复治疗而转化。

（一）世界卫生组织残疾分类

《国际残损、残疾和残障分类》（International Classification of Impairment, Disabilities and Handicaps, ICIDH）公布于 1980 年，修改于 2001 年（ICIDH-2）。

1. ICIDH 分类（WHO 1980） 下列是相关术语：

（1）残损（impairment）：指各种原因所导致的身体结构、外形、器官或系统生理功能以及心理功能的异常，是器官或系统水平的功能障碍。干扰个人正常生活活动，对日常生活，工作的速度、效率、质量产生一定影响，但实际操作能独立完成。最常见的功能障碍包括：偏瘫，截瘫，四肢瘫，痉挛，疼痛，膀胱、直肠功能障碍，平衡、协调功能障碍，言语、认知、吞咽障碍，肌肉/骨关节功能障碍（肌力、关节活动），感觉功能障碍，心肺功能障碍。

（2）残疾（disabilities）：指按正常方式进行的日常独立生活活动和工作能力受限或丧失，是个体或整体水平的障碍。

（3）残障（handicaps）：指残疾者社会活动、交往、适应能力的障碍，包括工作、学习、社交等，个人在社会上不能独立，是社会水平的障碍。

残损、残疾和残障三者之间没有绝对的界限，其程度可以互相转化。

2. **分类（WHO 2001）**《国际功能、残疾和健康分类》（ICF）与身体水平、个体水平或社会水平有关。在自然、健康的功能状态，可以用身体功能、个体功能、社会功能来表示；在残疾方面，可以用残损、活动受限、参与受限来表示。下列是相关术语：

（1）身体的功能和结构病损或残损：身体的功能（body function）是指身体系统的生理或心理功能。身体结构（structure）是指身体的解剖部分，如器官、肢体及其组成。残损（impairment）指身体解剖结构上的缺失或偏差，是在身体各系统的功能和结构水平上评价肢体功能障碍的严重程度；病损比疾病或紊乱的范围更广泛。

（2）活动或活动受限：活动（activities，A）指个体从事的活动或任务，是一种综合应用身体功能的能力。活动的消极方面是活动受限（失能）。活动受限指个体从事活动的困难。活动受限是从个体或整体完成任务、进行活动的水平上评价功能障碍的严重程度，指按正常方式进行的日常活动能力的丧失和工作能力的受限，它建立在病损的基础上。

（3）参与或参与受限：参与（participation，P）指与健康状态、身体功能和结构、活动及相关因素有关的个人生活经历。参与受限指个人生活经历的程度或方式存在问题。

（4）情景性因素：指个体生活和生存的全部背景，包括环境因素和个人因素。

ICF 与 ICIDH 不同之处在于三水平（身体水平、个体水平或社会水平）分类术语的改变，ICIDH-2 增加并强调了新的内容——情景性因素；ICIDH-2 是在"健康成分"上的残疾分类，ICIDH-2 分类中所有成分之间都是双向互动的。

（二）中国残疾分类标准

2011 年 1 月 14 日，中华人民共和国国家质量监督检验检疫总局、中国国家标准化管理委员会发布《残疾人残疾分类和分级》（GB/T 26341—2010），标准规定了残疾人残疾分类和分级的术语与定义、残疾分类和分级及代码等。本标准适用于残疾人的信息、统计、管理、服务、保障等社会工作。下列是相关术语：

1. **残疾（disability）** 身体结构、功能的损害及个体活动受限与参与的局限性。

2. **残疾人（person with disability）** 在精神、生理、人体结构上，某种组织、功能丧失或障碍，全部或部分丧失从事某种活动能力的人。

3. **残疾分类** 按不同残疾，分为视力残疾、听力残疾、言语残疾、肢体残疾、智力残疾、精神残疾和多重残疾。

（1）视力残疾（visual disability）：各种原因导致双眼视力低下并且不能矫正或双眼视野缩小，以致影响其日常生活和社会参与。视力残疾包括盲及低视力。

（2）听力残疾（hearing disability）：各种原因导致双耳不同程度的永久性听力障碍，听不到或听不清周围环境声及言语声，以致影响其日常生活和社会参与。

（3）言语残疾（speech disability）：各种原因导致的不同程度的言语障碍，经治疗 1 年以上不愈或病程超过 2 年，而不能或难以进行正常的言语交流活动，以致影响其日常生活和社会参与。包括：失语、运动性构音障碍、器质性构音障碍、发声障碍、儿童言语发育迟滞、听力障碍所致的言语障碍、口吃等。

注：3 岁以下不定残。

（4）肢体残疾（physical disability）：人体运动系统的结构、功能损伤造成的四肢残缺或四肢、躯干麻痹（瘫痪）、畸形等导致人体运动功能不同程度丧失以及活动受限或参与的局限。

肢体残疾主要包括：①上肢或下肢因伤、病或发育异常所致的缺失、畸形或功能障碍；②脊柱因伤、病或发育异常所致的畸形或功能障碍；③中枢、周围神经因伤、病或发育异常造成躯干或四肢的功能障碍。

（5）智力残疾（mental handicapped）：智力显著低于一般人水平，并伴有适应行为的障碍。智力残疾包括在智力发育期间（18 岁之前），由于各种有害因素导致的精神发育不全或智力迟滞；或者智力发育成熟以后，由于各种有害因素导致智力损害或智力明显衰退。

（6）精神残疾（mental disability）：各类精神障碍持续 1 年以上未痊愈，由于存在认知、情感和行为障碍，以致影响其日常生活和社会参与。

（7）多重残疾（multiple disabilities）：同时存在视力残疾、听力残疾、言语残疾、肢体残疾、智力残疾、精神残疾中的两种或两种以上残疾。

知识拓展

残疾人康复训练的内容

1. 视力　定向行走训练、低视力视功能训练、日常生活技能训练、社会适应训练等。
2. 听力语言　听觉语言能力训练、语言矫治、双语训练、手语指导等。
3. 肢体　运动功能训练、生活自理训练、社会适应训练等。
4. 智力　运动能力训练、感知能力训练、认知能力训练等。
5. 精神　社会适应训练、作业训练、工娱体疗等。

（王喜花）

第五节　康复医学团队

一、概述

1. **康复（rehabilitation）**　WHO 将康复定义为综合地、协调地应用医学、教育、社会以及其他各种方法，使病、伤、残者（包括先天性残）已经丧失的功能尽快地、尽最大可能地得到恢复和重建，使他们在体格上、精神上、社会上和经济上的能力得到尽可能的恢复，使他们重新走向生活，重新走向工作，重新走向社会；康复的内涵包括：康复的对象、领域、措施、目标、提供者。

2. **康复医学（rehabilitation medicine）**　是一门有关促进残疾人及患者康复的医学学科，更具体地说，康复医学是为了康复的目的而研究有关功能障碍的预防、诊断和评定、治疗、训练和处理的一门医学学科。

3. **团队（team）**　是由基层和管理层人员组成的一个共同体，它合理利用每一个成员的知识和技能协同工作，解决问题，达到共同的目标。

二、康复医疗团队的建设和工作模式

（一）康复医疗团队建设

1. 康复医疗工作人员的基本素质要求

（1）具有正确的专业思想。

（2）具有人文关怀精神。

（3）具有务实、严谨的科学态度。

（4）具有良好的心理素质。

（5）具有较强的法纪意识。

2. 康复医疗的人才组成和培养　康复医疗人才组成包括康复医学科的执业医师、康复治疗师、康复护理人员。着重于培养应用型、知识型、智能型及创新型等"四型"康复人才。

（1）建立完善的康复人才培养体系：构建院校教育、继续教育、在职教育等有机结合的人才培养体系。

（2）构建康复教育标准体系：构建康复教育准入标准，在硬件设施、师资人员方面构建严格准入标准，规范课程设置工作；构建专科培训标准，如脑血管疾病、心肺疾病等常见专科疾病的康复培训需要统一标准；构建质量监管标准，设置执业资质认定和动态追踪监管。

（3）编织康复专业人才培养网络：建立康复医学与康复治疗学亚专科培养模式，既培养全科人才也培养专科人才，以满足社会对康复行业越来越专科化、精细化的需求。

（4）塑造康复领军人才：学科及临床的领军人才培养有助于塑造一批站在康复行业前沿的领军人物，发挥示范带动作用。

（5）加强国际交流与合作：加大国际水平的学科及临床前沿人才引进与培养。

（二）康复治疗工作模式

康复工作是一项团队工作，需要团队人员良好的合作，共同制订康复计划并实施。康复团队成员包括：

1. 康复医师（physiatrist）　是康复小组的核心，在患者的治疗和照顾过程中，把握小组的工作方向，通常是由康复医师来决定的。因为他对于患者的身体状况最了解，并且能利用医学知识在康复计划上指导其他组员。

2. 护理人员（nurse）　在患者住院治疗期间，与其接触时间最久、也最密切的工作人员就是护士。护士在康复护理时，着重协助患者的自我照顾。

3. 患者（patient）　患者经常是小组工作的中心，小组的工作应尽可能提供患者自立自助的资源。为了确实得到康复效果，所有的小组成员需要和患者一起努力，共同合作，以达康复效果。

4. 患者家属（family）　患者家属的态度、兴趣和希望，对患者接受治疗的反应，有很大的影响力。让患者家属知道患者为什么要做康复并让其了解康复计划的内容，教导其如何参与患者的康复计划，随时通知他们有关患者的进展等都是很重要的。

5. 物理治疗师（physical therapist）　物理治疗师利用物理医学的原理，如声波、光波、水、电热、按摩、牵引、运动等物理因子，以协助患者减轻疼痛和恢复生理功能。

6. 职能治疗师（occupational therapist）　职能治疗就是利用一些能增进和保持健

康的事宜活动,来治疗或预防残障。职能治疗师与患者共同工作、教导患者参与各种不同的活动,并依据患者的教育程度及其生活的社会环境来作个性化指导。

7. **言语治疗师(speech therapist)**　言语治疗是治疗言语的通称。一般因脑性麻痹或脑卒中造成的失语症患者,不仅无法发音说话,还包括听不懂对方的说话情形。言语治疗师就是训练这些患者,使其能听得懂或会写以达到与他人沟通的目的。

8. **心理治疗师(psychologist)**　可以由精神科医师来担任此工作。

9. **职业辅导者(vocational counselor)**　职业辅导者可利用性格倾向测验、人格测验等来分析患者的潜能,协助患者找到一份适合他的新职业。

10. **其他(others)**　如骨科医师、神经科医师、义肢或支架矫具师、教师等。

知识拓展

以康复医师为中心的康复医疗服务团队

在康复医疗服务较发达的地区,康复医疗服务的基本单元是多专业相互协作的康复医疗服务团队。美国的康复医疗服务团队由康复医师(PD)、物理治疗师(PT)、作业治疗师(OT)、言语治疗师(ST)、吞咽治疗师、心理治疗师、社会工作者和护士等构成。康复医师作为中心领导负责协调整个团队,制订治疗计划,并保证计划实施。

功能完善的康复医疗服务团队中往往可以看到社会工作者的身影。在美国,康复医学科病房除专业康复医师外,还常有一位社会工作者专门负责患者出院后相关事宜。患者出院后如需进入康复中心,社会工作者会及时联系。

（王喜花）

第二章　康复护理概述

第一节　康复护理的概念

一、康复护理定义

康复护理是康复医学的重要组成部分,是以康复医学和护理学理论为基础,研究促进伤、病、残者的生理、心理康复的护理理论、知识、技能的一门学科。康复护理是在总的康复医疗计划下,为达到全面康复的目标,与其他康复专业人员共同协作,利用康复护理特有的知识和技能对康复对象进行护理,以预防继发性残疾,减轻残疾的影响,最大限度地恢复或提高生活自理能力,帮助患者重返家庭和社会,提高其生活质量。

二、康复护理对象

近年来,随着人们健康理念的转变,康复意识在不断增强,康复护理已由康复医学科向各专科延伸和推广,由医院拓展到社区,并强调康复护理的早期、全程介入。康复护理的服务对象包括:

1. **残疾人**　残疾是指因外伤、疾病、发育缺陷、人口老化、精神因素等各种原因造成身体上或精神上的功能障碍,以致不同程度地丧失正常人的生活、工作、学习的能力和担负其日常生活与社会职能的一种状态。残疾人是指具有上述残疾特征的人,是一个数量众多的群体,是一个特性突出、需要帮助和关怀的群体。

2. **老年人**　据统计,截至 2023 年底,我国 60 周岁及以上老年人口数量达 2.97 亿,占总人口的比例为 21.1%,根据国际上对人口老龄化的定义:65 岁及以上人口占比达到 7% 即为人口老龄化,而65岁及以上人口达到14%即为深度老龄化,我国人口老龄化程度进一步加速呈上升趋势。老年人由于其自身生理功能退化,存在不同程度的各种退行性改变和功能障碍,同时伴随多种慢性疾病的发生,严重影响生活质量,迫切需要康复。因此,老年人的康复护理需求更加凸显。

3. **亚健康人群** 据WHO一项全球性调查表明,21世纪威胁人类健康的重大问题之一是以慢性疲劳为主要症状的亚健康问题,且发生率呈逐年上升的趋势。例如,不明原因的体力疲劳、性功能下降和月经周期紊乱;不明原因的情感障碍、焦虑或神经质;以及对工作、生活、学习等环境难以适应,人际关系难以协调。亚健康状态如果处理得当,身体可向健康状态转化;反之,则容易患上各种各样的疾病。

4. **围手术期患者** 加速康复外科(enhanced recovery after surgery, ERAS)是指通过改进围手术期的各种处理方法,以减轻手术引起的各种不良刺激,缩短治疗时间,达到加速康复的目的。其采用多学科和多专业团队模式(team work),共同致力于手术患者的康复,帮助早期康复、减少术后并发症。

三、康复护理内容

康复护理内容是根据服务对象的不同康复需求,对其进行心理、生理、社会等的全方位护理。护理内容既有基础护理的内容,又体现了康复护理的特色。

（一）基础护理

基础护理是康复专科护理的基础,满足患者的基本需要。其内容包括保持患者生活和治疗环境的整洁、安静、安全和舒适;心理护理、膳食护理、排泄护理、观察病情;实施基本护理技术操作、健康宣教及护理书写等。

（二）康复专科护理

康复专科护理是以康复护理学理论知识和技能为基础,围绕改善或提高功能这一核心实施专科护理,包括康复护理评定和康复护理技术两大类。

1. **康复护理评定** 是康复护理的基础、制订康复护理计划的前提,它包括躯体、心理与社会方面功能的评定,主要包括日常生活活动(activities of daily living, ADL)能力、运动功能、言语功能、认知功能、感知功能、心理等的评定,根据评定结果找出护理问题,制订切实有效的康复护理计划,进行护理实施,再评价实施效果,修正康复护理计划,如此周而复始,不断循环。

2. **康复护理技术**

（1）功能促进护理:是康复护理中的重要内容,是使病、伤、残者身心健康和功能恢复的重要手段,康复护理技术包括心理护理、体位摆放、体位转移、膀胱与肠道护理、呼吸训练与排痰技术、吞咽障碍护理、日常生活活动能力训练、辅助器具的使用指导、功能训练指导(关节活动度训练指导、肌力训练指导、平衡训练指导、放松训练指导、步行能力训练指导等)。

（2）预防继发性功能障碍:继发性功能障碍是指患者病、伤、残后,由于没有得到康复治疗或适宜的康复护理所导致的功能障碍。康复护士根据不同疾病康复,如神经系统疾病、肌肉骨骼疾病、呼吸系统疾病、心血管系统疾病、内分泌及代谢系统疾病等,采取针对性的康复护理措施,可以有效预防继发性功能障碍。例如,脑卒中后患者良肢位摆放预防偏瘫侧肢体的痉挛、足下垂等;长期卧床患者及时翻身和床上活动预防压力性损伤、肺部感染、深静脉血栓形成、关节挛缩、肌肉萎缩等。

(王元姣)

第二节 康复护理的特点

一、康复护理程序

康复护理程序是指根据不同患者的康复目标,有步骤、有计划地进行一系列的护理活动与措施。其程序一般可分为4个步骤:信息采集(评定)、制订计划、实施计划、评价再计划。与临床护理不同的是,康复护理是对患者的功能障碍情况进行初期、中期、后期的评定,而且在制订计划时,不仅制订住院期间的康复护理计划,而且还要考虑患者回家和回归社会的问题。

(一)信息资料采集

采集患者与康复相关的信息是康复护理工作的开始,同时也是确定护理诊断、制订护理计划的重要依据。信息资料应由护理人员直接采集获得,必须要做到及时、准确、全面。信息采集的途径一般有4个:

1. 与患者及其家属和陪护人员交谈。

2. 观察患者的 ADL 能力、水平及残存的功能。

3. 检查和评定患者的 ADL 能力、水平以及残存的功能。

4. 查阅患者病历及各种检查报告等。

收集信息的内容,可根据对象的病种、病情或者伤情、残障程度等而有所侧重,但主要包括以下几方面:自然状况(姓名、年龄、职业等)、身体一般状况、精神情感状况、致残原因、残存功能、风险因素、习惯和喜好、预期状况、家庭状况等。

(二)建立病案

对收集的信息进行整理分析,从生理、心理、社会等角度全面细致地填写各种康复护理评定单及护理记录,使用电子化病历,便于保存及查阅。

(三)康复护理评价

一般可分3个阶段进行。

1. **初期评价** 在入院1周内完成。

2. **中期评价** 入院后1个月内完成,根据患者情况可以1次或多次。

3. **末期评价** 在出院前完成。

各期评价中应明确康复护理诊断,确立其康复护理目标,制订全面、有效的康复护理方案和措施。

(四)制订康复护理计划

依据评价结果,制订康复护理计划。

（五）实施康复护理计划

根据护理计划,依据康复护理理论、知识与康复护理技术,将康复护理措施逐项贯彻、落实,以保证计划的实施。

（六）效果评价

计划实施后,对康复护理效果给予评价,找出存在的问题,修订康复护理计划,再实施,评价,如此循环,直到患者康复出院。评价由康复护理小组共同讨论进行,以便于制订下阶段康复问题、目标、计划、措施、效果评价,使康复护理水平不断提高。

二、康复护理模式

患者在疾病的不同时期,康复护理的重点会有所不同。如急性期:患者康复护理的重点是严密观察病情,维持生命体征稳定,积极采取措施,预防各种继发性功能障碍等并发症,适时早期介入床边简单、有效的康复治疗。恢复期:患者康复护理的重点是根据康复总计划安排,与康复团队紧密合作,积极开展各种功能训练,加强心理支持,鼓励主动参与,尽可能改善器官功能,提高生活自理能力,尽早回归家庭和社会。

1. **强调自我护理为主**　康复护理的服务对象是伤残者或因疾病而致生活自理能力缺失者,这些功能障碍有些是暂时的,但更多的是长期的,甚至伴随终身,康复护理更强调患者自我护理。自我护理是指在患者病情允许的情况下,通过护理人员的指导、鼓励、帮助和训练,充分发挥其身体残余功能和潜在功能,以达到功能代偿、功能补偿、功能替代,最终使患者部分或全部照顾自己,为重返社会积极创造条件。患者由于病情的原因,不能进行自我护理时,护理人员应给予必要的"护理援助"。充分发挥患者的主观能动性,减少患者生活依赖,最大限度地改善患者的功能障碍。

2. **功能锻炼贯穿始终**　在康复护理实施过程中,康复功能锻炼贯穿护理的全过程,早期功能锻炼可以预防残疾的发展和继发性残疾发生;恢复期功能锻炼可最大限度地保存和恢复机体的功能。充分调动患者的主观能动性,并积极争取患者和家属的配合,共同参与患者的功能锻炼,最终达到使患者回归家庭及社会的目的。

3. **高度重视心理护理**　现代医学模式认为患者是生物 - 心理 - 社会的人,心理不健康直接影响到生理的健康,直接影响康复效果。因为在整个康复护理过程中,患者所起的作用极其重要,相当多的康复训练需要通过患者的主动参与完成,因此,患者的心理护理必须引起高度重视。

4. **注重团队协作和配合**　康复治疗强调团队治疗,它包括学科间团队和学科内团队,是由临床各科室的通力合作和康复治疗小组整个团队共同努力完成的。康复护理人员作为康复治疗小组的重要成员,全面负责治疗计划的落实和生活活动的管理,全面负责各项康复治疗工作的落实,与康复治疗小组的成员进行及时沟通,共同实施对患者的康复训练和康复指导,提高患者的康复效率。

5. **加强健康教育和指导**　康复知识渗透到家属,生活指导延续到家庭,通过健康知识宣教,把康复护理技术传授给康复对象和家属,帮助与指导康复对象和家属,掌握生活自理能力技巧,提高自我健康管理能力,预防并发症及二次残疾的发生,利用和创造各种条件,将功能训练内容应用到日常生活活动中。例如,住院期间,使他们掌握皮肤护理、转移的方法,支具、矫形具的使用等。出院前,还应对他们进行一系列的生活指导和就业培训;对家庭环境进行评定并加以改造,提高康复对象的自我健康管理能力和家庭环境中日常生活适应能力,帮助他们重返家庭和社会。

三、康复护理学与临床护理学的区别

康复护理学与临床护理学虽然都是护理学的重要组成部分,但无论在护理对象、护理重点、护理人员和患者的作用、护理技术及护理目标等方面,均存在着显著的区别(表2-1)。

表 2-1　康复护理学与临床护理学的比较

项目	康复护理学	临床护理学
护理对象	各种功能障碍者	各系统疾病患者
护理重点	恢复或改善功能为主	抢救生命、治疗疾病
护士作用	教师、促进者	行动者、知情者
患者作用	主动者	被动者
护理手段	康复护理技术	临床护理技术
目标	减轻功能障碍	恢复健康、逆转病情

1. 临床护理的护理对象是各系统疾病患者;护理的重点在于抢救生命、治疗疾病;护士的作用是应用临床护理的知识和技术对疾病进行护理,是疾病护理的行动者、知情者,患者的作用是被动接受各种护理;护理目的主要在于尽可能地逆转疾病的病理过程,使患者身体状况恢复到患病前的水平。

2. 康复护理的护理对象是各种功能障碍者;护理的重点在于以恢复或改善功能为主;护士的作用是应用各种专门的康复护理知识和技术对患者进行功能康复的教育和促进;患者的作用通过康复护理人员的教育和指导进行自我护理,是主动参与者;护理的主要目的在于功能的改善、补偿和替代,使功能障碍者充分发挥潜在能力、利用残余功能或应用各种康复工程的手段,达到最大限度地发挥、代偿、替代功能,帮助其达到生活自理及重返社会的目的。

(王元姣)

第三节　康复护理管理

一、康复护理环境管理

(一)相关概念

1. **环境(environment)**　是指围绕着人类的空间以及其中可直接或间接影响人类生存和发展的各种自然环境因素与社会环境因素的总和。人类环境习惯上分为自然环境和社

会环境。

2. 无障碍环境（accessibility environment） 指的是一个使残疾人既可通行无阻又易于接近的理想环境，包括物质环境、信息和交流的无障碍。

3. 无障碍设施（accessibility facilities） 是指为了保障残疾人、老年人、儿童及其他行动不便者在居住、出行、工作、休闲娱乐和参加其他社会活动时，能够自主、安全、方便地通行和使用所建设的物质环境。

（二）环境建设要求

1. 医院病区环境 医院是为特殊人群服务的场所，康复病区的环境应体现"以患者为中心"的服务宗旨，以安全、便利、舒适、整洁、温馨且无障碍为原则，康复护士应重视病房环境的营造和选择。

（1）病房要求：三级综合医院康复医学科病房的基础标准为每床使用面积≥6.00m²；两床之间的距离≥1.20m，室内应宽敞，病房出入口宽度>1.00m，以方便轮椅出入；病区最好设置活动室、餐厅，方便患者平时交流；病房内设有较大储物柜；室内采光和通风良好，温度适宜。

（2）地面要求：地面防滑、不积水，有弹性，防止患者跌倒。

（3）走廊要求：病区走廊墙面上应安装距地面高85cm的扶手，以利于患者站立行走训练时扶持，外出走道以坡道设施或电梯代替，电梯空间不小于1.50m×1.50m，电梯出入口不小于85cm，无门槛，方便使用轮椅者或其他代步器（拐杖、助行器等）行走患者的出入。

（4）卫生间要求：卫生间门采用轨道推拉式移动门，方便偏瘫、截瘫或视力障碍者进出；厕所应宽大，以坐式马桶为宜，两侧要有扶手，在患者手可及范围内装有呼叫信号铃，以便紧急呼救。

（5）病床要求：病床高度不超过45cm，床脚带有制动装置或无滑轮；床两侧应有护栏；三折可摇高床头，并配备活动式餐桌；床垫应有弹性，必要时配备防压力性损伤床垫。

（6）普通设施：门把手、电灯开关、水龙头、洗手池等的高度均以80cm为宜，以利于乘坐轮椅者进行日常生活活动；房间的窗户和窗台高度略低于一般病房的高度，以不影响坐轮椅者的视线为宜，利于其直接观望户外景色，减轻患者的心理压力。

（7）感应设施：高位截瘫者可用"电子环境控制系统"装置，通过用口吹的气控方式、声控方式来协助患者满足开关灯、电视、窗帘等日常生活活动需求。

2. 心理康复环境 心理康复对环境的要求，是物质条件和设施所不能达到的。它是由康复护士和心理医师针对康复的需要，对康复患者所采取的一系列心理相关的措施而获得的。如在入院时对病室的选择以及床位的安排上，在交流方式上，在心理状态的观察上，都有与心理环境相关的要求，康复护士必须注意按康复对象要求做到，才能为康复对象创造良好的心理治疗环境，保证康复医疗护理取得满意的效果。

二、康复护理质量评价

康复护理质量管理方法是把康复护理进行标准化和规范化，实行全面的计划、组织、指挥协调的活动过程。康复护理质量评价从初期评定开始，至末期评定结束，始终贯穿于康复护理全过程。

（一）康复护理评定

康复护理评定是收集患者功能障碍资料并与正常标准进行比较和分析,对患者功能障碍和潜在能力的判断过程。

1. **评定目标**　因为康复护理评定贯穿于康复护理的全过程,不同时期的评定有着不同的康复护理目标,一般应考虑以下几方面:

（1）明确康复护理诊断:对病、伤、残者的身体功能、家庭状况等方面进行资料收集分析,掌握其存在或潜存的护理问题。

（2）确定受损器官水平:对病、伤、残者身体功能及残存能力进行量化分析,以了解病变器官、组织及全身的功能状态。

（3）辨别功能障碍的程度:分析病、伤、残者障碍程度与正常标准的差别,以制订不同的治疗和训练方案。

（4）为制订康复护理方案提供有效的决策依据。

（5）为判断康复效果提供依据:作为有效康复护理的基础,为判定康复护理效果提供客观指标,以判定预后。

（6）为残疾等级认定划分标准:为制订回归社会的目标提供依据。

（7）实施整体性康复护理:帮助患者理解康复护理目标,提高病、伤、残者配合康复的自信心和积极性。

（8）作为康复护理研究的指导资料。

2. **评定依据**

（1）根据病、伤、残者和家属的主诉进行评定。

（2）根据医务人员的体格检查结果及功能状态进行评定。

（3）应用各种仪器检查进行评定。

3. **评定方法**

（1）评定分期

1）初期评定:是指在制订康复护理计划和开始康复治疗前进行的一个基本水平的评定,初步了解和掌握患者的功能、能力、社会因素等方面的状况与障碍程度,致残原因,康复潜力及患者的护理需求,建立患者健康状况的基本资料,并估计康复预后,以此作为提出护理问题、护理诊断的基础,为制订康复护理目标、计划提供依据,为制订康复护理活动的效果提供客观指标,同时也为康复护理科研积累资料。此期评定通常在患者入院时进行。

2）中期评定:是判断患者在经过一段时间的康复治疗护理后,身体状况及功能改善情况。通过中期评定结果和初期评定结果比较分析,可对康复护理效果进行判断,以此作为调整近、远期目标和康复护理计划的依据。中期评定工作一般在患者康复治疗过程中期进行,可视情况多次进行。

3）末期评定:是指对经过治疗与护理后的患者总的状况评定,以此作为患者康复治疗护理效果后期的判断,检查是否已达到入院康复治疗护理的预期目标。特别是患者日常生活活动能力较入院时的提高程度、现状、尚需继续何种教育和训练,患者目前的心理状态,回归家庭和社会尚存在何种社会问题和困难,回归后的康复计划和建议。末期评定是在康复患者即将出院时进行的。

4）社区评定:指康复护士对出院回归社区的患者所进行的随访追踪评定。了解患者每一个时期的健康状况、功能和能力状况,是否维持原状、进步或退步,是否需要继续护理指导。社区评定的时间不定。

（2）具体评定内容

1）躯体功能评定:一般包括上肢功能评定、下肢功能评定、脊髓功能评定、肌张力评定、肌力评定、步态分析、神经电生理评定、泌尿和性功能评定、上下肢穿戴假肢或矫形器后的功能评定等。

2）言语与吞咽功能评定:一般包括失语症评定、构音障碍的评定、言语失用评定、痴呆性言语评定、言语发育迟缓的评定、吞咽功能评定、听力测定和发音功能的仪器评定等。

3）精神心理功能评定:一般包括情绪评定、残疾后心理状态评定、疼痛的评定、失用症和失认症的评定、痴呆评定和痴呆认知功能障碍(注意力、记忆、思维)的评定、智力测定、性格测定等。

4）社会功能评定:一般包括日常生活活动能力评定、社会生活适应能力评定、生活质量评定、就业能力的医学评定等。

（二）康复护理质量敏感指标检测

护理质量敏感指标是体现护理工作特点,符合质量管理规律,与患者的健康结果密切相关的指标,旨在对护理工作所能影响的最重要的患者结局进行评价,通过建立科学、统一的护理质量评价体系,致力于提升患者安全和护理质量,并体现出护理的独特价值。客观、科学、敏感的质量指标不仅可以有效评价护理质量,而且能正确地帮助与指导临床护理工作,指导护理工作者有针对性地对护理问题进行持续质量改进。

康复护理质量敏感指标作为康复护理质量管理指标,可以直观反映康复护理质量管理目标,使康复护理人员对可能影响患者安全的关键指标有所了解和重视,从而为其采取前瞻性干预措施指明方向,使康复专科护理干预得到有效落实。目前,我国学者对护理质量敏感指标的研究,主要是运用 Donabedian 的结构 - 过程 - 结果模式为理论框架,通过系统回顾分析国内外文献,制订出各专科护理质量敏感指标评价体系。Donabedian 理论指出,护理敏感性质量指标(nursing sensitive quality indicator)包括结构指标、过程指标和结果指标 3 个环节。

1. 结构指标　是指环境对于护理的作用,包括物质资源(基础设施、医疗设备、经济支持等);人力资源(护理人员的数量和技能配置);组织结构(医务人员的组织架构等)。康复护理质量结构指标包括:康复患者平均住院日;仪器设备管理;专科技能操作规范;护理人员学历构成、工作年限、经验、能力;护士的在职教育;护患比例(护士/患者数量);护士长的领导力等。

2. 过程指标　是指护理过程中患者实际接受或者护士给予的护理,包括患者和医护共同寻求诊断疾病,实施治疗方案的所有活动,是患者与医护交互作用的过程。康复护理质量过程指标包括:患者身份识别准确率,基础护理质量,专科护理质量,患者安全质量,疼痛评定和管理,营养评定和管理,皮肤评定和管理,日常生活活动能力评定和管理,保护性约束的安全管理,静脉输液治疗管理,吞咽障碍筛查,二便管理,患者及家属的健康教育,出院患者随访;护理记录符合率,护士康复护理专科知识掌握率,护士康复护理专业技能合格率,护士对患者病情掌握率,危急值报告复核与正确处置率,抗菌药物使用率,高危药物使用与安全管理合格率等。

3. 结果指标 是指患者接受医疗服务后的健康状态的结果,包括患者知识的提高,对健康有益的行为变化,患者满意度等。康复护理质量结果指标包括:护理投诉率,导尿管相关性尿路感染发生率,中心静脉导管相关性血流感染发生率,交叉感染发生率,深静脉血栓发生率,坠积性肺炎发生率、失禁性皮炎发生率,压力性损伤发生率,跌倒/坠床发生率,误吸发生率,意外拔管发生率,给药错误发生率,患者及家属对护理工作的满意度。

(王元姣)

第四节　护士在康复中的作用

在康复过程中,护士与患者的接触最直接、最密切、最连续、最广泛,因此对患者的康复评定、康复计划实施、康复进程、康复治疗效果及其影响因素较为了解,对患者的功能障碍情况、对康复的需求以及心理状况较为清楚。康复护理贯穿于患者的康复全过程,从疾病的早期康复到居家康复的指导,护士在康复中发挥了重要作用。

一、病情观察者

病情观察是护士最基本也是最重要的职责,康复护士要密切观察患者的健康问题及对各种治疗的反应,全面了解患者病情、功能障碍情况,如心理、营养、皮肤、膀胱功能等,及时掌握动态,为康复治疗方案和康复临床护理路径的制订、实施提供重要依据。

二、治疗协调者

康复治疗强调的是整体康复,需要集中多个学科的专业人员共同完成。患者往往需要接受物理、作业、语言、针灸、认知、按摩、蜡疗、高压氧等各种治疗,这就需要护士根据患者的具体病情、治疗项目、训练时间、康复护理路径等因素,与医生、治疗师等康复治疗小组其他人员进行沟通、协调、计划、控制,以合理利用各种资源,保证各种康复措施得以统筹有序安排,保证康复治疗的连续性及合理性,为患者提供有效、适宜、优质的整体康复服务。另外,护士还需要了解患者家庭情况和社会环境,加强与患者家属、单位、社区等各方面的沟通协调,尽可能帮助患者解决社会、经济、家庭、职业、心理等方面的问题。

三、康复实施者

护士根据总体康复治疗计划或康复护理路径,通过对患者专业的康复护理评定,对患者存在的各种健康问题作出判断,制订系统、全面、整体、个性化的康复护理方案,有目的、有步骤地实施一系列护理措施,如床旁康复训练、良肢位摆放、体位转移、咳嗽排痰、膀胱管理等,协助康复医师和康复治疗师督促与指导患者进行日常生活活动能力、吞咽功能、排泄功能、呼吸功能、语言及运动功能等的训练,指导患者掌握自我护理技术,如轮椅、假肢、矫形器、自助器具等的使用。

四、健康教育者

康复教育是临床康复过程中的干预方式之一,而护士是实施康复教育的主体。身体伤残使患者和家属面临许多问题,健康教育有利于患者及家属理解和掌握与疾病康复相关的理论、实践知识,从而获得信心,并消除恐惧感和焦虑感,更能促进康复治疗工作的顺利进行。教育和指导对象包括患者本人、家属及陪护。康复教育主要内容包括:皮肤管理、大小便管理、安全管理、感染预防、各种矫形器的保管、营养指导、关节被动活动等。康复教育的方法可以集体教育的方式进行,如周期性举办专题讲座、视频等,也可以个别指导和示范的方式进行,并配合宣传手册、报纸、图书、杂志、二维码扫码等,也可以采取同伴教育现身说法,满足患者和家属对康复知识的需求,促进和改善健康态度及健康行为,减少继发性功能障碍的发生,维持和强化残余的功能和能力,最大程度恢复生活能力。

五、病房管理者

康复病房为伤残患者进行身心康复提供最佳康复环境,而便利、舒适、整洁、温馨的病房环境是提高康复质量的保证。康复病房的管理有其特殊性,既有对病房及周围环境的管理,也有对病房内特殊设施如康复训练器材、仪器设备等的维护管理,还有对复杂的康复服务对象,如患者、家属、陪护等人员的管理,每位护士都承担着病房管理者的角色。

六、心理疏导者

心理康复是整体康复的重要部分,心理疏导在患者康复中起到不可忽视的作用。护士应当了解患者心理变化的一般规律,观察、收集、掌握患者的心理状态,带着同理心去接近、理解、疏导患者,因人而异地采用消除疑虑、说服劝慰、启发建议、激励鼓舞以及消除应激因素等方式,正面影响和改善患者不良的心理状态和行为,促进其达到接受治疗和康复所需的最佳心理状态,以心理康复促进机体的功能康复,促使身心两方面的健康发展,让患者以良好的心理状态回归社会和家庭。

七、护理研究者

随着康复护理学的发展,康复护理学的科研重要性已经引起了广泛的关注。康复科研是康复护理专业发展不可缺少的活动,每位康复护士都是护理科研工作者,在做好康复护理工作的同时,要积极开展康复护理研究工作,解决复杂的临床问题以及在康复护理教育、康复护理管理等领域中遇到的有关问题,并将研究结果转化应用于临床,持续改进康复护理工作,最终服务于康复患者。

（张荀芳）

第五节 康复护理专科护士培养

康复学科的迅速发展,对康复护士业务素质和专科素质提出了更高的要求。专科护士是指在某个临床护理领域中具有较高的理论水平和实践能力,能熟练应用专科护理理论和技能,能独立解决专科疑难问题,专门从事该专业护理,具有丰富临床经验的临床注册护士。发达国家和地区的多学科康复团队建设经过长期探索,其多学科内部成员的角色逐渐明确,并得到相应的专业化发展,康复专科护士作为多学科康复团队的主要成员,也在日趋专业化。

经过多年实践,美国已经在高等教育的基础上建立起较为权威的康复专科护士认证机构,形成了较为成熟的认证制度和培训方法,为培养专业的康复护理人才奠定了基础,截至2010年,美国已拥有大约1万名经过认证的康复专科护士。而我国康复专科护士较短缺,且现有的康复护士多数未接受过正规、系统的康复护理教育,缺乏康复专业知识和技能,尚未具备过硬的康复专业素质。大多数医院对专科护士的培养集中在危重症、手术室、急诊、肿瘤、伤口造口、血液净化、静脉治疗等领域,对康复专科护士的培养虽有所重视,但所占比例仍然相对较低。

2013年以来,为了全面培养康复护理的实用型人才,提高康复护理专科护士的专业技术水平和临床服务能力,促进康复护理事业的发展,中国康复医学会康复护理专业委员会以及各省级护理学会等国内专业组织着手构建康复护理专科护士的培训体系,逐渐形成了较为统一和完善的在职脱产康复专科护士培养模式。目前对于康复专科护士的培训多采取理论授课、操作示范与临床实践相结合的培训方式,如浙江省设立经过相关部门资格认证的康复专科护士培训基地,招收康复专科护士培训对象要求为护理专业大专以上学历,具有5年以上临床护理实践经验,在康复专科工作3年以上,热爱护理事业,有一定的外语基础,本人自愿并经单位选拔、推荐的优秀护士,采取理论授课和临床能力培养的综合培养模式,通过系列考试和答辩合格后,颁发康复护理专科护士资格证书。

我国康复护理专科护士培养存在着发展不平衡情况。经济发达地区,人们对康复认识度高,需求量大,参与度高,但西北、西南、东北地区培养力度小,康复护理服务能力提升相对滞后,还不能满足人民群众日益增长的康复护理需求。目前大多数医院以康复实践为主,采用讲座、自学、技能培训、外出进修学习等方式开展康复专科护士的培养。一般先培训骨干护士,然后骨干护士在临床工作中指导科室其他护理人员,既保证了护理人力资源,使日常护理工作顺利开展,也在一定程度上促进了康复护理人才梯队的逐步形成。

(张苟芳)

第六节 康复护理的发展与现状

一、我国康复护理的产生与发展

康复护理学是护理学专业中一个新的领域,随着康复事业的发展,康复护理在我国正经历着专业知识的积累、传播、实践和发展阶段,并逐渐形成了独立的专业体系。1997年,中国康复医学会康复护理专业委员会成立;2004年,中国残疾人康复协会康复护理专业委员会成立,为科学指导和推动国内康复护理工作的开展起到了积极作用。紧接着,康复护理学术组织如雨后春笋般蓬勃发展,许多省份相继成立了康复护理专业委员会,康复理论、知识、技能、科研等方面取得显著成效,促进了康复护理学的繁荣和发展、普及和推广。2012年,中华护理学会康复护理专业委员会的成立,又为护理同仁搭建了康复护理学术交流的国家级平台,在康复护理实践、人才培养、教学科研、学术组织建设等诸多方面起到了引领作用。

二、我国康复护理的发展现状

中国高速工业化、城镇化的发展,加之中国快速人口老龄化等因素,给康复医学的发展提出了新要求,促进了康复医学与康复护理的迅猛发展。各地相继开设了康复门诊、康复医院、康复中心,各医院也纷纷成立了康复科,社区康复也得到了大力倡导和推广。康复护理学在康复基础理论、康复护理方法和手段、人文关怀、心理康复护理方面取得了较快的发展和令人瞩目的成就。同时针对我国慢性病发病率高,多有身体功能受限或残疾发生的情况,失能、残疾、患病老年人的康复护理也面临着巨大的挑战。

第一,以预防为主的新康复观已经渗透到临床护理各学科,并贯穿于创伤和疾病恢复的全过程,临床康复护理工作的重点除了对创伤患者残存生理功能的康复治疗外,在老年病、慢性病、精神病、肿瘤等领域,临床康复护理也发挥着重要作用,使人们认识到康复护理在康复患者治疗全过程中的重要地位。

第二,对患者心理障碍的康复也引起了护理界的关注,康复护理人员注重把康复护理技术和人文关怀有机地结合起来,引导和帮助患者渡过难关,促进患者身心康复,重返社会。

第三,随着康复医学技术和康复护理水平的提高,患者回归社会的康复目标已经成为可能和现实,大大提高了康复护理在社会上的影响和地位,康复护理的重要性被提升到历史新高度。

第四,许多护理院校虽然开设了康复护理学课程,各级各类学术组织对在职康复护理人员进行多种形式的康复医学理论知识及护理技能的培训,但由于学时有限,学校教学重"教"轻"做",缺乏与临床实践的有机结合,导致康复护理人才培养目标与高素质技能型还有很大差距。

第五,康复护理专业是一门集科学性、社会性、服务性以及技术性于一体的专业,我国需要进一步理顺康复护士教育体系、规范康复护理教材的编写、建立与完善康复专科护士资质认证体系等,培养更多学历高、专业硬、素质好的康复护理人才充实到康复护理队伍中,为患者提供更为优质的康复护理服务。

三、我国康复护理的发展前景

21世纪是知识经济时代,提高人民生活质量是最终目标。实现残疾人"人人享有康复服务"的目标给康复医学和康复护理学带来了发展机遇及挑战,人类的疾病、损伤、衰老不可避免,所造成的功能障碍需要依靠康复医学来预防和康复,因此康复护理学有着广阔的发展空间和发展前景。

（一）康复护理学将进一步渗入临床各科

临床康复正在成为中国康复医学的主流,康复医疗的适应证范围正在扩展。康复护理学已广泛应用于骨关节肌肉疾病、伤残、神经系统疾病、心血管及呼吸系统疾病、感官及智力残疾、精神残疾、烧伤、肿瘤、慢性疼痛、内分泌等领域以及伤病的各阶段。近年来,在临床中开展早期康复治疗已经逐步获得各方认同。各科护士不仅要对稳定期患者进行康复治疗,而且更重视中度、重度、多重障碍或疾病早期患者的临床康复。这就要求他们在护理工作中,应用早期康复护理、加速康复护理、重症预防性康复等康复前沿新理念,重视除康复医学科以外的普通病区甚至重症监护病房,进行康复护理干预,推广适用技术,达到临床最大治疗效果,预防并发症和继发残疾,改善预后及缩短病程,为患者转入专业康复机构、康复医学科或回归社区、家庭做好准备。

（二）康复护理工作范围将进一步扩展

康复护理工作已从最初的三甲医院、康复中心、康复机构,发展到养老院、基层单位、社区、家庭,而且在未来,社会服务居家和社区化是发展方向,与社区服务和社区卫生服务相结合的社区康复将会有很大发展。社区康复医疗工作对象,除了残疾者,还有心脑血管疾病、高血压、糖尿病、慢性阻塞性肺疾病（chronic obstructive pulmonary disease, COPD）、癌症以及其他老年病患者。对上述患者实行家庭康复医疗、康复护理、生活指导、健康教育等,将成为社区康复护理发展趋势。同时重症康复、器官移植的康复、职业康复、儿科康复、艾滋病康复等都将是21世纪康复护理的新领域。

（三）传统康复护理与现代康复护理相结合

中医康复是伴随着康复医学的发展和临床康复需求所诞生的新学科,作为我国独特的传统康复技术,具有历史悠久、疗效确切、无明显毒副作用、费用低廉、服务对象涵盖面广、社会需求量大等诸多优势,它在人类康复事业中所承担的康复作用是现代医学不可替代的,对康复领域有强大的发展和推动作用。中西医结合的康复护理方法富含东方医学色彩,将中医传统康复护理同现代康复护理相结合,将现代心理学与传统的情感护理相结合,将传统的饮食疗法与现代营养学相结合,从而最大程度地丰富了康复护理内容。我国传统的中医康复治疗方法,如针刺、艾灸、推拿（按摩）、气功、正骨、拔罐、刮痧、中药熏洗以及中医定向透药疗法等与现代康复治疗方法相结合,融合中医护理和现代护理精髓,使二者优势互补,并呈现出独特的特色优势,使护理更加科学化、程序化和现代化。

加速康复外科

加速康复外科是近年来在欧美国家积极推行的一种外科理念,由丹麦医生首先提出,最早于20世纪90年代用于冠状动脉旁路移植术。2001年,Henrik Kehlet教授明确了"加速康复"的定义:以循证医学为依据,将麻醉、术式、疼痛控制、营养支持、术后康复、护理等加以优化、组合,达到降低应激反应、减少术后并发症、缩短住院时间、促进术后快速康复等目的的一门新兴学科。2013年,加速康复外科合作组织、国际外科代谢和营养协会对结直肠癌手术的围手术期管理做了详尽的循证医学回顾,联合发布指南共识。未来,加速康复外科理念在各学科中将进一步推广和获得更广泛的认同。

(张荀芳)

第三章 康复护理评定

学习目标

1. 掌握心理评定、认知功能障碍、语言与言语、肌力、肌张力、神经源性膀胱、吞咽障碍、神经源性肠道、日常生活活动能力的概念。

2. 熟悉心理测验的分类、认知功能评定方法、平衡和协调评定的分类、运动对心肺功能影响的重要意义、神经源性膀胱的临床评定方法、日常生活活动的分类。

3. 了解失语症及构音障碍的分类、心肺功能与运动相关的常用指标、吞咽障碍的症状及并发症、神经源性膀胱的分类、日常生活活动能力评定的内容。

4. 学会心理评定的方法、运动功能评定的方法及注意事项、心肺功能常用的评定方法、吞咽初筛的方法、神经源性肠道功能障碍的评定方法、日常生活活动能力评定方法。

5. 具有正确进行心理评定、认知功能评定、言语功能评定、肌力和肌张力评定、心肺功能评定、残余尿的测定、吞咽障碍评定的能力。

第一节 心 理 评 定

一、概述

（一）心理评定的概念

心理评定（psychological assessment）是指运用心理学的理论和方法对人的心理品质及水平所作出的鉴定。所谓心理品质，包括心理过程和人格特征等内容，如情绪状态、记忆、智力、性格等。

（二）心理评定的目的

1. 为康复治疗与护理提供依据 了解伤病引起的功能和心理上的变化，明确心理异常的范围、性质、程度和对其他功能的影响，为安排或调整康复计划提供重要依据。

2. 对康复的效果进行评价预测 康复过程中可根据心理评定的结果及时调整康复程序，提高康复的效果；同时，心理评定也是客观评价康复疗效的重要指标。

3. 为回归社会做准备 通过心理评定了解患者的潜在能力，为患者回归社会提供指导依据，帮助患者更好地回归家庭、社会。

4. 研究康复对象的心理变化规律。

（三）心理评定的一般过程

心理评定是根据评定的目的采取多种方法收集资料,对所得资料和信息进行分析、判断的过程。

1. 确定评定目的　首先要确定患者目前首要的问题是什么,然后确定评定目的。评定患者有无心理障碍,或判断患者有无异常行为(如自伤、自杀行为)。

2. 了解被评定者的一般情况　患者的主诉、现病史、既往史、家族史及是否有心理问题,是否需要心理方面的帮助。

3. 对重点问题、特殊问题进行详细、深入的了解和评定　在掌握一般情况的基础上,对有心理问题患者的具体问题进行深入了解和评定,可借助于各种方法,如焦点问题访谈、心理测验或作品分析等方法。

4. 将收集到的资料进行整理、分析、判断　对已获得资料进行系统整理分析,写出评定报告,得出初步结论,并对患者或家属及有关人员进行解释,以确定进一步的问题处理方案。

（四）心理评定的实施原则

1. 动态实时原则　患者的心理活动随着环境、疾病进展等因素不断发生变化,因此,心理评定是个动态的过程,评定者需要动态、实时评定患者的心理状态及其变化。

2. 综合灵活原则　对于已获得的患者资料要综合考虑,灵活分析。了解各种心理评定方法的局限性,不宜将评定结果绝对化,需要与实际情况相结合,并结合其他评定方法综合判断。

（五）心理评定的方法

心理评定的方法有多种,包括观察法、访谈法、心理测验法等。一般主张多种方法结合会达到更好的效果。

1. 观察法　是通过对患者心理现象的外部活动进行科学观察和分析,研究其中的心理行为规律的方法,可分为自然观察和特定情境中观察两类。主要内容包括仪表、体型、人际沟通风格、言谈举止、注意力和各种情景下的应对行为等。

2. 访谈法　是指心理医生或医护人员运用词语或非词语语言与患者进行的一种有目的的沟通和交流,以便深入了解患者心理状况的评定方法。主要内容包括对病、伤、残和康复的认识,伤后情绪表现,睡眠和饮食情况,对残疾生活的态度等。在访谈过程中,要注意收集患者非语言的一些信息,如患者的姿势、手势和表情等。

3. 心理测验法　是指在标准的环境下,运用一套预先经过标准化的问题(量表)来测量患者的某些心理品质的方法。它包括心理测验和评定量表,是心理评定中的主要方法。标准化的心理测验必须由经过专门训练的人员施测。

4. 心理生理评定　通过监测心理生理变量来评定,包括大脑的活动情况及其功能状况,如脑电图(EEG)、功能性磁共振成像(fMRI)、脑磁图(MEG)、激素和免疫系统参数及反应形式;自主神经系统 - 心血管系统反应模式,如心电图(ECG)、呼吸参数;汗腺活动变量,如皮肤电活动(EDA);肌肉紧张参数,如肌电图(EMG)等。

二、心理测验的分类及应用

（一）根据测验功能分类

1. 智力测验 智力（intelligence）也称智能，是学习能力、保持知识、推理和应对新情景的能力，反映了人们在认识事物方面的各种能力，即观察力、注意力、记忆力、思维能力及想象能力的综合，其核心成分是抽象思维能力和创造性解决问题的能力。

智力测验（intelligence test）是评定个人一般能力的方法，根据相关智力概念和理论，经过标准化过程编制而成。它是康复医学评定和科研工作中常用的测验手段之一，常用于脑卒中、脑外伤、缺氧性脑损害、脑性瘫痪、中毒性脑病及老年性脑病等脑部疾病的智力评定，并可根据测验的结果指导患者进行康复训练，也可指导学习困难的儿童进行训练。

国际上通用的智力测验有比奈量表（Binet scale，B-S）、韦氏量表（Wechsler scale，W-S）、考夫曼儿童能力成套测验（Kaufman assessment battery for children，K-ABC）和瑞文测验等，在临床医学中应用最多的是韦氏量表。

（1）韦克斯勒智力量表（Wechsler intelligence scale）：简称韦氏智力量表，是目前使用最广泛的智力测验量表，包括韦氏儿童智力量表（WISC）、韦氏成人智力量表（WAIS）和韦氏学龄前及学龄初期智力量表（WPPSI），适用于4~74岁被试者。韦氏成人智力量表的中国修订本称为"中国修订韦氏成人智力量表（WAIS-RC）"。全量表（full scale，FS）共含11个分测验，其中6个分测验组成言语量表（verbal scale，VS），5个分测验组成操作量表（performance scale，PS）。根据测验结果，按常模换算出3个智商，即全量表智商（FIQ）、言语智商（VIQ）和操作智商（PIQ）。WISC及WPPSI的结构除分量表所包括的分测验有数目不同外，其余均相同（表3-1、表3-2）。

表 3-1 WAIS-RC 测试项目和内容

类别	分测试项目和内容	所测能力
言语测试	知识：29 个题目，包括历史、地理、天文等	知识、兴趣范围和长时记忆等能力
	领悟：14 个题目，涉及社会价值观、成语等	对社会的适应程度，尤其是对伦理道德的判断能力
	算术：14 个心算，要计时	对数的概念和操作（加、减、乘、除）能力，注意力及解决问题的能力
	相似性：有 13 对词，念给患者听时要求说出每对词的相似性	抽象和概括能力
	数字广度：念给患者听一组数字，要求 3~12 位数，倒背 2~10 位数	瞬时记忆和注意力
	词汇：念 40 个词汇给患者听，要求在词汇表上指出并说明其含义	词语理解和表达词义的能力
操作测试	数字符号：阿拉伯数字 1~9 各配 1 个符号，要求患者给测验表上 90 个无顺序的数字配上相应的符号，限时 90s	手 - 眼协调，注意记住能力和操作速度

续表

类别	分测试项目和内容	所测能力
操作测试	图画填充:21个图画,都缺失一个重要部分,要求说出缺失什么并指出缺失部分	视觉辨认能力,对组成物件要素的认识能力及扫视后迅速抓住缺点的能力
	木块图案:要求患者用9块红、白两色的立方形木块按照木块测验图卡组合成图案,共7个	辨认空间关系的能力、视觉分析综合能力
	图片排列:把说明一个故事的一组图片打乱顺序后给患者看,要求摆成应有的顺序,共8组	逻辑联想,部分与整体的关系、思维灵活性
	图形拼凑:把人体、头像等图形的碎片给患者,要求拼成完整的图形,共4个	想象力、抓住事物线索的能力、手-眼协调能力

表 3-2 WAIS-RC 韦氏智力量表的智力水平分级

智商	分级	智商	分级
>130	极超常	80~89	低于平常
120~129	超常	70~79	临界
110~119	高于平常	<69	智力缺损
90~109	平常		

（2）其他智力测验量表:除韦氏智力测验外,尚有斯坦福-比奈量表(Stanford-Binet scale),可用于测验2~18岁的儿童和青少年;贝利婴儿发展量表(Bayley scale of infant development),适用于1~30个月年龄段的婴幼儿,包括运动量表、心智量表和社会行为量表;丹佛发育筛查测验(Denver development screen test,DDST),适用于从出生到6岁儿童的智能快速筛查。另外还有格塞尔发育量表(Gesell developmental schedule)、绘人测验、图片词汇测验及新生儿行为量表。

2. **人格测验** 人格(personality)是指个体所具有的全部品质、特征和行为等个别差异的总和,代表着个体对现实稳定的态度和与之相应的习惯化了的行为方式。人格测验(personality test)是对人格特点的揭示和描述,即测量个体在一定情境下经常表现出来的典型行为和情感反应,通常包括气质或性格类型的特点,情绪状态、人际关系、动机、兴趣和态度等内容。用于评定人格的技术和方法很多,最常用的可大致分为两类:问卷法和投射法。问卷法有明尼苏达多相人格调查表(Minnesota multiphasic personality inventory,MMPI)、艾森克人格问卷(Eysenck personality questionnaire,EPQ)和卡特尔人格问卷等,投射法有罗夏墨迹测验(Rorschach inkblot test)等。

3. **神经心理测验** 是神经心理学研究的重要方法之一,用于人类脑功能的评定,包括感知觉、运动、言语、注意、记忆、思维等。它可用于正常人,更常用于颅脑损伤者的临床诊断和严重程度评定。

按测验形式分类,神经心理测验有单项测验和成套测验两种。前者只有一种项目形式,测量一种心理功能,常用于神经心理筛选,而后者有多种项目形式,能较全面地测量神经心理功能。

4. **情绪测验** 情绪是人对客观事物所持态度在内心产生的一种反应。情绪状态有积极和消极之分,临床上常见的消极情绪有焦虑和抑郁两种。残疾可使人的情绪发生很大变化,常常出现焦虑、抑郁,甚至悲观、失望。

焦虑是对事件或内部想法与感受的一种紧张和不愉快的体验,表现为持续性紧张或发作性惊恐状态,但此状态并非由实际威胁所引起。抑郁是一种对不良外界刺激发生长时间的沮丧感受反应的情绪改变。用于焦虑、抑郁的评定量表分为他评量表和自评量表。

（1）焦虑评定量表:常用的焦虑评定量表有汉密尔顿焦虑量表（Hamilton anxiety scale, HAMA）、Zung焦虑自评量表等。汉密尔顿焦虑量表（HAMA）是英国学者汉密尔顿于1959年编制的一种医生常用的焦虑测验量表。它能很好地衡量治疗效果,一致性好,长度适中、简便易行,用于测量焦虑症以及患者的焦虑程度,是运用最广泛的焦虑评定量表之一（表3-3）。

表3-3 汉密尔顿焦虑量表（HAMA）

项目	分数	说明
1. 焦虑心境	0 1 2 3 4	担心、担忧,感到有最坏的事情要发生,容易激惹
2. 紧张	0 1 2 3 4	紧张感、易疲劳、不能放松,易哭、颤抖、感到不安
3. 害怕	0 1 2 3 4	害怕黑暗、陌生人、独处、动物、乘车或旅行及人多的场合
4. 失眠	0 1 2 3 4	难以入睡、易醒、睡眠不深、多梦、梦魇、夜惊、醒后感疲倦
5. 认知功能	0 1 2 3 4	或称记忆力、注意力障碍。注意力不能集中,记忆力差
6. 抑郁心境	0 1 2 3 4	丧失兴趣、对以往爱好缺乏快感、忧郁、早醒、昼重夜轻
7. 肌肉系统症状	0 1 2 3 4	肌肉酸痛、活动不灵活、肌肉抽动、肢体抽动、牙齿打颤、声音发抖
8. 感觉系统症状	0 1 2 3 4	视物模糊、发冷发热、软弱无力、浑身刺痛
9. 心血管系统症状	0 1 2 3 4	心动过速、心悸、胸痛、血管跳动感、晕倒感、期前收缩
10. 呼吸系统症状	0 1 2 3 4	胸闷、窒息感、叹息、呼吸困难
11. 胃肠道症状	0 1 2 3 4	吞咽困难、嗳气、消化不良、肠动感、肠鸣、腹泻、体重减轻、便秘
12. 生殖、泌尿系症状	0 1 2 3 4	尿频、尿急、停经、性冷淡、过早射精、勃起不能、阳萎
13. 自主神经症状	0 1 2 3 4	口干、潮红、苍白、易出汗、起"鸡皮疙瘩"、紧张性头痛、毛发竖立
14. 会谈时行为表现	0 1 2 3 4	一般表现:紧张、不能松弛、忐忑不安、咬手指、紧握拳、摸弄手帕、面肌抽动、不停顿足、手发抖、皱眉、表情僵硬、肌张力高、叹息样呼吸、面色苍白 生理表现:吞咽困难、呃逆、安静时心率快、呼吸过快（>20次/min）、腱反射亢进、震颤、瞳孔放大、眼睑跳动、易出汗、眼球突出

注:结果分析如下,总分<7分,没有焦虑;≥7分,可能有焦虑;>14分,肯定有焦虑;>21分,有明显焦虑;>29分,可能是严重焦虑。

（2）抑郁评定量表：常用的抑郁评定量表包括汉密尔顿抑郁量表（Hamilton depression scale，HAMD）、Zung 抑郁自评量表等。汉密尔顿抑郁量表（HAMD）是汉密尔顿于 1960 年编制，是最标准的抑郁评定量表之一（表 3-4）。

表 3-4　汉密尔顿抑郁量表（HAMD）

项目	分数	项目	分数
1. 抑郁情绪	0 1 2 3 4	13. 全身症状	0 1 2
2. 有罪感	0 1 2 3 4	14. 性症状	0 1 2
3. 自杀	0 1 2 3 4	15. 疑病	0 1 2 3 4
4. 入睡困难	0 1 2	16. 体重减轻	0 1 2
5. 睡眠不深	0 1 2	17. 自知力	0 1 2
6. 早睡	0 1 2	18. 日夜变化 A 早 B 晚	0 1 2 0 1 2
7. 工作和兴趣	0 1 2 3 4	19. 人格或现实解体	0 1 2 3 4
8. 迟缓	0 1 2 3 4	20. 偏执症状	0 1 2 3 4
9. 激越	0 1 2 3 4	21. 强迫症状	0 1 2 3 4
10. 精神性焦虑	0 1 2 3 4	22. 能力减退感	0 1 2 3 4
11. 躯体性焦虑	0 1 2 3 4	23. 绝望感	0 1 2 3 4
12. 胃肠道症状	0 1 2	24. 自卑感	0 1 2 3 4

注：总分越高，病情越重。总分 <8 分为无抑郁状态；>20 分可能为轻、中度抑郁；>35 分可能为重度抑郁。

（二）根据测验方法分类

1. 问卷法　测验多采用结构式问题的方式，让被试者以"是"或"否"或在有限的几种选择中作出回答。这种方法的结果评分谷易，易于统一处理。一些人格测验如 MMPI、EPQ 及评定量表等都是采用问卷法的形式。

2. 作业法　测验形式是非文字的，让受试者进行实际操作。多用于测量感知和运动等操作能力。对于婴幼儿及受文化教育因素限制的受试者（如文盲、语言不通或有语言障碍者等），心理测验中也主要采用这种形式。

3. 投射法　测验材料无严谨的结构，如一些意义不明的图像、一片模糊的墨迹或一句不完整的句子。要求受试者根据自己的理解随意作出回答，借以诱导出受试者的经验、情绪或内心冲突。投射法多用于测量人格，如罗夏墨迹测验等，也用于异常思维的检测，如自由联想测验、填词测验等。

知识拓展

常用的儿童筛查性评定量表

常用的儿童筛查性评定量表有 Brazelton 新生儿行为量表、DDST、绘人测验、入学能力

50项测验、年龄和发展阶段问卷(ages and stages questionnaire, ASQ)。DDST是常用的发育筛查方法,只需要简单的测验工具,目前为第2版,适用于0~6岁儿童。DDST主要测查个人-社会技能、精细运动适应、粗大运动和言语四大方面的能力。ASQ是较新的、也是目前国际上常用的家长用筛查问卷。此外,婴儿-初中学生社会生活能力量表(S-M量表),用于了解儿童的各种生活能力,结合发育和智力测验诊断精神发育迟缓,包括独立生活、运动、作业操作、交往、参加集体活动、自我管理等分项目。

(龚放华)

第二节　认知功能评定

一、概述

认知功能(cognitive function)是人体高级机能的重要功能之一,认知包括感知、学习、记忆、思考等过程,广义的认知可以包括与脑功能有关的任何过程。某些伤病因素,如颅脑外伤、脑卒中等,损伤脑组织后常可造成患者的认知功能障碍,如视觉、听觉、触觉及自身躯体觉(体象)方面的障碍,进而导致对外界环境的感知和适应困难,使其发生生活和社会适应性方面的障碍。认知功能障碍主要表现为注意力障碍、记忆力障碍、推理或判断问题障碍及执行功能障碍等。

认知功能评定常用于了解颅脑损伤的部位、性质、范围和对心理功能的影响,为临床诊断、制订治疗和康复计划、评定疗效、评定脑功能状况和能力鉴定等提供帮助。认知功能评定大致可分为单项测验和成套测验。单项测验重点突出、简捷,成套测验由多个分测验组成,形式多样,测查范围广泛,全面反映脑功能状况。

二、认知功能障碍评定方法

(一)认知功能障碍筛查

1. **蒙特利尔认知评估(Montreal cognitive assessment, MoCA)** 是首个用于筛查轻度认知功能障碍(MCI)的量表。MCI是介于正常老化与痴呆的一种状态。MoCA的测验项目包括空间与执行功能、图命名、记忆、注意、语言、抽象、延迟回忆及定向,满分为30分,对MCI具有较高的敏感性和特异性(图3-1)。每次检查需要10min左右。

2. **简易精神状态检查表(mini-mental state examination, MMSE)** 该量表于1975年由美国学者Folstein提出,主要用于神经系统疾病患者早期进行性痴呆的筛选。MMSE是国内外应用最广泛的认知筛查量表,内容覆盖定向力、记忆力、注意力、计算力、语言能力和视空间能力。对脑卒中、颅脑外伤后有智能障碍而难以完成韦氏成人智力测验的患者,可用成人简易智力测验,如MMSE(表3-5)。

Montreal Cognitive Assessment（MoCA）Beijing Version
蒙 特 利 尔 认 知 评 估 北 京 版

出生日期：
教育水平：
性　别：
姓名：
检查日期：

视空间与执行功能		复制立方体	画钟表（11点过10分）（3分）	得分
戊 结束　甲　5　乙　2　1 开始　丁　4　3　丙 [　]		[　]	轮廓　数字　指针	＿＿/5

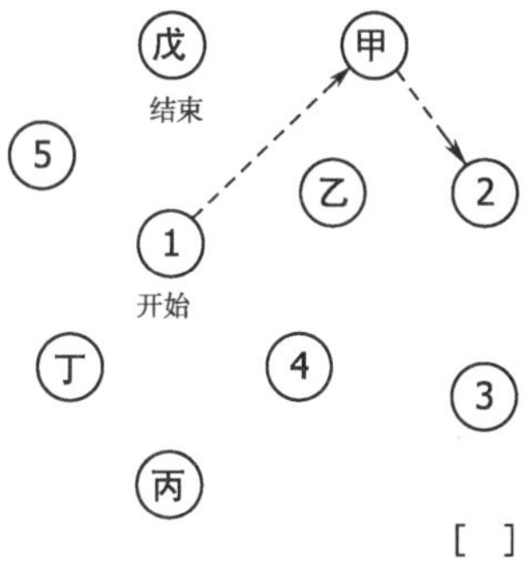

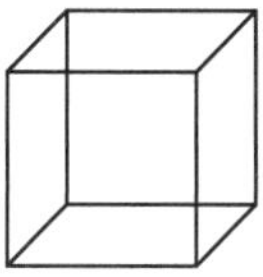

命名			
[　]	[　]	[　]	＿＿/3

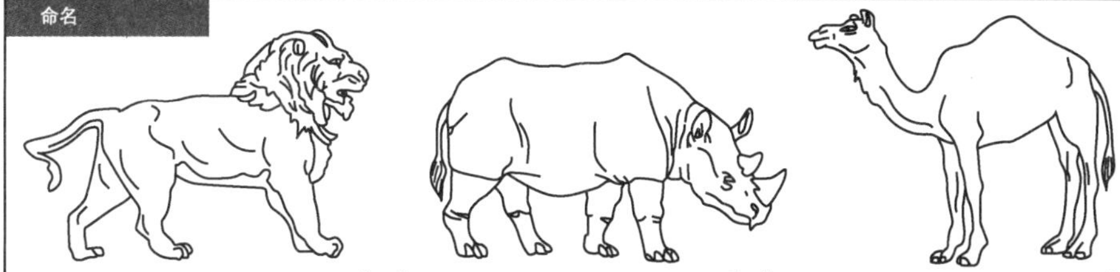

记忆	读出下列词语，而后由患者重复 上述过程2次 5min后回忆		面孔	天鹅绒	教堂	菊花	红色	不计分
		第一次						
		第二次						

注意	读出下列数字，请患者重复 （每秒1个）	顺背　[　] 21854 倒背　[　] 742	＿＿/2

读出下列数字，每当数字1出现时，患者必须用手敲打一下桌面，错误数大于或等于2个不给分
[　] 52139411806215194511141905112　＿＿/1

100连续减7　[　] 93　[　] 86　[　] 79　[　] 72　[　] 65
4~5个正确给3分，2~3个正确给2分，1个正确给1分，全都错误为0分　＿＿/3

语言	重复：我只知道今天张亮是来帮过忙的人　[　] 狗在房间的时候，猫总是躲在沙发下面 [　]	＿＿/2
	流畅性：在1min内尽可多的说出动物的名字　[　] ＿＿（N≥11 名称）	＿＿/1

抽象	词语相似性:如香蕉-桔子＝水果　[　] 火车-自行车 [　] 手表-尺子	＿＿/2

延迟回忆	回忆时不能提示	面孔 [　]	天鹅绒 [　]	教堂 [　]	菊花 [　]	红色 [　]	仅根据非提示回忆计分	＿＿/5
选项	分类提示							
	多选提示							

定向	[　]日期　[　]月份　[　]年代　[　]星期几　[　]地点　[　]城市	＿＿/6

© Z.Nasreddine MD　Version November 7, 2004
Beijing version 26 August，2006 translated by Wei Wang & Hengge Xie

总分　＿＿/30

图 3-1　蒙特利尔认知评估（MoCA）简体中文版

表 3-5 简易精神状态检查表（MMSE）

项目	分数	
（1）今年是哪个年份	1	0
（2）现在是什么季节	1	0
（3）今天是几号	1	0
（4）今天是星期几	1	0
（5）现在是几月份	1	0
（6）你现在在哪一省（市）	1	0
（7）你现在在哪一县（区）	1	0
（8）你现在在哪一乡（镇、街道）	1	0
（9）你现在在哪一层楼上	1	0
（10）这里是什么地方	1	0
（11）复述：皮球	1	0
（12）复述：国旗	1	0
（13）复述：树木	1	0
（14）计算：100-7	1	0
（15）辨认：铅笔	1	0
（16）复述：四十四只石狮子	1	0
（17）闭眼睛（按卡片上的指令动作）	1	0
（18）用右手拿纸	1	0
（19）将纸对折	1	0
（20）手放在大腿上	1	0
（21）写一完整的句子	1	0
（22）计算：93-7	1	0
（23）计算：86-7	1	0
（24）计算：79-7	1	0
（25）计算：72-7	1	0
（26）回忆：皮球	1	0
（27）回忆：树木	1	0
（28）回忆：国旗	1	0
（29）辨认：手表	1	0
（30）按样作图	1	0

注：①计算方法：正确回答或完成一项计1分，30项的得分相加即为总分。②分级标准：评定为痴呆的标准依文化程度而不同，文盲 <17 分；小学程度 <20 分；中学以上程度 <24 分。

（二）全面认知评定

1. 霍尔斯特德 - 瑞坦神经心理成套测验（Halstead-Reitan neuropsychological test battery） 是一套涉及全部认知功能的行为测定方法。它是以实验为基础的，完成需要 5~8h。作为诊断工具，其最大作用是可以取样检查认知的全部功能，用于识别是否存在认知能力缺陷，并帮助确定一些还不明显的病变所在部位。检查费用较高而且费时，但很有效，是同类检查中以实验为根据的最理想的测验方法。我国龚耀先等学者对其做了修订，包括不同年龄组的成人式（用于 15 岁以上）、儿童式（9~14 岁）和幼儿式（5~8 岁）。由于它包括从简单的感觉运动测验到复杂的抽象思维测验，能比较全面地检测许多方面的心理能力，因此，对大脑损伤的定侧定位诊断较为敏感、可靠；加之测验已经标准化，计分客观，能定量，有正常值做对照，目前已成为比较广泛使用的神经心理学测验量表。

2. 洛文斯顿作业疗法认知评定成套测验（Loewenstein occupational therapy cognitive assessment，LOTCA） 这是以色列希伯来大学和洛文斯顿康复中心的专家们于 1989 年提出的一种认知评定方法，最先用于脑损伤患者认知能力的评定。该方法与其他方法相比，有效果肯定、项目简单、费时少的优点，可将脑认知功能的检查时间从 2h 缩短到 30min 左右，而且具有良好的信度和效度。

近年来，LOTCA 的研制者在原版的基础上将测试领域由 4 项增加到 6 项（定向、视知觉、空间知觉、动作运用、视运动组织、思维运作），其测试条目也由 20 项增加到 26 项。目前国内已有学者对第 2 版 LOTCA 测试工具进行引进和汉化，并以我国脑部疾病患者为研究对象对其进行信度、效度检验。

（三）记忆测验

记忆是人脑对过去经历过事物的一种反映，包括信息在脑内的编码、储存和提取 3 个基本过程。记忆可分为内隐记忆（不需要有意识记而获得的技术、操作程序等）和外显记忆；外显记忆分为工作记忆（对信息进行暂时性加工储存）、情景记忆（有关生活情景的实况记忆）、语义记忆（对词语意义和一般知识的记忆）。临床上记忆评定主要集中于情景记忆。检查内容包括瞬时回忆、短时延迟回忆、长时延迟回忆、长时延迟再认等，综合各指标可反映记忆的编码、储存和提取等基本过程，揭示记忆障碍的特征。脑损伤或情绪及人格障碍患者常出现记忆功能障碍。

1. 韦氏记忆量表（Wechsler memory scale，WMS） 是应用较广的成套记忆测验，可用于 7 岁以上儿童及成人。中国的标准化量表已由龚耀先等学者再次修订，共计 10 项分测验。此量表是临床上实用的客观检查方法，有助于鉴别器质性和功能性记忆障碍。

2. 临床记忆量表 由中国学者根据国外单项测验编制的成套记忆量表，用于成人（20~90 岁），有甲、乙两套。由于临床常见的记忆障碍多为近事记忆障碍或学习新事物困难，故该量表各分测验都用于检查持续数分钟的一次性记忆或学习能力。此量表可以鉴别不同类型的记忆障碍，如词语记忆或视觉记忆障碍等，并对大脑功能一侧化提供参考数据。

3. 里弗米德行为记忆测验（Rivermead behavioral memory test） 用于评定每日生活中的记忆能力，实用的检查有 1 项。

（四）注意功能评定

注意是心理活动指向一个符合当前活动需要的特定刺激，同时忽略或抑制无关刺激的能力。注意是一切意识活动的基础,与皮质觉醒程度有关。注意障碍主要包括以下问题:觉醒状态低下、注意范围缩小、选择注意障碍、保持注意障碍、转移注意障碍和分配注意障碍等。

评定方法包括反应时检查、等速拍击试验、数字复述、连减或连加测验、轨迹连线测验、"A"无意义文字测验、听运动检查法、删字测验等。

（五）执行功能评定

执行功能指有效地启动并完成有目的活动的能力,涉及计划、启动、顺序、运行、反馈、决策和判断,其核心成分包括抽象思维、工作记忆、定势转移和反应抑制等。执行功能测验分别针对执行功能的不同成分。

1. **抽象概括能力**　韦氏成人智力量表相似性分测验、图片完成分测验。

2. **精神灵活性**　语音词语流畅性测验、语义词语流畅性测验、口语词语联想测验、Mattis 痴呆评定量表的启动 - 保持分测验。

3. **信息处理速度**　连线测验 A、数字符号测验、Stroop 测验 A 部分、数字排序测验、字母或图形删除测验等。

4. **判断力**　韦氏成人智力量表领悟分测验。

5. **推理和转换能力**　威斯康星卡片分类测验、连线测验 B、加利福尼亚卡片分类测验。

6. **对干扰的抑制能力**　Stroop 测验词色不一致部分。

7. **解决问题的能力**　汉诺塔测验、伦敦塔测验和迷宫测验等。

（六）知觉障碍评定

1. **空间障碍的评定**　在失认症中发病率最高的为单侧忽略、疾病失认和 Gerstmann 综合征。其中单侧忽略可采用 Albert 划杠测验、Schenkenberg 等分线段测验、高声朗读测验和字母删除测验等评定;疾病失认及 Gerstmann 综合征主要依据临床表现和医师检查发现作出评定。

2. **失用症的评定**　失用症又称运用不能症。在无理解困难、无运动障碍的情况下,患者不能准确执行其所了解的有目的的动作。其中,观念性失用是指患者将任务概念化的能力发生障碍,患者不能理解该项任务的总体概念,临床上患者可以完成简单动作,但进行一系列复杂动作的能力下降;观念运动性失用是指概念与行动之间脱节,患者不能遵嘱执行有目的的动作,但可以自发完成;结构性失用是指空间分析和对某一操作进行概念化的能力障碍,导致患者不能将各个不同的部件按正常空间关系组合成一体化的结构。

运用功能的检查方法:

（1）运用输入:包括物品命名、手势命名、手势判断、手势辨认,如施测者做正确 / 错误的手势让受试者回答:"这是梳头的正确方法吗？"

（2）运用输出:包括表演性手势与实际使用,如按口令做手势,"让我看看你如何敬礼";把工具放置在患者面前的桌上,"用手把它拿起来,让我看看你如何使用它"。

（3）词义 / 非词义模仿系统:如"请你按照我的动作刷牙"。

（4）概念系统:如必需的工具和材料都放在患者面前的桌上,"让我看看你如何寄信"。

成套神经心理状态测验

可重复的成套神经心理状态测验（repeatable battery for the assessment of neuropsychological status, RBANS）是 1998 年由 Randolph 等设计的神经心理状态的筛查量表,可鉴别老年人认知功能的病理性下降,也可筛查一般人群的神经心理功能状态,具有良好的信度和效度。

（龚放华）

第三节　言语功能评定

一、概述

（一）定义

语言（language）与言语（speech）是两个既不相同又有关联的概念。语言是以语音为物质外壳,由词汇和语法两部分组成并能表达出人类思想的符号系统。通过运用这些符号达到交流的目的,是人类区别于其他动物的重要特征之一。其表现形式包括口语、书面语和姿势语。言语是指人们掌握和使用语言的活动,具有交流功能、符号功能、概括功能,即说话的能力。

1. 语言障碍　是指口语和非口语过程中词语的应用出现障碍。表现为在形成语言的各环节中,如听、说、读、写,单独或多部分受损所导致的交流障碍。代表性的语言障碍为脑卒中和脑外伤所致的失语症（aphasia）。

2. 言语障碍　是指口语形成障碍,包括发音困难或不清,嗓音产生困难、气流中断或言语韵律异常等导致的交流障碍。代表性的言语障碍为构音障碍,临床上多见于脑卒中、脑外伤、脑瘫等疾病所致的运动性构音障碍（dysarthria）。

（二）评定目的

了解被评定者有无言语 - 语言功能障碍,判断其性质、类型、程度及可能原因;确定是否需要给予言语 - 语言治疗以及采取何种有效的治疗方法;治疗前、后评定,以了解治疗效果以及预测言语 - 语言功能恢复的可能性。

二、言语功能障碍评定方法

（一）失语症及其评定

失语症是一种获得性语言障碍,指由于脑部器质性损害使得大脑半球语言及其相关中枢受到损伤,造成后天习得的语言功能受损或丧失的一种语言障碍综合征。临床表现出听理解、会话、阅读以及书写等功能障碍,是脑血管疾病所引起的最严重的认知功能障碍之一。据研究统计,卒中后失语症占脑卒中人群的 20%~40%。

1. 原因及其表现

(1)原因:由于神经中枢病损导致抽象信号思维障碍,而丧失口语、文字的表达和领悟能力的临床综合征,实际上是由于脑损伤使原来已经获得的语言能力受损的一种语言障碍综合征。脑卒中是失语症的最常见病因,其他包括颅脑损伤、脑部肿瘤、脑组织炎症以及阿尔茨海默病等。

(2)表现:主要涉及言语生成和言语理解两方面,常常出现听、说、读、写、计算等方面的障碍,成人和儿童均可发生。但是失语症不包括由于意识障碍和普通的智力减退造成的语言症状,也不包括听觉、视觉、书写、发音等感觉和运动器官损害引起的语言、阅读和书写障碍。因先天或幼年疾病所致学习困难,造成的语言机能缺陷也不属失语症范畴。失语症的语言症状见下述:

1)听觉理解障碍:是失语症患者常见的症状,是指患者对口语的理解能力降低或丧失。根据失语症的类型和程度不同而表现出在字间、短句和文章不同水平的理解障碍。其包括语义理解障碍(患者能正确辨认语音,但不明词义,是由于音-意联系中断造成,往往造成词义混淆或不能理解)和语音辨识障碍(患者能像常人一样听到声音,但听对方讲话时,对所听到的声音不能辨认,给人一种似乎听不见的感觉)。

2)口语表达障碍:一般根据患者谈话的特点,将失语的口语分为流畅性和非流畅性。

3)阅读障碍:因脑部病变导致阅读能力受损称失读症。阅读包括朗读和文字的理解,阅读障碍患者这两种可以出现分离现象,即患者不能朗读但可理解文字的意思,或能够正确朗读但不理解文字的意思,或两者都不能。

4)书写障碍:常见于以下几种表现。①书写不能:表现为完全性书写障碍,构不成字型;②书写障碍:表现为笔画增添或减少,或者写出字的笔画全错;③镜像书写(mirror writing):即书写的字左右颠倒,像照在镜子里一样;④书写过多:类似口语表达中的言语过多,书写中混杂一些无关字、词或句;⑤惰性书写:写出一个字或词后,让患者写其他词时,仍不停地写前面的字词,与口语的言语持续现象相似;⑥错误语法:书写句子出现语法错误,常与口语中的语法障碍相同。

2. 失语症的分类

迄今为止,对失语症的分类仍未取得完全一致的意见。一般认为,大脑某一部位的损害,会造成一组完全或不完全的语言临床症状较高频率地出现,如果损伤较局限,多表现为典型的失语症状,如果范围较广,会呈现出非典型的失语症状。因此,Benson 提出失语综合征的概念,他对失语症的分类得到了世界范围的广泛使用。我国学者以 Benson 失语症分类为基础,根据失语症临床特点以及病灶部位,结合我国具体情况,制定了汉语的失语症分类,方法如下:

(1)外侧裂周围失语:病灶位于外侧裂周围,都有复述困难,这是所有失语症中了解最多并且得到广泛承认的一大类失语。包括:①Broca 失语(Broca aphasia, BA);②Wernicke 失语(Wernicke aphasia, WA);③传导性失语(conduction aphasia, CA)。

(2)分水岭区失语综合征:又称经皮质性失语,病灶位于大脑中动脉与大脑前动脉分布交界区,或者大脑中动脉与大脑后动脉分布交界区。其共同特点是复述功能相对较好。包括:①经皮质运动性失语(transcortical motor aphasia, TMA);②经皮质感觉性失语

（transcortical sensory aphasia，TSA）；③经皮质混合性失语（mixed transcortical aphasia，MTA）。

（3）完全性失语（global aphasia，GA）：全部言语模式受到了严重损害，患者几乎没有能力通过言语和书写进行交际，也不能理解口语和书面语的障碍。

（4）命名性失语（amnestic aphasia，AA）：以命名障碍为唯一或主要症状的失语症。患者理解、复述好，流利性口语，说话不费力，多为虚词、错语，缺乏实质词，特征性的空话、赘语，不能表达信息。病灶部位多在左大脑半球角回或颞中回后部。

（5）皮质下失语（subcortical aphasia syndrome）：包括丘脑性失语（thalamus aphasia，TA）、基底节性失语（basal ganglion aphasia，BGA）。

（6）纯词聋（pure word deafness）：患者听力正常，口语理解严重障碍。口语表达正常或仅有轻度障碍，命名、朗读和抄写正常，存在对语音的辨识障碍，即患者不理解词语的信息，但是对非语音的自然音仍能辨识。

（7）纯词哑（pure word dumbness）：单纯的发音障碍。说话慢、费力、声调较低，语调和发音不正常，但说话时语句的文法结构仍然完整，用词正确。听理解正常，复述、命名、朗读不能。阅读、书写可正常。可能为中央前回下部或其下的传出纤维受损所致。

（8）失读症（alexia）：不能认识和理解书写或印刷的字词、符号、字母或色彩，是由不能识别视觉信号的语言含义所致，与大脑优势半球内侧枕额脑回损害有关。失读症分为失读伴失写、失读不伴失写、额叶失读症、失语性失读4种。

（9）失写症（agraphia）：不能以书写形式表达思想，原有的书写功能受损或丧失的障碍。与大脑优势半球额叶中部后侧脑回部的运动性书写中枢损害有关，而与运动、言语或理解功能障碍无关。失写症分为三大类：失语性失写、非失语性失写和过写症。

3. 评定方法 国际与国内常用的失语症评定方法如下：

（1）波士顿诊断性失语检查（Boston diagnostic aphasia examination，BDAE）：此检查是目前英语国家普遍应用的标准失语症检查。此检查由27个分测验组成，分为五个大项目：①会话和自发性言语；②听觉理解；③口语表达；④书面语言理解；⑤书写。该测验在1972年标准化，1983年修订后再版，此检查能详细、全面地测出语言各种模式的能力，但检查需要的时间较长。我国学者已将此检查方法翻译成中文在我国应用并通过常模测定。

（2）西方失语症成套测验（Western aphasia battery，WAB）：克服了波士顿诊断性失语检查冗长的缺点，1h内可以完成检查，比较实用，而且可单独检查口语部分，并根据结果进行分类，且很少受民族文化背景的影响。国内使用比较广泛。此检查法的内容除了检查失语部分外，还包含运用、视空间功能、非言语性智能、结构能力、计算能力等内容的检查，因此可作出失语症以外的神经心理学方面的评价。这是一个定量的失语症检查法，除可测试大脑的语言功能外，还可测试大脑的非语言功能。此检查法可以从失语检查结果中计算出：①失语指数（AQ）；②操作性指数（PQ）；③大脑皮质指数（CQ），以最高为100%来表示。

（3）日本标准失语症检查（standard language test of aphasia，SLTA）：此检查由日本失语症研究会设计完成，检查包括听、说、读、写、计算五大项目，共包括26个分测验，按6阶段评分，在图册检查设计上以多图选一的形式，避免了患者对检查内容的熟悉，使检查更加客观。此方法易于操作，而且对训练有明显的指导作用。

（4）日本改良简易版的标记测验（Token test）：是评价失语症患者理解障碍存在与否及

其程度的一种较常用及有效的方法。适用于检测轻度或潜在的失语症患者的听理解。国内学者研究表明,其对汉语失语症患者有诊断作用,但是年龄与文化水平对其评价效果存在明显的影响。该测验是一种侧重检查听觉理解能力的方法,且与汉字(语)书写有密切关系,但它不仅是单纯的听觉理解性测验,还可作为判断中度(失语商为 41~81 分)汉语失语症严重程度的灵敏而有效的测验方法。

(5)汉语标准失语症检查:亦称中国康复研究中心失语症检查法(CRRCAE)。此检查是中国康复研究中心听力语言科以日本标准失语症检查为基础,同时借鉴其设计理论和框架,根据汉语语言的特点和文化背景重新绘制检查图、编写检查用语,主要用于汉语失语症患者的临床评价和治疗的指导,临床使用较广泛。通过其测出的数据,可以诊断是否有失语症;将其各项分测验的数据绘制成失语症曲线,可为制订失语症治疗计划和研究提供重要依据。CRRCAE 在评价汉语失语症方面具有良好的信度和敏感度,其总成绩在反映失语症严重程度方面具有较好的有效性,因此可作为语言在康复过程中量化的指标,起到准确评价治疗效果和指导下一步治疗计划的作用。

(6)汉语失语成套测验(aphasia battery ofin Chinese,ABC):是北京大学第一医院神经心理研究室高素荣等学者主要参考 WAB,严格按照失语检查的基本原则,并结合我国国情和临床经验编制的,并按规范化要求制定统一指导语、统一评分标准,统一图片及文字卡片,统一失语症分类标准。此检查法包括自发谈话、复述、命名、理解、阅读、书写、结构与视空间、运用和计算 9 个大项目,并规定了评分标准。1988 年开始用于临床,也是国内目前较常用的失语症检查方法之一。

(7)武汉大学汉语语法量表(Chinese agrammatism battery,CAB):是武汉大学人民医院与武汉大学人文学院合作,由赵丽丽等学者根据汉语文字特点、语法和文化习惯编写的一套用于定量评定汉语失语症患者语法缺失程度的方法。此检查法包括词类、语序、语用、句子 - 图画匹配及语言符号操作 5 部分,可以准确、全面地评定汉语失语症患者的语法缺失程度。通过研究,该量表具有良好的效标效度,且文化程度是影响失语法成绩的重要因素,所以其评价的失语法指数的正常分界值是按文化程度划分的。

(8)失语症严重程度的评定:目前,国际上多采用波士顿诊断性失语检查中的失语症严重程度分级。

(二)构音障碍及其评定

1. **语言障碍特征** 构音是指将已经组成的词转变成声音的过程。构音障碍是指由于发音器官神经肌肉的器质性病变而引起发音器官的肌肉无力、肌张力异常以及运动不协调等,产生发音、共鸣、韵律等言语运动控制障碍。患者通常听理解正常并能正确地选择词汇以及按语法排列词句,但不能很好地控制重音、音量和音调。最常见的病因是脑血管疾病,包括脑梗死、脑出血;急性感染性多发性神经根炎,因其可累及延髓而产生构音障碍;其他包括舌咽神经、迷走神经、舌下神经损害,如肿瘤、脑膜炎、损伤、脑性瘫痪、遗传性共济失调、多发性硬化等,运动神经元性疾病,以及肌肉疾病,如重症肌无力等。

2. **分类** 构音障碍常见以下几种类型:

(1)运动性构音障碍(kinetic dysarthria):由于参与构音的诸器官(肺、声带、软腭、舌、下颌、口唇)的肌肉系统及神经系统疾病所致的运动功能障碍,即言语肌肉麻痹、收缩力减弱和运动不协调所致的言语障碍。一般分为迟缓型构音障碍、痉挛型构音障碍、运动型构音障碍、运动过多型构音障碍、运动过少型构音障碍及混合型构音障碍。

（2）器质性构音障碍（deformity dysarthria）：由于构音器官的形态异常导致机能异常而出现构音障碍。造成构音器官形态异常的原因有：先天性唇腭裂、先天性面裂、巨舌症、齿列咬合异常、外伤致构音器官形态及机能损伤、神经疾病致构音器官麻痹、先天性腭咽闭合不全等。器质性构音障碍的代表原因是腭裂。

（3）功能性构音障碍（functional disorders of articulation）：错误构音呈固定状态，但找不到构音障碍的原因，即构音器官无形态异常和运动机能异常，听力在正常水平，语言发育已达4岁以上水平，即构音已固定化。功能性构音障碍的原因目前尚不十分清楚，可能与语音的听觉接受、辨别、认知因素、获得构音动作技能的运动因素、语言发育的某些因素有关，大多病例通过构音训练可以完全治愈。

3. **评定方法** 包括构音器官功能检查和仪器检查。

（1）构音器官功能检查：①听患者说话时的声音特征；②观察患者的面部，如唇、舌、颌、腭、咽、喉部在安静及说话时的运动情况以及呼吸状态；③让患者做各种言语肌肉的随意运动以确定有无异常。

最常用的构音器官功能性检查是由英国布里斯托尔市Frenchay医院的Pamela博士编写的评定方法。该方法分为8部分，包括反射、呼吸、舌、唇、颌、软腭、喉、言语可理解度，影响因素包括听力、视力、牙齿、语言、情绪、体位等。我国修订的中文版Frenchay评定法能够为临床动态观察病情变化、诊断分型和疗效评定提供客观依据，对治疗预后有较肯定的指导作用。内容包括：

1）反射：通过观察患者的咳嗽反射、吞咽动作和流涎情况来判断。

2）发音器官：观察患者在静坐时的呼吸情况，能否用嘴呼吸，说话时是否气短，口唇、颌、软腭、喉和舌静止状态时的位置，鼓腮、发音和说话时动作是否异常。

3）言语：通过读字、读句以及会话评定发音、语速和口腔动作是否异常。

我国学者依据日本构音障碍检查法和其他国家构音障碍评定方法的理论，按照汉语普通话语音的发音特点和我国的文化特点，研制了符合汉语构音特点的汉语构音障碍评定法。该评定法包括两大项目：构音器官检查和构音检查，通过此方法的评定可用于各类型构音障碍，对治疗计划的制订具有明显的指导作用。

（2）仪器检查：依靠现代化的仪器设备，对说话时喉部、口腔、咽腔和鼻腔的情况进行直接观察，对各种声学参数进行实时分析，并进行疗效评价。仪器检查包括：①鼻流量计检查；②喉空气动力学检查；③纤维喉镜、电子喉镜检查；④电声门图检查；⑤肌电图检查（electromyography，EMG）；⑥电脑噪声分析系统。

知识拓展

儿童脑性瘫痪言语功能评定

1. 理解能力评定

（1）格塞尔发育诊断量表（Gesell development diagnosis schedule，GDDS）：适用于0~6岁儿童，被认为是婴幼儿智能测试的经典方法。

（2）贝利婴儿发展量表（Bayley scale of infant development，BSID）：是一种综合性量表，适用于初生至30个月的婴幼儿，也常被用作评定脑瘫治疗效果的指标。

（3）S-S语言发育迟缓评定：应用于脑性瘫痪语言发育迟缓的评定。将评定结果与正常儿童年龄水平相比较，可发现脑瘫儿童是否存在语言发育迟缓。

2. 构音障碍评定　中国康复研究中心构音障碍评定法包括构音器官检查和构音检查，主要应用于构音障碍的评定。

3. 汉语沟通发展评定量表（Chinese communicative development inventory- mandarin version，CCDI）　分为2个分量表，分别用于8~16个月的婴幼儿和16~30个月的幼儿。

知识拓展

动、名词特异性损伤

动词特异性损伤（verb specific deficit，VSD）和名词特异性损伤（noun specific deficit，NSD）是语法范畴特异性损伤（category-specific grammatical deficit）中最常见的两种损伤，是指患者对动词或名词表现出选择性认知加工障碍，常出现于因脑损伤、脑卒中等病因导致的失语症患者中。

（龚放华）

第四节　运动功能评定

一、肌力评定

（一）概述

肌力（muscle strength）是指肌肉收缩产生的力量，是肌肉、骨骼、神经系统疾病的诊断及康复评定的最基本内容之一。其目的是评定肌力减弱的部位和程度，协助某些神经肌肉疾病的定位诊断，预防肌力失衡引起的损伤和畸形，评价肌力增强训练的效果。肌力评定的方法有徒手肌力评定、等长肌力测试、等张肌力测试及等速肌力检查等。

（二）评定方法

1. **徒手肌力评定（manual muscle test，MMT）**　根据受检肌肉或肌群的功能，让患者在特定的体位下做标准动作，防止某些肌肉对受试肌肉的代偿动作，在减重力、抗重力和抗阻力的条件下完成一定动作，并使动作达到最大的活动范围。根据肌肉的活动能力、抗重力或抗阻力的情况，将肌力进行不同的分级。

（1）判定标准

1）国际上普遍应用的徒手肌力检查方法是1916年美国哈佛大学Lovett教授的6级分级法（表3-6）。

表 3-6 MMT 分级法评定标准

级别	标准	相当于正常肌力的百分比
0	没有肌肉收缩	0
1	肌肉有收缩,但无关节运动	10%
2	在减重力条件下,能完成关节全范围运动	25%
3	能抗重力完成关节全范围运动,不能抗阻力	50%
4	能抗重力及轻度阻力完成关节全范围运动	75%
5	能抗重力及最大阻力完成关节全范围运动	100%

2)1983 年,美国医学研究委员会(Medical Research Council, MRC)在 Lovett 教授的基础上,根据运动幅度和施加的阻力进一步分级(表 3-7)。

表 3-7 MRC 分级法评定标准

分级	评级标准
5	肌肉抗最大阻力时活动关节达到全范围
5⁻	肌肉抗最大阻力时活动关节未达到全范围,但 >50% 活动范围
4⁺	肌肉抗中等阻力时活动关节达到全范围,抗最大阻力时 <50% 活动范围
4	肌肉抗中等阻力时活动关节达到全范围
4⁻	肌肉抗中等阻力时活动关节未达到全范围,但 >50% 活动范围
3⁺	肌肉抗重力时活动关节达到全范围,但抗中等阻力时活动关节 <50% 范围
3	肌肉抗重力时活动关节达到全范围
3⁻	肌肉抗重力时活动关节达到未达到全范围,但 >50% 活动范围
2⁺	肌肉去除重力后活动关节达到全范围,肌肉抗重力活动时 <50% 范围
2	肌肉去除重力后活动关节达到全范围
2⁻	肌肉去除重力后活动关节未达到全范围,但 >50% 范围
1⁺	肌肉去除重力后活动关节在全范围的 50% 以内
1	可触及肌肉收缩,但无关节运动
0	没有可以测到的肌肉收缩

3)人体主要肌肉或肌肉群的徒手肌力评价方法:见表 3-8。

(2)适应证和禁忌证

1)适应证:下运动神经元损伤、脊髓损伤、原发性肌病、骨关节疾病等。

2)禁忌证:严重疼痛、关节活动极度受限、严重的关节积液或滑膜炎、软组织损伤后刚刚愈合、骨关节不稳定、关节急性扭伤或拉伤等为绝对禁忌证;疼痛、关节活动受限、亚急性和慢性扭伤或拉伤、心血管系统疾病为相对禁忌证。

(3)注意事项

1)若为单侧肢体病变,应先检查健侧对应肌肉的肌力,以便健、患侧对比。

表 3-8 上肢和下肢主要肌肉的手法肌力检查

肌群	检查方法		
	1 级	2 级	3、4、5 级
肩前屈肌群（三角肌前部、喙肱肌）	仰卧，试图屈肩时可触及三角肌前部收缩	健侧卧位，患侧上肢放在滑板上，肩可主动屈曲	坐位，肩内旋，肘屈，掌心向下：肩前屈达 90°，阻力加于上臂远端
肩外展肌群（三角肌中部、冈上肌）	仰卧，试图肩外展时可触及三角肌收缩	仰卧，上肢放在滑板上，肩主动外展	坐位，肘屈：肩外展至 90°，阻力加于上臂远端
屈肘肌群（肱二头肌、肱肌、肱桡肌）	坐位，肩外展，上肢放在滑板上；试图肘屈曲时可触及相应肌肉收缩	坐位，肘可主动屈曲	坐位，上肢自然下垂：前臂旋后（测肱二头肌）或旋前（测肱肌）或中立位（测肱桡肌），肘屈曲，阻力加于前臂远端
屈髋肌群（腰大肌、髂肌）	仰卧，试图屈髋时于腹股沟上缘可触及肌活动	患侧卧，托住健侧下肢，可主动屈髋	仰卧，小腿悬于床沿外：屈髋，阻力加于股远端前面
伸髋肌群（臀大肌、半腱肌、半膜肌）	仰卧，试图伸髋时于臀部及坐骨结节可触及肌活动	患侧卧，托住健侧下肢，可主动伸髋	俯卧，屈膝（测臀大肌）或伸膝（测臀大肌和股后肌群），伸髋 10°~15°，阻力加于股远端后面
伸膝肌群（股四头肌）	仰卧，试图伸膝时可触及髌韧带活动	患侧卧，托住健侧下肢，可主动伸膝	仰卧，小腿置床沿外下垂：伸膝，阻力加于小腿下端前侧
踝跖屈肌群（腓肠肌、比目鱼肌）	仰卧，试图踝跖屈时可触及跟腱活动	仰卧，踝可主动跖屈	俯卧，伸膝位（测腓肠肌）或屈膝位（测比目鱼肌）：踝跖屈，阻力加于足跟

2）当主动肌肌力减弱时，协同肌可能取代主动肌而引起代偿运动。避免代偿动作的方法是将受试肌肉或肌群摆放在正确的位置，固定方法要得当，触摸受试肌肉以确保测试动作精确完成且没有代偿运动。

3）重复检查同一块肌肉的最大收缩力时，每次检查应间隔 2min 为宜。

4）正常肌力受年龄、性别、身体形态及职业的影响，存在个体差异。因此，在进行 3 级以上的肌力检查时，给予阻力的大小要根据患者的个体情况来决定。

5）检查不同肌肉时需要采取相应的检查体位，但为了方便患者，应在同体位下完成所有肌力检查的内容后，再让患者变换体位，即应根据体位来安排检查的顺序。

6）应尽量靠近患者，便于固定、实施手法，但不应妨碍运动。

7）施加阻力时，要注意阻力的方向，应与肌肉或肌群的牵拉方向相反；阻力的施加点应在肌肉附着点的远端部位。肌力达 4 级以上时，所做抗阻需要连续施加，且与运动方向相反。

8）选择适合的检查时间，疲劳、运动后或饱餐后均不宜进行检查。

2. 等长肌力测试 是测定肌肉等长收缩的能力，适用于 3 级以上肌力的检查，可以取得较为精确的定量评定。通常采用专门的器械进行测试，常用的方法有握力测试、捏力测试、背肌力测试、四肢肌群肌力测试等。

3. **等张肌力测试**　是测定肌肉克服阻力收缩做功的能力。测试时,被测肌肉收缩,完成全关节活动度的活动,所克服的阻力值不变。测出 1 次全关节活动过程中所抵抗的最大阻力值称为该测者该关节运动的最大负荷量(1 repetitive maximum, 1RM);完成 10 次规范的全关节活动度运动所能抵抗的最大阻力值称为 10RM。

4. **等速肌力测试**　等速运动是在整个运动过程中运动速度(角速度)保持不变的一种肌肉收缩方式。等速肌力测试需要借助特定的等速测试仪来完成,有 Biodex、Kin-Com、Lido 等型号可供选择。等速肌力测试是目前肌肉功能评定和肌肉力学特性研究的最佳方法。

二、肌张力评定

（一）概述

肌张力(muscle tone)是指肌肉组织在松弛状态下的紧张度。

1. **正常肌张力**　正常肌张力有赖于完整的外周神经和中枢神经系统调节机制以及肌肉本身的特性,如收缩能力、弹性、延展性等。正常的肌张力可以与关节和肌肉进行同步运动,能够维持原动肌和拮抗肌之间的平衡,具有固定肢体某一姿势的能力,肢体被动时具有一定的弹性和轻度的抵抗感。肌张力是维持身体各种姿势和正常活动的基础,根据身体所处的不同状态,肌张力可表现为以下几种形式:

（1）静止性肌张力:指肌肉处于不活动状态下具有的紧张度。

（2）姿势性肌张力:指人体维持一定姿势(如站立或坐位)时,肌肉所具有的紧张度。

（3）运动性肌张力:指肌肉在运动过程中具有的紧张度。

2. **肌张力异常**　是一组由身体骨骼肌的协同肌和拮抗肌的不协调、间歇持续收缩造成的重复的不自主运动和异常扭转姿势的症状群。异常主要包括以下几种形式:

（1）肌张力增高:肌腹紧张度增高。患者在肢体放松的状态下,以不同的速度进行被动运动时,感觉有明显阻力,甚至很难进行被动运动。

（2）肌张力降低:是指肌张力低于正常静息水平。对关节进行被动运动时感觉阻力降低或消失,表现为关节活动度增加。肌张力降低见于下运动神经元疾病、小脑病变、脑卒中迟缓期、脊髓损伤的休克期等。

（3）肌张力障碍:是一种因持续的肌肉收缩导致扭曲和重复运动及异常姿势的神经性运动障碍,临床上常见类型有扭转痉挛、痉挛性斜颈及手足徐动症等。

（二）评定标准

1. **正常肌张力的评价标准**　肌肉外观应具有特定的形态,肌肉应具有一定的弹性;跨同一关节轴主动肌与拮抗肌进行有效的收缩可使关节固定,将肢体被动地放在空间的某一位置上,突然松手时肢体保持肢位不变,可以维持主动肌与拮抗肌的平衡;具有随意使肢体由固定姿势向运动状态转变的能力;在需要的情况下,能够完成某肌群的协同动作,具有某块肌肉独立运动的能力。

2. **痉挛的评定标准**　临床多采用改良 Ashworth 痉挛评定量表进行评定。评定时,患者取仰卧位,分别对其上、下肢关节被动运动,根据所感受阻力分级(表 3-9)。

表 3-9　改良 Ashworth 痉挛评定量表

等级	评定标准
0 级	无肌张力增加,被动活动患侧肢体在整个关节活动度(ROM)内均无阻力
1 级	肌张力稍增加,被动活动患侧肢体到终末端时有轻微的阻力
1$^+$ 级	肌张力稍增加,被动活动患侧肢体时在 1/2 的 ROM 时有轻微的"卡住"感觉,后 1/2 的 ROM 中有轻微的阻力
2 级	肌张力轻度增加,被动活动患侧肢体在大部分 ROM 内均有阻力,但仍可以活动
3 级	肌张力中度增加,被动活动患侧肢体在整个 ROM 内均有阻力,活动比较困难
4 级	肌张力高度增加,患侧肢体僵硬,阻力很大,被动活动十分困难

（三）注意事项

由于影响肌张力的因素较多且动态变化,因此临床上同一患者的同一肌肉或肌群的肌张力在不同情况下会发生变化,在肌张力的评定过程中需要注意以下事项:

1. 被动牵伸的速度不同,痉挛肌肉发生反应的角度也会不同,所以在比较痉挛评定结果时,需要确保被动运动的速度相同。

2. 痉挛量化评定的可信度还受患者努力的程度、情感、环境温度、评定时并存的问题等因素的影响。因此,进行痉挛量化评定时,必须使评定的程序严格标准化。

3. 再次评定时,应注意尽量选择相同的时间段和评定条件。

三、关节活动度测量

（一）概述

关节活动度(range of motion, ROM)是指关节的运动弧度或关节的远端向近端运动,远端骨所达到的最终位置与开始位置之间的夹角,即远端骨所移动的度数。根据关节运动动力的来源分为主动关节活动度(active range of motion, AROM)和被动关节活动度(passive range of motion, PROM)。评定关节活动度的主要目的是判断 ROM 受限的程度;根据整体的临床表现,分析可能的原因;为选择治疗方案提供参考;作为治疗过程中评价疗效的手段。

（二）测量方法

关节活动度有多种测定方法及工具,如通用量角器、电子角度计、指关节量角器、脊柱活动量角器等。临床上最常采用量角器测量。

（1）量角器的摆放:测量时,量角器的轴心(中心)应对准关节的运动轴中心,固定臂与构成关节近端骨的长轴平行,移动臂与构成关节远端骨的长轴平行(当患者有特殊障碍时可以变化)。

（2）体位:确定关节活动度的体位方法为中立位法,即解剖学中立位时关节角度定位"零"起始点。

（3）固定:被测量的关节在运动时,若其他关节参与运动,将会出现代偿动作,产生较大的 ROM。可以借助体重、体位或测量者所施加的外力,固定近端骨,防止代偿动作的发生。

主要关节 ROM 的测量方法见表 3-10。

表 3-10　主要关节 ROM 的测量方法

关节	运动	体位	量角器放置方法			正常参考值
			轴心	固定臂	移动臂	
肩关节	屈、伸	坐或立位,臂置体侧,肘伸直	肩峰	与腋中线平行	与肱骨纵轴平行	屈 0°~180° 伸 0°~60°
	外展	坐和站位,臂置于体侧,肘伸直	肩峰	与身体中线平行	与肱骨纵轴平行	0°~180°
	内、外旋	仰卧,肩外展 90°,肘屈 90°	尺骨鹰嘴	与地面垂直	与尺骨平行	外 0°~90° 内 0°~70°
肘关节	屈、伸	仰卧或坐立位,臂取解剖位	肱骨外上髁	与肱骨纵轴平行	与桡骨纵轴平行	屈 0°~150° 伸 0°
	旋前、旋后	坐位,上臂于体侧,中指尖屈肘 90°	中指尖	与地面垂直	与包括伸拇指的手掌面平行	0°~80°
腕关节	屈、伸	坐或立位,前臂完全旋前	尺骨茎突	与前臂纵轴平行	与第 2 掌骨纵轴平行	屈 0°~90° 伸 0°~70°
	尺偏、桡偏(尺、桡侧外展)	坐位,屈肘,前臂旋前,腕中立位	腕背侧中点	前臂背侧中点	第 3 掌骨纵轴	桡偏 0°~25° 尺偏 0°~55°
髋关节	屈	仰卧或侧卧,对侧下肢伸直	股骨大转子	与身体纵轴平行	与股骨纵轴平行	0°~125°
	伸	侧卧,被测下肢在上	股骨大转子	与身体纵轴平行	与股骨纵轴平行	0°~30°
	内收、外展	仰卧位	髂前上棘	左右髂前上棘连线的垂直线	髂前上棘至髌骨中心的连线	0°~45°
	内旋、外旋	仰卧,两小腿于床沿下垂	髌骨下端	与地面垂直	与胫骨纵轴平行	0°~45°
膝关节	屈、伸	俯卧,侧卧或坐在椅子边缘	膝关节或腓骨小头	与股骨纵轴平行	与胫骨纵轴平行	屈 0°~150° 伸 0°
踝关节	背屈、跖屈	仰卧,踝处于中立位	腓骨纵轴线与足外缘交叉处	与腓骨纵轴平行	与第 5 跖骨纵轴平行	背屈 0°~20° 跖屈 0°~45°
	内翻、外翻	俯卧,足位于床沿外	踝后方内外踝中点	小腿后纵轴	轴心与足跟中点的连线	内翻 0°~35° 外翻 0°~25°

（三）注意事项

1. 严格按照操作规范进行评定,以保证测量结果准确、可靠。

2. 关节存在活动障碍时,通常应先测量关节的主动活动范围,后测量被动活动范围,分别记录。评价关节本身活动范围,应以被动活动度为准。

3. 避免在运动及其他康复治疗后立即进行检查。

4. 应与健侧相应关节的测量结果进行比较,亦应测量与之相邻的上下关节的活动范围。

四、平衡与协调能力评定

（一）平衡功能评定

1. **概述**　平衡(balance)是指身体保持一种姿势以及在运动或受到外力作用时自动调整并维持姿势的能力。平衡的控制是一个复杂的过程,需要 3 个环节的参与。

（1）感觉输入:感觉系统包括躯体感觉、视觉以及前庭 3 个系统,在维持平衡的过程中扮演不同角色。

（2）中枢整合:中枢神经系统将 3 种感觉信息在脊髓、前庭核、小脑及大脑皮质等多级平衡觉神经中枢中进行整合加工,并形成运动方案;在交互神经支配或抑制的作用下,使人体能保持身体某些部位的稳定,同时有选择地运动身体的其他部位。

（3）运动输出:能产生适宜的运动,完成大脑所制订的运动方案。当平衡发生变化时,人体通过踝调节机制、髋调节机制及跨步调节机制或姿势协同性运动模式来应变。

2. **评定方法**　包括主观评定和客观评定两方面。主观评定以观察法和量表法为主,客观评定多用平衡测试仪评定。

（1）观察法:观察被评定对象能否保持坐位和站立位平衡,以及在活动状态下能否保持平衡。观察法虽然过于粗略和主观,缺乏量化,但由于其应用简便,可以对具有平衡功能障碍的患者进行粗略的筛选,至今在临床上仍广为应用。

（2）量表法:由于不需要专门昂贵的设备、评分简单、应用方便,故临床普遍使用,但评定结果是主观的,并且具有天花板效应,对轻度平衡障碍的评定不够敏感。信度和效度较好的量表主要有 Berg 平衡量表、Tinnetti 活动能力量表以及"站起 - 走"计时测试。

（3）平衡测试仪:采用高精度的压力传感器和电子计算机技术,整个系统由受力平台,即压力传感器、显示器、电子计算机及专用软件构成。可进行静态和动态平衡测试。

（二）协调功能评定

1. **概述**　协调(coordination)是指人体产生平滑、准确、有控制的运动的能力。协调与平衡密切相关,中枢神经系统中参与协调控制的部位主要有小脑、基底节、脊髓后索。协调功能障碍又称为共济失调,根据中枢神经系统病变部位不同,分为小脑性共济失调、大脑性共济失调和感觉性共济失调。

2. **协调评定的方法和分级**　临床评定的方法包括:①指鼻试验;②指指试验;③轮替试验;④示指对指试验;⑤拇指对指试验;⑥握拳试验;⑦拍膝试验;⑧跟 - 膝 - 胫试验;⑨旋转试验;⑩拍地试验。

观察动作的完成是否直接、精确,时间是否正常,在动作的完成过程中有无辨距不良、震颤或僵硬,增加速度或闭眼时有无异常。评定时,还需要注意共济失调是一侧性或双侧性,什么部位最明显(头、躯干、上肢、下肢),以及睁眼和闭眼有无差别。

协调功能分级:根据协调活动的情况,可将协调功能分为5级:

Ⅰ级:正常完成。

Ⅱ级:轻度残损,能完成活动,但较正常速度和技巧稍有差异。

Ⅲ级:中度残损,能完成活动,但动作慢、笨拙、明显不稳定。

Ⅳ级:重度残损,仅能启动动作,不能完成。

Ⅴ级:不能完成活动。

五、感觉功能评定

(一)概述

感觉(sensation)是人脑对直接作用于感受器官的客观事物个别属性的反映,个别属性包括大小、形状、颜色、硬度、湿度、味道、气味、声音等。感觉功能评定可分为浅感觉检查、深感觉检查、复合感觉检查。

(二)评定方法

1. 浅感觉检查

(1)痛觉:患者闭目,用大头针的针尖轻刺患者皮肤,询问患者有无疼痛感觉,两侧对比、近端和远端对比,并记录感觉障碍的类型(过敏、减退或消失)与范围。对痛觉减退的患者要从有障碍的部位向正常部位检查,对痛觉过敏的患者要从正常部位向有障碍的部位检查。

(2)触觉:患者闭目,用棉签轻触患者的皮肤或黏膜,询问有无感觉。触觉障碍常见于脊髓后索病损。

(3)温度觉:患者闭目,用两支玻璃试管或金属管分别装有冷水(5~10℃)和热水(40~50℃),交替接触患者皮肤,让其辨别冷热。温度觉障碍常见于脊髓丘脑侧束病损。

2. 深感觉检查

(1)运动觉:患者闭目,轻轻夹住患者的手指或足趾两侧,上下移动5°左右,让患者说出运动方向。运动觉障碍常见于脊髓后索病损。

(2)位置觉:患者闭目,将其肢体摆成某一姿势,请其描述该姿势或用对侧肢体模仿。

(3)振动觉:将振动着的音叉柄置于骨突处(如胸骨、锁骨、肩峰、尺骨鹰嘴、桡骨小头、尺骨小头、棘突、髂前上棘、股骨粗隆、腓骨小头、内踝和外踝等),询问患者有无振动并计算持续时间,比较两侧有无差别。

3. 复合感觉检查

(1)两点辨别觉:患者闭目,以钝角分规刺激皮肤上的两点,检查患者有无能力辨别,再逐渐缩小两脚间距,直到患者感觉为一点为止。正常范围一般为:手指末节掌侧2~3mm,中节掌侧4~5mm,近节掌侧5~6mm。7~15mm为部分丧失,>15mm为完全丧失。两点辨别距离越小,越接近正常值范围,说明该神经的感觉功能越好。

(2)图形觉:患者闭目,用笔或竹签在其皮肤上画方形、圆形、三角形等图形,让患者分辨。

（3）实体觉：患者闭目，令其用单手触摸熟悉的物体，如钢笔、纽扣等，嘱其说出物体的大小、形状、硬度、轻重及名称。

（三）注意事项

1. 首先让患者了解检查的目的与方法，以取得充分合作。

2. 充分暴露检查部位。

3. 皮肤增厚、瘢痕部位的感觉也会有所下降，注意区别。

4. 检查时采取左右、近远端对比的原则。

5. 检查时患者一般宜闭目，以避免主观或暗示作用。

6. 需要耐心细致，必要时可多次重复检查。

六、步态分析

（一）概述

步态分析（gait analysis）是通过生物力学、运动学和肌肉电生理学等手段，研究人类步行规律的检查方法，揭示步态异常的关键环节和影响因素，从而指导康复评定和治疗，协助临床诊断、疗效评定、机制研究等。

1. **步态周期** 指一侧下肢完成从足落地到再次落地的时间过程，根据下肢在步行时空间位置分为支撑相和摆动相。支撑相指下肢接触地面和承受重力的时间，占步行周期的60%；摆动相指离开地面向前迈步到再次落地之间的阶段，占步行周期的40%。

2. **步行参数**

（1）步长：行走时一侧足跟着地到紧接着的对侧足跟着地平均的距离。正常人平地行走时，一般步长为50~90cm。

（2）步幅跨步长：行走时，由一侧足跟着地到该侧足跟再次着地的距离。通常为单步长的2倍。

（3）步宽：在行走中左、右两足间的横向距离称为步宽。正常人为（8±3.5）cm。

（4）足偏角：在行走中人体前进的方向与足的长轴所形成的夹角。正常人为6.75°。

（5）步频：单位时间内行走的步数，步频＝步数÷60（步/min），正常人95~125步/min。

（6）步速：即步行的速度，是指单位时间内行走的距离，正常人为65~100m/min。在临床上，一般是让测试对象以平常的速度步行10m的距离，测量所需的时间，按照公式（步速＝距离/所需时间）计算出步行速度。

3. **步态分析方法** 分为临床分析和实验室分析两方面。临床分析多用观察法，实验室分析需要借助于步态分析仪。

（1）观察法：让患者采用自然步态，观察包括前面、侧面及后面。需要注意步行节律、稳定性、流畅性、对称性、重心偏移、手臂摆动、关节姿势、患者神态与表情、辅助装置（矫形器、助行器）的作用等。在此基础上，让患者变速行走、慢速行走、快速行走、随意放松步行，分别观察有无异常，还可以让患者突然停下，转身行走、上下楼梯或斜坡、绕过障碍物，坐下和站起，原地踏步或原地站立，闭眼站立以及用助行器等。

（2）实验室分析：主要是对步态进行运动学分析、动力学分析和动态肌电图分析，运动学分析常用：

　　1）摄像分析：在 4~8m 步行通道的前面和侧面设置 2 台摄像机，记录步行过程，并采用同步慢放的方式，将患者的动作分解观察和分析。

　　2）三维数字化分析：通过 2~6 台数字化摄像机获取步行时关节标记的反射信号，转换为数字信号，通过电脑进行三维图像重建，分析关节角度变化、速率和时相。

　　动力学分析是研究步行作用力和反作用力的强度、方向和时间的方法。动态肌电图用于检测步行时肌肉活动与步行的关系，可以鉴别原发性神经肌肉功能障碍导致的步态异常与骨关节功能障碍和继发性肌肉活动异常引发的步行障碍。

　　4. 中枢神经系统疾病常见的异常步态

　　（1）偏瘫步态：偏瘫患者常因股四头肌痉挛导致膝关节屈曲困难、小腿三头肌痉挛导致足下垂、胫后肌痉挛导致足内翻，多数患者摆动相时骨盆代偿性抬高，髋关节外展外旋，患侧下肢向外侧划弧迈步，称为划圈步态。在支撑相，由于痉挛性足下垂限制胫骨向前运动，往往采用膝过伸的姿态代偿，同时由于患肢的支撑力降低，患者一般通过缩短患肢的支撑时间来代偿。部分患者还会出现侧身、健侧下肢在前、患侧下肢在后、患足在地面拖行的步态。

　　（2）截瘫步态：截瘫患者如果损伤平面在 L$_3$ 以下，有可能独立步行，但是由于小腿三头肌和胫前肌瘫痪，表现为跨栏步态。足落地时缺乏踝关节控制，所以膝关节和踝关节的稳定性降低，患者通常采用膝过伸的姿态以增加膝关节和踝关节的稳定性。L$_3$ 以上平面损伤的步态变化很大，与损伤程度有关。

　　（3）脑瘫步态：痉挛型患者常见小腿三头肌和胫后肌痉挛导致足下垂和足内翻、股内收肌痉挛导致摆动相偏向内侧，表现为跖足剪刀步态。严重的内收肌痉挛和腘绳肌痉挛（挛缩）可代偿性表现为髋屈曲、膝屈曲和外翻、足外翻为特征的蹲伏步态。共济失调型患者由于肌肉张力的不稳定，步行时通常通过增加足间距来增加支撑相稳定性，通过增加步频来控制躯干的前后稳定性，通过上身和上肢摆动的协助来保持步行时的平衡，因此在整体上表现为快速而不稳定的步态，类似于醉汉的行走姿态。

　　（4）帕金森步态：帕金森病以普遍性肌肉张力异常增高为特征，表现为步行启动困难、下肢摆动幅度变小、髋膝关节轻度屈曲、重心前移、步频加快的慌张步态。

　　知识拓展

步态分析研究

　　20 世纪 50 年代起开始有文献报道步态分析研究，分析方法从滑石粉或墨汁足印法、平面定点摄像法到三维步态分析法。将三维步态分析法应用于康复医学领域，并根据所提供的运动学参数和生物力学参数等，客观、实时地进行康复治疗方法的选择及疗效评定是切实可行的，但目前临床上常用的三维步态分析系统昂贵、操作复杂、场地设施要求较高且不可携带，广泛应用有一定的局限性。有研究报道，简便易操作的便携式步态分析仪，同样可获得步态的时空参数，其稳定性和重复测量的信度均较好，与实验室步态分析所得时空参数的一致性较好。

（龚放华）

第五节 心肺功能评定

一、概述

临床上运动和心肺功能密切相关,了解心脏和肺部的基本功能状态,如峰值摄氧量,肺、气道、胸廓的顺应性,以及呼吸肌力量和协调性、受损程度和可重复性,反映心肺功能状态,判断心肺的储备功能和机体对运动的实际耐受力,有助于临床上心脏和肺部相关疾病的诊治和护理。

运动可诱发心血管异常反应,常用运动试验对心功能进行评定。在运动试验中,通过一些重要的参数变化来反映心脏和整个身体的情况,包括症状、体征、心电和血流动力学指标、摄氧量和二氧化碳排出量等为基础的一系列代谢指标,肺功能中最大摄氧量、代谢当量等指标可以反映心肺功能。

二、心功能评定

(一)主观感觉分级

1. **心脏功能分级** 主要采用美国纽约心脏病协会(NYHA)提出的一项分级方案,其主要是根据患者自觉的活动能力将心脏功能划分为4级(表 3-11)。

表 3-11 心脏功能分级(NYHA)

功能分级	临床情况	持续-间歇活动的能量消耗/(kcal·min^{-1})	最大代谢当量/MET
I	患有心脏病,其体力活动不受限制。一般体位活动不引起疲劳、心悸、呼吸困难或心绞痛	4.0~6.0	6.5
II	患有心脏病,其体力活动稍受限制,休息时感到舒适。一般体力活动时,引起疲劳、心悸、呼吸困难或心绞痛	3.0~4.0	4.5
III	患有心脏病,其体力活动大受限制,休息时感到舒适,较一般体力活动为轻时,即可引起疲劳、心悸、呼吸困难或心绞痛	2.0~3.0	3.0
IV	患有心脏病,不能从事任何体力活动,在休息时也有心功能不全或心绞痛症状,任何体力活动均可使症状加重	1.0~2.0	1.5

2. **代谢当量** 心功能容量(functional capacity, FC)又称心脏有氧能力,其单位是代谢当量(metabolic equivalent, MET),1 个代谢当量是指机体在坐位休息时的摄氧量,一般在 3.5ml/(kg·min)左右。

（二）心脏负荷试验

1. 心电图运动试验（ECG exercise test） 是指在功率递增运动中,心脏储备力全部动员进入最大功能状态而产生的一系列生理和病理生理反应,主要通过呼吸、血压、心率、心电图、气体代谢、临床症状与体征等,来判断其心、肺、骨骼肌等的储备功能（实际负荷能力）和机体对运动的实际耐受能力。运动可诱发心血管的异常反应,但在安静状态时并不表现出来,因此通过运动试验来评定心功能。

（1）按所用设备分类:可分为运动平板试验、手摇车运动试验、踏车运动试验和台阶试验。①运动平板试验:是一种可以变坡变速的步行运动器具,接近日常生活的生理状态;患者按预先设计的运动方案,在能自动调节坡度和速度（运动强度）的活动平板上进行走 - 跑的运动,逐渐增加心率和心脏负荷,可以连续监测心电变化,安全性好。最常用的是改良 Bruce 方案:将运动分为 7 级,对体弱者可增加 0 级,即无坡度、速度为 2.7km/h,半级为 5°,速度为 2.7km/h（表 3-12）。②手摇车运动试验:原理与踏车运动相似,只是将下肢踏车改为上肢摇车。运动起始负荷为 150~200kg/min,每级负荷增量 100~150kg/min,持续 3~6min。适用于下肢功能障碍者。③踏车运动试验:是指坐位或卧位下,在固定的功率车上进行运动,可增加踏车阻力,调整运动负荷。④台阶试验:是一种简便易行的评定心功能的方法。试验中的运动负荷由台阶高度、运动节律、运动时间组成,按年龄、性别、体重和肺活量不同,评价指标不同。指数值越大,心血管系统的功能水平越高。严重心血管疾病患者禁忌。

表 3-12　活动平板改良 Bruce 方案

分级	速度 /（km·h⁻¹）	坡度	时间 /min	代谢当量 /MET
0	2.7	0°	3	1.7
1/2	2.7	5°	3	2.9
1	2.7	10°	3	4.7
2	4.0	12°	3	7.1
3	5.5	14°	3	10.2
4	6.8	16°	3	13.5
5	8.0	18°	3	17.3
6	8.9	20°	3	20.4
7	9.7	22°	3	23.8

（2）按终止试验的运动强度分类:包括极量运动试验（maximal exercise testing）、亚极量运动试验（submaximal exercise testing）、症状限制性运动试验（symptom-limited exercise testing）和低水平运动试验（low-level exercise testing）。①极量运动试验:是指运动强度达到极致或主观最大运动强度的试验。终止试验的标准是依据患者的性别和年龄推算出预计最大心率（220-年龄）得出。适用于健康的青年人和运动员。②亚极量运动试验:是指运动至心率达到亚极量心率,即按年龄预计最大心率（220-年龄）的 85%~90%,或达到参照值（195-年龄）时结束试验。适用于测定非心脏病患者的心功能和体力活动能力。服

用β受体拮抗药以及抗高血压药的患者除外。③症状限制性运动试验：是指运动进行至出现必须停止运动的指征为止。此类终止试验以临床病情急剧变化、不能继续进行或患者拒绝继续运动等原因为准。④低水平运动试验：是指运动至特定的、低水平的靶心率、血压和运动强度为止，即运动中最高心率达到130~140次/min，或安静时增加20次/min；最高血压达160mmHg，或与安静时比增加20~40mmHg；运动强度达3~4MET作为终止试验的标准。用于诊断冠心病、评定心功能和体力活动能力，作为住院评价、制订运动处方等的依据。

（3）依据运动者自感劳累分级来衡量相对运动水平的半定量指标：一般症状限制性运动试验要求达到15~17分，所得分值乘以10相当于运动时正常的心率（表3-13）。

表3-13 自感劳累分级

分值	7	9	11	13	15	17	19
表现	轻微用力	稍用力	轻度用力	中度用力	明显用力	非常用力	极度用力
主观感觉	非常轻松	很轻松	轻松	稍费力（稍累）	费力（累）	很费力（很累）	非常费力（非常累）

（三）运动试验结果的判定

1. 心率 正常人运动负荷每增加1MET，心率增加8~12次/min。运动中反应性心率过慢见于窦房结功能减退、严重左心室功能不全和严重多支血管病变的冠心病患者。心率过快，见于窦性心动过速，提示体力活动能力较差。

2. 血压 运动负荷每增加1MET，收缩压相应增高5~12mmHg，舒张压改变相对较小，250mmHg/120mmHg为上限。运动中收缩压越高，心脏性猝死的概率越低。运动中血压不升高和血压下降是危险信号，须终止运动试验。

3. 每搏量和心输出量 运动时每搏量逐步增加，心输出量也逐渐增大，最高可达安静时的2倍左右。但达到40%~50%最大摄氧量时，每搏量不再增加，此后心输出量增加主要依靠心率加快。

4. 心率-收缩压乘积 是反映心肌耗氧量和运动强度的重要指标。运动中心率-收缩压乘积越高，冠状血管储备越好，心率-收缩压乘积越低，提示病情严重。

5. 心电图ST段改变 正常ST段应该始终保持在基线。运动中ST段出现偏移为异常反应，包括ST段上抬和下移。

6. 心脏传导障碍 窦性停搏，如见于运动后即刻，多为严重缺血性心脏病患者。

7. 运动性心律失常 常见原因与交感神经兴奋性增高和心肌需氧量增加有关。

8. 症状 正常人在亚极量运动试验中应无症状。极量运动试验时可有疲劳、下肢无力、气急并伴有轻度眩晕、恶心和皮肤湿冷，这些症状如发生在亚极量运动时则视为异常。呼吸困难和胸痛是危险信号，须终止运动试验；眩晕、恶心、大汗亦提示血流动力学障碍，须终止运动试验。

9. 药物对试验结果的影响 许多药物对心电运动试验的结果有影响，解释结果时应充分考虑。

三、肺功能评定

了解呼吸功能的基本状态、受损程度和障碍点，可以针对性地实施呼吸康复。对呼吸功能障碍的类型及程度进行准确评价，可以正确指导患者进行呼吸功能康复训练。

（一）静态肺功能评定

1. 肺通气相关参数

（1）肺活量（vital capacity，VC）：是指最大吸气后从肺内所能呼出的最大气量，是潮气量、补吸气量和补呼气量之和。正常成年男性约为 3 500ml，女性为 2 500ml。肺活量是反映通气功能的基本指标，表示肺最大扩张和最大收缩幅度，阻塞性通气功能障碍，肺活量可正常或轻度降低，而限制性通气障碍则明显降低。

（2）肺总（容）量（total lung capacity，TLC）：是指肺所能容纳的最大容量，是肺活量和残气量之和。正常成年男性约为 5 000ml，女性约为 3 500ml。

（3）用力肺活量（forced vital capacity，FVC）：是指先深吸气，然后尽力快速呼气所能呼出的最大气量。其中，开始呼气第 1 秒内的呼出气量为第 1 秒用力呼气容积（forced expiratory volume in one second，FEV_1），常以 FEV1/FVC% 表示。正常人 3s 内可将肺活量全部呼出，第 1 秒、第 2 秒、第 3 秒所呼出气量各占 FVC 的百分率正常分别为 83%、96%、99%。

（4）功能残气量（functional residual capacity，FRC）：是指平静呼气末尚存留于肺内的气量，是残气量和补呼气量之和。正常成年人约为 2 500ml。临床上检测方法是让患者在 5 000ml 纯氧中呼吸 7min，根据氧吸收情况计算而得。功能残气量增加，表示平静呼气后肺泡充气过度，肺弹性减退、气道阻塞等。

（5）潮气量（tidal volume，VT）：是指平静呼吸时每次呼出或吸入的气量，正常值约为 500ml。

（6）深吸气量（inspiratory capacityIC）：是指平静呼气末尽力吸气所吸入的气量，是潮气量和补吸气量之和。

（7）补吸气量（inspiratory reserve volume，IRV）：是指平静吸气末再用力吸气所吸入的气量。正常男性为 910ml。IRV 是衡量最大通气潜力的一个重要指标，正常成年人男性为 2 600ml，女性为 1 900ml，占肺活量的 75%。深吸气量减少，提示限制性通气功能障碍。

（8）最大通气量（maximal ventilatory volume，MVV）：是指尽力做深快呼吸时，每分钟所能吸入或呼出的最大气量。它反映单位时间内充分发挥全部通气能力所能达到的通气量，是估计一个人能进行多大运动量的一个生理指标。测定时，一般只测量 10s 或 15s 的最深最快的呼出或吸入气量，再换成每分钟的通气量，一般可达 70~120L。

2. 通气功能障碍分型 可分为 3 种类型，即阻塞型、限制型和混合型，3 种类型通气功能障碍的肺功能表现不同（表 3-14）。临床上需要结合病史资料与肺功能各项测定指标进行综合分析，才能准确评定。

表 3-14 通气功能障碍分型

	项目	阻塞型	限制型	混合型
肺容量	肺活量（VC）	正常或下降	明显下降	下降
	功能残气量（FRC）	明显下降	明显下降	不一定
	肺总量（TLC）	正常或上升	明显下降	不一定
	残气量/肺总量（RV/TLC）	上升	不一定	不一定
通气功能	用力肺活量（FVC）	正常或下降	明显下降	明显下降
	第1秒用力呼气容积（FEV_1）	明显下降	下降	明显下降
	FEV_1/FVC%	明显下降	正常或上升	正常或下降
	最大通气量（MVV）	明显下降	下降	明显下降
	最大呼气中期流量（MMEF）	明显下降	下降	明显下降

（二）动态肺功能评定

1. **动态肺功能评定的重要参数** 最大摄氧量（VO_2）指机体在运动时所摄取的最大氧量，是反映心肺功能状态和体力活动能力的最好生理指标，其大小取决于心输出量、动静脉氧分压、氧弥散能力和肺通气量。20 岁以上的成年人 VO_2 随年龄的增长以每年 0.7%~1.0% 的速度减低，这与肌肉组织代谢及心肺功能衰退有关。通过适当康复训练，可以减轻其衰退程度。VO_2 可以通过极量运动试验测定，也可以用亚极量运动试验时获得的心率负荷量等参数间接测得。后者可能有 20% 左右的误差。

2. **动态肺功能评定的形式** 采用平板运动、功率自行车等形式，根据不同个体的身高、年龄、体重及性别计算得出最合适递增功率，通过适宜的转速和逐渐递增的负荷，根据吸入氧气及呼出二氧化碳的动态变化曲线，发现患者的个体无氧阈值点（AT）。通过运动时肺通气参数变化，评定患者的动态肺功能状态。不同运动方式所测得的最大摄氧量有所不同。参与运动的肌群越多，所测得的最大摄氧量越高。

（王晓丹）

第六节 吞咽功能评定

一、吞咽障碍临床表现

1. **临床概念** 吞咽障碍（dysphagia）是指由于下颌、双唇、舌、软腭、咽喉、食管括约肌或食管的结构和/或功能受损，不能安全、有效地把食物输送到胃内的一个过程。

2. **表现** 张口困难、流涎、食物从口角漏出、咀嚼不能、吞咽延迟、咳嗽、哽噎、声音嘶哑、食物反流、食物滞留在口腔和咽部、误吸及喉结构上抬幅度不足等。

3. **并发症** 体重减轻、营养不良、食欲改变、味觉改变、反复肺部感染（误吸性肺炎或反流性肺炎）、水电解质紊乱、窒息等。

二、吞咽障碍评定

吞咽障碍临床评定的目的是确定吞咽障碍是否存在、确定患者有无误吸的风险因素，预防误吸的发生，明确患者的营养状态及是否需要改变营养方式等。因此，吞咽功能评定对于指导治疗非常重要。在进行吞咽功能评定之前，可进行吞咽初筛以确定高危人群，做进一步诊断性检查。

（一）吞咽障碍初步筛查

1. **第一步**　评定患者的意识状态、头部、坐位情况、认知功能、配合程度及一般营养状况。

2. **第二步**　使用 EAT-10 吞咽筛查量表（表 3-15）筛查。EAT-10 吞咽筛查量表在临床中具有良好的信度和效度，有助于识别隐性误吸以及发现患者异常的吞咽体征，常与饮水试验（water swallowing test, WST）合用，可提高筛查的敏感性和特异性。

表 3-15　EAT-10 吞咽筛查量表

项目	评分				
	0（没有）	1（轻度）	2（中度）	3（重度）	4（严重）
1. 我的吞咽问题已经使我体重减轻					
2. 我的吞咽问题影响到我在外就餐					
3. 吞咽液体费力					
4. 吞咽固体费力					
5. 吞咽药丸费力					
6. 吞咽时有疼痛					
7. 我的吞咽问题影响到我享用食物时的快感					
8. 我吞咽时有食物卡在喉咙里					
9. 我吃东西时会咳嗽					
10. 我感到吞咽有压力					

说明：最高 40 分。如果总分超过 3 分，就可能存在吞咽的效率和安全方面问题，需要做进一步的吞咽检查和 / 或治疗。

3. **第三步**　饮水试验、反复唾液吞咽试验（repetitive saliva swallowing test, RSST）以及胸部、颈部听诊。

（1）饮水试验

1）吞咽障碍评定工具的选择：既要简便、易行、容易掌握，敏感性和特异性均较好，又要包含与吞咽障碍密切相关的语音改变的特征。标准吞咽功能评定（standardized swallowing assessment, SSA）、急性卒中吞咽障碍筛查（acute stroke dysphagia screen, ASDS）等均适合护理人员使用。筛查结果判定为：通过、未通过。未通过者需要进行进食风险筛查。

方法：患者神志清楚，有一定的认知功能，控制下保持头部、坐位直立稳定，选择适宜的评定工具，饮水，观察饮水后临床表现，判定是否通过或有无误吸风险。

2）容积-黏度吞咽筛查（volume-viscosity swallowing test, V-VST）：使用不同黏度的液体进行测试，帮助患者选择摄取合适容积与稠度的食物。V-VST 敏感性 94%、特异性 88%。根据安全性和有效性判断患者有无进食风险，从而达到指导吞咽障碍患者饮食管理的目的。

（2）反复唾液吞咽试验：患者取坐位或半卧位；检查者将手指放在患者的喉结和舌骨处，嘱患者尽量快速反复做吞咽动作，喉结和舌骨随着吞咽运动，越过手指后复位，即判定完成一次吞咽反射；观察 30s 患者吞咽的次数和动度。若患者口腔干燥，可在舌面上注入 1ml 水再让其吞咽。对于有认知功能障碍、不能配合的患者需要谨慎进行此检查。30s 内少于 2~3 次为吞咽异常，一般中老年人 5 次以上，但高龄患者在 30s 内达到 3 次即可。

（3）胸部、颈部听诊

1）胸部听诊：同内科听诊，主要听诊肺部是否有啰音。

2）颈部听诊：将听诊器放在喉的外侧缘，能听到正常呼吸、吞咽和讲话时的气流声，如听到呼气时有湿啰音，需要做排痰或吸痰处理。检查者用听诊器听呼吸的声音，对比吞咽前后的呼吸音，分辨呼吸道是否有分泌物或残留物。

（二）临床评定流程

1. **病史采集**　患者对吞咽异常的主诉，包括吞咽困难持续时间、频度、加重和缓解的因素、症状、继发症状等；相关的既往史，包括一般情况、家族史、以前的吞咽检查，内科、外科、神经科和心理科病史，目前治疗和用药情况等；临床观察，包括喂养状态（经口进食或管饲）、气管切开情况、营养/脱水、流涎、精神状态、体重、言语功能、吞咽肌的结构等。

2. **口颜面功能评定**

（1）唇、颊部的运动：静止状态下唇的位置及有无流涎，做唇角的外展动作以观察抬高和收缩的运动；做闭唇鼓腮、交替重复发"u"和"i"音，观察会话时唇的动作。

（2）颌的运动：静止状态下颌的位置，言语和咀嚼时颌的位置，是否能抗阻力运动。

（3）软腭运动：进食时是否有反流入鼻腔，发"a"音 5 次观察软腭的抬升，言语时是否有鼻腔漏气。

（4）舌的运动：静止状态下舌的位置、伸舌动作、舌抬高动作、舌向双侧的运动、舌的交替运动、言语时舌的运动，是否能抗阻力运动及舌的敏感程度。

（5）咽功能评定：主要是吞咽反射检查，包括咽反射、呕吐反射、咳嗽反射等的检查。咽反射检查时，用棉签或压舌板轻触咽后壁，观察软腭有无向上向后动作及其动作幅度，以及是否引起恶心反射（咽肌收缩）。呕吐反射是胃内容物和部分小肠内容物通过食管反流出口腔的一种复杂的反射动作。咳嗽反射是常见的重要的防御性反射。它的感受器位于喉、气管和支气管的黏膜。

（6）喉的运动：发音的时间、音高、音量、言语的协调性及喉上抬的幅度。

3. **影像学检查**　可显示吞咽的解剖生理情况和吞咽过程，被广泛应用于吞咽困难的评定，主要包括吞咽造影检查、电视内镜检查、超声检查、放射性核素扫描检查、测压检查、表面肌电图检查、脉冲血氧定量法等,其中吞咽造影检查是判断吞咽障碍的"金标准",对指导临床吞咽治疗工作具有重要意义。

（1）吞咽造影检查（video fluoroscopy swallowing study, VFSS）：受试者取正立位和侧位相,检查时让患者吞咽一定量含有荧光素的溶液、流质（花蜜状或蜜糖状）、半流质（糊餐）、固体食物,在X线透视下观察吞咽的动态过程,包括食物的残留、渗透和误吸等异常表现,以了解患者吞咽不同形状食物的情况。

（2）纤维鼻咽喉镜吞咽功能检查（fiberoptic endoscopic examination of swallowing, FEES）：是针对吞咽患者的直接进食观察。该方法不仅能够直接观察鼻、鼻咽、口咽、下咽和喉部的病变,而且能观察声道、吞咽通道在进食前后的变化及有无食物残留等。

临床上,一般选择以上两种方法中的一种进行检查。其他的影像学检查都是从不同角度对吞咽功能进行诊断,各有特色,在临床中要根据实际情况选择使用。

（高丽娟）

第七节　膀胱功能评定

一、概述

（一）定义

神经源性膀胱（neurogenic bladder, NB）是由于神经调控出现紊乱而导致的下尿路功能障碍,通常在存有神经病变的前提下才能诊断。根据神经病变的程度及部位的不同,神经源性膀胱有不同的临床表现。此外,神经源性膀胱可引起多种长期并发症,最严重的是上尿路损害、肾衰竭。

神经源性膀胱的临床表现和长期并发症往往不相关,因此早期诊断并且对出现后续并发症的风险进行早期评定与预防具有非常重要的意义。

（二）病因及流行病学

所有可能影响储尿和/或排尿神经调控的疾病都有可能造成膀胱和/或尿道功能障碍,神经源性膀胱的临床表现与神经损伤的位置和程度可能存在一定相关性,但并无规律性,目前尚缺乏大样本的神经源性膀胱的流行病学研究数据。

1. 外周神经病变

（1）糖尿病：糖尿病神经源性膀胱（diabetic neurogenic bladder, DNB）是糖尿病常见的慢性并发症之一。

（2）盆腔手术：各种盆腔手术,如根治性子宫切除术、经腹直肠癌根治术等均可导致神经源性膀胱的发生,多与盆丛神经纤维被切断、结扎以及瘢痕牵扯、粘连等有关,盆腔的放疗也可能加重这种病变。

（3）感染性疾病：神经系统的感染性疾病,如带状疱疹、获得性免疫缺陷综合征等均可导致盆底神经丛及阴部神经受损,进而影响膀胱及尿道功能,但此症导致的排尿异常多为暂时性。吉兰 - 巴雷综合征（Guillain-Barre syndrome，GBS），是由于病毒或接种疫苗引起的自发、多发性神经根疾病，6%~40% 的 GBS 患者有排尿异常症状。

2. 中枢神经系统因素

（1）脑血管意外（cerebrovascular accident，CVA）：可引起各种类型的下尿道功能障碍。尿失禁是脑血管意外后的常见症状，尿失禁多是短暂的，但尿失禁消失后可能会出现其他形式的排尿障碍。46.7% 的患者存在膀胱储尿功能障碍，23.3% 的患者存在膀胱排尿功能障碍。

（2）老年性痴呆：阿尔茨海默病（Alzheimer disease，AD）是引起老年性痴呆最常见的原因，50% 以上的老年性痴呆由该病引起，痴呆门诊患者中 11%~15% 的阿尔茨海默病患者合并尿失禁。多发性脑梗死是引起老年性痴呆的第二大原因，50%~84% 的多发性脑梗死门诊患者合并尿失禁。

（3）基底节病变：基底节是一组解剖结构关系紧密的皮质下核团的总称，具有广泛、复杂的功能，包括运动、认知以及情感等。尿急、尿频和排尿不畅是常见的症状，其中 5%~10% 的男性患者出现尿失禁。帕金森病是最常见的基底节病变，37%~70% 的帕金森病患者有排尿异常。

（4）神经脱髓鞘病变（多发性硬化）：多发性硬化（multiple sclerosis，MS）系自身免疫作用累及中枢神经系统的神经髓鞘，形成少突胶质细胞，导致受累的神经发生脱髓鞘变性，其临床症状随病变累及的神经部位而异。临床表现多样，尿频和尿急是最常见的症状，占 31%~85%，而尿失禁占 37%~72%。

（5）额叶脑肿瘤：24% 的大脑上、中额叶脑肿瘤可能引起膀胱尿道功能障碍，可能与其占位效应有关。其症状与累及程度及范围有关，尿流动力学多表现为逼尿肌过度活动，出现尿频、尿急、尿失禁等症状。

（6）脊髓损伤和脊髓发育不良：多种因素可以导致脊髓损伤，如外伤、血管性疾病、先天性疾病和医源性损伤等。约 1/3 的脊髓损伤为四肢瘫，约 1/2 为完全性脊髓损伤。脊髓损伤患者平均致伤年龄为 33 岁，男女比例为 3.8∶1，几乎所有脊髓损伤性病变都可以影响膀胱尿道功能。不同节段、不同程度的脊髓损伤会导致不同类型的膀胱尿道功能障碍，在损伤后的不同时间段，临床表现也有所不同。脊髓发育不良又称脊柱裂或脊髓神经管闭合不全。约 50% 的脊髓发育不良患儿可存在逼尿肌过度活动（detrusor overactivity，DO）和逼尿肌 - 括约肌协同失调（DSD）。DO 和 DSD 是脊髓发育不良患者产生上尿路严重损害的最主要原因。脊髓脊膜膨出引起的膀胱尿道功能障碍的发病率尚不清楚。临床上应特别关注隐性骶裂引起的神经源性膀胱。

（7）椎间盘疾病：据报道，1%~15% 的腰椎间盘突出症患者的骶神经根会受到影响，最常见的症状为尿潴留，并且即使实施了椎间盘手术，排尿功能的异常也不能完全恢复。

（8）医源性因素：各种手术操作若损伤了与膀胱尿道功能相关的神经，亦会产生相应的排尿异常。

神经源性膀胱并非单病种疾病，所有可能影响有关储尿和 / 或排尿神经调节过程的神经源性病变（包括中枢性、外周性），都有可能影响膀胱和 / 或尿道功能。对于神经源性膀胱发病率较高的神经系统疾病，应常规进行泌尿系筛查，而不应该等出现明显的泌尿系症状后才开始泌尿系评定。对于某些"特发性"的下尿路症状，应警惕神经源性膀胱的可能性；对于病因隐匿者,应尽力寻找神经病变的病因。

二、康复护理评定

（一）一般状况

1. **病史**　详尽的病史采集是神经源性膀胱诊断的首要步骤。大多数患者在就诊时已经知道自己患有神经系统疾病,除此之外还应询问患者的生活方式、生活质量等内容。其内容如下:遗传性及先天性疾病史、代谢性疾病史、神经系统疾病史、外伤史、既往治疗史、生活方式及生活质量的调查、尿路感染史,女性应询问月经及婚育史。

2. **泌尿生殖系统症状**

（1）下尿路症状(lower urinary tracts syndrome, LUTS):症状开始出现的时间非常重要,可为分析其与神经系统疾病的因果关系提供依据。LUTS 包括储尿期症状、排尿期症状和排尿后症状。储尿期症状含尿急、尿频、夜尿、尿失禁、遗尿等;排尿期症状含排尿困难、膀胱排空不全、尿潴留、尿痛等;排尿后症状含尿后滴沥等。上述症状推荐以排尿日记形式加以记录。

（2）膀胱感觉异常:如有无异常的膀胱充盈感及尿意等。

（3）性功能障碍症状:生殖器有无缺损;生殖器区域敏感性;男性注意是否存在勃起功能障碍、性高潮异常、射精异常等,女性注意是否存在性欲减退、性交困难等。

（4）其他:如腰痛、盆底疼痛、血尿、脓尿等。

3. **肠道症状**　频繁排便、便秘或大便失禁;直肠感觉异常、里急后重感;排便习惯改变等。

4. **神经系统症状**　包括神经系统原发病起始期、进展期及治疗后的症状,如体感觉运动障碍、肢体痉挛、自主神经反射亢进、精神症状等。

5. **其他症状**　如发热及血压增高等自主神经功能障碍症状。

（二）体格检查

1. **一般体格检查**　注意患者精神状态、意识、认知、步态、生命体征等。

2. **泌尿及生殖系统检查**　应常规进行肛门直肠指诊,了解肛门括约肌张力和有无大便嵌塞。女性要注意是否合并盆腔器官脱垂等;男性要注意检查前列腺,了解软硬程度和是否有波动等。

（三）实验室检查

1. 血、尿常规等。

2. 肾功能等生化检查。

3. 尿细菌学检查等。

（四）影像学检查

1. 泌尿系超声、泌尿系平片等。

2. 静脉尿路造影。

3. **磁共振尿路成像(magnetic resonance urography, MRU)**　对上尿路的评定与 CT 相似,该检查无须使用造影剂即可在冠状面等多个层面非常清晰地完整显示肾盂积水形态、输尿管迂曲扩张、壁段输尿管狭窄、膀胱形态等尿路形态变化,并对上尿路积水扩张程度进行分度,且不受肾功能影响。

　　4. 核素检查 包括肾图、利尿肾图或肾动态检查,可反映分侧肾功能情况,明确肾脏供血状态。利尿肾图可以鉴别上尿路梗阻(如壁段输尿管梗阻)的性质是机械性梗阻还是动力性梗阻。

　　5. 膀胱尿道造影。

　　（五）功能障碍与评定

　　1. 功能障碍 神经源性膀胱功能障碍主要表现为储尿期功能障碍伴或不伴排尿功能障碍。其分类如下:

　　（1）国际尿控协会(International Continence Society, ICS)将下尿路功能障碍分为储尿期和排尿期两部分描述,并基于尿流动力学结果针对患者储尿期和排尿期的功能提出一个分类系统(表3-16),该分类可以较好地反映膀胱尿道的功能及临床症状。

表 3-16　ICS 下尿路功能障碍分类

储尿期	排尿期
膀胱功能	**膀胱功能**
逼尿肌活动性	逼尿肌收缩性
正常或稳定	正常
逼尿肌过度活动	逼尿肌收缩力低下
特发性	逼尿肌无收缩
神经源性	**尿道功能**
膀胱感觉	正常
正常	尿道梗阻
增强或过度敏感	尿道过度活动
减弱或感觉低下	机械梗阻
缺失	
非特异性	
膀胱容量	
正常	
高	
低	
顺应性	
正常	
高	
低	
尿道功能	
正常	
功能不全	

（2）Madersbacher 根据神经损伤部位、充盈以及排尿阶段膀胱逼尿肌和尿道外括约肌的功能状态,提出了一个分类图（图3-2）,描述了多种神经源性膀胱的类型,是对下尿路病理生理改变的直观描述与总结。

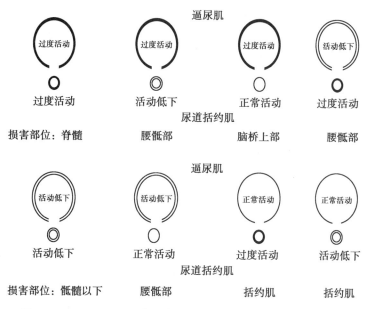

图 3-2　Madersbacher 典型神经病变所致下尿路功能障碍类型图

（3）廖利民在既往下尿路功能障碍分类方法的基础上,提出了一种包含上尿路功能状态的神经源性膀胱患者全尿路功能障碍的新分类方法（表3-17）,其中对肾盂输尿管积水扩张提出了新的分度标准。此分类方法可为评定、描述、记录上尿路及下尿路的病理生理变化,制订治疗方案提供全面、科学及客观的基础。

表3-17对膀胱输尿管反流的分级参照国际反流分级标准:Ⅰ级,反流至个扩张的输尿管;Ⅱ级,反流全不扩张的肾盂肾盏;Ⅲ级,输尿管、肾盂肾盏轻至中度扩张,杯口变钝;Ⅳ级,中度输尿管迂曲和肾盂肾盏扩张;Ⅴ级,输尿管、肾盂肾盏重度扩张,乳头消失,输尿管迂曲。但是许多神经源性膀胱患者并无膀胱输尿管反流存在,却经常出现肾盂肾盏积水扩张和输尿管迂曲扩张。廖利民依据静脉肾盂造影或 MRU 检查,新提出了肾盂输尿管积水扩张分度标准:1 度,肾盂肾盏轻度扩张、输尿管无扩张;2 度,肾盂肾盏中度扩张、杯口变钝,输尿管轻度扩张;3 度,肾盂肾盏中度扩张和输尿管中度扩张迂曲;4 度,肾盂肾盏重度扩张、乳头消失,输尿管重度扩张迂曲。上述肾盂输尿管积水扩张经常源自膀胱壁增厚导致的壁段输尿管狭窄梗阻。此方法对患者肾功能的损害程度也进行了分类。

2. 评定

（1）排尿日记（表3-18）:是一个半客观的检查项目,需要记录 2~3d 以上,以得到可靠的结果,此项检查具有无创性和可重复性。

（2）残余尿测定:建议在排尿后即刻通过超声、膀胱容量测定仪及导尿等方法进行残余尿测量,对于神经源性膀胱患者的下尿路功能状态初步判断、治疗策划及随访具有重要价值。便携式膀胱容量测定仪因使用简单、无创、可重复多次监测,应积极推广。

表 3-17　廖氏神经源性膀胱患者全尿路功能障碍分类方法

下尿路功能		上尿路功能
储尿期	排尿期	
膀胱功能	**膀胱功能**	**膀胱输尿管反流**
逼尿肌活动性	逼尿肌收缩性	无
正常	正常	有：单侧（左、右），双侧
过度活动	收缩力低下	程度分级
	无收缩	Ⅰ
膀胱感觉		Ⅱ
正常	**尿道功能**	Ⅲ
增加或过敏	正常	Ⅳ
减退或感觉低下	梗阻	Ⅴ
缺失	功能性梗阻（尿道过度活动）	
	逼尿肌 - 尿道外括约肌协同失调	**肾盂输尿管积水扩张**
逼尿肌漏尿点压力		无
≥40cmH$_2$O	逼尿肌 - 膀胱颈协同失调	有：单侧（左、右），双侧
<40cmH$_2$O	括约肌过度活动	程度分度
	括约肌松弛障碍	1
膀胱容量	机械梗阻	2
正常（300~500ml）		3
增大（>500ml）		4
减小（<300ml）		
安全膀胱容量		**膀胱壁段输尿管梗阻**
		无
膀胱顺应性		梗阻：单侧（左、右），双侧
正常（20~40ml/cmH$_2$O）		
增高（>40ml/cmH$_2$O）		**肾功能**
降低（<20ml/cmH$_2$O）		正常
		GFR≥50ml/min，左肾、右肾
尿道功能		肾功能不全
正常		GFR<50ml/min，左肾、右肾
括约肌无收缩		代偿期：
功能不全		GFR，左、右肾；血肌酐 <132.6μmol/L
膀胱颈（内括约肌）		失代偿期：
外括约肌		GFR，左、右肾；血肌酐≥132.6μmol/L

表 3-18 24h 排尿日记（示例）

姓名：×××   日期：×××××.××.××

排尿（自排/导尿）时间（时：分）	尿量/ml	尿急（0~5分）	漏尿/ml	备注	饮水 时间、类型和数量
早上 6：00					饮水 50ml
7：15	40	3	5		早餐饮水及其他 300ml
8：00	40	3			
8：40	100	2			
9：50	50	5			
10：30	40	4	5		
10：50	60	4			
11：45	50	5		更换尿垫 1 张，重 60g	
中午 12：00					
12：40	40	3	10		中午吃稀饭 400ml
13：45	30	2	10		
14：30	50	3	10		饮水 40ml
15：40	50	3			
16：40	40	3	30		
17：10	30	3			
17：50	50	3			
下午 18：00					
18：20	50	3			晚上吃稀饭 300ml
18：50	40	2		更换尿垫 1 张，重 80g	
19：30	30	2			
20：40	50	4			
21：50	40	3	10		
23：15	40	3	10		
午夜 24：00					
1：40	30	2			
2：50	50	2	5		
3：55	50	3			
4：50	60	2	2		
5：16	60	2			

全体液体摄入总量：___1 090___ml   全天排尿总量：自排 ___1 407___ml   全天排尿次数：___25___
夜尿次数：___5___   尿失禁次数：___12___   导尿次数：___0___
全天导尿总量：___0___ml   全天平均排尿量：___58.63___ml   全天更换尿垫：___2___张

（3）自由尿流率：一般在有创的尿流动力学检查前进行，并重复测定 2~3 次以得到更加可靠的结果。检查中注意相关体位，以获得更可靠的结果。尿流率检查时可能的异常表现包括低尿流率、低排尿量、间断排尿、排尿踌躇、尿流曲线形态非钟形和残余尿增多。

（4）尿流动力学检查：能对下尿路功能状态进行客观、定量的评定，是揭示神经源性膀胱患者下尿路功能障碍病理生理基础的唯一方法，是证实神经源性膀胱患者尿路功能障碍及其病理生理改变的"金标准"。

1）充盈期膀胱压力 - 容积测定（cystometrogram，CMG）：此项检查是模拟生理状态下的膀胱在充盈和储尿期的压力 - 容积变化，并以曲线的形式记录下来，能准确记录充盈期膀胱的感觉、膀胱顺应性、逼尿肌稳定性、膀胱容量等指标。

2）漏尿点压测定：①逼尿肌漏尿点压（detrusor leak point pressure，DLPP）测定。DLPP 是指在无逼尿肌自主收缩及腹压增高的前提下，膀胱充盈过程中出现漏尿时的最小逼尿肌压力，可用于预测上尿路损害危险，当 DLPP≥40cmH$_2$O 时上尿路发生继发性损害的风险显著增加。在无逼尿肌自主收缩及腹压改变的前提下，灌注过程中逼尿肌压达到 40cmH$_2$O 时的膀胱容量称为相对安全膀胱容量。严重的膀胱输尿管反流可缓冲膀胱压力，这种情况下，若反流出现在逼尿肌压力达到 40cmH$_2$O 之前，则相对安全膀胱容量为开始出现反流时的膀胱容量。因此将 DLPP≥40cmH$_2$O 作为上尿路损害的危险因素，其在神经源性膀胱的处理中具有重要意义。②腹压漏尿点压（abdominal leak point pressure，ALPP）测定。ALPP 指腹压增加至出现漏尿时的膀胱腔内压力，主要反映尿道括约肌对抗腹压增加的能力。该指标在部分由于尿道括约肌去神经支配所致的压力性尿失禁患者中具有意义，对于其他神经源性膀胱患者的临床应用价值有限。

3）压力 - 流率测定（pressure flow study）：该检查反映了逼尿肌与尿道括约肌的功能及协同状况，主要用于确定患者是否存在膀胱出口梗阻（bladder outlet obstruction，BOO），特别是有无机械性或解剖性因素所致的 BOO。

4）肌电图（EMG）检查：用于记录尿道外括约肌、尿道旁横纹肌、肛门括约肌或盆底横纹肌的肌电活动，间接评定上述肌肉的功能状态。

5）尿道压力测定：此项检查主要用于测定储尿期尿道控制尿液的能力，反映的是尿道括约肌的状态，以及尿道有无瘢痕狭窄等。

6）影像尿流动力学检查：此项检查是将充盈期膀胱测压、压力 - 流率测定等尿流动力学检查与 X 线或 B 型超声等影像学检查相结合，结合的形式可以是完全同步或非同步两种。影像尿流动力学检查，特别是结合 X 线的影像尿流动力学检查是目前诊断逼尿肌 - 尿道外括约肌协同失调、逼尿肌 - 膀胱颈协同失调，判断膀胱输尿管反流和漏尿点压等神经源性膀胱患者尿路病理生理改变最准确的方法。

（5）神经电生理检查：是对神经系统物理检查的延伸，目前已有专门针对下尿路和盆底感觉与运动功能的神经通路的电生理学检查，对神经源性膀胱患者的膀胱和盆底功能障碍进行评定，为治疗方案的制订和患者的预后判断提供参考。

（高丽娟）

第八节 排便功能评定

一、概述

排便功能障碍,临床上以神经源性肠道功能障碍多见。神经源性肠道是指控制直肠功能的中枢神经系统或周围神经系统受损或功能紊乱导致的排便功能障碍。多表现为大便失禁和 / 或大便排空困难。常见于脊髓损伤、脑卒中、脑外伤、脑肿瘤、多发性硬化、糖尿病等疾病。

神经源性肠道导致的便秘、腹泻、大便失禁等一系列问题,影响了患者的饮食、日常生活活动和社会交往,给患者带来极大的精神压力,也严重影响了患者的生活质量。这是康复护理的重点和难点。因此早期、及时、科学评定和诊断,对排便功能障碍的临床治疗和护理有重要的临床意义。

二、康复护理评定

（一）一般状况

观察患者排便障碍特点,询问直肠排便感觉及排便习惯,了解饮食情况等;询问是否有外伤、手术、糖尿病、脊髓炎等病史和用药史。

（二）主要功能障碍及评定

1. 临床分类

（1）依据肠道发生病变的部位:分为肠道运输功能障碍、肛管与直肠功能障碍、结肠慢传输和出口梗阻。

（2）依据神经损伤部位:分为反射性大肠和弛缓性大肠。①反射性大肠:S_2~S_4 以上病变时,排便反射中枢不接受脑部指挥,患者通过反射可自动排便,故称为反射性大肠。②弛缓性大肠:S_2 以下的脊髓或其以下的周围神经损伤,因反射中枢和反射弧受累,排便反射消失,故称为弛缓性大肠。

2. 评定内容

（1）病史采集:依据排便障碍的特点,询问患者是否有神经系统疾病、胃肠道疾病等影响直肠功能的既往史,以及是否服用引起排便异常或辅助排便的药物,有无家族便秘史及精神疾病史。

（2）体格检查:包括精神状态检查、腹部听诊触诊检查、运动感觉功能检查、神经反射、肛门直肠检查。通过体格检查了解患者的意识状态,肛门括约肌的肌力、肌张力和神经损伤平面和程度。

（3）实验室及影像学检查:依据医嘱进行血常规和大便常规检查,行排便造影检查,以动态观察肛门直肠的功能和解剖结构变化。纤维结肠镜方便排除大肠器质性疾病。磁共振成像技术显示盆底器官及盆底组织解剖结构。

（4）专科检查

1）肛门直肠检查：包括视诊、肛门指诊和相关反射的检查。①肛门视诊：观察肛门及肛周皮肤是否正常，有无外痔、表皮息肉、直肠脱垂、肛裂、瘘管口、皮肤破损等。②肛门指诊：检查者右手示指戴指套或手套，并涂以润滑剂缓慢插入肛门直肠内检查。肛门直肠指诊的内容包括检查有无粪便嵌塞、肛门张力和肛门自主收缩。粪便嵌塞：当粪便持久滞留堆积于直肠内，肛门直肠检查时可触及大而硬的粪块。肛门指诊时如遇到粪便嵌塞应及时将粪便挖出挖清，以便后续的检查。肛门张力：用手指感觉肛门外括约肌的张力和控制能力、直肠内的压力。肛门自主收缩：自主性的肛提肌收缩可以增加肛门括约肌的压力。检查者将手指置于患者直肠内，嘱患者做缩肛动作，感觉有无肛门自主收缩。③反射检查：最常用的是提睾反射、肛门反射和球海绵体反射。

2）结肠传输试验：采用 20 粒大小为 2.5mm×1mm 左右的标志物，高压蒸汽消毒后装入胶囊。患者口服胶囊后每 24h 拍摄腹部平片 1 张，直至第 5 天或 80% 的标志物排出为止。一般正常人的 80% 标志物排出时间在 72h 以内。其可客观反映结肠内容物推进速度，从而判断是否存在肠道传输减慢引发的便秘。

3）肠道测压：正常时肛管和直肠内存在一定的压力梯度，以维持和协助肛门的自制。肛管压力高于直肠远端，直肠远端压力高于直肠近端。肛肠肌肉功能紊乱必然导致肛肠压力的异常。通过测定肛肠压力的异常变化可以了解肠道肌肉的功能状态，利于疾病的诊断。

4）盆底肌电图检查：主要用于了解肛门内括约肌、肛门外括约肌和耻骨直肠肌的功能，区分肌肉功能的异常是神经源性损害、肌源性损害还是混合性损害。

5）肛门自制功能试验：评定大便失禁严重程度。自肛门内灌入生理盐水，60ml/min，计 25min，总量 1 500ml，生理情况下可以漏水 10ml。大便失禁患者在灌入 500ml 时已难以控制。

6）自我观察日记：要求患者记录每日的活动、饮食、大便情况、应用泻药及其他药物情况等，以便对治疗前后进行对比、分析，根据疗效指导合理饮食及用药。

（王晓丹）

第九节　日常生活活动能力评定

一、概述

日常生活活动（ADL）是指人们为维持日常生活而每天所必须反复进行的、最基本的、最具有共性的活动，即衣、食、住、行、个人卫生等日常生活的基本活动。广义的 ADL 是指个体在家庭、工作机构与社区里自己管理自己的能力，除了包括最基本的生活能力之外，还包括与他人交往的能力，以及在经济上、社会上和职业上合理安排自己生活方式的能力。这种活动能力对每个人而言都是非常重要的,是每个人从事学习、生产劳动或娱乐活动的基础。

二、日常生活活动能力评定

（一）日常生活活动的分类

日常生活活动训练主要分为躯体的 ADL（physical ADL，PADL）或基础性 ADL（basic ADL，BADL）和工具性 ADL（instrumental ADL，IADL）两方面。PADL 训练的内容包括床上活动、进食、清洁整容、穿脱衣服、如厕、入浴、室内移动等最基本的自理活动。IADL 能力训练的内容主要是与日常生活环境相关联的适应性活动。

（二）日常生活活动障碍的临床表现

日常生活活动障碍由多种原因引起,其与病患部位及严重程度有关。与日常生活有关的 ADL 障碍常见表现有:

1. **起居方面** 不能翻身,不能在床上进行仰卧位左右、上下移动,不能坐起,不能在床上进行坐位移动,不能在床上进行爬行等,主要病因是脑血管意外、脊髓损伤、脑瘫等。

2. **进食方面** 不能自行取餐、不能拿筷子或勺子、不能将饭菜送入口中、吞咽困难、不能坐位自行进餐。主要病因是脑血管意外、颈髓损伤、脑瘫等。

3. **排泄方面** 不能打开和关上厕所门、不能进入厕所、不能站在适当的位置进行小便、不能蹲下解大便、不能坐到便器上、不能取得卫生纸、不能擦净会阴部、不能从坐便器上站起、大小便失禁。

4. **洗漱方面** 不能打开水龙头,不能拿毛巾、牙刷、梳子,男士不能拿刮胡刀,不能使用指甲剪修剪指甲,女士不能化妆等。

5. **更衣方面** 不能完成穿脱衣服的动作。

6. **洗澡方面** 不能进出浴室、手不能够到淋浴头、不能擦洗身体的某些部位、不能将湿身擦干、不能整理洗澡物品归位。

7. **交流方面** 不能听懂他人的言语表达意思、不能进行言语表达、不能明白他人意思、不能写出自己的意思、不能用肢体语言进行交流。

8. **家务方面** 不能进行家务活动,如拖地、清洗衣物、烹饪等。

9. **健康管理** 不能按时吃药、不能按医嘱服药。

10. **外出** 不能离开家进行满足基本生活需要的购物,不能进行社会性和娱乐性外出,不能上下台阶、上下公共汽车等。

11. **时间管理方面** 不能正常管理自己的作息时间。

12. **公共设施的利用方面** 不能乘坐公共交通到公共场所,如不能乘坐公共汽车、火车、地铁、轮船、飞机等;不能到医院、邮局、银行、商场、公园等。以上需要患者解决的问题:如何从家里移动到外面;如何从一层移动到另一层;如何使用洗手间;如何移动到车站;如何搬运行李、如何购票、如何移动到交通工具上等。

（三）日常生活活动能力评定目的

为了解和确定患者日常生活障碍程度、确定患者日常生活障碍需要何种帮助及帮助的量、制订康复目标和康复治疗计划提供依据、观察疗效、评定医疗质量、预测预后及为制订环境改造方案提供依据,需要为患者进行日常生活活动能力评定。

（四）日常生活活动能力评定常用量表

常用的 ADL 标准化量表有：Barthel 指数（the Barthel index，BI）与改良 Barthel 指数（modified Barthel index，MBI），功能独立性评定（functional independence measure，FIM），功能活动问卷（functional activities questionnaire，FAQ）等。

1. **Barthel 指数** 于 1965 年由美国 Barthel 和 Mahoney 设计并应用于临床，是美国康复医疗机构常用的方法。Barthel 指数评定简单，可信度及灵敏度高，是目前临床使用最广泛、研究最多的评定方法。Barthel 指数评定表包括 10 项内容（表 3-19），根据是否需要帮助及其程度分为 0 分、5 分、10 分、15 分四个功能等级。

表 3-19　Barthel 指数评定表

ADL 项目	自理	稍依赖	较大依赖	完全依赖
进食	10	5	0	0
洗澡	5	0	0	0
修饰	5	0	0	0
穿衣	10	5	0	0
控制大便	10	5	0	0
控制小便	10	5	0	0
上厕所	10	5	0	0
床椅转移	15	10	5	0
行走（平地 45m）	15	10	5	0
上下楼梯	10	5	0	0

注：总分为 100 分。60 分是能否独立的分界点；100 分为正常；>60 分为轻度残疾，但生活基本自理；40~60 分为中度残疾，生活需要帮助；20~40 分为重度残疾，生活需要很大帮助；<20 分为完全残疾，生活完全依赖。

2. **改良 Barthel 指数** 1989 年，由加拿大学者 Shah 和 Vanchay 等在 Barthel 指数基础上改良而来的日常生活活动能力评定表，如表 3-20 所示。

表 3-20　改良 Barthel 指数评定表

ADL 项目	完全依赖 1 级	最大帮助 2 级	中等帮助 3 级	最小帮助 4 级	完全独立 5 级
进餐	0	2	5	8	10
洗澡	0	1	3	4	5
修饰（洗脸、刷牙、刮脸、梳头）	0	1	3	4	5
穿衣（包括系鞋带等）	0	2	5	8	10
大便控制	0	2	5	8	10
小便控制	0	2	5	8	10

续表

ADL 项目	完全依赖 1 级	最大帮助 2 级	中等帮助 3 级	最小帮助 4 级	完全独立 5 级
用厕（包括拭净、整理 衣裤、冲水）	0	2	5	8	10
床椅转移	0	3	8	12	15
平地行走	0	3	8	12	15
上下楼梯	0	2	5	8	10

3. 功能活动问卷 由 Pfeffer 于 1982 年提出，并于 1984 年进行了修订。此表原用于研究社区老年人的独立性和轻症老年性痴呆患者，其修订后的内容见表 3-21。

表 3-21 功能活动问卷

项目	正常或从未 做过，但能做 （10分）	困难，但可独立 完成或从未做过 （1分）	需要 帮助 （2分）	完全依赖 他人 （3分）
Ⅰ. 每个月平衡收支能力、算账的能力？				
Ⅱ. 患者的工作能力				
Ⅲ. 能否到商店买衣服、杂货和家庭用品？				
Ⅳ. 有无爱好？会不会下棋和打扑克？				
Ⅴ. 会不会做简单的事，如点煤气、泡茶等？				
Ⅵ. 能否准备饭菜？				
Ⅶ. 能否了解近期发生的事情（时事）？				
Ⅷ. 能否参与讨论和了解电视、杂志的内容？				
Ⅸ. 能否记住约会时间、家庭节日和吃药时间？				
Ⅹ. 能否拜访邻居、自己乘坐公共汽车？				

从评分可知，分数越高障碍越重，正常标准为 <5 分，≥5 分为异常。FAQ 项目全为 IADL 内容，是目前在 IAD 能力评定中项目较全面，能反映患者在家庭和社会生活中的独立程度的量表，也是最适合反映老年人在家庭和社区生活中活动能力的量表，因此在评定 IADL 能力时应首先选用。

三、健康教育

给患者进行日常生活活动能力评定时，需要注意以下事项：
1. 评定应尽量在实际生活环境中进行，注重观察患者的实际操作能力。
2. 在评定过程中，对于有语言理解障碍或认知功能障碍的患者，护士应采取动作示范的方法帮助患者理解所要做的动作。

3. 在评定时应考虑可能因国家、地区、民族、文化差异等导致的评定结果差异。尊重患者个人的生活方式、习惯和隐私。

4. 患者的生活习惯、文化素养、工作性质、所处的社会环境及评定时的心理状态和配合程度,以及评定者的专业水平都会对评定结果有影响。

5. 评定中对于不能独立完成的项目,需要进一步检查影响这些活动完成的因素,如关节活动度、肌力、平衡、协调性、感觉以及认知功能等。

6. 有些患者因体力不支导致评定结果不准确,因此必要时评定可分几次完成。

（王晓丹）

第四章　康复护理技术

学习目标

1. 掌握体位转移技术、呼吸训练、间歇导尿的概念。
2. 熟悉各种疾病的体位设置,偏瘫及脊髓损伤转移技术,吞咽障碍训练的基本方法,摄食训练的注意事项,呼吸训练的目的、健康教育,排痰技术的原理及适应证、健康教育,间歇导尿的目的、护理要点、健康教育,间歇导尿和排便训练技术的适应证、禁忌证,排便训练技术的内容、注意事项。
3. 了解球囊扩张技术的操作流程、各辅助具的种类和基本功能。
4. 学会深呼吸、缩唇呼吸、腹式呼吸、膈肌抗阻训练的方法,有效咳嗽、叩击、震颤、腹部冲击排痰、体位引流的方法,间歇导尿技术、清洁导尿术、排便训练技术。
5. 具有使用体位摆放技术、转移技术、吞咽训练技术、呼吸训练技术、排痰技术、间歇导尿技术、排便训练技术指导临床康复护理的能力。

第一节　体位摆放技术

一、概述

体位摆放是为了预防压力性损伤,抑制或减轻痉挛和肢体挛缩,保持肢体的良好功能,预防畸形的出现,根据患者的疾病特点设计治疗性体位,以预防并发症及继发性损害。

二、康复护理评定

（一）一般状况

因发育、疾病或创伤而导致的患者肢体功能障碍,需要长期卧床的患者,其生命体征稳定。

（二）主要功能障碍及评定

患者在患病期间,可能会出现各种功能障碍,包括肢体运动功能、感觉功能、认知觉功能、心理状态、生活自理能力等的功能障碍,若护理不当,可能会出现患侧肌张力增高、关节挛缩等继发的功能障碍,严重影响患者的康复。为确定康复护理问题,制订康复护理措施,需要对患者功能状况和潜在能力进行评定。需要强调的是,康复护理评定需要多次重复进行,并且贯穿于康复护理全过程。

三、康复护理措施

在康复治疗与护理中,根据疾病的不同特点早期实施体位设置,有利于功能的康复。床上的体位设置及定时进行体位变换非常重要。对于有严重意识障碍或生命体征不稳定的患者,应避免强迫患者处于某种体位,且体位变换的时间也要缩短。

（一）偏瘫患者的体位设置

1. 床上体位的设置　偏瘫患者在进行体位设置时,有健侧卧位、患侧卧位、仰卧位3种体位交替,康复护理过程中应以侧卧位为主。注意定时翻身,避免出现压力性损伤。

（1）健侧卧位:健侧在下,患侧在上。健侧卧位有对抗偏瘫上肢屈肌痉挛和下肢伸肌痉挛的作用(图4-1)。具体方法如下:

头部:头下垫枕,不宜过高。

躯干:躯干与床面成90°角。

患侧:患侧上肢垫软枕,使患侧肩部前伸,肘关节伸展,前臂旋前,腕关节和手指伸展,掌心向下。患侧下肢髋关节呈自然半屈曲位,置于枕上,保持足部的中立位。注意避免足部悬在枕边引起内翻。

健侧:健侧下肢平放于床上,轻度伸髋,微屈膝。

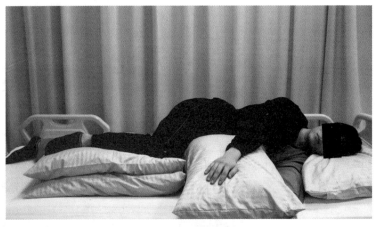

图4-1　健侧卧位

（2）患侧卧位:由于患侧卧位有利于增加对患侧身体的感觉刺激输入,患侧肢体被动牵拉,有助于防治痉挛。另外,该体位摆放时健侧肢体在上,可以自由活动,所以患侧卧位是体位设置中最重要的体位。因此脑卒中患者常采取此体位(图4-2)。具体方法如下:

头部:头下垫枕,不宜过高。

躯干:躯干稍向后方旋转,后背用楔形垫或枕头支撑。

患侧:患侧上肢前伸,使肩部向前(肩关节与躯干角度不小于90°),避免肩部受压和后缩,肘关节伸展,前臂旋后,腕关节保持伸展,掌心向上。患侧髋关节伸展,膝关节轻度屈曲,踝关节呈中立位。

健侧：健侧上肢自然放在体侧或身后枕上，避免前伸引起患侧肩胛骨相对后缩。健侧下肢呈迈步位，髋膝关节向前屈曲置于枕上。

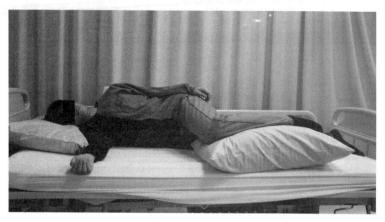

图 4-2 患侧卧位

（3）仰卧位：仰卧位时受紧张性颈反射和迷路反射影响，易出现异常姿势。仰卧时间过长易引起骶尾部、足跟外侧或外踝部发生压力性损伤，故该体位仅作为与其他体位的交替或过渡时应用（图 4-3）。具体方法如下：

头部：头下垫枕，不宜过高。

患侧：患侧肩胛下放一枕头使其前伸，防止肩胛骨后缩，患侧上肢放在体侧的枕上，使上肢高于心脏水平，远端比近端略抬高。肘关节伸展，前臂旋后，掌心向上，手指伸展。患侧臀部和大腿下面放楔形垫或长枕头，使骨盆向前并防止髋关节外旋，膝下放一小枕头使其微屈。

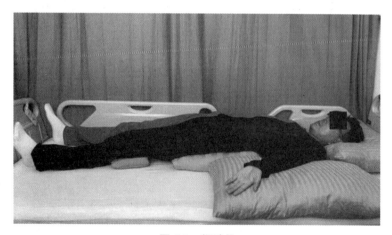

图 4-3 仰卧位

2. 床上坐位姿势 正确的坐姿要求骨盆提供稳定的支持，躯干保持直立位。临床中不论采取何种方式的坐位，都必须遵循双侧对称的原则。偏瘫患者床上不正确的坐姿，会引起躯干侧屈，骨盆倾斜，患侧肩下降、后缩、内收、内旋，肘关节屈曲，前臂旋前，腕指关节屈曲内收，患侧下肢伸展，足跖屈、内翻等异常姿势。

（1）床上长坐位：抬高床头或者用枕头、被褥或楔形垫支撑，使背部伸展，达到直立坐位；双上肢伸展对称地放在床前桌子上；髋关节尽量保持 90° 屈曲，为避免膝关节的过度伸展，可以在膝下垫一软垫，具体方法如下（图 4-4）：

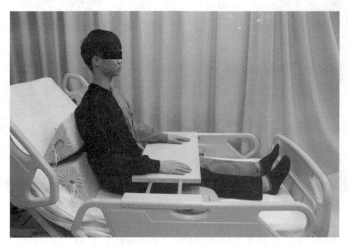

图 4-4　床上长坐位

（2）床边端坐位：患者床上长坐位稳定、持久后，可逐步采取床边端坐位。双下肢自膝部向下垂于床沿，保持双脚自然放于地面上，上肢摆放如长坐位或双手交叉，自然放于身体前面。具体方法如下（图 4-5）：

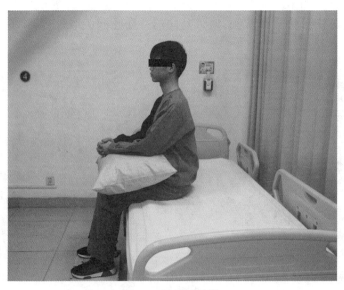

图 4-5　床边端坐位

3. 保持正确的轮椅坐姿　离床后患者常采用轮椅坐位和椅坐位。具体方法如下：

（1）正确的轮椅坐位：保持躯干直立，用夹板将手保持于相对张开的位置上或患者双手叉握放于轮椅桌板或枕头上，患侧下肢侧方垫软枕，防止髋关节外展、外旋，膝关节屈曲，双脚放于轮椅脚踏板或地面上（图 4-6）。

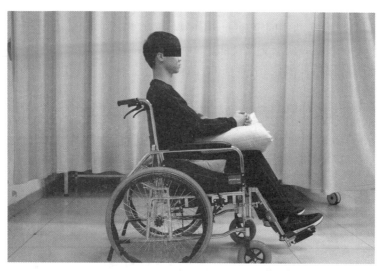

图 4-6 轮椅坐位

（2）正确的椅坐位：保持双侧肩和躯干对称，躯干伸展，骨盆直立，髋、膝、踝三关节保持90°位，避免髋关节的外展、外旋，小腿垂直下垂，双足着地。

（二）脊髓损伤患者的体位设置

脊髓损伤患者体位摆放的目的是预防挛缩畸形，预防压力性损伤，抑制痉挛。

1. **仰卧位** 脊髓损伤患者肩胛骨上抬、肘关节屈曲易导致潜在的关节活动受限和疼痛，需要上肢间歇性置于肩关节外展、外旋、肘关节伸展、前臂旋后的位置。下肢易出现髋关节屈曲、内收挛缩，膝关节屈曲挛缩和足下垂等问题。具体方法如下（图 4-7）：

头部：头部垫枕，将头两侧固定。

躯干：躯干自然卧于床面。

上肢：肩胛下垫枕，使肩胛骨上抬前挺、肘关节伸直、前臂旋后、腕背伸、手指微曲。

下肢：髋、膝、踝下垫楔形垫或软枕，保持足中立位。

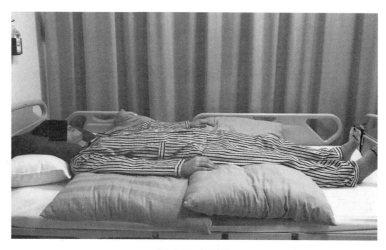

图 4-7 仰卧位

2. 侧卧位（图 4-8）

头部：头部垫枕，将头两侧固定。

躯干：躯干用楔形垫或被子支撑背部。

上肢：上侧上肢保持伸展位，上臂前伸，前臂中立位，腕关节轻度背伸，下侧的肩关节前伸避免受压和后缩。

下肢：下侧下肢轻度伸展，上侧下肢屈曲位，双下肢间垫长枕，避免足部下垂内翻。

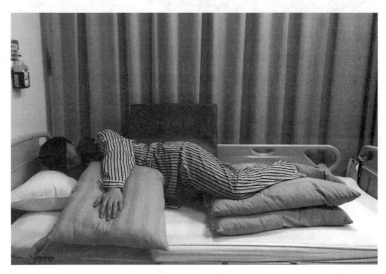

图 4-8 侧卧位

（三）骨关节疾病患者的体位设置

骨关节疾病患者的体位摆放主要为功能位设置，在临床上常采用绷带、石膏、矫形支具、系列夹板等将肢体固定于功能位。功能位摆放有利于肢体恢复日常生活活动。

1. 上肢功能位设置 肩关节屈曲 45°，外展 60°（无内旋或外旋）；肘关节屈曲 90°；前臂中间位（无旋前或旋后）；腕关节背伸 30°~45° 并稍尺侧偏；拇指掌指关节半屈曲，指间关节轻微屈曲；余四指掌指关节和指间关节稍屈曲，由示指至小指屈曲度有规律递增。

2. 下肢功能位设置 下肢髋伸直，无内旋或外旋，膝稍屈曲 20°~30°，踝处于 90° 中间位。

（四）烧伤患者的抗挛缩体位设置

在烧伤急性期，正确的体位摆放可减轻水肿，维持关节活动度，防止挛缩和畸形，以及使受损伤的功能获得代偿。抗挛缩体位原则上取伸展和外展位，但不同的烧伤部位体位摆放也有差异，也可使用矫形器协助。

四、健康教育

1. 床垫不宜太软，床应放平，床头不宜抬高。

2. 在进行体位设置或变换需要移动患者肢体时，动作要缓慢，切忌粗暴避免引起损伤。

3. 体位设置技术是康复治疗及护理措施的一部分，应确保正确实施，并随时进行检查和调整。

4. 对于偏瘫患者在进行体位设置时,应避免在患手掌握毛巾卷,避免引起抓握反射,出现手指屈曲痉挛。足底部呈自然放置状态,避免放置任何东西。健侧卧位时,体位摆放时要注意手腕呈背伸的状态,防止手指屈曲垂在枕头边缘,足不能内翻内旋悬在枕头边缘。患侧卧位体位摆放时躯干应稍向后仰,偏瘫侧肩部略向前伸,避免偏瘫侧肩部承受过多身体压力而引起疼痛,不能直接牵拉患侧上肢,以避免对肩关节造成损伤。

5. 对于脊髓损伤患者进行体位设置时要注意,仰卧位时,避免被子压在足上而引起垂足,最好使用支被架。侧卧位时应注意下方肩关节防止受压。在体位设置过程中,应注意肢体远端和近端均应充分支撑,避免忽略近端或远端。

6. 如需穿戴支具保持肢体设置位时,应经常检查,避免支具擦伤皮肤或长时间制动导致其他问题的发生。

7. 因长时间一种体位造成继发障碍,应进行定时的体位变换,尤其在急性期。原则上要求每2h进行一次体位变换,当患者可以进行自主翻身和床上移动时,间隔时间可以适当延长,或者患者感觉不舒服时自主进行体位变换。

8. 床上坐位时,应避免诱发或加重下肢伸肌痉挛,躯干后倾、髋关节半伸展状态的设置不能进行。床上坐起的次数和持续时间应根据患者的需要或耐受情况而定。

9. 对于颈椎骨折或者高位截瘫的患者,在进行床上体位摆放时,颈部应该放置小枕,头部左右两侧用软枕或沙袋固定,避免患者做摇头动作。家属或者护理人员要注意患者的呼吸是否平稳,有无呼吸困难。

(刘承梅)

第二节　转移技术

一、概述

体位转移是指人体从一种姿势转移到另一种姿势的过程,包括卧、坐、站、行走,是提高患者自身或在他人辅助下完成体位转移能力的训练方法。其目的是教会瘫痪患者从卧位到坐位、从坐位到立位、从床到椅、从轮椅到卫生间的各种转移方法,使他们能够独立地完成各项日常生活活动,从而提高其生活质量。

二、康复护理评定

(一)一般状况

因发育、疾病或创伤而导致的患者肢体功能、运动模式、高级脑功能、精神等方面的障碍,通过体位转移训练可以帮助患者进行床上运动及转移动作,改善患者的肢体运动功能障碍,纠正异常的运动模式,改善高级脑功能,提高患者的生活自理能力,防止因长期卧床导致的关节挛缩及压力性损伤。

（二）主要功能障碍及评定

患者在患病期间，因长时间卧床或肢体保持一个姿势可能导致的主要功能障碍包括肌张力增高、关节挛缩、异常姿势等，如仰卧位颈部后伸，导致身体的伸肌张力会趋于增高，持续的颈部后伸可引起严重的头痛和颜面部疼痛，尤其是脑外伤患者；呕吐时发生吸入性肺炎；骶尾部和足跟部易发生压力性损伤等。由于患者卧床时间较长或体质差，在开始坐起训练前，可先将床头逐步抬高适应，以免发生直立性低血压，因此需要对患者进行床上运动及转移技术训练，避免或减少以上功能障碍，促进患者康复，减轻其痛苦及负担。在进行床上运动及体位转移之前，要进行康复护理评定，评定的主要内容包括：运动功能评定、心肺功能评定、认知功能评定、躯体一般状况评定、日常生活活动能力评定、独立生活能力评定、生活质量评定等多方面。

三、康复护理措施

体位转移包括床上运动和转移技术。床上运动主要包括床上翻身、床上横向运动及床上坐起。

1. 床上翻身　作为自理生活的第一步，患者应该在辅助下或独立完成床上翻身动作。颈髓损伤患者翻身动作独立完成较为困难，一般需要辅助下完成。现以 C_6 脊髓损伤患者为例：

（1） C_6 脊髓损伤患者独立翻身动作：仰卧于床上，双上肢放于体侧，双下肢伸直；双手屈曲上举，左右摆动，转向一侧；然后将头、颈、躯干、骨盆转向一侧；利用手把另一侧下肢转向目的侧，完成全部活动（图 4-9）。

（2） C_6 脊髓损伤患者辅助翻身动作：仰卧位，指导患者双手屈曲上举，左右摆动；辅助者在一侧帮助患者骨盆、腘窝翻至辅助者同侧；用枕头将患者背部和肢体垫好，使患者舒适安全（图 4-10）。

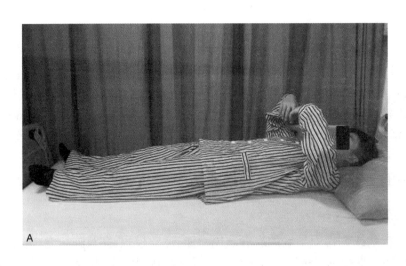

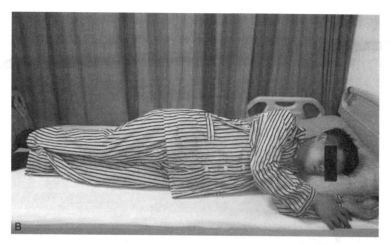

图 4-9 独立翻身

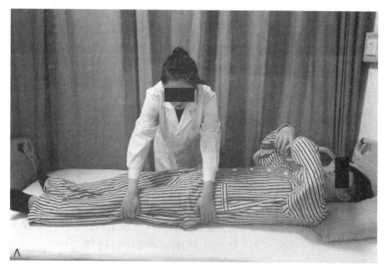

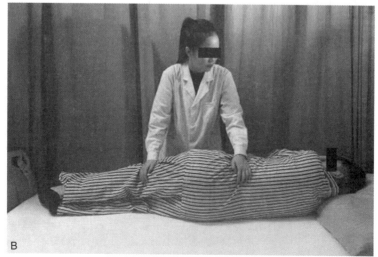

图 4-10 辅助翻身

（3）偏瘫患者独立翻身动作

1）向健侧翻身：仰卧位，双手 Bobath 握手，健侧下肢插入患侧下肢下方；双上肢伸直举向上方做左右摆动，当双上肢摆至健侧时；健侧下肢勾住患侧下肢顺势翻向健侧（图 4-11）。

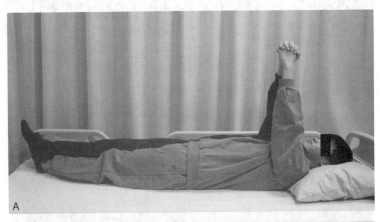

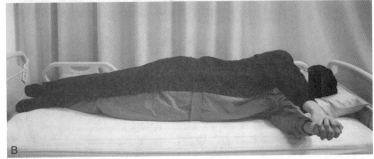

图 4-11　独立向健侧翻身

2）向患侧翻身：仰卧位，双手 Bobath 握手，健侧下肢屈曲置于床上；双上肢伸直举向上方做左右摆动，当双上肢摆至患侧时，健侧下肢用力蹬床，顺势翻向患侧（图 4-12）。

（4）偏瘫患者辅助翻身动作

1）向健侧翻身：仰卧位，指导患者用健手将患手拉向健侧，健侧下肢插入患侧下肢下方；辅助者在患侧帮助患者肩胛骨、骨盆翻至健侧，安置好体位（图 4-13）。

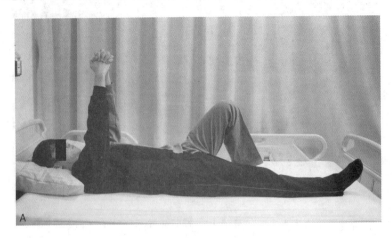

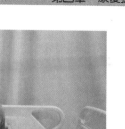

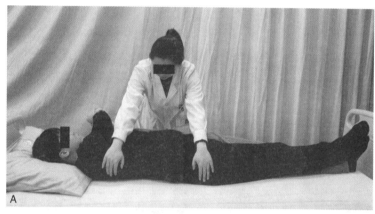

图 4-12 独立向患侧翻身

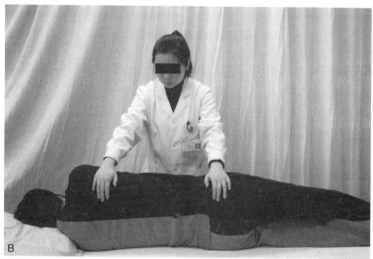

图 4-13 辅助向健侧翻身

2）向患侧翻身：仰卧位，双手 Bobath 握手，健侧下肢屈曲，足底置于床面上；双上肢伸直举向上方做左右摆动，当双上肢摆至患侧时，健侧下肢用力蹬床，顺势翻向患侧。辅助者主要是在患者手部、健侧膝关节处给予协助翻身。向患侧翻身比向健侧翻身相对容易，但应注意避免患侧肩部受损（图 4-14）。

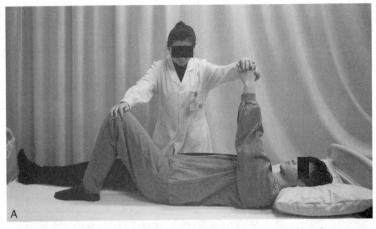

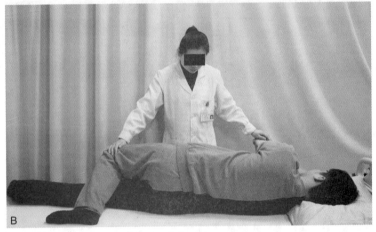

图 4-14 辅助向患侧翻身

2. 床上横向运动 桥式运动在床上移动过程中起着重要的作用,也是床上活动的重点,包括双桥运动和单桥运动。

(1)双桥运动:患者仰卧于床上,双上肢放于体侧,屈膝使双足稳定地平放于床面上;双膝靠拢保持中立位将臀部抬高离开床面,保持至少 10s(图 4-15)。

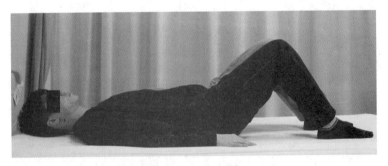

图 4-15 双桥运动

(2)单桥运动:在双桥运动能够完成的基础上,进行的单侧下肢支撑完成的桥式运动。其难度较双桥运动更大。要求患者单侧下肢的负重能力和骨盆的控制能力更高(图 4-16)。

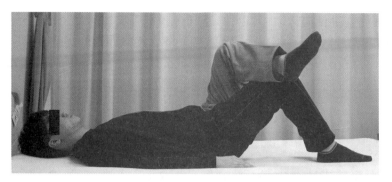

图 4-16 单桥运动

（3）脊髓损伤横向运动

1）脊髓损伤独立横向运动：患者坐于床面上，双手支撑，躯干前倾，将臀部移向一侧；利用手托一侧下肢移向一侧；然后托起另一侧下肢移向一侧；调整身体坐直（图 4-17）。

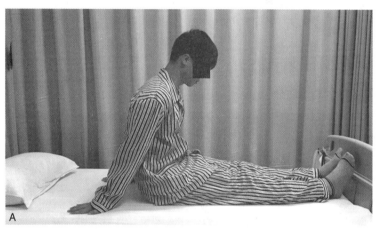

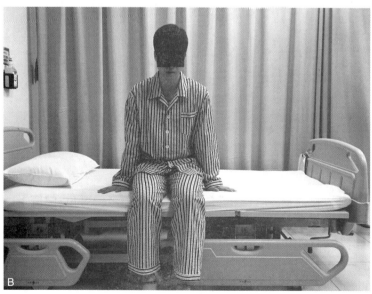

图 4-17 独立横向运动

2）脊髓损伤辅助横向运动：仰卧位,指导患者双手支撑床面,头颈部移向一侧;辅助者在一侧帮助患者骨盆、腘窝移向一侧;用枕头将患者背部和肢体垫好,使患者舒适安全（图 4-18）。

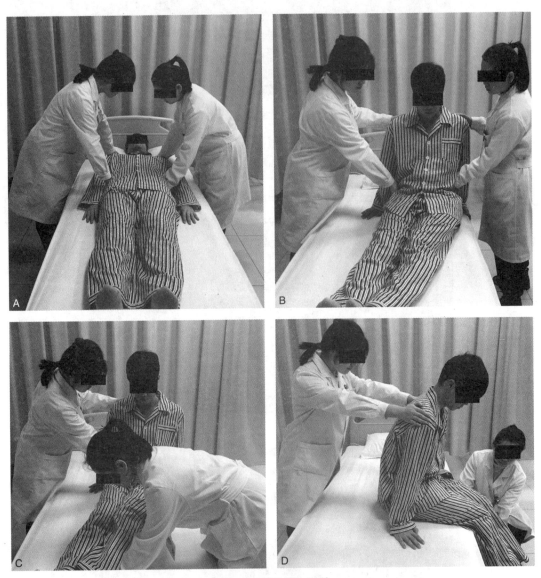

图 4-18　辅助横向运动

（4）偏瘫患者横向运动

1）偏瘫患者独立横向运动：①仰卧位横向移动。患者仰卧位,健侧下肢插入患侧下肢下方,将患侧下肢勾向一侧;双腿屈曲,双足蹬在床上;以头背部、双足、肘关节为支撑点,抬起臀部移向一侧;接着利用臀部、头部、肘关节为支撑点,将肩部也移向同一侧（图 4-19）。②坐位横向移动。患者坐于床面上,健侧下肢腿插入患侧下肢下方,使患侧下肢髋关节屈曲,健侧上肢外展位支撑使上半身向健侧倾斜;健侧上肢继续向健侧用力,带动臀部向健侧移动;健侧下肢带动患侧下肢向侧方移动（图 4-20）。

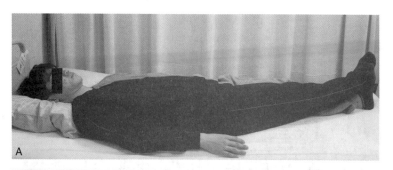

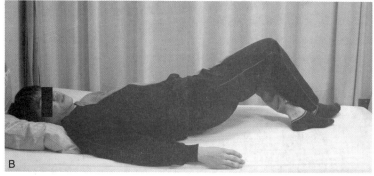

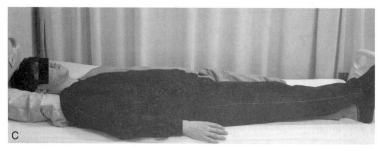

图 4-19 仰卧位横向移动

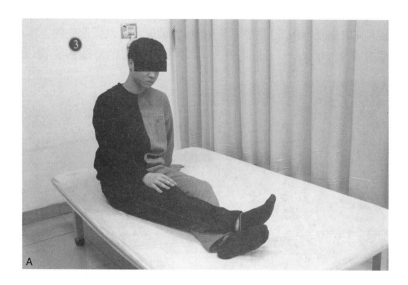

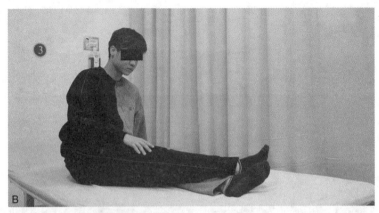

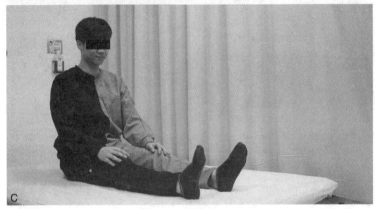

图 4-20 坐位横向移动

2）偏瘫患者辅助横向运动：①仰卧位辅助横向移动。患者仰卧位,健侧下肢插入患侧下肢下方,将患侧下肢勾向一侧;双腿屈曲,双足蹬在床上;以头背部、双足、肘关节为支撑点,抬起臀部移向一侧;辅助者站在患侧,辅助患者将肩部、臀部、腿也移向同一侧（图 4-21）。②坐位辅助横向移动：患者坐于床面上,健侧下肢插入患侧下肢下方,使患侧下肢髋关节屈曲;健侧上肢外展位支撑使上半身向健侧倾斜;辅助者站于患侧,辅助患者带动臀部向侧方移动;健侧下肢带动患侧下肢向侧方移动（辅助下）;辅助者将患者下肢放于合适舒适的位置（图 4-22）。

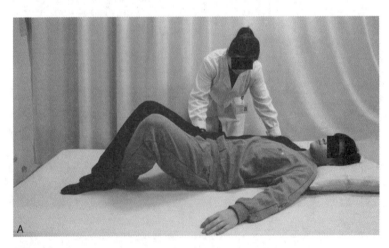

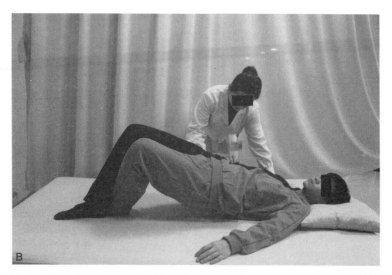

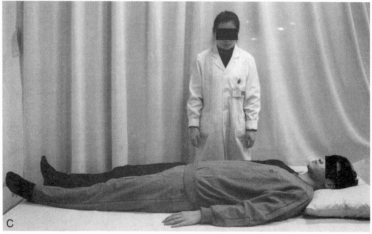

图 4-21　仰卧位辅助横向移动

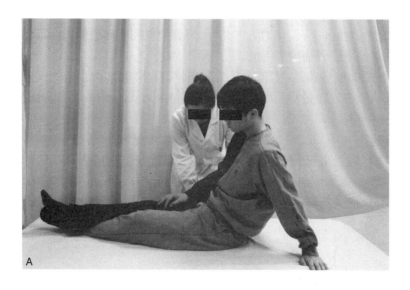

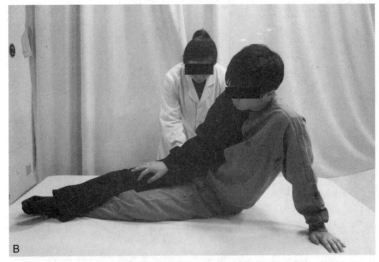

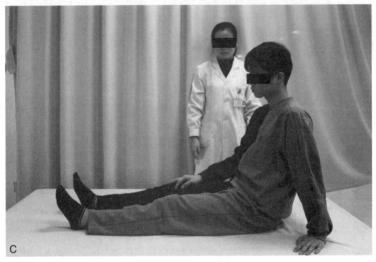

图 4-22 坐位辅助横向移动

　　向患侧移动的方法同上,但用力方向相反,患者独立完成向患侧横向移动的方法难度较大,应在家属的保护下或者辅助下完成。

　　(5)床上坐位向前后移动:患者在床上取坐位,身体前倾,两手掌交叉向前。辅助患者抬高一侧臀部,将重心放在另一侧臀部上。辅助患者将抬起一侧的臀部向前或者向后移动,犹如患者用臀部行走。

　　3. 床上坐起

　　(1)截瘫患者独立坐起:患者仰卧于床面上,双上肢放于体侧,双下肢伸直,双上肢同时用力向一侧摆动,躯干转向一侧,一只手和对侧肘支撑床面,伸展肘关节;支撑手移动至长坐位,躯干前屈,髋关节屈曲并辅助下外展至床边,调整躯干至直立位,安全端坐于床沿(图 4-23)。

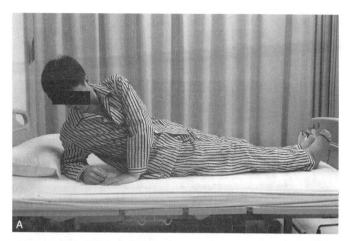

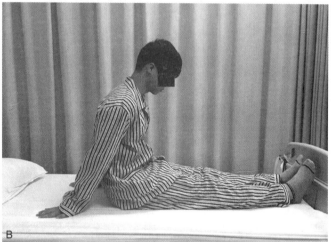

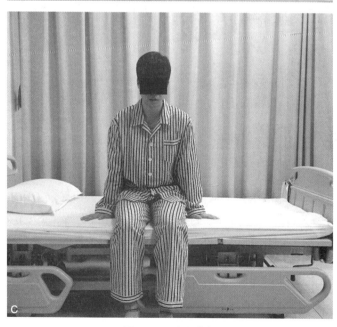

图 4-23 独立坐起

（2）截瘫患者辅助坐起：患者仰卧于床上，两位辅助者站于床的两侧，辅助者扶住患者的双肩及腰部；两人同时用力将患者躯干托至坐位；利用双手支撑横向移动至床边；辅助者缓慢将双下肢分别放于床沿下；调整躯干至直立位，安全端坐于床沿（图 4-24）。

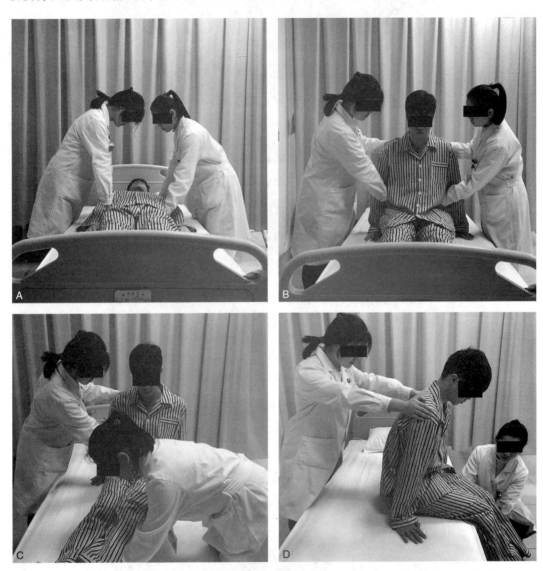

图 4-24　辅助坐起

（3）偏瘫患者独立坐起运动：①从健侧坐起。患者健侧卧位，双手 Bobath 握手，肩关节前屈，肩胛带前伸，膝关节屈曲，双脚放于床下；健侧肩胛带上提，肩关节外展，肘关节屈曲，颈侧屈，躯干侧屈肘关节支撑；逐渐靠近身体，慢慢使肘关节伸直至坐位（图 4-25）。②从患侧坐起：患侧卧位，健手辅助患侧肘关节屈曲至胸前；健侧下肢带动患侧下肢放于床沿；头、颈和躯干向上方侧屈，健手支撑床面上；健侧肩胛带上提，颈侧屈，逐渐内收肩关节、伸展肘关节至坐位（图 4-26）。

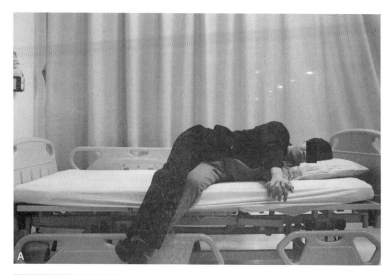

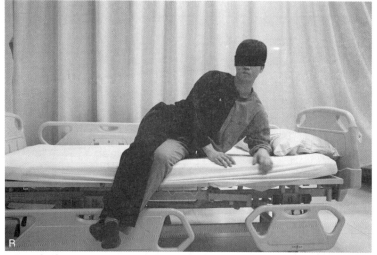

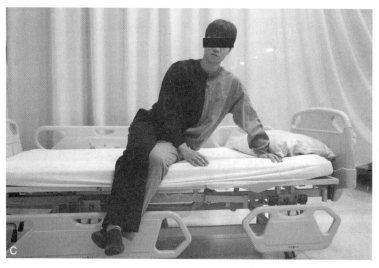

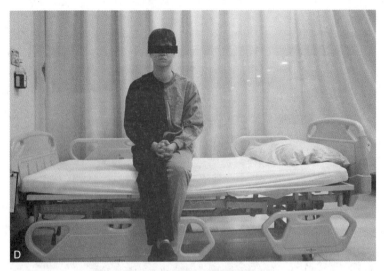

图 4-25　独立从健侧坐起

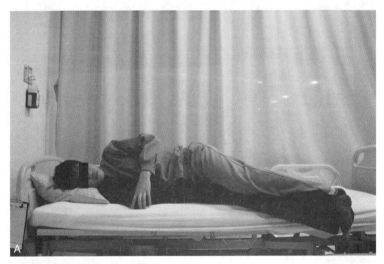

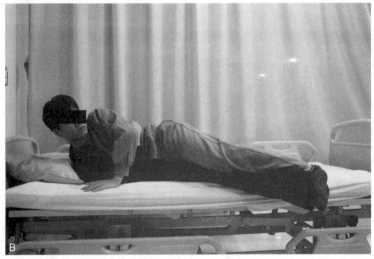

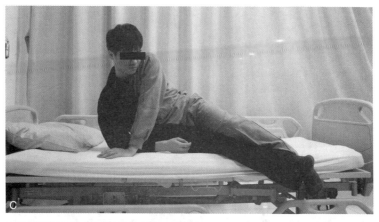

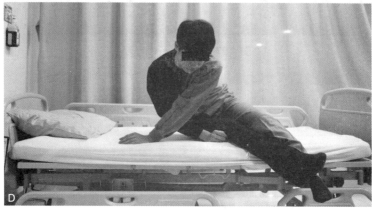

图 4-26　独立从患侧坐起

（4）偏瘫患者辅助坐起运动：①从健侧床边坐起。患者健侧卧于床上，辅助者站于床的一侧俯身，将患手放于辅助者的肩上；健侧下肢勾住患侧下肢放于床沿；患者用健手支撑的同时，辅助者将肩部抬离床面；坐起，保持床边坐位（图 4-27）。②从患侧坐起：患侧卧位，健侧下肢勾住患侧下肢放于床沿；辅助者站于床的一侧俯身，患者健手支撑床面坐起；患者用健手支撑的同时，辅助者将肩部抬离床面；坐起，保持床边坐位（图 4-28）。

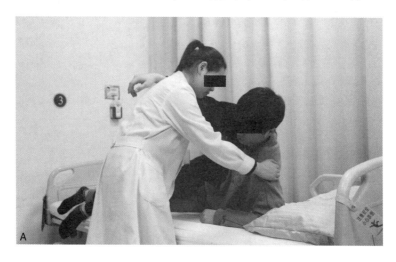

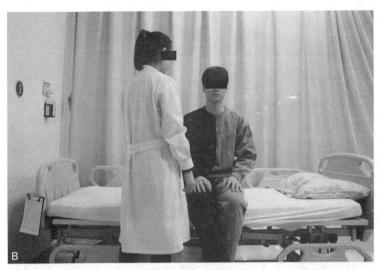

图 4-27 辅助从健侧坐起

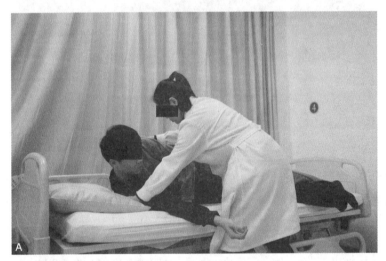

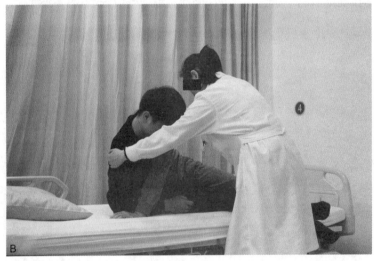

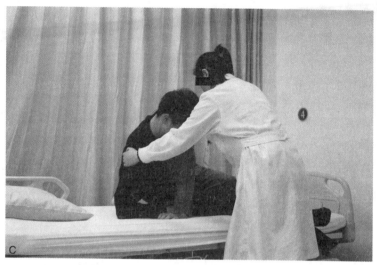

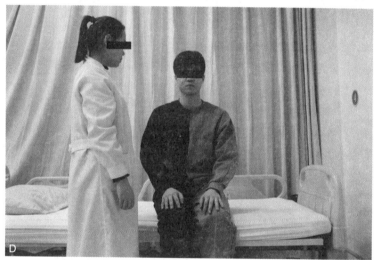

图 4-28　辅助从患侧坐起

4. 从坐到站的运动

（1）截瘫患者站起：截瘫患者佩戴矫形器站起。驱动轮椅至双杠入口处，轮椅制动，坐于轮椅座前部；佩戴矫形器，双足着地，躯干尽量前倾，双手握双杠同时用力，将身体拉起，臀部向前，保持站立（图 4-29）。

（2）偏瘫患者站起训练

1）辅助站起：患者坐于床边或椅子上，躯干保持直立，双脚放于地面上，辅助者站于患侧，指导患者躯干充分前倾，髋关节尽量屈曲，引导患者重心向患侧移动；辅助者一手置于同侧臀部，辅助患者重心转移和躯干前倾，另一手置于患侧膝关节，保护重心转移时因患膝关节过度屈曲或者伸展时损伤膝关节，辅助患者伸髋伸膝站起，并协助患者调整重心，使双腿下肢均匀负重，维持站立平衡（图 4-30）。

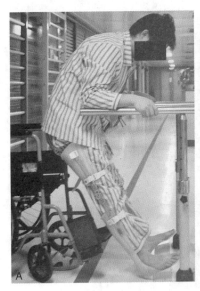
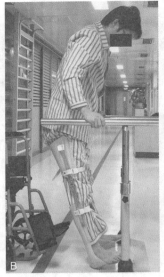
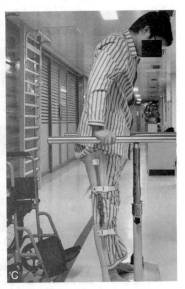

图 4-29　截瘫患者站起

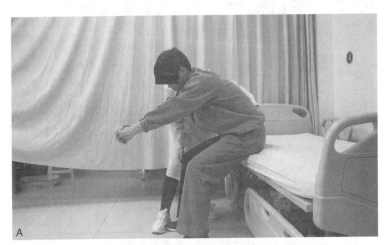

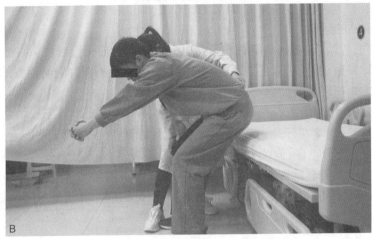

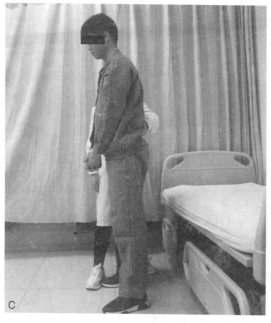

图 4-30 辅助站起

2）独立站起：双足着地，与肩同宽，患足稍后；患者 Bobath 握手，双臂前伸，躯干前倾；当双肩向前超过双膝位置时，抬臀，伸膝，慢慢站起（图 4-31）。

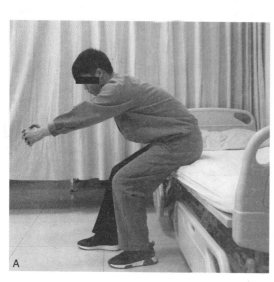
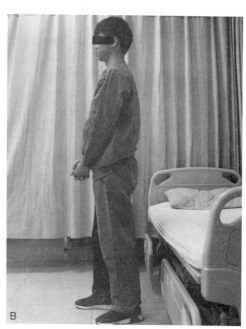

图 4-31 独立站起

5. 床 - 椅转移技术 包括床 - 椅和椅 - 床的双方向转移,下面介绍床到轮椅的转移,由轮椅返回病床的转移顺序与床到轮椅转移的顺序相反。对于偏瘫患者,转移目标方向的床(轮椅)应在健侧。

(1)脊髓损伤患者床与轮椅间的转移:患者驱动轮椅正面向床,垂直紧靠床边,刹住车闸;患者转身背对轮椅,躯干前屈,臀部靠近床沿,一手或双手向后伸,抓住轮椅扶手,上肢用力将臀部抬起向后上方移动,使臀部从床上移动到轮椅上,打开车闸,挪动轮椅离床,使足跟移至床沿,刹住车闸,将双脚放于脚踏板上(图 4-32)。

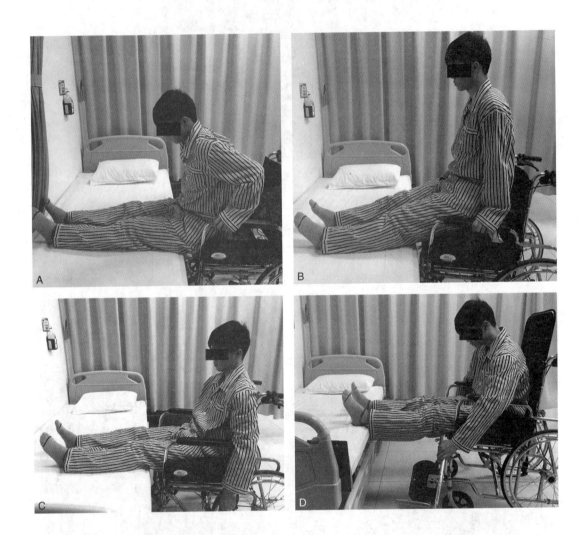

100

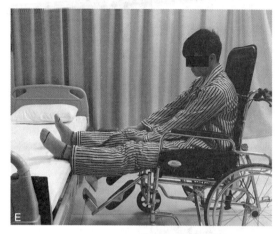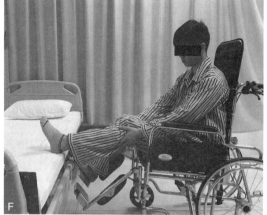

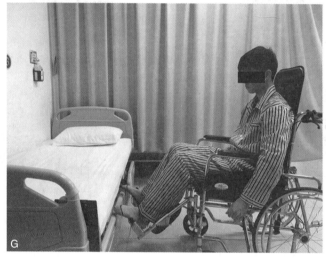

图 4-32　床 - 轮椅间转移

（2）偏瘫患者床与轮椅间的转移

1）辅助下由床到轮椅间的转移：推轮椅到床旁，与床成 45°角，刹住车闸，翻起脚踏板，协助患者坐于床边，双脚着地，躯干前倾；辅助者面向患者站立，协助患者从坐位到站位；患者站稳后，辅助者以足为轴慢慢旋转躯干，使患者背部转向轮椅，臀部正对轮椅正面，使患者慢慢弯腰，坐至轮椅上；翻下脚踏板，将患者双脚放于脚踏板上（图 4-33）。

2）独立由床到轮椅间的转移：将轮椅推至床旁放于患者的健侧，与床成 45°角，刹住车闸，卸下近床侧轮椅扶手，翻起近床侧脚踏板，患者用健手支撑轮椅远侧扶手，患手支撑于床上，前倾躯干，健手用力支撑，抬起臀部，以双足为支点旋转躯干，坐至轮椅上；翻下脚踏板，将患者双脚放于脚踏板上（图 4-34）。

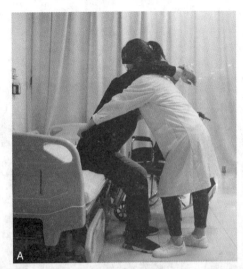
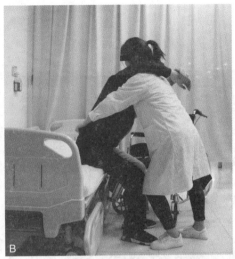
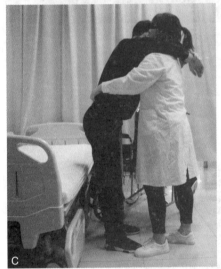
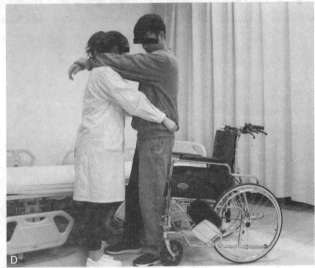
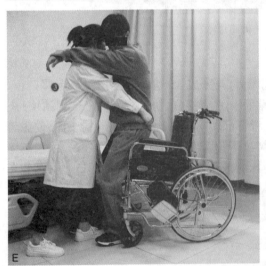
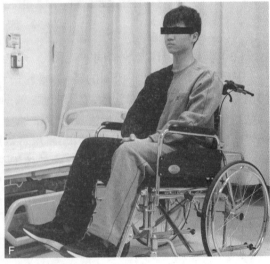

图 4-33 辅助床 - 轮椅间转移

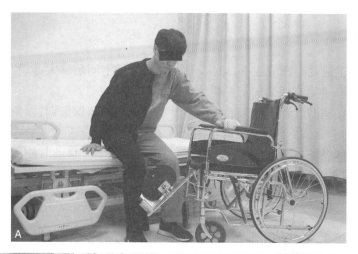

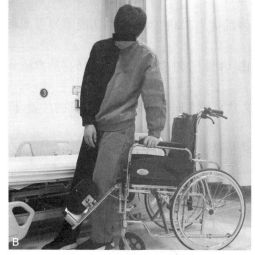

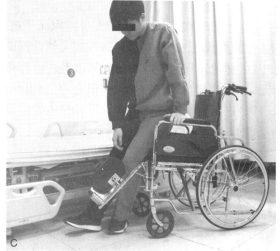

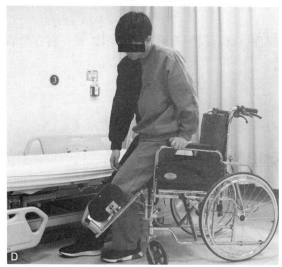

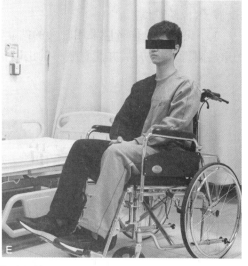

图 4-34 独立床 - 轮椅间转移

四、健康教育

1. 在进行床上运动时床应放平,床头不得抬高,床的空间足够大,以利于患者进行移动训练。为保证安全,亦可在四周加上护栏。

2. 看护人员在辅助患者进行床上移动时要经过正规的知识培训,以免移动时患者出现意外。

3. 移动时身体纵轴与床边平行,以免移动时跌落至床下。移动时使用的辅助器具应不对患者造成损伤。注意移动后的良肢位摆放。

4. 枕头的大小和硬度应合适,可为患者准备一些大小和形状不同的枕头,以支持身体的不同部位。

5. 对于四肢瘫患者可采用滑动转移、秋千式移动或升降机移动等方式,应视不同部位的肌力状况而定。

6. 进行转移前,应让护理人员或家属了解患者的能力,如肢体的运动功能障碍程度和高级脑功能情况,以便选择转移方式及辅助程度。

7. 体位转移前护理人员应对患者进行转移知识培训,并对患者详细讲解转移的方法和步骤,消除患者的紧张、对抗、恐惧心理,取得配合。

8. 进行转移前应详细分析患者身体的位置、转移目标方向的间距、辅助器具的位置、操作方法以及患者需要配合做的动作等。

9. 转移时所需要的空间要足够大,椅子或者轮椅放置的位置要适当(缩短距离及减小转换方向),去除不必要的物件。

10. 进行转移时两个平面物体固定、高度恰当,距离尽可能靠近,如轮椅转移时必须先制动,椅子转移时应在稳定的位置等。

11. 转移时应注意安全,避免碰伤肢体、臀部、踝部等部位的皮肤,还应认真观察和询问患者有无眩晕和不适。独立或辅助转移时应注意安全,避免跌倒。帮助患者穿合适的鞋、袜、裤子,以防跌倒。

12. 患者和操作者应采用较大的站立支撑面,以保证转移动作的稳定性,操作者在患者的重心附近进行协助,并注意搬移的正确姿势。

(刘承梅)

第三节　吞咽训练技术

一、概述

护士在吞咽障碍治疗团队中扮演着重要的角色,在吞咽障碍患者的护理方面,护士主要通过常规筛查发现患者吞咽困难,上报医生、治疗师,做好患者一般营养状态及摄食能力的评定,进行口腔卫生的护理,清楚食物的调配方法以辅助患者摄食训练等。优质的护理工作可以改善患者吞咽及摄食的功能,改变或恢复经口进食的方式,早日拔除鼻饲管、咽造口管、食管造口管、胃或空肠造口管等;并可预防和减少并发症的发生,改善患者的营养状态,增强患者康复的信心,有利于其他功能障碍的恢复。因此,护理人员有必要掌握一定的吞咽训练技术,以便更好地开展吞咽障碍患者的护理工作。

二、康复护理评定

(一)一般状况

因脑卒中、脑外伤、脑肿瘤或头颈部放化疗而导致的患者吞咽功能障碍,需要进行吞咽功能训练的患者,其生命体征平稳。

(二)主要功能障碍及评定

患者发生吞咽障碍时主要存在的功能障碍是无法安全进食,主要的临床表现为:张口困难、流涎、食物从口角漏出、吞咽不能、咀嚼不能、吞咽启动延迟、饮食呛咳、误吸、声音嘶哑、食物反流等;多数患者并发营养不良、体重减轻、反复肺部感染等。所以,在临床中要对脑损伤患者进行严格的吞咽功能筛查,初步确定患者的一般营养状况,及时发现吞咽障碍的高危人群,评定患者进食的安全性等,早日实现患者的安全经口进食。

三、康复护理措施

吞咽障碍的训练技术总结为两大类,分别是间接训练和直接训练。

(一)间接训练

间接训练是指不用食物,只是单纯针对吞咽功能障碍器官所进行的基础训练。主要包括口腔的运动与感觉训练、气道保护方法、电刺激治疗及球囊导管扩张术等。

1. 口腔运动训练 徒手操作或利用工具进行口面部及舌体的被动及主动训练,加强口部肌肉控制力,增强稳定性,提高吞咽咀嚼肌的功能,进而改善吞咽障碍。被动训练如短暂的肌肉牵拉和抗阻运动、手法按摩等;主动训练,即进行口腔器官运动体操。具体内容如下:

(1)口唇运动训练:利用构音动作进行训练,如嘱患者张口发"a"音以训练下颌部开合,嘱患者嘴角向两侧运动发"yi"音以练习唇部外展内收,嘱患者努唇发"u"音以练习缩唇动作,还可利用双元音如"ai""ao""ui"等练习下颌及口唇部的动作轮替,增加协调性。其他练习方式如吹蜡烛、吹口哨、缩唇、微笑、鼓腮等动作也能促进唇的运动,加强唇的力量。此外用指尖或冰块叩击唇周,也可以提高口唇部的功能。

(2)颊肌、喉部运动:嘱患者轻张口后闭合,使双颊部充满气体、鼓起腮,随呼气轻轻吐出,也可将患者手洗净后做吮手指动作,或模仿吸吮动作,体验吸吮的感觉,借以收缩颊部及轮匝肌肉,每日 2 遍,每遍重复 5 次。

喉上抬训练:使患者头前伸,使颌下肌伸展 2~3s,然后在颌下施加压力,嘱患者低头,抬高舌背,即舌向上吸抵硬腭或发辅音的发音训练。其目的是改善喉入口的闭合能力,扩大咽部的空间,增加食管上括约肌开放的被动牵张力。

（3）舌肌运动：嘱患者将舌头向前伸出，然后左右运动摆向口角，再用舌尖舔下唇后转舔上唇，按压硬腭部，重复运动 20 次。

（4）屏气 - 发声运动：患者坐在椅子上，双手支撑椅面做推压运动和屏气。此时胸廓固定，声门紧闭；然后突然松手，声门大开，呼气发声。此运动不仅可以训练声门的闭锁功能、强化软腭的肌力，而且有助于除去残留在咽部的食物。

2. 口腔感觉训练 利用冰刺激、味觉嗅觉刺激或压力刺激等方式增加口腔的感觉功能，可使患者快速启动吞咽，增加口腔的本体感觉，提高口腔对食物的感觉。

（1）冰刺激：用头端呈球状的不锈钢棒蘸冰水或用冰棉签棒轻轻刺激软腭、腭弓、舌根和咽后壁，然后嘱患者做空吞咽动作。冷刺激可以提高软腭和咽部的敏感度，改善吞咽过程中的神经肌肉活动，增强吞咽反射，减少唾液腺的分泌。

（2）味觉嗅觉刺激：可利用酸、甜、苦、辣或者喜欢的食物味道进行味觉刺激；可利用黑胡椒、薄荷脑、辣椒素等进行嗅觉刺激，二者作用类似于冰刺激，均可提高口腔的感觉和反射活动。在临床应用中，也可将口腔感觉训练加以综合，如进行冰酸刺激。

3. 呼吸道保护手法 是一组旨在增加口、舌、咽等结构本身运动范围，增强患者对感觉和运动协调性的自主控制，避免误吸、保护气道的徒手操作方法。主要包括以下手法：

（1）声门上吞咽法：也叫自主气道保护法，即先吸气后，在屏气时（此时声带和气管关闭）做吞咽动作，然后立即做咳嗽动作；亦可在吸气后呼出少量气体，再做屏气和吞咽动作及吞咽后咳嗽。

（2）超声门上吞咽法：吸气后屏气，再做加强屏气动作，吞咽后咳出咽部残留物。

（3）门德尔松手法：指示患者先进食少量食物，然后咀嚼、吞咽，在吞咽的瞬间，用拇指和示指顺势将喉结上推并处于最高阶段，保持这种吞咽状态 2~3s，然后完成吞咽，再放松呼气。此手法是吞咽时自主延长并加强喉上举和前置运动来增强环咽肌打开程度的方法，可帮助提升咽喉上抬程度以助吞咽功能。

4. 电刺激治疗 包括神经肌肉低频电刺激和肌电反馈技术。这些电刺激治疗能增强吞咽相关肌肉的肌力，提高吞咽动作的协调性，对改善吞咽障碍有至关重要的作用。

5. 球囊导管扩张术 用于脑卒中、放射性脑病等脑损伤所致的环咽肌失弛缓患者。如果在吞咽过程中出现吞咽与环咽肌的松弛不协调，食团就难以从咽部进入食管，造成吞咽困难，即环咽肌失弛缓症。球囊导管扩张术是用普通双腔导尿管中的球囊经鼻孔或口腔插入食管，在食管入口处用分级注水或注气的方式让球囊充盈，然后牵拉环咽肌使得环咽肌张力及弹性正常化，促进环咽肌正常开放。此方法操作简单，安全可靠，一般由治疗师和护士 2 人合作完成。

（1）用物准备：14 号双腔球囊导尿管（图 4-35）或改良硅胶双腔球囊导尿管（图 4-36）、生理盐水、10ml 注射器、液体石蜡及纱布等。插入前先注水入导尿管内，使球囊充盈，检查球囊是否完好无损，然后抽出水后备用。

（2）操作步骤：由 1 名护士按照置入鼻饲管操作常规，将备用的 14 号导尿管经鼻孔插入食管中，确定进入食管并完全穿过环咽肌后，将抽满 10ml 水（生理盐水）的注射器与导尿管相连接，导尿管内注水 0.5~10ml，使球囊扩张，顶住针栓防止水逆流回针筒。将导尿管缓慢向外拉出，直到有卡住感觉或拉不动时，用记号笔在鼻孔处做标记（长度 18~23cm），用于再次扩张时或扩张过程中判断环咽肌长度的参考点。抽出适量水（根据环咽肌紧张程度，

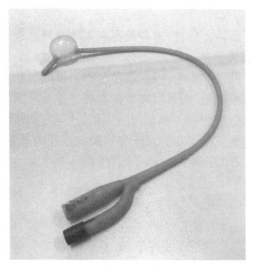

图 4-35　普通导尿管注水后

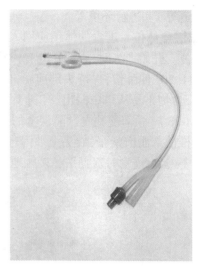

图 4-36　改良硅胶双腔球囊导尿管注水后

球囊拉出时能通过为适度）后,操作者再次轻轻地反复向外提拉导管,一旦有落空感觉,或持续保持 2min 后拉出,阻力锐减时,迅速抽出球囊中的水。再次将导管从咽腔插入食管中,重复操作 3~4 遍,自下而上地缓慢移动球囊,通过狭窄的食管入口,充分牵拉环咽肌,降低其肌张力（图 4-37）。

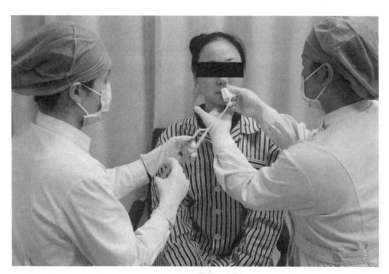

图 4-37　球囊导管扩张术

（3）操作后处理:上述方法 1~2 次 /d。环咽肌的球囊容积每天增加 0.5~1ml 较为适合。扩张后,可给予布地奈德、特布他林雾化吸入,防止黏膜水肿,减少黏液分泌。

（二）直接训练

直接经口进食,通过调整进食的体位及食物性状,并通过辅助吞咽动作来改善吞咽功能的方法。

吞咽直接训练采取的措施主要包括进食体位、食物入口位置、食物性质（大小、结构、温度和味道等）和进食环境等。

1. **进食体位**　进食的体位应因人、因病情而异，应根据患者的吞咽生理选择最适合的进食体位。开始训练时，应选择既有代偿作用又安全的体位。对于不能坐位的患者，一般至少取躯干30°仰卧位，保持头部前屈，偏瘫侧肩部以枕垫起，喂食者位于患者健侧。此时进行训练，食物不易从口中漏出、有利于食团向舌根运送，还可以减少向鼻腔逆流及误咽的危险（图4-38）。颈部前屈是预防误咽的一种方法。仰卧时颈部易呈后屈位，使与吞咽活动有关的颈椎前部肌肉紧张、喉头上举困难，从而容易发生误咽。对于身体控制较好的患者，可采取坐姿进食，进食时双脚平稳接触地面，双膝关节屈曲90°，躯干挺直（图4-39）。

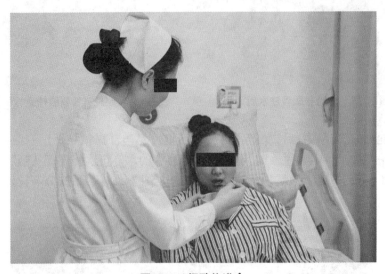

图 4-38　仰卧位进食

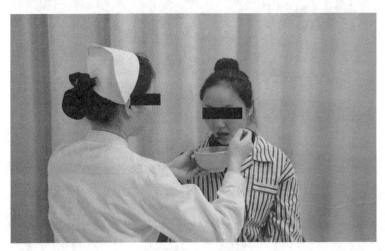

图 4-39　坐位进食

2. **食物的形态**　根据吞咽障碍的程度及阶段，本着先易后难的原则来选择。容易吞咽的食物特点是密度均匀、黏性适当、不易松散，通过咽和食管时易变形且很少在黏膜上残留。稠的食物比稀的食物安全，因为它流速较慢且能较满意地刺激触、压觉和唾液分泌，使吞咽变得容易。此外,要兼顾食物的色、香、味及温度等。不同病变造成的吞咽障碍影响吞咽器官的部位有所不同,对食物的要求亦有所不同。口腔准备期吞咽障碍的患者应选择质地很软、易咀嚼的食物,如菜泥、水果泥和浓汤,必要时还需要用长柄勺或长注射器喂饲,避免食用糊状食物和硬度高的食物;口腔期吞咽障碍的患者应选择有内聚力、易于成团、黏性较低的食物,如很软的食物和浓汤,避免食用黏度高、松散不易成团的食物;咽期吞咽障碍患者应选用稠厚的液体和食物,如果蔬泥和湿润光滑的软食,避免食用有碎屑的糕饼类食物和缺少内聚力的食物;食管期的食物为软食、湿润的食物,避免高黏性和干燥的食物。

根据食物的性状,一般将食物分为 5 类,即稀流质、浓流质、糊状、半固体(如软饭),固体如饼干、坚果等。临床实践中,应首选糊状食物。

3. 食物在口中位置　进食时应把食物放在口腔感觉最好的位置,因此应将食物放在患者的健侧舌后部或健侧颊部,有利于食物的吞咽。

4. 一口量　对患者进行摄食训练时应选择合适的一口量,包括调整进食的一口量和控制速度的一口量,即最适于吞咽的每次摄食入口量,正常人约为 20ml。一般先以少量试之(1~4ml),然后酌情增加。为防止吞咽时食物误吸入气管,可结合声门上吞咽训练方法。这样在吞咽时可使声带闭合封闭喉部后再吞咽,吞咽后咳嗽,可去除残留在咽喉部的食物残渣。选择合适的进食速度,应在前一口吞咽完成后再进食下一口,避免 2 次食物重叠入口的现象。另外还要注意餐具的选择,应选用边缘钝厚,匙柄较长,容量为 5~10ml 的匙子。

5. 培养良好的进食习惯　最好定时、定量进食;能坐起来进食不要躺着进食,能在餐桌上进食不要在床边进食。

6. 代偿性训练　是进行吞咽时采用的姿势与方法,一般是通过改变食物通过的路径和采用特定的吞咽方法使吞咽变得安全。

(1)转头吞咽与侧方吞咽:让患者分别左、右侧转头(图 4-40、图 4-41)或头倒向左、右侧进行吞咽(图 4-42、图 4-43),这样可使患者咽道变得狭窄而易于吞咽,且有利于清除梨状隐窝部的残留食物。

(2)空吞咽与交互吞咽:每次进食吞咽后,反复做几次空吞咽,使食团全部咽下,然后再进食,这样可去除残留在咽壁的食物,防止误咽。也可在每次进食吞咽后饮极少量的水(1~2ml),这样既有利于刺激诱发吞咽反射,又能达到除去咽部残留食物的目的,称为"交互吞咽"。

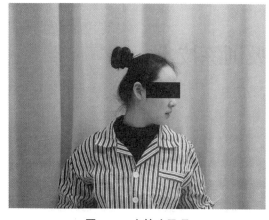

图 4-40　左转头吞咽

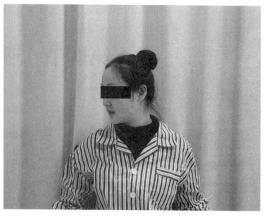

图 4-41　右转头吞咽

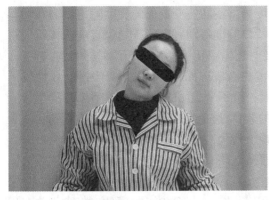

图 4-42 左侧方吞咽

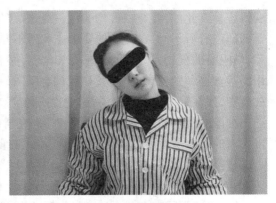

图 4-43 右侧方吞咽

（3）用力吞咽法：也称强力吞咽法，指在咽期吞咽开始时，患者用力、多次、干吞残留在咽喉部的食物，借以增大口腔吞咽压，减少食物残留。

（4）点头样吞咽：颈部尽量前屈，形状似点头，同时做空吞咽动作，可去除会厌谷残留食物。

（5）低头吞咽：颈部尽量前屈姿势吞咽，使会厌谷的空间扩大，并让会厌向后移位，避免食物溢漏入喉前庭，更有利于保护气道；收窄气管入口；咽后壁后移，使食物尽量离开气管入口处。

四、健康教育

1. 对于有吞咽障碍的患者，护理人员及家属应重视初步筛查及每次进食期间的观察，防止误吸，特别是隐性误吸的发生。

2. 合理运用吞咽功能训练，保证患者安全进食，避免渗漏和误吸。

3. 在进食或摄食训练前后应认真清洁口腔防止误吸。

4. 对于脑卒中有吞咽障碍的患者，要尽早撤鼻饲，进行吞咽功能的训练。

（刘承梅）

第四节　呼吸训练技术

一、概述

呼吸训练是指通过各种训练保证呼吸道通畅，提高呼吸肌的肌力，促进痰液引流及排痰，改善肺与毛细血管气体交换，增强气体交换效率，提高日常生活活动能力的方法。

呼吸训练可以调节人体各系统，增加呼吸肌的肌力和耐力，减轻呼吸困难，提高活动能力，预防呼吸肌疲劳和呼吸衰竭的发生，提高生活质量。

临床上呼吸训练已广泛用于呼吸系统疾病（如慢性阻塞性肺疾病）、胸腹部围手术期及其他合并呼吸功能障碍，如高位脊髓损伤、周围神经损伤患者的康复。

二、康复护理评定

了解患者的年龄、文化程度、生命体征、精神状况、配合程度等，对患者进行心肺评定，了解躯体耐受情况。

呼吸的生理功能是进行气体交换，分为内呼吸和外呼吸。内呼吸是体循环和组织细胞之间的气体交换，是氧由毛细血管血液进入组织液，二氧化碳则由组织液进入毛细血管血液的过程。外呼吸是肺循环和肺泡之间的气体交换，是外界空气与血液之间的气体交换，肺泡内的空气与肺部毛细血管内的静脉血之间不断进行气体交换，静脉血吸入氧，排出二氧化碳，变成含氧丰富的动脉血的过程。

呼吸功能评价的主要目的是了解呼吸功能障碍的类型和严重程度，动态观察患者的呼吸功能状况，指导患者进行呼吸功能训练。

（一）气促程度分级

气促程度分级是对呼吸功能作出的初步评定，评定患者在体力活动中气促的程度（表4-1）。

表4-1 气促程度分级

功能分级	判定标准
0	日常生活活动能力和正常人无区别
1	一般劳动较正常人容易出现气短
2	登楼、上坡时出现气短
3	慢走100m以内即感气短
4	讲话、穿衣等轻微动作便感到气短
5	安静时就有气短，不能平卧

（二）肺容积和肺容量的测定

肺容积包括潮气量、补吸气量、补呼气量和残气量，它们互不重叠，全部相加等于肺的最大容量。

1. 潮气量（TC） 是平静呼吸时每次吸入或呼出的气量，正常值为500ml。

2. 补吸气量（IRV） 是平静吸气末再用力吸气所吸入的气量。正常男性为910ml，女性为560ml。

3. 补呼气量（ERV） 是平静呼气末再用力呼气所呼出的气量。

4. 深吸气量（IC） 是平静呼气末尽力吸气所吸入的最大气量，是潮气量与补吸气量之和。正常成年人男性为2 600ml，女性为1 900ml，占肺活量的2/3。深吸气量减少，提示限制性通气功能障碍，如胸廓、胸膜、肺组织和呼吸肌等的病变。深吸气量是肺活量的主要组成部分。

5. 肺活量（VC） 是潮气量、补吸气量和补呼气量之和。正常成年男性约为3 500ml，女性为 2 500ml。有两种测定方法：

（1）一期肺活量：深吸气末从肺内呼出的最大气量。

（2）分期肺活量：将相隔若干次平静呼吸所分别测得的深吸气量加补呼气量。

对慢性阻塞性肺疾病患者，做一期肺活量测定时，常由于胸膜腔内压增高使小气道陷闭，致肺泡呼气不尽而使补呼气量减少，因此要准确测定肺活量，应测分期肺活量。

6. 功能残气量（FRC） 是指平静呼气末尚存留于肺内的气量，是残气量和补呼气量之和。正常成年人约为 2 500ml。临床上检测方法是让患者在 5 000ml 纯氧中呼吸 7min，根据氧吸收情况计算而得。功能残气量增加，表示平静呼气后肺泡充气过度，肺弹性减退、气道阻塞等；功能残气量减少见于肺间质纤维化、肺切除术后。

7. 肺总（容）量（TLC） 是指肺所能容纳的最大容量，是肺活量和残气量之和。正常成年男性约为 5 000ml，女性约为 3 500ml。肺总量增加见于阻塞性肺疾病，如肺气肿等，肺总量减少见于限制性肺疾病，如弥漫性肺间质性纤维化。

（三）通气功能测定

1. 每分通气量（VE） 是每分钟出入肺的气体量。正常成人每分钟静息通气量，男性（6 660±200）ml，女性（4 220±160）ml。

2. 最大通气量（MVV） 是以最快呼吸频率和最大呼吸幅度呼吸 1min 的通气量。实际测定时，一般只测量 15s，将测得的通气量乘 4 即可测得。正常男性约（104±2.71）L，女性约（82.5±2.17）L。最大通气量反映的是单位时间内充分发挥全部通气能力所能达到的通气量，是估计 1 个人能进行多大运动量的一个生理指标，可以用于胸部手术前肺功能评价及职业病劳动能力鉴定等。

3. 用力肺活量（FVC） 又称时间肺活量，是指先深吸气，然后尽力快速呼气所能呼出的最大气量。根据用力呼气肺活量描记曲线可计算出第 1 秒、第 2 秒、第 3 秒所呼出的气量及其各占 FVC 的百分率，正常值分别为 83%、96%、99%，正常人在 3s 内可将肺活量几乎全部呼出。正常人用力肺活量约等于肺活量，有通气阻塞时用力肺活量大于肺活量。

4. 通气功能障碍的分型 可分为阻塞型、限制型和混合型 3 种类型，见表 3-14。

三、康复护理措施

呼吸训练的目的是通过对呼吸运动的控制和调节来改善呼吸功能；通过增加呼吸肌的随意运动，使呼吸容量增加，从而改善肺的气体交换；通过主动训练可以改善胸廓的顺应性，有利于肺部及支气管炎症的吸收及肺组织的修复；提高心肺功能和体力活动能力。

（一）深呼吸

深呼吸通常是指胸式呼吸与腹式呼吸联合，主要目的是增加肺容量，使胸腔充分扩张。在深呼吸的训练过程中需要患者进行屏气，时间 1~5s，目的是保证气体交换的时间充足，还可以使部分塌陷的肺泡有机会重新扩张。

1. 方法

（1）让患者处于放松体位。

（2）深吸一口气，吸气时经鼻吸气。

（3）吸气末屏住气,保持 1~5s。

（4）然后经口腔将气体缓慢呼出。

2. 适应证 常用于肺容量较低、肺扩张不满意的患者。

3. 禁忌证 肺高度膨胀的患者。

4. 注意事项

（1）做深呼吸训练时,可以联合缩唇呼吸,使气体充分排出。

（2）做深呼吸训练的同时,还可以配合躯干及肢体的活动,如吸气时的扩胸动作,上肢外展、上肢上举;呼气时含胸,上肢下垂、上肢内收,有助于提高胸壁的柔韧性,同时强化呼吸运动的作用。

（3）训练时应放松,避免紧张,应观察患者有无过度耸肩等不良动作。

（二）缩唇呼吸

缩唇呼吸是一种自我控制的呼气末端正压呼吸方式,可以延长气体流出的时间,提高气道内压力,防止远端气道过早闭合,使气体充分排出,减少残气量。

1. 方法

（1）体位最好取端坐位,双手扶膝,保持身体稳定。

（2）吸气时用鼻吸气,吸气后不要立刻呼出,稍屏气片刻。

（3）呼气时口唇缩成"鱼嘴状"或"吹口哨"状,使肺内的气体经缩窄的口型缓缓呼出,每次呼气持续 4~6s。

2. 注意事项

（1）缩唇呼吸常与膈肌抗阻训练配合使用。

（2）吸气与呼气的时间比为 1:2,在练习的时候可以让患者默数数字控制时间。例如吸气时,患者默数 1,2;呼气时,默数 1,2,3,4。

（3）练习缩唇呼吸时要避免用力呼气,因患者用力呼气时可以使胸膜腔内压增高,可能会导致气道过早闭合。

（4）每天练习 3~4 次,每次 10~15min。

（三）腹式呼吸

腹式呼吸能改变膈肌的位置,增加膈肌的上下移动度,又称膈肌呼吸,强调以膈肌呼吸为主,利用膈肌的上下移动来获得最大通气,改善异常呼吸模式。通常胸腔底部的通气较好,膈肌向下移动 1cm,可以增加 250~350ml 的通气量,因此,腹式呼吸是一种高效的呼吸方式。

1. 方法

（1）指导患者采取放松体位,常常采用卧位、半卧位或前倾坐位,也可以采用前倾站位,根据患者的具体情况选择合适的体位。

（2）首先让患者正常呼吸,放松身体,为下面的训练做好准备。

（3）指导患者用鼻深吸气,同时腹部隆起,使膈肌尽量下移,吸气至不能再吸时稍屏息 2~3s（熟练后可适当逐渐延长至 5~10s）。

（4）然后缩唇缓慢呼气,腹部尽量回收,缓缓吹气达 4~6s。同时单手或双手逐渐向腹部加压,促使横膈上抬。

（5）呼吸要深而缓,要求呼气时间是吸气时间的 2~3 倍。深呼吸训练的频率为 8~10 次/min,

持续 3~5min,每天数次,熟练后增加训练次数和时间。

2. 注意事项

(1)吸气时,避免背部过伸体位。

(2)避免单纯活动腹部,一定要结合呼吸训练一起进行。

(3)患者应放松上胸部,在做腹式呼吸时,可以一手放于胸部,感受肩部及胸廓保持不动;一手放于腹部,感受腹部的起伏。

(4)避免过度换气,以免引起患者不适。

(5)鼓励患者将膈肌呼吸方式作为常用呼吸模式,在卧位、坐位、站位、行走及上下楼时练习使用,使之成为习惯。

(6)指导患者在呼吸困难时,应用腹式呼吸进行自我调整。

(7)对于极度严重的阻塞性肺疾病患者,膈肌呼吸方式应慎用,因为有可能干扰胸壁的协调运动,使呼吸困难进一步加重。

3. 腹式呼吸和缩唇呼吸配合训练 通常在教会患者腹式呼吸后,都会让患者在呼气时配合缩唇呼吸,这也是常用的呼吸控制训练。大量研究证明,它可以增加膈肌的移动度,增加潮气量,减少残气量,提高有效肺通气,改善肺功能。

(四)膈肌抗阻训练

呼吸肌训练主要是改善呼吸肌的肌力和耐力,其中吸气肌训练是最主要的。膈肌是最主要的吸气肌,膈肌抗阻训练能增强吸气肌的肌力和耐力,提高肺通气,改善肺功能。

1. 方法

(1)患者取仰卧位,头部稍抬高。

(2)首先让患者掌握腹式呼吸,利用横膈吸气。

(3)在患者上腹部放置 1~2kg 的沙袋,沙袋重量必须以不妨碍膈肌活动及上腹部鼓起为宜。

(4)指导患者深吸气的同时保持肩部及胸廓不动,腹部隆起,吸气末停留片刻。

(5)呼气时腹部回收,同时配合缩唇呼吸。

2. 注意事项

(1)逐渐增加阻力,延长患者呼吸时间,当患者可以保持横膈肌呼吸模式且吸气时尽量少地使用到辅助肌约 15min 时,则可增加沙袋重量。

(2)吸气时肩和胸部保持不动并尽力挺腹,呼气时腹部内陷。

(3)沙袋重量逐步增加至 5~10kg,但必须以不妨碍膈肌活动及上腹部鼓起为宜。

(4)也可在仰卧位下做双下肢屈髋屈膝,两膝尽量贴近胸壁的训练,以增强腹肌力量。

(5)训练方案应因人而异,训练过程循序渐进,鼓励患者持之以恒,终身锻炼。

四、健康教育

1. 环境适宜,避免在复杂的环境中训练,如寒冷、风沙、雾霾、粉尘等。

2. 选择合适的体位,基本原则是选择舒适、放松的体位。合适的体位可放松辅助呼吸肌群,减少呼吸肌耗氧量,缓解呼吸困难症状,稳定情绪,固定和放松肩带肌群,减少上胸部活动,利于膈肌移动等。

3. 训练时注意观察患者的反应,锻炼第 2 天患者晨起时应感觉正常,如果出现疲劳、乏力、头晕等不适症状,应暂时停止训练。

4. 病情变化时应及时调整训练方案,避免训练过程中引发患者不适症状,甚至诱发呼吸性酸中毒和呼吸衰竭。

5. 训练量和强度应根据患者情况制订,避免因过度换气引发呼吸困难等不适症状。

6. 训练时适当给氧,可边吸氧边活动,以增强活动信心。

(刘玉娟)

第五节 排痰技术

一、概述

排痰技术又称气道分泌物去除技术,可以促进呼吸道分泌物的排出、维持呼吸道通畅、减少反复感染,从而有效改善患者的肺通气功能和气体交换功能。

二、康复护理评定

了解患者的年龄、文化程度、生命体征、精神状况、配合程度等,对患者进行肺部评定,根据胸部 X 线片及听诊肺部了解患者分泌物的部位及量。

三、康复护理措施

（一）有效咳嗽

有效咳嗽是为了排除呼吸道阻塞物并保持肺部清洁,是呼吸疾病康复治疗的组成部分。有效咳嗽训练是指导患者掌握有效咳嗽的正确方法,有助于气道远端分泌物、痰液排出,从而有利于改善肺通气,维护呼吸道通畅,减少反复感染,改善患者肺功能。

1. 方法

（1）根据患者的病情取舒适体位,最好取坐位,双腿上放一枕头,顶住腹部,可以促进膈肌上抬;也可取侧卧位,双腿屈膝尽量靠近胸前,可以增加腹压,促进有效咳嗽。

（2）先深呼吸 5~6 次,指导患者缓慢深吸气,吸气末暂屏气 3s。

（3）迅速打开声门,用力收腹,使用爆破性的力量将气体排出,同时引起咳嗽,一次吸气,可连续咳嗽 2~3 声。

（4）停止咳嗽,缩唇将余气尽量呼出,上身稍前倾,促进余气完全排出。

（5）连续做 2~3 次后,休息几分钟,正常呼吸,再重新开始。

（6）必要时结合拍背效果更好。

2. 适应证 神志清醒,能够配合,痰多黏稠、不易咳出和手术患者。

3. 禁忌证

(1)咯血、年老体弱不能耐受者。

(2)脑出血急性期(7~10d),颅内动脉瘤或动静脉畸形,颅内手术后7d以内者。

(3)有活动性内出血、咯血,低血压,肺水肿,心血管不稳定,以及近期有急性心肌梗死、心绞痛史者。

(4)未引流的气胸、近期有肋骨骨折或严重骨质疏松、脊柱损伤或脊柱不稳者。

(5)胸壁疼痛剧烈,肿瘤部位,肺栓塞等。

4. 注意事项

(1)根据病情需要,选择舒适的体位。

(2)患者取坐位时,两腿上置一枕头,顶住腹部(促进膈肌上升),咳嗽时身体前倾,头颈屈曲,张口咳嗽将痰液排出。

(3)患者取侧卧深屈膝位时,有利于膈肌、腹肌收缩和增加腹压。

(4)经常变换体位有利于痰液咳出。

(5)避免阵发性咳嗽,连续咳嗽3声后,应注意平静呼吸片刻。有脑血管破裂、栓塞或血管瘤病史者应避免用力咳嗽。

(6)有效咳嗽训练一般情况下应安排在患者进餐前1~2h或餐后2h,持续鼻饲患者操作前30min应停止鼻饲。

(7)根据患者体形、营养状况、咳嗽的耐受程度,合理选择有效咳嗽训练的方式、时间和频率。

(8)检查患者胸腹部有无伤口,并采取相应的措施,避免或减轻因咳嗽而加重伤口的疼痛。可以嘱患者轻轻按压伤口部位,亦可用枕头按住伤口,以抵消或抵抗咳嗽引起伤口局部的牵拉和疼痛。

(9)遵循节力、安全的原则。操作过程中密切观察患者意识及生命体征变化。

5. 有效咳嗽排痰的有效评价指标 痰量减少,每日小于25ml;病变部位呼吸音改善,无湿啰音;患者对治疗反应良好;血氧饱和度好转;胸部X线片改善。

(二)叩击

叩击是通过借助叩击机械原理,叩击背部,促使附着在肺泡周围及支气管壁的分泌物松动脱落,以利其脱离支气管壁、移出肺内的方法。

1. 方法

(1)患者取坐位或侧卧位,坐位时可在胸前抱一枕头支撑,或者趴在椅背上,椅背上放置一软枕,患者叩击部位垫一薄毛巾。

(2)指导患者放松,平稳呼吸。

(3)操作者五指并拢,掌心空虚呈杯状(图4-44),在患者呼气时在肺段相应的特定胸壁部位进行有节律的快速叩击(80~120次/min)。手腕放松,腕关节快速摆动,运用腕部的力量,快速而规律地在引流部位胸壁上轮流叩击,每一部位2~5min。

(4)叩击的方向应遵循背部两侧向中间、肺底部(约背部肋骨下缘)向上的原则。

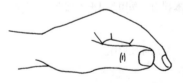

图4-44 叩击手掌形状示意图

2. 注意事项

（1）不可直接叩击皮肤,可以让患者穿一件薄的柔软舒适的衣服,或者在裸露的身体上放一条舒适轻薄的毛巾。

（2）注意叩击力度,用力不可过猛,以免肋骨骨折,肺泡破裂。

（3）避免在骨突、脊柱、肾脏等部位叩击,女性患者避免在乳房区叩击。

（4）叩击至少在饭后 2h 后进行,以免引起呕吐。

（5）叩击时不应引起患者的疼痛或不适。

（6）由于叩击是力量直接作用于胸壁的,因此存在凝血障碍、肋骨骨折者禁用此方法。

（7）每次叩击的时间以 10~15min 为宜,如感到不适应立即停止叩击。

（8）叩击时应询问患者感受,观察面色、呼吸、咳嗽、排痰等情况。

（9）合并有气胸、肋骨骨折时禁止叩击。

（三）震颤

震颤是借助震颤机械原理,促进附着在气管、支气管、肺内的分泌物松动,有助于纤毛系统清除分泌物。

1. 方法

（1）在患者叩击拍打后,保持原有的体位,指导患者深吸气后缓慢呼气。

（2）操作者两手交叉或重叠按在病变部位,在患者呼气末做快速、细小的压力振动,每次 30~60s,每一部位振动 5~7 次。

2. 注意事项

（1）震颤常可配合叩击进行。

（2）合并有气胸、肋骨骨折时禁止震颤。

（四）辅助冲击排痰

辅助冲击排痰是操作者辅助患者进行咳嗽的技术,主要适用于腹部肌肉无力,不能引起有效咳嗽的患者。

1. 方法

（1）指导患者取半坐卧位或坐于有靠背的椅子上,面对操作者。

（2）操作者的手置于患者的肋骨下角处,嘱患者深吸气,并尽量屏住呼吸;准备咳嗽时,操作者的手向上向里用力推,帮助患者快速呼气,引起咳嗽。

2. 注意事项

（1）操作者需要掌握向上向里用力的力量,帮助患者快速呼气,不可用力过大而引起患者不适。

（2）用力时应注意观察患者的动作,与患者快速呼气引起咳嗽的时间同步。

（3）患者胸腹部应没有伤口。

（五）体位引流

体位引流又称为体位排痰,是通过改变患者的体位,将病变位置置于高处,使引流支气管的开口方向向下,利用重力原理,促使各肺叶或肺段气道的分泌物引流至大气管,再配合正确的呼吸和有效咳嗽将痰液排出的方法。体位引流有利于分泌物的排出,从而改善肺通气,提高通气血流比例,防止或减轻肺部感染,维持呼吸道通畅,减少反复感染,改善患者肺功能。

1. 方法

（1）给患者做好解释工作，避免患者紧张，使患者能很好地配合，指导患者全身放松，自然呼吸。

（2）评定患者，确定痰液潴留的部位，可以借助胸部X线片直接判定，也可以采用听诊、触诊、叩诊等方式判定。

（3）根据评定的结果摆放引流体位（图4-45），将病灶部位置于高处，使引流支气管的开口方向向下。

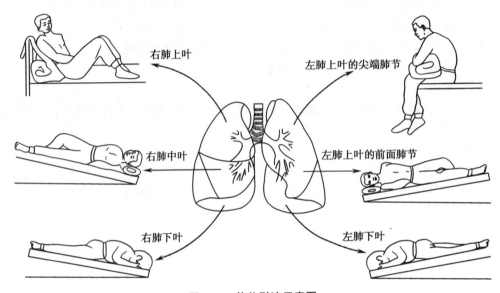

右肺上叶　左肺上叶的尖端肺节

右肺中叶　左肺上叶的前面肺节

右肺下叶　左肺下叶

图4-45　体位引流示意图

1）如病变部位在两肺上叶，采取坐位或其他适当姿势。

2）如病变在左肺上叶舌叶段和右肺中叶，采取头低足高30°；左肺上叶舌叶段患者取右侧卧位，右肺中叶患者取左侧卧位。

3）如病变在左肺下叶和右肺下叶，采取头低足高45°。

（4）一个部位引流5~10min，引流过程中鼓励患者做深呼吸及有效咳嗽，并给予叩击和震颤辅助引流。

（5）引流完毕慢慢扶起患者坐好，取坐位，胸前抱枕，如不能坐稳，可以取半坐卧位或其他适合的舒适体位。

（6）指导患者深呼吸及有效咳嗽排出痰液。

（7）引流后听诊肺叶呼吸音的改变。

（8）记录痰液潴留的部位，排出痰液的颜色、性质、量及气味，患者对引流的耐受程度，血压、心率情况，呼吸模式，胸壁扩张的对称性等。

2. 适应证

（1）适用于神志清楚、能配合、分泌物较多的患者。

（2）久病虚弱、年老体弱、胸部手术后、疼痛等原因而不能有效咳出肺内分泌物者。

（3）慢性支气管炎、肺气肿等患者发生急性呼吸道感染及急性肺脓肿，痰量多且黏稠并位于气管末端者（痰量在 300~400ml ）。

（4）潴留分泌物长期不能排清者,如支气管扩张患者。

（5）某些特殊检查前的准备,如支气管镜、支气管造影等。

3. 禁忌证

（1）疼痛明显、认知功能障碍或不合作者。

（2）急危重症患者,如心功能不全、心肌梗死、肺栓塞、肺水肿、胸部外伤、出血性疾病患者。

四、健康教育

1. 体位引流期间应配合饮温水、支气管湿化、雾化吸入、使用化痰和解除支气管痉挛的药物、胸部扩张练习、呼吸控制等措施,以增加疗效。

2. 每次引流一个部位 5~10min,如有多个部位,先引流分泌物多的部位,再引流分泌物少的部位。总时间不超过 30~45min,以免引起患者疲劳及不适。

3. 引流频率视分泌物多少而定。分泌物少者,每天上、下午各引流 1 次,分泌物多者每天引流 3~4 次。

4. 体位引流最好在早晨清醒后进行,因为夜间支气管纤毛运动减弱,分泌物易在睡眠期间潴留;也可以在餐前 1h 或餐后 1~2h 进行,绝对不能在餐后直接进行体位引流,以免头低足高位时引起胃食管反流、恶心、呕吐等不适症状。

5. 体位引流过程中配合有效咳嗽及局部的叩击均可增加疗效。

6. 引流过程中需要密切注意生命体征的变化,如患者感觉不适,或者观察到患者面色、口唇及精神状态发生变化,应立即停止体位引流,并对症处理。

7. 如果患者体位引流 5~10min 仍未咳出分泌物,则进行下一个体位姿势。

8. 患者如近期有肋骨骨折、肩峰下滑囊炎等,应慎用侧卧位训练。

9. 认真做好宣教,使患者认识到即使引流时未咳出痰液未必无效,松动的痰液可能需要 30~60min 才能咳出,坚持训练有利于痰液咳出。

10. 体位引流结束后,让患者缓慢坐起并休息一会儿,防止出现直立性低血压。

11. 保持室内空气新鲜。

（刘玉娟）

第六节　间歇导尿技术

一、概述

间歇导尿（intermittent catheterization, IC）是指规律地经尿道或腹壁造口插入导管且导管不留置的膀胱排空方式。该技术能够安全、有效地排空膀胱,目前在临床应用于各种情况所致的、长期或短期的、符合或可通过人工干预后符合导尿适应证的导管依赖型膀胱排空障碍。间歇导尿技术相对于其他导管排尿方式,具有经济便捷、提高患者生活质量等优点。

（一）目的

1. 规律排空尿液 防止膀胱过度充盈,避免长期留置导管所致的尿路并发症,改善泌尿系统功能,提高患者生活质量。

2. 协助临床诊断 如留取尿标本,准确测量膀胱容量及残余尿量。

（二）分类

间歇导尿根据操作时无菌要求程度的不同和用物的不同,可分为无菌间歇导尿和清洁间歇导尿。其中,清洁间歇导尿,即自我清洁间歇导尿或第三方导尿,应用最为广泛。

1. 无菌间歇导尿 无菌手套、一次性无菌消毒用品、一次性无菌导管、无菌引流盘,常用于医院或疗养院等感染风险高的场所。

2. 清洁间歇导尿 清洁手套或使用肥皂和水洗手、干净但非无菌的清洗液、一次性使用或反复使用的导尿管、清洁容器。可由患者本人或第三方居家操作,经济便捷,应用最为广泛。

二、临床应用

（一）适应证

间歇导尿适用于各种原因导致的导管依赖型膀胱排空障碍。例如:神经系统受损导致的膀胱排空障碍,如脑血管病变、脊髓损伤、肿瘤、糖尿病、药物滥用等;其他疾病引起的膀胱排空障碍,如尿崩症;手术后膀胱不能排空的患者,如膀胱扩大术后、痔疮术后尿潴留、妇科术后等。

间歇导尿需要具备以下条件:

1. 膀胱顺应性良好。

2. 有一定的膀胱容量（400~500ml） 可通过口服药物、手术等人工干预方式使其达到所需要的膀胱容量。

3. 低压储尿 膀胱储尿期压力低于 $40cmH_2O$。

4. 尿道括约肌功能良好。

5. 病情稳定,可以配合,不需要抢救、大量输液时。

（二）禁忌证

1. 膀胱输尿管反流。

2. 尿道畸形、狭窄、损伤。

3. 严重的前列腺增生。

4. 严重的膀胱颈梗阻。

5. 严重的尿失禁。

（三）并发症

泌尿系感染最常见,可表现为高热、尿液混浊、尿路损伤、膀胱结石等。

三、操作方法

（一）无菌间歇导尿术

1. 评定

（1）患者年龄、病情、导尿目的、意识状态、心理状况、合作程度。

（2）患者膀胱充盈程度及排尿情况、会阴部清洁程度及皮肤情况。

（3）向患者及家属解释导尿目的、操作流程、注意事项及配合要点。

2. 操作前准备

（1）护士准备：衣帽整洁，七步洗手法洗手，戴口罩。

（2）用物准备：导尿包、尿垫、量杯、治疗车、屏风。其中，需要选择适宜型号和材料的导尿管。

（3）患者准备：了解操作目的、过程、注意事项及配合要点，清洁外阴，取舒适体位。

（4）环境准备：安静、宽敞、明亮，适宜操作，酌情关闭门窗，屏风或围帘遮挡，保护患者隐私。

3. 操作步骤　男性患者操作步骤见表 4-2；女性患者操作步骤见表 4-3。

表 4-2　无菌间歇导尿术操作步骤（男）

步骤	要点与说明
1. 携用物至患者床旁，核对患者床号、姓名	确认患者 取得患者配合
2. 关闭门窗，屏风遮挡，协助患者垫好尿垫	保护患者隐私
3. 操作者站于患者右侧，松开被尾，协助患者取仰卧位，双腿屈曲外展，脱去其对侧裤腿盖于近侧腿上，对侧下肢用盖被遮挡，露出外阴，注意保暖	一般站于患者右侧，方便操作者操作
4. 打开导尿包，包装袋置于床尾做污物袋，按无菌原则戴好手套，铺孔巾	注意使用无菌原则
5. 将弯盘及治疗盘置于孔巾上无菌区域内，弯盘放在会阴部下方，倒出碘伏棉球、润滑剂，润滑尿管	润滑剂最后打开
6. 左手用纱布裹住阴茎并提起，将包皮后推，暴露尿道口，进行尿道口消毒，顺序如下：①从尿道口螺旋消毒至冠状沟 3 次；②消毒尿道口，停留 5s，消毒完毕后将用过的镊子撤去	每个棉球限用 1 次 消毒时由内向外，避免已消毒的部位再次被污染
7. 左手提起阴茎使之与腹壁成 60° 角，嘱患者放松、深呼吸，右手用镊子将尿管轻轻插入患者尿道口 20~22cm，见尿液流出后再插 1~2cm	插管时注意观察患者及与其主动沟通
8. 尿液不再流出时，缓缓拔出尿管，此时可轻轻按压耻骨联合上膀胱区，尿液完全排空后，夹住尿管，将尿管缓缓拔出	拔管时导尿管开口须低于膀胱位置 最后夹住尿管，防止尿液反流 若需要留取尿标本，应及时送检
9. 观察尿液的颜色、性状、量，协助患者整理衣物，取舒适卧位，处理用物	
10. 洗手，操作完毕	

表 4-3 无菌间歇导尿术操作步骤（女）

步骤	要点与说明
1. 携用物至患者床旁,核对患者床号、姓名	确认患者 取得患者配合
2. 关闭门窗,屏风遮挡,协助患者垫好尿垫	保护患者隐私
3. 操作者站于患者右侧,松开被尾,协助患者取仰卧位,双腿屈曲外展,脱去其对侧裤腿盖于近侧腿上,对侧下肢用盖被遮挡,露出外阴,注意保暖	一般站于患者右侧,方便操作者操作
4. 打开导尿包,包装袋置于床尾做污物袋,按无菌原则戴好手套,铺孔巾	注意使用无菌原则
5. 将弯盘及治疗盘置于孔巾上无菌区域内,弯盘放在会阴部下方,倒出碘伏棉球、润滑剂,润滑尿管	润滑剂最后打开
6. 纱布包裹左手拇指及示指,露尿道口,进行尿道口消毒,顺序如下:①尿道口;②对侧小阴唇;③近侧小阴唇;④再次消毒尿道口	注意区分尿道口和阴道口,尿道口难以辨别时,可嘱患者咳嗽暴露尿道口; 消毒时由对侧向近侧,避免已消毒的部位再次被污染
7. 嘱患者放松、深呼吸,右手用镊子将尿管轻轻插入患者尿道口4~6cm,见尿液流出后再插1~2cm	插管时注意观察患者及与其主动沟通
8. 尿液不再流出时,缓缓拔出尿管,此时可轻轻按压耻骨联合上膀胱区,尿液完全排空后,夹住尿管,将尿管缓缓拔出	拔管时导尿管开口须低于膀胱位置 最后夹住尿管,防止尿液反流 若需要留取尿标本,应及时送检
9. 观察尿液的颜色、性状、量,协助患者整理衣物,取舒适卧位,处理用物	
10. 洗手,操作完毕	

（二）清洁间歇导尿术

清洁间歇导尿术可由操作者本人或第三方进行,操作要点一致。

1. 评定

（1）病情、导尿目的、注意事项。

（2）膀胱充盈程度及排尿情况、会阴部清洁程度及皮肤情况。

2. 操作前准备

（1）操作者准备:着装整洁、洗手。

（2）用物准备:导尿管、清洁用物（湿纸巾）、量杯。其中,需要选择适宜型号和材质的导尿管。

（3）环境准备:安静、宽敞、明亮,适宜操作;隐私保护。

男性患者操作步骤见表 4-4;女性患者操作步骤见表 4-5。

表 4-4　清洁间歇导尿术操作步骤（男）

步骤	要点与说明
1. 准备尿管,将尿管置于方便拿取处,并处于润滑状态	保持外阴清洁
2. 七步洗手法洗手	准备好所有东西后再洗手
3. 选择合适体位,左手提起阴茎使之与腹壁成60°角,放松、深呼吸,右手将尿管轻轻插入尿道口 20~22cm,见尿液流出后再插 1~2cm	若是第三方操作,插管时注意观察及与被操作者主动沟通 注意保护尿管,勿使其接触衣服、洗手台、被褥等
4. 尿液不再流出时,缓缓拔出尿管,此时可轻轻按压耻骨联合上膀胱区,尿液完全排空后,反折尿管,将尿管缓缓拔出	拔管时导尿管开口须低于膀胱位置 最后反折尿管,防止尿液反流
5. 观察尿液的颜色、性状、量,处理用物	
6. 洗手,操作完毕	

表 4-5　清洁间歇导尿术操作步骤（女）

步骤	要点与说明
1. 准备尿管,将尿管置于方便拿取处,并处于润滑状态	保持外阴清洁
2. 七步洗手法洗手	准备好所有东西后再洗手
3. 选择合适体位,放松、深呼吸,右手将尿管轻轻插入患者尿道口 4~6cm,见尿液流出后再插 1~2cm	若是第三方操作,插管时注意观察及与被操作者主动沟通 注意保护尿管,勿使其接触衣服、洗手台、被褥等
4. 尿液不再流出时,缓缓拔出尿管,此时可轻轻按压耻骨联合上膀胱区,尿液完全排空后,反折尿管,将尿管缓缓拔出	拔管时导尿管开口须低于膀胱位置 最后反折尿管,防止尿液反流
5. 观察尿液的颜色、性状、量,处理用物	
6. 洗手,操作完毕	

四、注意事项

1. 间歇导尿术操作注意事项

（1）操作前需要选择合适（尿液可顺畅流出的最小适用型号）的导尿管,一般成人选择 10~14 号,儿童选择 6~8 号,膀胱扩大术后患者可酌情选择更大型号尿管。

（2）双手功能完好即可自行操作清洁间歇导尿,女性患者或男性过于肥胖患者自行操作时,备用镜子等辅助用具。

（3）插管时动作宜轻柔,切忌太过用力。

（4）插管过程中嘱被操作者放松,若出现痉挛,可等待数分钟再插管或拔管。

（5）尿潴留患者首次放尿量不得超过 1 000ml;大量放尿可导致膀胱黏膜急剧充血,发生血尿。

（6）如出现血尿、尿路疼痛难以忍受等情况,应及时报告处理。

2. 导尿的时间和频率　在尿流动力学检查的指导下确定。原则是每次导尿量不超过膀胱安全容量,一般不超过 400ml,4~6 次 /d。

3. 饮食饮水及排尿日记

（1）行间歇导尿的患者需要规律饮食、饮水,正常成年人每日摄入液体量限制在 1 500~2 000ml,夏季或大量运动时可酌情增加。推荐晨起至睡前 3h 均匀摄入 100~150ml/h 液体量,包括粥、汤、牛奶、水果等。避免单次大量摄入液体,使得短时间内产生大量尿液。

（2）记录排尿日记能有效指导居家间歇导尿。

知识拓展

清洁间歇导尿术的来源

1970 年,美国泌尿外科医生 Jack Lapides 和护士 Betty S. Lowe 提出"清洁间歇导尿术"的概念,首先将清洁间歇导尿术应用于临床治疗,取得了良好的临床效果。

（高丽娟）

第七节　排便训练技术

一、概述

排便训练技术包括饮食指导、排便体位、定时排便、腹肌运动、盆底肌运动、腹部按摩、人工辅助排便、药物使用、排便评价等。根据排便障碍的类型,采用不同的训练方法。其目的是:

1. 降低患者便秘、大便失禁发生率。
2. 保护残存肠道功能。
3. 减少或消除对药物的依赖性。
4. 帮助患者建立排便规律,提升生活质量。

二、临床应用

（一）适应证
排便训练技术适用于各种原因引起的排便障碍。

（二）禁忌证
严重损伤或感染、免疫力极度低下、有出血倾向。

三、操作方法

（一）评定

1. 患者年龄、病情、操作目的、意识状态、心理状况、合作程度。
2. 患者排便方式、性质、次数、与疾病的关系、会阴部皮肤情况。
3. 向患者及家属解释操作目的、操作流程、注意事项及配合要点。

（二）操作前准备

1. **护士准备** 衣帽整洁，七步洗手法洗手，戴口罩。
2. **用物准备** 手套、液体石蜡，必要时准备甘油灌肠剂、灌肠用肥皂水等。
3. **患者准备** 了解操作目的、过程、注意事项及配合要点，清洁外阴，取舒适体位。
4. **环境准备** 适宜操作，酌情关闭门窗，屏风或围帘遮挡，保护患者隐私。

（三）操作及康复训练内容

1. **饮食指导** 合理安排饮食与运动，多食水果、蔬菜及粗粮等高纤维、富含营养的食物，病情允许时，液体摄入量不低于 2 000ml/d。
2. **排便体位** 采用可以使肛门直肠角增大的体位，即蹲位或坐位，此时可借助重力作用使大便易于排出，也易于增加腹压，减轻心脏负担。若不能取蹲位或坐位，则以左侧卧位较好。对于脊髓损伤的患者，也可以使用辅助装置协助排便。
3. **定时排便** 逐步建立排便反射，一般在每日早餐后 30min 内完成排便。
4. **腹肌运动** 坐位或侧卧位，嘱患者深吸气，往下腹部用力，做排便动作。
5. **盆底肌运动** 平卧位，双下肢并拢，双膝屈曲稍分开，轻抬臀部，缩肛、提肛 10~20 次，维持 10s，练习 4~6 次 /d，促进盆底肌的训练。
6. **腹部按摩** 用单手或双手的示指、中指和环指自右沿结肠解剖位置向左环形按摩。从盲肠部开始，依据肠蠕动方向，经升结肠、横结肠、降结肠、乙状结肠做环形按摩，或在乙状结肠部由近心端向远心端做环形按摩，5~10min/ 次，2 次 /d。
7. **人工辅助排便** 示指或中指戴手套，涂润滑油后缓缓插入直肠，用指腹在肛管 12 点、3 点、6 点、9 点的 4 个方位分别压下，一般压 1s 松 4s，一圈共 20s，根据患者耐受及肠蠕动情况反复循环，每次刺激持续 1min，间隔 2min 后可再次进行，直至患者感到肠壁放松、排气、排便。
8. **药物使用** 使用通便剂，如开塞露、甘油灌肠剂、肥皂水等刺激肠蠕动，从而促进排便。
9. **排便评价** 定时评价排便情况和观察肠道康复训练效果，记录排便情况。发现异常现象及时处理和报告。

四、注意事项

1. 排便过程中密切关注患者的体征，并及时排除肠道原因。
2. 在训练过程中鼓励患者，减轻患者由于排便障碍带来的精神紧张和心理压力。

（高丽娟）

第八节　辅助具应用

辅助具是指病、伤、残患者使用的,用于防止、补偿、减轻或抵消残障的各种产品、器具、设备。其作用为提高运动功能,减少并发症,提高生活自理能力,增加就业能力,最终提高生活质量,使患者回归社会。本节主要介绍矫形器、助行器、假肢及轮椅。

一、矫形器

(一)概述

矫形器(orthosis)是在人体生物力学基础上,用于矫正四肢、躯干的畸形或骨关节疾病、神经肌肉萎缩或疾病,改善人体神经、肌肉或骨骼结构,补偿其功能的体外装置。随着材料学、生物力学的发展,现代矫形器的开发、制造、装配都有很大进步。现代康复医学已经把矫形器技术视为与物理治疗、作业治疗、言语治疗一样重要的康复技术。

1. 目的　预防、矫正畸形或代偿失去的功能。

2. 基本功能

(1)稳定和支持:通过对异常活动或异常活动范围关节限制,稳定关节,减轻疼痛,改善承重功能。如下肢神经性肌肉瘫痪矫形器可以帮助稳定关节。

(2)固定与保护:通过对病变肢体或躯干的固定促进病变痊愈。如用于治疗骨折的各种矫形器。

(3)预防或矫正畸形:通过矫形器的阻力作用,矫正因骨发育异常或外力作用引起的骨和关节畸形。如少年儿童生长发育异常畸形的矫正。

(4)减轻承重:通过矫形器分担肢体或躯干骨、关节长轴的承重。如坐骨承重矫形器。

(5)抑制站立、步行中的肌肉反射性痉挛:控制关节运动。如硬踝足塑料矫形器用于脑瘫患者,可防止步行中出现痉挛性马蹄内翻足。

(6)补偿功能:动力矫形器可以通过动力装置补偿软弱的肌肉,促进肢体的活动。

3. 分类

(1)上肢矫形器:包括手矫形器、腕矫形器、肘腕手矫形器、肩肘腕手矫形器。其材料及工艺要求轻便灵活。其作用在于为上肢提供牵引力,控制异常活动,纠正畸形,扶持部分瘫痪肢体,完成精细动作及日常生活活动(图4-46)。

(2)下肢矫形器:包括踝足矫形器、膝踝足矫形器、膝矫形器、髋膝踝足矫形器、足矫形器。其作用在于固定不稳定关节,代偿麻痹的肌肉,减轻患者患肢的承重,矫正畸形,补偿肢体缺损及不随意的运动控制。

(3)脊柱矫形器:包括头颈部矫形器、颈部矫形器、颈胸部矫形器、颈胸腰骶部矫形器。其作用在于限制脊柱的运动,预防和矫正脊柱畸形,减轻疼痛,减少椎体承重,维持脊柱的稳定性,保护麻痹的肌肉等。

（二）临床应用

由于需要矫形器的部位和作用差别比较大,因此矫形器制作的针对性很强,需要根据患者的实际情况制订处方。

（三）操作方法

1. 评定

（1）患者年龄、病情、操作目的、心理状况、合作程度。

（2）矫形器的功能、品种、尺寸、固定范围、佩戴区域皮肤情况。

（3）向患者及家属解释操作目的、操作流程、注意事项及配合要点。

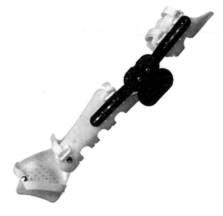

图 4-46　上肢矫形器

2. 操作前准备

（1）护士准备:衣帽整洁,七步洗手法洗手,戴口罩。

（2）用物准备:检查矫形器。

（3）患者准备:了解操作目的、过程、注意事项及配合要点,取舒适体位,着宽松、柔软、易穿脱的衣裤。

（4）环境准备:安静宽敞明亮,适宜操作。

3. 使用方法

（1）康复处方:由康复医师制订矫形器康复处方,主要包括:基本信息、使用目的、功能要求、品种、材料、尺寸、固定范围、体位、作用力分布及使用时间。

（2）正确使用矫形器:如指导患者穿脱时间、正确的训练方法、利用矫形器完成日常生活活动等。

（3）功能训练:包括增强激励、改善关节活动度等,由康复治疗组制订个体康复训练方案。

（四）注意事项

1. 心理护理　帮助患者解除疑虑,尽快过渡到装配后的训练中去。

2. 预防压力性损伤　穿戴矫形器易造成局部组织受压而出现压力性损伤,随时观察患者穿戴过程中局部皮肤的状况,根据情况有针对性地采取有效措施。如增加软垫于骨突处以缓解受压;局部受压严重的要及时改进矫形器,或做适当的调整。保持日常皮肤干净干燥。

3. 矫形器的维护和保养　矫形器的制作材料不同,其使用年限亦不同。为了能保证矫形器最大限度地延长使用寿命并发挥正常功能,要对矫形器进行定期的维护与保养,保持清洁干燥;检查每个螺丝、接口的地方是否牢固;低温材料制作的矫形器,存放时要远离热源。

4. 定期随访。

二、助行器

（一）概述

辅助人体支撑体重、保持平衡和行走的器具称为助行器。

1. 功能 用于下肢功能障碍。在步行中辅助保持身体平衡,减少下肢承重,缓解疼痛,改善步态,改进步行功能。

2. 分类

(1)单臂操作的助行器:包括各种手杖和拐杖。

(2)双臂操作的助行器:包括助行架、轮椅助行架、助行椅、助行台等助行器(图 4-47)。

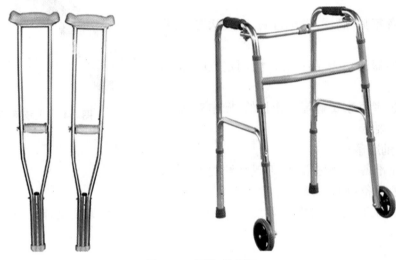

图 4-47 拐杖、助行架

(二)临床应用

1. 手杖 单手扶持帮助行走的工具。根据功能和结构,可分为单足手杖、多足手杖、直手杖、可调式手杖、带坐式手杖、多功能手杖和盲用手杖等。使用手杖时,患者的腕部肌力和握力必须能承担其体重。

单足手杖一般适用于握力好、上肢支撑力强的患者,如偏瘫患者的健侧;多足手杖一般适用于平衡能力及肌力差、使用单足手杖不够安全的患者。

2. 拐杖 肘拐、腋拐等。肘拐要求患者上肢具有良好的肌肉力量;腋拐较稳定,适用于截瘫患者。

3. 助行器

(1)框架式助行器:可支撑体重,便于患者站立和行走,其支撑面积大,稳定性好。临床常用的有:

1)固定型:适用于下肢损伤或骨折不能负重的患者。

2)交互型:体积小、无脚轮、可调节高度,适用于立位平衡差、下肢肌力差的患者及老年人。

3)两轮型:适用于上肢肌力差、提起助行器困难者。

4)步行车:适用于步态不稳的老年人。

(2)截瘫助行器:根据患者的具体情况配置。适用于 T_{10} 或 T_{10} 以下完全性截瘫或部分高位不完全性截瘫患者。

(3)交替式助行器:适用于各种原因所致的 T_4 以下完全性或更高节段不完全性脊髓损

伤患者。

（三）注意事项

1. 使用前检查助行器各部位是否牢固,有无变形、损坏、毛边等。

2. 注意环境安全,避免在潮湿、昏暗、有障碍物的地面使用助行器。

3. 使用助行器时应穿合脚的防滑鞋。

4. 使用时间不宜过长。

5. 使用后需要检查皮肤。

6. 定时检查助行器。

三、假肢

（一）概述

假肢（prosthesis）是用工程技术的手段和方法,为弥补截肢者或不完全缺损的肢体而专门设计和制作装配的人工肢体。目前制作材料有金属材料、木材、皮革、弹性橡胶、织物、塑料等。

1. 功能 代替失去肢体,使截肢者恢复一定的生活自理和工作能力。其适用对象是因疾病、外伤等原因截肢的患者。

2. 分类 上肢假肢、下肢假肢（图 4-48）。

（二）临床应用

1. 上肢假肢 上肢是进行日常生活和精细活动的主要器官,上肢假肢一般外观逼真、动作灵活、功能良好、轻便耐用、穿脱方便。上肢假肢有:①部分手假肢,用于部分手截肢的假肢;②腕关节离断假肢;③前臂假肢;④肘关节离断假肢;⑤上臂假肢;⑥肩关节离断假肢、肩胛带离断假肢。

2. 下肢假肢 下肢的主要功能是承重、平衡、站立。下肢假肢一般除了外观逼真、轻便耐用、操纵简便以外,还应具有合适的长度、良好的承重功能和生物力线。下肢假肢有:①部分足假肢;②小腿假肢;③膝部假肢;④大腿假肢;⑤髋部假肢;⑥双侧高位截肢假肢。

下肢假肢佩戴后的功能训练:

（1）单侧小腿假肢

1）站立平衡训练:开始练习可扶着双杠扶手、拐杖、手杖,练习正确站立姿势;要求身体站直,两脚间保持10cm 距离,体重能较均匀地放在假肢和健肢上,双眼向前平视对面的镜子,练习站稳;逐渐练习双手不扶任何物体站立;练习身体前倾、后仰、侧屈、旋转运动中仍能站稳,防止摔倒。

2）身体重心转移训练:双足位置不变,将全身的大部分重量反复地移到假肢上（将骨盆移向假肢侧面,上半身不得向假肢侧倾斜）,同时应保持身体平衡。

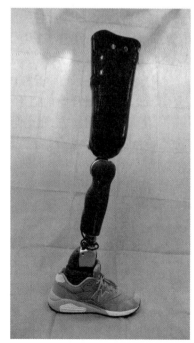

图 4-48 下肢假肢

3）平行杠内步行训练：健肢向前迈一步、重心移至健肢，假肢膝关节屈曲，向前摆动，足跟着地。注意双下肢的步长要相近，步宽要尽量小。

4）平行杠外步行训练：面对镜子，双眼平视，沿着地上直线标志线训练步行。注意上身没有向假肢侧大的摇摆，双下肢的步长要相近，步宽尽量小，一般不超过5cm，双下肢的支撑时间要相近，双足的外旋角度相近。

（2）单侧大腿假肢

1）站立位平衡功能训练：①开始训练时可手扶双杠（或双拐），练习正确的站立姿势。要求身体站直、双眼平视，双下肢能均匀承重站稳，双脚间宽约10cm，练习逐渐减少双手扶杠的力量至不扶也能稳定站立。站立中应注意收缩臀部肌肉，后伸髋关节保持假肢膝关节不会突然弯曲。当双手不扶双杠能站稳后，可练习身体前倾、后仰、侧屈、转身运动中也能保持稳定，身体不倒，膝部不弯。②身体重心左右移动中的平衡训练：双脚可分开20cm站立。双手扶杠，向左、右水平移动骨盆，使假肢、健肢交替承担体重，注意运动中双眼平视、双肩要平、上身要直。训练中逐渐减少手扶力量，直到不扶。③身体重心前后移动中的平衡训练：让假肢侧脚位置稍后退，使人体重心前后移动。运动时腰挺直，上身保持垂直，体重移向假肢时应注意用力后伸髋关节，防止膝部弯曲。④假肢单腿站立平衡训练：双手不扶杠，试着只用假肢单腿站立，每次站立维持时间越长越好，最好达到每次能站立5s以上。站立时注意上身不要向假肢侧有大的倾斜。

2）迈步训练：①交替屈膝练习。双手扶杠（或拐）练习健肢和假肢的屈膝、抬起足跟。当抬起健侧足跟时应注意用力后伸假肢侧的髋关节，防止膝部弯曲。②健肢和假肢交替的前后运动。健肢的前后运动：站立在双杠间双手扶杠自我保护，用假肢承担体重，反复地训练将健肢向前迈和向后伸。健侧下肢向前迈时，注意尽量后伸假肢侧的髋关节，假肢膝关节不要弯曲。③假肢的前后运动。双手扶双杠自我保护，反复练习健肢承担体重。提起假肢时，尽量后伸假肢，再将假肢屈膝，向前迈出一步，然后再将假肢转为后伸。用假肢向前迈步时，注意当假肢足跟落地时必须用力后伸假肢侧的髋关节，防止膝关节突然弯曲。

3）步行训练：①平行杠内步行训练。双手轻轻扶杠，面对镜子，双眼平视，首先将体重移到假肢上，健肢向前迈出一步，再将体重逐渐移到健肢上，然后屈曲假肢膝关节，上提假肢，使大腿迈向前方，随着假肢小腿摆动膝关节逐渐伸直，当足跟着地时，必须用力后伸髋关节，残肢压向接受腔后壁，以保证膝关节稳定，然后再将体重移到假肢上，将健肢迈向前方。②平行杠外步行训练。面对镜子，沿着地面的直线标志线进行步行训练。对于年老、体弱、残肢短、控制膝关节稳定性能力差者，开始杠外训练时健手可轻扶手杖，防止摔倒。

（三）注意事项

1. 防止残肢肌肉萎缩。
2. 防止残肢肿胀和脂肪沉积。
3. 保持残肢皮肤和假肢接受腔的清洁。
4. 下肢假肢佩戴者保持适当的体重。

四、轮椅

（一）概述

轮椅通常指带有行走轮子的座椅,用于肢体残障或行走障碍人士代步用。常见的有手动轮椅、电动轮椅、坐便轮椅、运动轮椅等(图 4-49)。

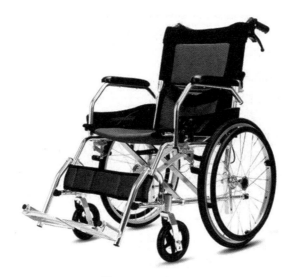

图 4-49 手动轮椅

（二）临床应用

1. **手动轮椅** 适用于大多数人。

2. **电动轮椅** 需要在指导下使用。

3. **坐便轮椅** 适合高位截瘫和由各种病症引起的下肢行走障碍者。

4. **运动轮椅** 具有较强专业性,需要量身定做。

（三）操作方法

1. 评定

（1）患者年龄、病情、意识状态、心理状况、自理能力、合作程度。

（2）患者肢体的肌力、肌张力、管路情况。

（3）向患者及家属解释操作目的、操作流程、注意事项及配合要点。

2. 操作前准备

（1）护士准备:衣帽整洁,七步洗手法洗手,戴口罩。

（2）用物准备:检查轮椅。

（3）患者准备:了解操作目的、过程、注意事项及配合要点。

（4）环境准备:适宜操作。

3. 操作步骤

（1）偏瘫患者床到轮椅

1）推轮椅到床旁,与床成 30°~45° 角,刹住车闸,翻起脚踏板。

2）帮助患者坐于床边,双脚着地,躯干前倾。

3）操作者屈髋面向患者站立,双下肢分开位于患者患侧下肢两侧,双膝夹紧患者患膝并固定,双手抱住患者臀部或拉住腰部皮带,患者双臂抱住操作者的颈部。操作者挺直后背并后仰将患者拉起,呈站立位。

4）在患者站稳后,操作者以足为轴慢慢旋转躯干,使患者背部转向轮椅,臀部正对轮椅正面。嘱患者慢慢弯腰坐至轮椅上。

5）帮助患者坐好,放下脚踏板,将患者双脚放于脚踏板上。

（2）偏瘫患者轮椅到床,可按上述程序反过来进行。

（3）截瘫患者床到轮椅

1）刹住轮椅刹车,翻起踏脚板。

2）使患者双脚平放着地,躯干前倾。

3）操作者左脚放在患者的右脚旁,右脚则放在患者的双脚前,取屈膝半蹲位。

4）双手托着患者的臀部或拉住腰部皮带。

5）操作者身体后仰,伸直双腿,将患者拉起至站立姿势。

6）操作者用自己的双膝防止患者的膝关节屈曲,同时将患者转至轮椅前。

7）帮助患者坐下时,一手扶住患者背部,另一手扶住臀部,使患者躯干前倾,臀部后移,下降至轮椅上。

（4）截瘫患者从轮椅到床:患者双臂环抱辅助者的肩部,操作者一手抱住患者的腰部,另一手扶住背部,双脚位置及转动方法与前面所述相同。

（5）四肢瘫患者床椅转移

1）拉上刹车并除去一边的活动扶手。

2）患者的左、右前臂一上一下横放在胸腹之间,双肘紧靠身躯。

3）操作者 A 站于轮椅后方,两腿略屈,双脚均向着预定移动的方向,前臂分别从患者腋下抓握住患者前臂。

4）操作者 B 双手承托于患者大腿和小腿下方。

5）一人发出口令,两人同时伸直双腿,抬起患者。

6）操作者 A 主导方向,两人合力将患者放在床上。

（四）注意事项

1. 根据患者的病情和恢复情况进行适当的转移训练。

2. 转移训练过程中应遵循安全、快捷、实用的原则,注意采取妥善的保护措施,防止患者受伤。

3. 妥善固定各种管路,避免牵拉。

4. 辅助转移时注意重心的转移,遵循节力原则,避免辅助者受伤。

（高丽娟）

第五章 神经系统疾病康复与护理

学习目标

1. 掌握脑卒中、颅脑损伤、脊髓损伤、脑性瘫痪、帕金森病的康复护理方法和健康教育措施。
2. 熟悉神经系统疾病的主要功能障碍及主要评定。
3. 了解神经系统疾病的概念及相关基础理论。
4. 学会应用康复护理评定方法,对患者实施系统评定。
5. 具有提出康复护理及健康教育措施的能力。

第一节 脑卒中的康复护理

一、概述

脑卒中(stroke)又称脑血管意外。临床上将脑血管疾病分为两大类:缺血性脑血管意外和出血性脑血管意外。缺血性脑血管意外包括短暂性脑缺血发作(transient ischemic attack,TIA)、脑血栓形成、脑栓塞和腔隙性脑梗死;出血性脑血管意外包括脑出血和蛛网膜下腔出血。脑卒中后1周的患者73%~86%有偏瘫,71%~77%有行动困难,47%不能独坐,75%左右不同程度地丧失劳动能力,40%重度致残。在我国目前需要和正在进行康复的患者中,脑卒中患者占有相当大的比例。随着科学技术和医疗服务水平的不断提高,脑卒中的致死率呈现逐渐下降的趋势,同时,由于发病率逐年增高,导致脑卒中的致残率亦呈现逐年增高的趋势。脑卒中早期介入康复已成为共识。

早期康复的意义:康复护理与临床护理同步进行可有效改善患者的肢体运动功能。早期康复能提高患者的生活自理能力,减少病后抑郁症的发生,对提升患者生活质量,促进全面康复有重要的现实意义。康复介入的时间越早,其功能恢复就越好。及时发现和预防功能障碍,对防止因病致残、改善预后及缩短病程都具有重要意义。

二、康复护理评定

(一)一般状况

1. 起病突然 立即出现相应的症状和体征,是脑卒中的主要特点。

2. 全脑症状 头痛、恶心、呕吐和不同程度的意识障碍。这些症状轻重不等或不出现，主要与脑卒中类型和严重程度有关。

3. 局灶症状和体征 根据损害的部位不同而异。

（1）颈内动脉系统损害表现：主要由大脑半球深部或额、颞、顶叶病变所致，可表现为：①病灶对侧中枢性面、舌下神经瘫痪和肢体瘫痪；②对侧偏身感觉障碍；③优势半球损害时可有失语；④对侧同向偏盲。

（2）椎基底动脉系统损害表现：主要由脑干、小脑或枕叶病变所致，可表现为：①眩晕伴恶心、呕吐；②复视；③构音、吞咽困难；④交叉性瘫痪或感觉障碍；⑤小脑共济失调；⑥皮质盲。

（3）脑膜刺激征：颅内压增高或病变波及脑膜时发生，表现为颈项强直、Kernig 征和 Brudzinski 征阳性。

（二）主要功能障碍及评定

1. 主要功能障碍

（1）运动功能障碍：脑卒中后最常见、最严重的功能障碍是运动功能障碍。运动功能障碍由锥体系统受损引起，是致残的重要原因。运动功能障碍多表现为一侧肢体不同程度的瘫痪或无力，即偏瘫。运动功能的恢复一般经过 3 个时期：弛缓期、痉挛期和恢复期。

（2）言语功能障碍：脑卒中患者言语功能障碍的发病率高达 40%~50%。言语功能障碍是指口语、书面语、手势语等交流能力的缺陷。脑卒中后言语功能障碍包括失语症和构音障碍两方面。

1）失语症：是指由于脑部损伤使原已获得的语言能力受损或丧失的一种语言障碍综合征，也是优势半球损害的重要症状之一。主要表现为对语言的表达和理解能力障碍；对文字的阅读和书写能力障碍；高级信号活动的障碍（如计算困难、乐谱阅读困难等）。

2）构音障碍：表现为发声困难，发音不准，吐字不清，声响、音调、速度及节律异常，鼻音过重等言语特征改变。

（3）摄食和吞咽功能障碍：是脑卒中最常见的并发症之一。吞咽动作一般分为口腔准备期、口腔期、咽期和食管期，脑卒中后吞咽功能障碍为前三期单独或同时发生障碍。摄食和吞咽功能障碍的患者易发生吸入性肺炎或因进食不足出现营养不良、水电解质紊乱。

（4）感觉障碍：约 65% 的脑卒中患者有不同程度和不同类型的感觉障碍。感觉障碍主要表现为痛温觉、触觉、运动觉、位置觉、实体觉和图形觉减退或丧失。

（5）认知功能障碍：主要包括意识障碍、智力障碍、记忆力障碍、失认症（视觉失认、听觉失认、触觉失认、躯体忽略、体象障碍）、失用症（观念性失用、结构性失用、运动性失用、步行失用）。

（6）心理障碍：心理障碍是指人的内心、思想、精神和感情等心理活动发生障碍。脑卒中患者一般要经历震惊、否定、抑郁反应、对抗独立、适应等几个心理反应阶段。常见的心理障碍有：抑郁（发生率 32%~46%）、焦躁及情感障碍等。

（7）日常生活活动能力障碍：脑卒中患者由于运动功能、言语功能、摄食和吞咽功能、感觉功能、认知功能等多种障碍并存，导致日常生活活动能力严重障碍。

（8）其他障碍

1）面神经功能障碍：主要表现为额纹消失、口角歪斜及鼻唇沟变浅等表情肌运动障碍。核上性面瘫表现为睑裂以下表情肌运动障碍，可影响发音和饮食。

2）误用综合征：病后治疗方法不当可引起关节肌肉损伤、骨折、肩髋疼痛、痉挛加重、异常痉挛模式和异常步态、尖足内翻等。

3）失用综合征：长期卧床，可引起压力性损伤、肺部感染、肌萎缩、骨质疏松、直立性低血压、肩-手综合征、心肺功能下降、异位骨化等失用综合征。

4）延髓麻痹：分为真性和假性延髓麻痹，以后者多见。

2. 康复评定

（1）运动功能评定：主要是对运动模式、肌张力、肌肉协调能力进行评定。目前对运动障碍的评定有两大类：一类是评价运动模式的改变，多采用 Brunnstrom 6 阶段评定法、简化 Fugl-Meyer 评定法等，其中 Brunnstrom 6 阶段评定法历史最悠久，对脑卒中后弛缓期、痉挛期、恢复期的状况评定多采用该方法。另一类是评价肌力的变化，多采用徒手肌力和器械肌力评定。

1）Brunnstrom 6 阶段评定法：是评价脑卒中偏瘫肢体运动功能最常用的方法之一。根据脑卒中恢复过程中的变化将手、上肢及下肢运动功能分为 6 个阶段或等级（表 5-1）。

表 5-1　**Brunnstrom 6 阶段评定法**

阶段	上肢	手	下肢
1	无任何运动	无任何运动	无任何运动
2	仅出现协同运动模式	仅有极细微的屈曲	仅有极少的随意运动
3	可随意发起协同运动	可有钩状抓握，但不能伸指	在坐和站立位上，有髋、膝、踝的协同性屈曲
4	出现脱离协同运动的活动：肩 0°、肘屈曲 90° 的条件下，前臂可旋前、旋后；肘伸直的情况下，肩可前屈 90°；手臂可触及腰骶部	能侧捏及松开拇指，手指有半随意的小范围伸展	在坐位上，可屈膝 90° 以上，足可向后滑动。在足跟不离地的情况下踝能背伸
5	出现脱离协同运动的活动：肩伸直时肩可外展 90°；肘伸直，肩前屈 30°~90° 时，前臂可旋前、旋后；肘伸直，前臂中立位，上肢可举过头	可做球状和圆柱状抓握，手指同时伸展，但不能单独伸展	患侧下肢站立，患侧下肢可先屈膝，后伸髋；伸膝情况下，踝可背伸
6	运动协调近于正常，手指指鼻无明显辨距不良，但速度比健侧慢（≤5s）	所有抓握均能完成，但速度和准确性比健侧差	在站立位可使髋外展到抬起该侧骨盆所能达到的范围；坐位下伸直膝可内外旋下肢，合并足内外翻

2）简化 Fugl-Meyer 评定法：是由 Fugl-Meyer 等在 Brunnstrom 评定法的基础上制定的偏瘫综合躯体功能的定量评定法，其内容包括上肢、下肢、平衡、四肢感觉功能和关节活动度的评定，省时、简便、科学，因而在有关科学研究中多采用此法（表 5-2）。

表 5-2 简化 Fugl-Meyer 评定法

测试项目	初评	末评
1. 无支撑坐位		
2. 健侧"展翅反应"		
3. 患侧"展翅反应"		
4. 支撑站立		
5. 无支撑站立		
6. 健侧站立		
7. 患侧站立		
合计		

注:具体评定项目及评分标准如下。
1. 无支撑坐位:0分,不能保持坐位;1分,能坐,但少于5min;2分,能坚持坐5min以上。
2. 健侧"展翅反应":0分,肩部无外展或肘关节无伸展;1分,反应减弱;2分,反应正常。
3. 患侧"展翅反应":评分同第2项。
4. 支撑站立:0分,不能站立;1分,他人完全支撑时可站立;2分,一个人稍给支撑时能站立1min。
5. 无支撑站立:0分,不能站立;1分,不能站立1min以上;2分,能平衡站立1min以上。
6. 健侧站立:0分,不能维持1~2s;1分,平衡站稳4~9s;2分,平衡站立超过10s。
7. 患侧站立:评分同第6项。
每个检查项目都分为0~2分三个级别进行计分,最高分14分,最低分0分。少于14分,说明平衡功能有障碍,评分越低,表示平衡功能障碍越严重。

3)徒手肌力评定:根据受检肌肉或肌群的功能,让受试者处于不同的检查体位,然后嘱其分别在去除重力、抗重力和抗阻力的条件下做一定的动作,按照动作的活动范围及抗重力或抗阻力的情况将肌力进行分级。

(2)言语功能评定:主要是通过交流、观察、使用通用量表等方法,了解被评定者有无言语功能障碍,判断其性质、类型及程度,确定是否需要进行言语治疗以及采取何种治疗及护理方法。

(3)摄食和吞咽功能评定

1)饮水试验:根据饮水后有无呛咳或语言清晰度可预测误咽是否存在。让患者在坐位状态下饮30ml常温水,观察全部饮完的时间,注意观察是否有水从口角流出(表5-3)。

表 5-3 饮水试验

等级	标准
1分	5s内饮完,无呛咳、停顿
2分	1次饮完,但超过5s,或分2次饮完,无呛咳、停顿
3分	能1次饮完,有呛咳
4分	分2次以上饮完,有呛咳
5分	呛咳多次发生,全部饮完有困难

2）吞咽能力评定：根据误咽的程度及食物在口腔内的加工能力，将吞咽能力分为7级（表5-4）。

表5-4　吞咽能力的评定标准

分级		临床表现
1级	唾液误咽	唾液引起误咽，应做长期营养管理，吞咽训练困难
2级	食物误咽	有误咽，改变食物的形态没有效果，为保证水、营养摄入应做胃造口，同时积极康复训练
3级	水的误咽	可发生水的误咽，使用误咽防治法也不能控制，但改变食物形态有一定的效果，故需要选择食物。为保证水的摄入，可采取经口、经管并用的方法，必要时做胃造口，应接受康复训练
4级	机会误咽	用一般摄食方法可发生误咽，但通过一口量调整或姿势调整、吞咽代偿法（防止误咽的方法）等达到防止水误咽的水平，需要就医和吞咽训练
5级	口腔问题	主要是准备期和口腔期的中度及重度障碍，对食物形态必须加工，饮食时间长，口腔内残留多，有必要对食物给予指导和检查，应进行吞咽训练
6级	轻度障碍	有摄食、吞咽障碍，咀嚼能力不充分，有必要制成软食、调整食物大小，吞咽训练不是必需的
7级	正常范围	没有摄食、吞咽问题，不需要康复治疗

3）X线透视检查：在X线透视下，让患者吞咽造影剂（50g钡加水100ml调成糊状，每次约5ml），观察造影剂在口腔到咽后的移动状况（表5-5）。

表5-5　吞咽障碍的程度评分

	吞咽障碍的程度	得分
口腔期	不能把口腔的食物送入咽喉，从口唇流出，或者仅由重力作用送入咽喉	0
	不能形成食块流入咽喉，只能把食物形成零零碎碎状流入咽喉	1
	不能一次将全部食物送入咽喉，一次吞咽动作后，有部分食物残留在口腔内	2
	一次吞咽就把全部食物送入咽喉	3
咽喉期	不能引起咽喉上举，会厌的闭锁、软腭弓闭合，吞咽反射不充分	0
	在咽喉凹及梨状隐窝存有大量食物	1
	少量潴留残食，且反复多次吞咽才能把残食全部吞下	2
	一次吞咽就可以把食物送入食管	3
误咽程度	大部分误咽，但无呛咳	0
	大部分误咽，有呛咳	1
	少部分误咽，无呛咳	2
	少部分误咽，有呛咳	3
	无误咽	4

（4）平衡评定：平衡的控制是一种复杂的运动技巧，人体平衡的维持取决于以下几方面。①感觉输入：包括视觉、本体感觉及前庭感觉。②中枢整合作用：对所接收的信息进行加工，并形成运动方案；在交互神经支配或抑制的作用下，使人体能保持身体某些部位的稳定，同时有选择地运动身体的其他部位。③运动输出：能产生适宜的运动，完成大脑所指定的运动方案。以上各方面综合作用，使身体的中心落在支撑面内，人体就保持平衡，否则人体就失去平衡，产生平衡功能障碍。平衡评定有多种方法，主要分为观察法、功能性评定及平衡测试仪评定 3 类。

1）观察法：临床上普遍使用的主要是 Romberg 检查法和强化 Romberg 检查法；此外，还可以评定在活动状态下能否保持平衡，如站立时移动身体、在不同条件下行走，包括足跟碰脚趾行走、足尖行走、侧方走、走圆圈及绕过障碍物行走等。传统的观察法过于粗略和主观，且缺乏量化，因而对平衡功能的反应性差，但由于其应用简便，可以对具有平衡功能障碍的患者进行粗略筛选，因此，目前在临床上仍有一定的应用价值。

2）功能性评定：即量表法。该评定法属于主观评定，不需要专门的设备，应用方便，且可以进行定量评分。目前临床上常用的平衡量表主要有 Berg 平衡量表、Tinnetti 量表、"站起 - 走"计时测试等，3 个量表评定平衡功能具有较高的信度和效度。此外，Lindmark 运动功能评定表中也有评定平衡功能部分，在临床上也有一定的应用。

Berg 平衡量表包括站起、坐下、独立站立、闭眼站立、上臂前伸、转身一周、双足交替踏台阶、单腿站立等 14 个项目，每个项目最低得分为 0 分，最高得分为 4 分，总分 56 分，测试一般在 20min 内完成。得分 0~20 分、21~40 分、41~56 分代表的平衡能力相对应坐轮椅、辅助步行和独立行走 3 种活动状态。总分少于 40 分，预示有跌倒的危险性。

3）平衡测试仪评定：是近年来国际上发展较快的定量评定平衡能力的一种方法，包括静态平衡测试和动态平衡测试。其采用高精度的压力传感器和电子计算机技术，整个系统由受力平台记录身体的摇摆情况，并将记录到的信号转化成数据输入计算机，在应用软件的支持下，对接收到的数据进行分析，实时描记压力中心在平板上的投影与时间的关系曲线，其结果以数据及图的形式显示，故也称为定量姿势图。

（5）感觉评定：感觉分为一般感觉和特殊感觉。①一般感觉：包括浅感觉、深感觉和复合感觉（皮质感觉）。浅感觉是指痛觉、温度觉和触压觉，是皮肤和黏膜的感觉；深感觉包括运动觉、位置觉、振动觉，是肌腱、肌肉、骨膜和关节的感觉；复合感觉是指形体觉、两点辨别觉、定位觉、图形觉、重量觉等，是皮质感觉，是大脑顶叶皮质对各种感觉进行分析比较和综合而形成的。②特殊感觉：包括视、听、嗅、味等。通过神经科体格检查评定患者的痛觉、温度觉、触压觉、运动觉、位置觉、图形觉等是否减退或丧失。

（6）认知评定：认知是脑的高级功能活动，是获取和理解信息，进行判断和决策的过程，包括注意、记忆、思维、学习、执行功能等。常用的方法有 MMSE、洛文斯顿作业治疗认知评定成套测验和电脑化认知测验等。

（7）心理评定：评定患者的心理状态、人际关系与环境适应能力，了解有无抑郁、焦虑、恐惧等心理障碍，评定患者的社会支持系统是否健全有效。

（8）生活质量评定：应用世界卫生组织生存质量测定量表（WHOQOL-100）、健康状况调查简表（SF-36）及生活满意度量表等，对脑卒中患者的生活质量进行评定。

三、康复护理措施

（一）康复护理原则和目标

1. 康复护理原则 合理饮食、康复训练及指导、心理护理、预防复发、疾病相关知识和日常生活指导。

2. 康复护理目标 包括短期目标和长期目标。

（1）短期目标:患者能适应卧床或生活自理能力降低的状态,能采取有效的沟通方式表达自己的需要和情感,生活需要得到满足,情绪稳定,舒适感增强;能配合进行语言和肢体功能的康复训练,掌握进食的恰当方法,维持正常的营养供给,语言表达能力、躯体活动能力和吞咽功能逐步恢复正常;能描述可能导致受伤和感染的原因并采取积极应对措施,不发生受伤、误吸、压力性损伤及各种感染。

（2）长期目标:通过实施物理治疗、作业治疗为主的综合措施,最大限度地促进功能障碍的恢复,防止失用和误用综合征,减轻后遗症;充分强化和发挥残余功能,通过代偿和使用辅助工具,争取患者实现生活自理,回归社会。

（二）急性期的康复护理

脑血管疾病属于急危重症,早期的康复介入,对于减少并发症,降低病死率、提高生存质量具有重要意义。

护理目标:抢救生命,预防和治疗并发症,以及改善功能。

1. 为救治工作进行必要的护理处置,保证临床救治工作有序进行。及时给氧,保持呼吸道通畅,快速开通静脉通道等。

2. 预防感染和皮肤压力性损伤

（1）患者常因病情较重或昏迷而限制了其活动,护理时应注意对神志不清、感觉障碍、昏迷的患者每 2h 翻身一次;无神志不清、无感觉障碍的患者可适当延长翻身间隔时间;对有自主活动和感觉功能正常的患者,应嘱其掌握翻身和间隔的时间。

（2）保持呼吸道通畅,预防感染,可结合轻拍背部进行体位引流,不能自行排痰者应及时应用吸引器吸痰。

（3）保持床铺平整,皮肤清洁干燥。有尿失禁者,早期可行留置导尿,逐步改用间歇排尿,帮助患者建立自主膀胱;对大便失禁者,应加强护理,注意及时清理;保证营养和水的供应,以促进患者恢复。

（三）弛缓期的康复护理

弛缓期是指发病 1~3 周内(脑出血 2~3 周,脑梗死 1 周左右),患者意识清楚或有轻度意识障碍,生命体征平稳,但患肢肌力、肌张力均很低,腱反射也减弱或消失。康复护理应早期介入,以不影响临床抢救,不造成病情恶化为前提。其目的是预防并发症及继发性损害,同时为下一步功能训练做准备。一般每 2h 更换一次体位,保持良肢位,预防压力性损伤、肺部感染及肢体痉挛的发生。

1. 良肢位摆放 是早期抗痉挛治疗的重要措施之一。这种良肢位(又称抗痉挛体位)能预防和减轻上肢屈肌、下肢伸肌的典型痉挛模式,是预防以后出现病理性运动模式的方法之一。

2. 被动活动 如病情较稳定,在病后第 3~4 周起,患肢所有的关节都应做全范围的关节被动运动,以防关节挛缩。每日 2~3 次,活动顺序从大关节到小关节循序渐进,缓慢进行,直到主动运动恢复。

3. 按摩 对患肢进行按摩可促进血液、淋巴回流,防止和减轻水肿,同时按摩又是一种运动感觉刺激,有利于运动功能恢复。按摩要轻柔、缓慢、有节律地进行,不宜使用强刺激性手法。对肌张力高的肌群用安抚性质的推摩,对肌张力低的肌群则予以擦摩和揉捏。

4. 主动活动 弛缓期的主动训练都是在床上进行的,主要原则是利用躯干肌的活动以及各种手段,促使肩胛带和骨盆带的功能恢复。

（1）桥式运动:尽早使患者学会向两侧翻身,以免长期固定于一种姿势,出现继发压力性损伤、肺部感染等并发症。①双侧桥式运动:帮助患者将两腿屈曲,双足平踏床面,让患者伸髋将臀抬离床面。如患髋外旋外展不能支持,则帮助稳定患膝及踝关节。②单侧桥式运动:当患者能完成双侧桥式动作后,可让患者伸展健侧下肢,患侧下肢完成屈膝、伸髋、抬臀的动作。

（2）下肢内收、外展训练:为了获得下肢内收、外展的控制能力,患者仰卧屈膝,双足踏住床面,双膝平行并拢,健侧下肢保持不动,患侧下肢做交替的幅度较小的内收和外展动作,并学会控制动作的幅度和速度,然后患侧下肢保持中立位,健侧下肢做内收、外展练习。

（四）痉挛期的康复护理

一般在弛缓期 2~3 周开始,持续 3 个月左右。此期的康复护理目标是通过抗痉挛的姿势体位来预防痉挛模式和控制异常的运动模式,促进分离运动的出现。

1. 抗痉挛训练 大部分患侧上肢以屈肌痉挛占优势,下肢以伸肌痉挛占优势。

（1）卧位抗痉挛训练:采用 Bobath 式握手上举上肢,使患侧肩胛带牵伸,肘关节伸直。仰卧位时双腿屈曲,Bobath 式握手抱住双膝,将头抬起,前后摆动使下肢更加屈曲。此外,还可以进行桥式运动,也有利于抑制下肢伸肌痉挛。

（2）被动活动肩关节和肩胛带:患者仰卧,以 Bobath 式握手用健手带动患手上举,伸直和加压患臂,帮助上肢运动功能的恢复,也可预防肩痛和肩关节挛缩。

（3）下肢控制能力训练:卧床期间进行下肢训练可改善下肢控制能力,为行走训练做准备。①髋、膝屈曲训练:患者仰卧位,护士用手握住其患足,使之背屈,腿屈曲,并保持髋关节不外展、外旋。待此动作阻力消失后再指导患者缓慢伸展下肢,伸腿时应防止内收、内旋。在下肢完全伸展的过程中,患足始终不离开床面,保持屈膝而髋关节适度微屈。之后将患肢摆放成屈髋、屈膝、足支撑在床上,并让患者保持这一体位。随着控制能力的改善,指导患者将患肢从健侧膝旁移开,并保持稳定。②踝背伸训练:当患者可以控制一定角度的屈膝动作后,以脚踏住支撑面,进行踝背伸训练。护士握住患者的踝部,自足跟向后、向下加压,另一只手抬起脚趾使之背屈且保持足外翻位,当被动踝背伸抵抗逐渐消失后,要求患者主动保持该姿势,随后指导患者进行主动踝背伸练习。③下肢内收、外展控制训练:方法见动态桥式运动。

2. 坐位及坐位平衡训练 尽早让患者坐起,防止肺部感染、静脉血栓形成、压力性损伤等并发症。对部分长期卧床患者,为避免其突然坐起而引起直立性低血压,首先应进行坐位耐力训练,即先从半坐位（约 30°）开始,如患者能坚持 30min 并且无明显直立性低血压,则可逐渐增大角度（45°,60°,90°）,延长时间和增加次数。如患者能在 90° 坐位坐 30min,则可进行从床边坐起训练。

（五）恢复期的康复护理和训练

恢复期早期患侧肢体和躯干还没有足够的平衡能力,坐起后常不能保持良好的稳定状态。因此应先进行坐位平衡训练。

1. 平衡训练 静态平衡为一级平衡;自动动态平衡为二级平衡;他动动态平衡为三级平衡。平衡训练包括左右和前后平衡训练。一般静态平衡完成后,进行自动动态平衡训练,即要求患者的躯干能做前后、左右、上下各方向不同摆幅的摆动运动,最后进行他动动态平衡训练,即在他人一定的外力推动下仍能保持平衡。

（1）坐位左右平衡训练:让患者取坐位,护士坐于其患侧,一手放在患者腋下,一手放在其健侧腰部,嘱其头部保持正直,将重心移向患侧,再逐渐将重心移向健侧,反复进行。

（2）坐位前后平衡训练:患者在护士的协助下身体向前或后倾斜,然后慢慢恢复中立位,反复训练。

（3）坐到站起平衡训练:指导患者双手交叉,让患者屈臂、身体前倾,重心移至双腿,然后做抬臀站起动作。患者负重能力加强后,可让患者独立做双手交叉、屈髋、身体前倾,然后自行站立。

（4）站立平衡训练:完成坐到站起动作后,可对患者依次进行扶站、平行杠内站立、独自站立以及单足交替站立的三级平衡训练。尤其要做好迈步向前、向后和向左、向右的重心转移的平衡训练。

2. 步行训练 学习平行杠内患侧下肢向前迈步时,要求患者躯干伸直,用健手扶栏杆重心移至健侧下肢,膝关节轻度屈曲。护士扶住其骨盆,帮助患侧骨盆向前下方运动,防止患侧下肢在迈步时外旋。当健侧下肢向前迈步时,患者躯干伸直,健手扶栏杆,重心前移,护士站在患者侧后方,一手放置于患侧下肢膝部,防止患者健侧下肢迈步时膝关节突然屈曲或发生膝反张;另一手放置于患侧骨盆部,以防其后缩。健侧下肢开始迈至与患侧下肢平齐位,随着患侧下肢负重能力的提高,健侧下肢可适当超过患侧下肢。指导患者利用助行器和手杖等帮助练习。

3. 上下楼梯训练 原则为上楼时健足先上,患足后上;下楼时患足先下,健足后下。上楼时,健足先放在上级台阶,伸直健侧下肢,把患侧下肢提到同一台阶;下楼时,患足先下到下一级台阶,然后健足迈下到同一级台阶。在进行训练前应给予充分的说明和示范,以消除患者的恐惧感。步态逐渐稳定后,指导患者用双手扶楼梯栏杆独自上下楼梯。

4. 上肢控制能力训练 包括臂、肘、腕、手的训练。

（1）前臂的旋前、旋后训练。

（2）肘的控制训练。

（3）腕指伸展训练。

5. 改善手功能训练 患手反复进行放开、抓物和取物训练。纠正错误运动模式。

（1）作业性手功能训练。

（2）手的精细动作训练:通过打字、拧螺丝等与日常生活动作有关的训练,加强和提高患者手的综合能力。

（3）日常生活活动能力训练:早期即可开始,通过持之以恒的 ADL 训练,争取患者能自理生活,提高生活质量。

（六）后遗症期的康复护理

一般病程经过 1 年左右，患者经过治疗或未经积极康复，留有不同程度的后遗症，此期康复护理的目的是指导患者继续训练和利用残余功能。此外，训练患者使用健侧肢体代偿部分患侧功能，同时指导家属尽可能改善患者的周围环境，以便争取最大程度的生活自理。

1. 进行维持功能的各项训练。

2. 加强健侧的训练，以增强其代偿能力。

3. 指导正确使用辅助器，如手杖、助行器、轮椅、支具，以补偿患肢的功能。

4. 改善步态训练，主要是加强站立平衡、屈膝和踝背屈训练，同时进一步完善下肢的负重能力，提高步行效率。

5. 对家庭环境做必要的改造，如门槛和台阶改成斜坡，蹲式便器改成坐式便器，厕所、浴室、走廊加装扶手等。

（七）心理和情感障碍的康复护理

1. 对疾病的认识异常 患者往往在脑卒中早期表现出对疾病的否认和不理解，尤其是在患者有单侧忽略障碍时，患者自觉四肢仍能活动，完全否认有偏瘫。在护理肢体障碍和单侧忽略障碍患者时，要不断给予言语信息，口头述说患侧是患者的一部分，同时以各种方式提醒患者，不能操之过急，以免使患者产生抑郁、失望等严重心理障碍。

2. 抑郁状态 脑卒中急性期过后，躯体残疾的挫折，对其后果的担心，不甘成为残疾者和依赖他人，工作和地位的丧失等都可造成患者出现抑郁反应，表现为对异性兴趣减退，容易哭泣，经常责怪自己，感到孤独，前途无望等。对抑郁患者，应利用各种方式促使患者倾诉及宣泄，帮助患者解决实际问题，如争取家人探望、协调关系，多安排一些他们愿意做的事情，充分发挥他们的生活能力，如看电视、读报纸、听音乐等，摆脱疾病带来的困扰，帮助他们从心理上树立战胜疾病的信心。

3. 情感失控 由于感觉输入的异常和大部分皮质功能紊乱，伴有假性延髓性麻痹的脑卒中患者，情绪释放不受高级神经系统控制，容易产生强制性哭笑，应在此基础上进行上述各种功能障碍的康复护理。

4. 心理康复护理 鼓励患者积极治疗，对功能障碍要早期康复介入，防止误用综合征；还要教育患者认识到后遗症的康复是一个长期的过程，需要进行维持性训练，以防功能退步。对长期卧床的患者，要教会家属正确的护理方法，以防压力性损伤、感染等合并症及失用综合征。

（八）常见并发症的康复护理

1. 肩 - 手综合征 脑卒中发病后 1~2 个月内，表现为突然发生的手部肿痛，下垂时更明显，皮温增高，掌指关节、腕关节活动受限等症状。肩 - 手综合征应以预防为主，早发现，早治疗，早期应保持正确的坐卧姿势，避免长时间手下垂。加强患臂被动和主动运动，以免发生手的挛缩和功能丧失，尽量避免患手静脉输液。

（1）肩痛的护理：患者一旦出现疼痛，会对其身心产生极大的影响，而成为整个康复过程中的主要障碍，因此必须认真做好肩痛患者的康复护理。①指导患者保持正确的卧位和姿势，包括躺在床上或坐在椅子上的姿势；②做被动运动时，必须注意肩胛骨的运动；③鼓励患者用健手带动患手一起运动；④在进行各种主、被动运动时，必须在生理活动范围内，防止造成损伤；⑤注意保护肩关节，在给予患者翻身、转移或其他护理操作时，切忌暴力活动和直接拖拉患手。

（2）肩关节半脱位的护理：重点是做好预防，并落实到具体的护理工作和治疗中，如在给患者翻身、移动等各项护理操作中，切忌拖拉患肢，对弛缓性瘫痪患者，为减轻患肢本身重量的牵拉而造成肩关节损伤，宜早期使用肩关节保护带，同时鼓励患者进行健手带动患手的各种活动，如上举、划大圆、前臂旋转等，以及各种肩关节主动活动，如耸肩、肩关节旋转等，促进肩带肌的收缩和肌力的恢复，达到预防和治疗肩关节半脱位的目的。

2. 关节挛缩畸形 从早期护理开始，即应注意采用对抗痉挛模式的体位，上肢的肘关节取伸展位，腕关节微背屈，手指伸展；下肢的膝关节微屈，踝关节保持在解剖 0° 位。注意患者在卧床时，患手不要放在腹部，脚背不要受压。指导患者及家属重点做好痉挛肌的牵伸训练。对能站立的患者，应鼓励其站斜板，斜板的坡度为 10°~40°，以主动牵拉跟腱、小腿三头肌和腘绳肌，有条件的可每 2h 牵伸一次。对严重痉挛的患者应及时佩戴矫形器，预防关节挛缩畸形。

3. "失用综合征"和"误用综合征"

（1）"失用综合征"：由于急性期时担心早期活动有危险而长期卧床，使患者的主动性活动几乎完全停止下来。时间一久，形成严重的"失用状态"。因此，要进行正确的康复护理和训练，防止或减缓健侧失用性肌萎缩的发生，促进患侧肢体康复。

（2）"误用综合征"：患者虽然认识到应该较早地进行主动性训练，但由于缺乏正确的康复知识，一味进行上肢的拉力、握力和下肢的直腿抬高训练，过早架着患者下地行走或进行踏功率车训练，结果加重了抗重力肌的痉挛，严重影响了主动性运动向随意运动的发展，使联合反应、共同运动、痉挛的运动模式强化和固定下来，形成了"误用状态"。这是一种不正确的训练和护理所造成的医源性综合征。早期应以良肢位及抗痉挛模式进行护理和训练，促进分离运动（即支配能力）的恢复，才能早期预防误用综合征。

四、健康教育

1. 指导患者主动参与康复训练，并持之以恒。

2. 指导患者积极配合治疗原发疾病，如高血压、糖尿病、高脂血症、心血管疾病等。

3. 指导患者规律生活，合理饮食，睡眠充足，适当运动，劳逸结合，保持大便通畅，鼓励患者日常生活活动自理。

4. 指导患者修身养性，保持情绪稳定，避免不良情绪的刺激。学会辨别和调节自身不良习惯，培养兴趣爱好，如下棋、写字、绘画、晨晚锻炼、打太极拳等，唤起他们对生活的乐趣。增强个体耐受、应对和摆脱紧张处境的能力，有助于整体水平的提高。

5. 争取获得有效的社会支持，包括家庭、朋友、同事、单位等社会支持，通过健康教育，使患者对疾病康复有进一步的认识，增强康复治疗信心，调动患者及家属的积极性，使患者在良好的精神状态下积极、主动接受治疗，并指导患者将 ADL 训练贯穿于生活中，使替代护理转为自我护理，提高患者的运动功能及 ADL 能力，使患者最大限度地恢复生活自理能力，降低致残率和复发率，提高生活质量，最大程度地回归家庭，重返社会。

6. 下肢肌力锻炼 主要是被动运动，通过治疗师或理疗器械、针灸等进行对肌肉的刺激，如利用悬吊架辅助训练；采用功能性电刺激或肌电生物反馈治疗。

7. 腹背肌训练 主要是通过练习仰卧起坐或飞燕式训练来加强患者背肌的力量。

8. 坐立平衡训练 指导患者从长坐位 - 轮椅坐位 - 椅子坐位、从双手支撑 - 单手支撑 - 无须手部支撑逐步过渡。当患者能独立完成坐位平衡时，从前、后、左、右给予一定的推力，训练患者保持平衡的能力。静态平衡训练后，开始进一步动态平衡训练，让患者去取不同方向、高度的目标物或转移物，由近渐远增加困难难度。

9. 站立训练 先练习床边站立。患者环抱康复师的颈部，康复师双腿分开跨过患者的双下肢，双手抱住患者的臂下或提患者的腰带，协助患者站立保持平衡，时间 5~10min，然后扶持站立，由家人或护理人员给予适当的支撑，也可利用拐杖等，最后独立站立。

10. 步行训练 当患者站稳而无感疲劳时开始步行训练，由扶双杠行走 - 扶墙行走或家人、护理人员扶持行走 - 独立行走逐步过渡，注意安全，预防跌倒。

11. 心理护理 患者入院后，主动为其介绍病区环境及主管医生、护士，告知疾病相关知识及康复诊疗计划，并介绍以往类似成功康复的病例，消除患者的恐惧心理。在护理过程中，细心观察患者的言、行、动，给予针对性的心理疏导，安慰、关心、体贴，使患者减轻痛苦，保持情绪稳定。尊重患者，努力培养患者的自信心，使其认识到医疗技术和康复措施可以改善自己的病情。家庭成员特别是配偶的支持，可以影响患者的行为，因此应指导其配偶积极参与、协助安排患者的日常生活和治疗，使患者以愉快的心情接受治疗，消除负性情绪。

12. 并发症的观察和护理

（1）合并肺感染的护理：协助患者采取舒适卧位，保持呼吸道通畅，每 2h 翻身拍背一次，以利排痰，必要时给予吸痰、雾化吸入等治疗，嘱患者多饮水，正确留取痰培养标本，依据不同的致病菌采用相应的抗生素治疗。

（2）合并泌尿系感染的观察与护理：严格无菌操作下进行导尿，留置尿管患者每日冲洗膀胱 2 次。嘱患者经常排空膀胱，留置尿管应 2~3h 开放一次，以避免尿液淤积和膀胱过度膨胀。患者多饮水，每日的饮水量在 3 000ml 以上。

知识拓展

"世界卒中日"的由来

2004 年 6 月 24 日，在加拿大温哥华召开第 5 届世界卒中大会，世界各地的神经病学专家代表发表一份宣言，呼吁设立"世界卒中日"，并将这份宣言提交给世界卫生组织。世界卒中组织将每年的 10 月 29 日定为"世界卒中日"，每年设定一个主题，全世界各国都围绕这个主题开展各种相关活动。

案 例 分 享

（一）简要病史

患者，女，无明显诱因突感头晕，伴恶心呕吐 1 次，左侧肢体无力伴言语含糊 1d，CT 检查示：基底节出血破入脑室。为进一步治疗收治入院。目前患者仍有意识障碍、四肢肌张力增高、伸肌痉挛,无自主动作产生,病理反射未引出。

（二）康复评定

GCS:8 分（E4V1M3）。

关节活动度评定:关节活动受限,肩被动活动前屈150°,外展120°,髋外展30°。

肌张力评定:四肢肌张力增高,左上肢:$1^+/1^+/1^+$；右上肢:2/2/1；左下肢:2/2/2；右下肢:3/2/2。

步行能力评定:极重度功能障碍。

吞咽评定:日常可见吞唾液动作,但不能遵指令反复吞咽；能有被动咳嗽运动；水和食物不能经口摄入。

问题:

根据上述案例的疾病诊断及功能障碍评定,列出该患者的近、远期康复目标和康复护理措施。

（许雅芳）

第二节 颅脑损伤的康复护理

一、概述

颅脑损伤（traumatic brain injury,TBI）是指头颅部位尤其是脑组织的创伤。它是危害人类生命健康的重要疾病,在青年人的意外死亡中,颅脑损伤是主要的死亡原因。在我国年发病率为55.4/10万,其中发病年龄以10~29岁最多,占62%。有关颅脑损伤的研究发现,男性发生率多丁女性,两者比例为2:1。颅脑损伤多为交通事故、工伤、运动损伤、跌倒和撞击等原因伤及头部所致。近年来,颅脑损伤的发生率有日益增高趋势,医疗水平的提高使这些患者的存活率升高,但不少外伤后患者遗留有躯体残疾,智力、心理、社会残疾。因此除临床采取积极的治疗措施外,配合使用有效的康复措施具有深远的意义。

颅脑损伤的康复是指利用各种康复手段,对颅脑损伤患者身体上、精神上、职业上的功能障碍进行训练,使其消除或减轻功能缺陷,最大限度地恢复正常或较正常生活、劳动能力并参加社会活动。

二、康复护理评定

（一）一般状况

格拉斯哥昏迷评分（Glasgow coma scale,GCS）为13~15分的轻度颅脑损伤患者早期可以产生很多躯体、认知和行为方面的症状,包括头痛、注意力差、思考时间延长、健忘、失眠、对光和噪声敏感等。大多数患者经治疗,观察2d后神志清醒、生命体征稳定,CT扫描复查无颅内异常,可回家或在门诊治疗。GCS得分<12分的中至重型颅脑损伤患者易出现较典

型的功能异常,如意识障碍、认知功能障碍、行为功能障碍、言语功能障碍、运动功能障碍、迟发性癫痫、日常功能障碍、就业能力障碍等。

（二）主要功能障碍

1. 意识障碍 绝大多数患者伤后即出现意识丧失,时间长短不一,意识障碍程度直接反映颅脑损伤的严重程度,是颅脑损伤发生发展的可靠指标。意识障碍由轻到重表现为嗜睡、朦胧、浅昏迷、昏迷和深昏迷。

2. 认知功能障碍 认知是认识和理解事物过程的总称,包括知觉、注意、思维、言语等心理活动。颅脑损伤后常见的认知功能障碍是多方面的,有注意力分散、思想不能集中、记忆力减退、学习困难,归纳、演绎、推理能力减弱等。

3. 行为功能障碍 颅脑损伤患者常经受各种各样的行为和情感方面的困扰,对受伤情景的回忆、头痛引起的不适、担心生命危险等不良情绪都可导致否认、易怒、攻击性及躁动不安等表现。严重者会出现人格改变、类神经质反应、行为失控等。

4. 言语功能障碍 言语是人类特有的复杂的高级神经活动,言语功能障碍直接影响患者的社会生活能力和职业能力,使其社交活动受限。颅脑损伤后的言语运动障碍常见构音障碍、言语失用。构音障碍患者表现为言语缓慢、用力、发紧,辅音不准,吐字不清,鼻音过重,或分节性言语等。大脑左半球是语言运动中枢,当病变部位在大脑左半球额叶和其他1~2个脑叶时,会出现重度非流利性失语,患者表现为言语表达能力完全丧失,不能数数,不能说出自己的姓名,复述、呼名能力均丧失,不能模仿发出言语声音等。

5. 运动功能障碍 由于颅脑损伤形式多样,导致运动功能障碍差异很大,通常以高肌张力多见,出现痉挛、姿势异常、偏瘫、截瘫或四肢瘫、共济失调、手足徐动等。表现为患侧上肢无功能,不能穿脱衣物,下肢活动障碍,移动差,站立平衡差,不能如厕、入浴和上下楼梯。

6. 迟发性癫痫 有一半患者在发病后半年至1年内有癫痫发作的可能。它是神经元阵发性、过度超同步放电的表现。全身发作以意识丧失5~15min和全身抽搐为特征。局限性发作以短暂意识障碍或丧失为特征,一般持续数秒,无全身痉挛现象。

7. 日常功能障碍 由于认知能力不足及运动受限,患者在日常生活及家务、娱乐等诸方面受到限制。

8. 就业能力障碍 中至重型患者恢复伤前的工作较难,持续的注意力下降、记忆缺失、行为控制不良、判断失误等使他们不能参与竞争性的工作。

（三）主要功能障碍评定

颅脑损伤的康复评定除了医疗方面的内容外,重点是认知、行为及日常生活活动能力等方面的评定。

1. 意识障碍评定 国际上普遍采用的是格拉斯哥昏迷评分（GCS）。该方法检查颅脑损伤患者的睁眼反应、言语反应和运动反应3项指标,确定这3项反应的计分后再累计得分,以此作为判断伤情轻重的依据。GCS最高分为15分,表示意识清楚;12~14分为轻度意识障碍;9~11分为中度意识障碍;8分以下为昏迷;分数越低,则意识障碍越重（表5-6）。

2. 认知功能 首先用较简单的方法确定患者有无认知功能障碍,常用有较好敏感性和特异性的认知能力筛选检查表,然后再使用康复医学中常用的评定认知的测验方法,如应用MMSE。

表 5-6 格拉斯哥昏迷评分（GCS）

睁眼反应	计分	言语反应	计分	运动反应	计分
自动睁眼	4	回答正确	5	按吩咐动作	6
呼唤睁眼	3	回答错误	4	刺痛能定位	5
刺痛睁眼	2	乱说乱讲	3	刺痛能躲避	4
不能睁眼	1	只能发音	2	刺痛肢体屈曲	3
		不能言语	1	刺痛肢体过伸	2
				不能运动	1

3. **行为障碍** 颅脑损伤患者行为障碍的评定主要依据症状,依赖观察记录,如攻击、冲动、丧失自知力、无积极性及严重的强迫观念、癔症等。

4. **肢体运动功能** 按 Brunnstrom 6 阶段评定法,对偏瘫上肢、手、下肢进行运动功能评定。

5. **言语障碍** 对于失语症的评价,目前科学的方法是汉语失语症心理语言评价与治疗。

6. **日常生活活动能力** 由于颅脑损伤患者多有认知功能障碍,所以在评定日常生活活动能力时宜采用含认知项目的评定方法,如功能独立性评定（functional independence measure, FIM）,它不仅包含躯体功能,而且还能评定交流认知和社会功能。

7. **颅脑损伤结局** 至今仍用格拉斯哥结局量表（Glasgow outcome scale, GOS）,见表5-7。

表 5-7 格拉斯哥结局量表（GOS）

分级	简写	特征
I 死亡	D	死亡
II 持续性植物状态	PVS	无意识、无言语、无反应,有心跳、呼吸,在睡眠觉醒周期的觉醒阶段偶睁眼,偶有呵欠、吸吮等无意识动作,从行为判断大脑皮质无功能 特点:无意识但仍存活
III 严重残疾	SD	有意识,但由于精神、躯体残疾或精神残疾而躯体尚好,不能自理生活。记忆、注意力、思维、言语均有严重残疾,24h 均需要他人照顾 特点:有意识但不能独立
IV 中度残疾	MD	有记忆、思维、言语障碍,极轻偏瘫、共济失调等,可勉强利用交通工具,在日常生活、家庭中尚能独立,可在庇护性工厂中参加一些工作 特点:残疾,但能独立
V 恢复良好	GR	能重新进入正常社交生活,并能恢复工作,但可遗留有各种轻的神经学和病理学缺陷 特点:恢复良好,但仍有缺陷

8. **预后** 无论治疗与否,最初的颅脑损伤程度常常是预测结局的一项重要指标。通常将最初的颅脑损伤程度分为轻型、中型、重型。轻型颅脑损伤占全部脑外伤患者的 70% 左右,虽然死亡率低,但后遗症多种多样难以处理,首先存在认知功能障碍,其次有运动、感觉障碍,经康复治疗后患者四肢活动自如,日常生活自理能力大多数良好或良好以上,但伤后 3 个月仍有 1/3 的患者不能恢复原来的工作,可进行短期支持性工作,完全恢复伤前的工作重返社会,有时需要数年;中至重脑外伤是一种严重致残的疾病,患者由于严重的认知和行为障碍,缺乏日常活动,要重返社会少则几年,多则数十年,而且有 50% 以上无法重返社会,

很多重症患者的康复过程是终身的。颅脑损伤患者的康复一般包括早期康复、恢复期康复和后遗症期康复三个阶段,见表 5-8。

表 5-8 颅脑损伤患者的康复阶段

康复阶段	康复时期	康复训练内容
早期康复	损伤初期,住院期间	床边康复治疗为主:身体转移、进食等
恢复期康复	外伤后 2~3 个月	专门的康复中心训练:运动功能训练、认知功能训练、语言功能训练、日常活动功能训练、心理康复等
后遗症期康复	外伤后的 4~12 个月	社区康复、社会和家庭功能康复等

三、康复护理措施

(一)早期康复

1. 康复目标 稳定病情,保留身体整体功能,预防并发症,促进功能的恢复。由于早期颅脑损伤患者的病情变化快速,数天、数周之内会发生较大的变化,因此,治疗师应和医生、护士共同组成康复治疗小组,通力合作,相互协调。在功能评定基础上制订切实可行的目标,既不夸大,也不低估任何治疗干预的重要性。

2. 康复方法

(1)药物治疗:利用促进脑组织代谢及循环药物,如三磷酸腺苷、吡硫醇、尼莫地平、细胞色素 C、神经节苷脂等,改善脑组织代谢,调整脑血流量,促进神经细胞功能的恢复。

(2)促醒治疗:严重的颅脑损伤恢复首先由昏迷和无意识开始,功能恢复的大致顺序如下:自发睁眼 - 觉醒周期性变化 - 逐渐能听从命令 - 开始说话。为了加速这种恢复进程,各种神经肌肉促进、刺激的手段是必要的,如用环境刺激法,即有计划地让患者接受自然环境发生的刺激,定期听亲人的录音和言语交流,收听广播和音乐等。通过患者的面部表情或者脉搏、呼吸、睁眼等变化观察患者对各种刺激的反应。患者头上放置五彩电灯,通过不断变换的彩光刺激视网膜、大脑皮质,2 次 /d,每次 1h。

(3)维持合理体位:患者应处于感觉舒适的对抗痉挛模式的体位,头的位置不宜过低,以利于颅内静脉回流,患侧上肢保持肩胛骨向前,肩前伸,伸肘;下肢保持稍屈髋、屈膝、踝中立位。

(4)运动疗法:每天定期有计划地活动四肢,防止关节挛缩和肌肉萎缩。被动活动肢体时,手法要轻柔缓慢,避免暴力造成骨折。特别是对于卧床时间较长的患者,其肢体存在不同程度的骨质疏松,如活动不当,容易在活动时发生骨折。

(5)理疗:利用低频脉冲电疗法增强肌张力,兴奋支配肌肉的运动或感觉麻痹的神经,增强肢体运动功能;利用频率 2 000Hz 以上超声波的机械振动和在介质中的传播达到温热及化学治疗作用,以增加组织代谢,增加通透性以达到缓解肌肉痉挛、止痛、镇静和促进伤口愈合的作用。

(6)高压氧治疗:可减轻颅内压增高,改善脑血液循环及脑缺氧,挽救处于临界状态受损伤的神经细胞功能。

(7)支具治疗:利用低温热塑板材,设计、制造作用于患侧肢体各关节的矫形支具,保持关节处于功能最佳的位置。

3. 注意事项

（1）仔细观察患者全身情况及体温、脉搏、呼吸、血压的变化。

（2）对合并多脏器损伤、病情不稳的患者暂缓康复治疗。

（3）康复治疗时切忌暴力活动患者的肢体，以免发生肌肉拉伤、骨折、关节脱位等。

（二）恢复期的康复

1. 康复目标 使颅脑损伤患者最大程度地恢复感觉运动功能、认知功能、言语交流功能，学会应对残疾，尽可能在工作、个人生活各方面实现自理。

2. 康复治疗方法 对恢复期患者的康复训练实际是综合能力重新学习和恢复的过程。这里主要介绍认知及言语功能的训练。

（1）认知功能障碍的治疗：认知康复是在脑功能受损后，通过训练和重新学习，使患者重新获得较有效的信息加工和执行行动的能力，以减轻其解决问题的困难和改善其日常生活活动能力的康复措施。认知功能训练是提高智能的训练，应贯穿于治疗的全过程。

1）注意力与集中能力缩短的训练：注意力与集中能力是指患者为促进理解并作出适当反应集中足够时间长度的能力。颅脑损伤患者往往不能注意或集中足够的时间去处理一项活动任务，容易受到外界环境因素的干扰而精力涣散。对这类患者常采用的处理方法包括：简化某项活动程序，将活动分解为若干个小步骤；给予患者充裕的时间完成活动；对提供的新的信息不断重复；鼓励患者参与简单的娱乐活动；避免身体疲劳；提供频繁的词语、视觉及触觉暗示。

2）记忆力损伤的训练：记忆力是指保持恢复并且以后可再次使用信息的能力。记忆由短期记忆和长期记忆组成。短期记忆是指保持信息 1min 到 1h 的能力；长期记忆是保持信息 1h 或更长时间的能力。常采用的处理方法包括：鼓励患者使用记忆助具，如卡片、杂志、书籍或录音带，反复朗诵需要记住的信息；提供钟表、日历、电视及收音机等提醒物；设计安排好日常活动表；把时间表或日常安排贴在醒目之处；提供新的信息，用不断重复的方式增进记忆；为过后回忆（复习）而记录或写下新的信息。

3）空间障碍的训练：适当的分级活动可帮助患者恢复掌握空间关系的能力，可先从包含两项内容的绘画中选择一项适当的内容，再从包含三项内容的绘画中选择一项适当的内容，最后从一整幅绘画中选择一项适当的内容。逐渐升级到接近正常的刺激水平。

4）判断力损伤的训练：判断力是患者理解确定采取行为后果的能力，以及以安全、恰当的方式采取行动的能力。常用的处理方法包括：让患者做简单的选择；让患者参与做决定的过程；提供多项活动选择的机会；提供频繁的反馈；降低或减少注意力涣散（精力涣散）；提供安静的环境；提供充裕的时间。

5）视觉缺陷的训练：患者常有视野损伤如偏盲、图形-背景视觉损伤、单侧忽略及不能正确判断距离。通过功能性活动及变换技巧的方式进行治疗，如对视野缺损者采用在检查表上圈勾特定字母的练习活动，改善和转移患者在功能性活动中的视野问题；提供镜子反馈；将颜色涂于重要的被忽略物体上；教患者使用患侧肢体。

6）顺序排列困难的训练：大多数颅脑损伤患者不能说出自己认为完成一项活动各步骤的适当时序。常用处理方法包括：把活动分解成简单的步骤；对活动的每一步都提供暗示；在提供下一步的暗示前，允许患者尽自己所能完成每一步的活动。

7）失认的训练：失认是颅脑损伤患者在没有知觉障碍、视力障碍或语言障碍的情况下对先前已知刺激的后天性辨别能力的损害。通常针对不同的失认状态，如视觉空间失认、身体失认、触觉失认、听觉失认、单侧忽略等,通过重复刺激、物体左右参照物对比、强调正确的答案及其他感觉的方式,促进认识,如熟悉物体的照片可以帮助患者记忆其名称。

计算机在认知康复中的应用较普遍,可用于注意、集中、视知觉、手眼协调、分辨、言语等方面的训练。其优点在于刺激可以在高度受控的方式下提供;治疗过程中患者只需要和他自己竞争,有利于增强患者的积极性和信心;准确、客观,患者可立即收到反馈;患者往往乐于使用。

（2）行为障碍的治疗:对行为异常的康复目标是积极消除患者不正常的、不为社会所接受的行为,促进他们的亲社会行为。稳定、限制的住所与结构化的环境,是改变不良行为的关键。①躁动不安与易激惹的处理:提供安全结构化的环境以减少不良刺激,如导管、引流管等有害刺激;避免过于限制或约束患者的行动能力,避免治疗次数过多、时间过长;对恰当的行为提供积极的反馈;对于不安的情绪提供宣泄的方式,如散步或其他体力性活动;最大限度地减少与不熟悉工作人员的接触。②易冲动的处理:提供一个安全、布局合理、安静的房间;对不当的行为立即给予反馈;用简单的奖励方法如实物、代币券等教会患者自我控制。对所有恰当的行为进行奖励;在不恰当行为发生后的短时间内拒绝奖励性刺激;一旦不恰当行为出现,应用预先声明的惩罚;在极严重的不良行为发生后,给患者厌恶刺激。

（3）言语障碍的治疗:内容以听觉刺激法为中心,训练频率 1~6 次 / 周,每次 30min。具体包括听语指图、复述、听语指字、呼名、阅读、书写、听语记忆广度、句法练习等。应由口腔动作训练开始,患者在穿衣镜前模仿治疗师的口型,通过视觉、听觉接收信息,并通过视觉反馈进行调整。如患者模仿治疗师做口腔动作,模仿治疗师发辅音、元音及四声,然后通过听词指物等练习,将听觉刺激与视觉刺激结合起来,使视听说结合进行刺激 - 反应 - 反馈环路训练激起言语反应。在此基础上,通过患者自己说出相应的词语,使语词表达得到锻炼。在言语训练中,可采用适当的暗示,如应用手指敲打节拍(一字一拍),促进患者产生言语;在呈现某些动作图片时,做相应的动作或手势提示患者。注意言语训练时,在简单对话的训练中,回答问题中的词提取应在患者的能力范围内,以训练患者语词的实际应用能力。构音障碍训练包括呼吸发音和共鸣训练及颜面器官(口、唇、舌等)的训练。

（4）运动障碍的治疗:运动控制训练的目的是通过抑制异常运动模式,使颅脑损伤患者重新恢复其机体的平衡、协调及运动控制功能。一般应在生命体征稳定后,在医生及治疗师的指导下,确定活动量、活动范围及限度,应尽早开始偏瘫训练,以促进神经功能的恢复,防止肌萎缩并诱发主动运动。

（5）迟发性癫痫的治疗:有关预防性抗癫痫药物的应用存在争议,可以不常规使用预防性抗癫痫药物。一般服用抗癫痫药物至少 2 年,完全控制后仍应再服 2 年。对药物治疗 2~3 年仍不能控制的癫痫发作,而且发作频繁而严重者,可慎重考虑外科癫痫病灶切除手术。

（6）日常生活活动能力受限的治疗:颅脑损伤患者由于精神情绪异常、行为失控,常出现拒绝进食、不能自我料理日常生活的情况,作业治疗对其功能恢复有着特殊的意义,如床上肢体功能位的放置、起坐、利用桥式运动翻身、床边站立、床 - 轮椅转移等训练;尽量让患者自己进食,减少不必要的他人帮助。卧位时,患者如没有吞咽障碍且意识清楚,可让患者自己用瓶子、吸管喝水;服药时也应将药递到患者手中后,让他自己放入口中;在患者能够独立坐稳后,让患者采用坐位将患侧肩前屈、肘伸展、手平放在桌子上,躯干双肩保持端正、平稳进餐。在获得一定的运动功能后,利用矫形镜训练患者动态平衡坐的同时,练习穿脱鞋、裤子、上衣等动作,站立平衡达到 3 级以上时,让患者学习站着提裤子、系腰带;试着让其站在卫生间的水池边练习洗漱,如单手洗脸、挤牙膏、拧毛巾等,万一有不稳或跌倒的感觉,学会利用周围的建筑、设施缓冲下跌的速度,避免倒下去。有目的地训练患者对周围事物和物体的认识能力,与周围人的交流对提高患者的记忆和理解能力等起到重要的作用。

3. 注意事项

(1)患者进行认知及言语训练时,应避免时间过长引起疲劳。

(2)对一些兴奋性异常增高的患者避免进行有损伤性的作业活动,如雕刻、剪纸。

(3)对视力差和有共济失调的患者避免使用细小的活动工具和操作材料,如贴花、缝纫等。

(三)后遗症期的康复

1. 康复目标　帮助各器官功能恢复到一定水平的颅脑损伤患者学会应对功能不全状况,以便回归家庭和社会。轻型颅脑损伤患者需要重新获得丧失的功能,中至重型颅脑损伤的患者需要学会新的方法来代偿完全不能恢复的功能。

2. 康复治疗方法　利用运动疗法、作业治疗及职业训练对慢性颅脑损伤患者进行身体上、精神上和职业上的康复训练,为其能顺利重返工作岗位及家庭打好基础。

(1)运动疗法:对于能自己活动的患者,应鼓励其做力所能及的室内及室外活动。

(2)作业治疗:针对患者日常活动中不同程度的听、读、写能力障碍及计算能力不足,治疗师和患者一起分析伤前的日常活动规律,利用录音机训练其听、读、写能力;利用计算器及形状挂图训练绘画和计算能力。在家人的监督下制订每日作息时间,逐步严格要求执行。

(3)职业训练:逐渐培养患者与别人和谐共处、合作的精神,给予患者一些简单的操作性工作,观察其完成的情况,并逐步增加工作操作性难度,为重返工作岗位奠定基础。

(4)心理治疗:采用说服、解释、启发、鼓励、对比等方法,调动患者积极性,提高其战胜伤残的信心。

3. 注意事项　此期患者残留的各种功能障碍恢复较慢,导致患者出现焦虑、忧愁、痛苦等不良情绪,患者也会因担心自己成为家庭的负担和累赘,而丧失生活的信心,因此积极争取家庭的配合,尽早开始详细计划家庭训练方案,长期耐心坚持,从易到难,循序渐进,可收到良好效果。

四、健康教育

(一)饮食指导

1. 加强营养,合理膳食,多食蔬菜、水果等。

2. 注意补充足够的水分。

3. 戒烟限酒。

(二)肢体活动指导

1. 良肢位摆放原则　上肢各关节置于伸展位,下肢置于屈曲位。

2. 加强肢体主动活动　预防失用和误用综合征及下肢深静脉血栓形成。必要时穿抗静脉血栓弹力袜。

(三)日常生活指导

1. 穿衣时尽量穿宽松、纯棉质地的衣服,开衫为宜,裤子用松紧带而不用皮带,鞋最好是带尼龙扣的旅游鞋。

2. 禁止穿拖鞋以防摔倒,随室温变化及时增减衣物。

3. 穿衣时先穿患侧,后穿健侧;脱衣服时先脱健侧,后脱患侧。

（四）心理指导

1. 保持积极乐观的心态和情绪,努力适应躯体变化,正确对待疾病和残疾,增强自信心,积极康复,持之以恒,改善生活自理能力及社会适应能力。

2. 鼓励功能障碍患者持续进行功能训练,提高生活质量。

（五）并发症预防指导

1. 压力性损伤的预防 加强翻身、拍背,每 2h 变换体位一次,对骨隆突部位加以保护,避免压力性损伤的发生。

2. 误吸及肺部感染的预防 指导家属每次鼻饲前先抽吸胃液,检查胃管是否在胃内,确定在胃内后再进行鼻饲。鼻饲时患者采取半卧位,颈部微屈,躯干伸直,防止误吸及肺部感染的发生。

（六）安全指导

1. 颅脑损伤后癫痫患者要长期服用抗癫痫药,不可自行突然停药、改药或增减药量,以免加重病情;不能单独外出,不宜登高、骑车、驾车等,避免癫痫发作造成伤害。

2. 颅骨损伤患者应注意保护缺损区,外出时须戴防护安全帽,尽量减少去公共场所,术后半年可考虑颅骨修补术。

3. 强化安全意识,防止跌倒、压力性损伤、烫伤等意外事故,外出时应有人陪同。

知识拓展

康复机器人在颅脑损伤早期康复中的应用

颅脑损伤所导致的肢体运动功能障碍对患者的工作、学习与日常生活均造成了严重阻碍,因此在其治疗过程中,需要进一步加强对其肢体运动功能恢复的重视,从而有效降低临床致残率。有研究报道,颅脑损伤患者因中枢神经系统功能具有重塑性,因此通过早期治疗和康复干预,能够促进其部分神经元的修复与再生,从而实现中枢神经系统功能重建。康复机器人是一种自动化康复医疗设备,它主要是以医学理论为依据,从而协助患者展开科学、有效的康复训练,使其下肢运动功能得到充分恢复,大大降低了相关护理人员的劳动强度与时间。康复机器人辅助训练对颅脑损伤患者下肢运动功能的改善有良好的效果。

案 例 分 享

患者,男,17 岁。放学途中横穿马路,被疾驰的汽车从侧面撞飞倒地,当即昏迷不醒,呼之不应,急送至医院行颅脑 CT 检查提示原发性脑干损伤、右侧额颞顶脑挫裂伤、硬脑膜下血肿、蛛网膜下腔出血、脑肿胀,立即行开颅血肿清除、骨瓣减压术。术后患者病情危重,送至 ICU 进行对症支持治疗,术后 2d 开始进行床旁康复。术后 20d,患者病情平稳后转入康复科。

入康复科时情况:患者卧床,意识清醒,听力理解正常,有自发言语,说话费力,找词困难,不能完成复述、阅读及书写,对话时注意力不集中,不能准确说出目前的时间与地点,对受伤经过不能回忆。右侧肢体主动活动无明显异常。左上肢无随意运动,右上肢进行屈肘活动时,左上肢亦出现类似动作。左下肢有最小限度的屈膝屈髋运动。给予肢体被动屈伸活动时,右侧所有关节均能达到全范围活动,无明显阻力;左肩关节及左肘关节在关节活动度末端出现较小阻力,左腕关节、左髋关节及左膝关节在关节活动度后 50% 范围内出现突然卡住,并在关节活动度的后 50% 均呈现最小阻力,左踝关节下垂内翻,被动活动困难。日常活动中进食、洗澡、修饰、穿衣等均可在他人帮助下完成,大小便偶尔失禁,不能自行上厕所、床-椅转移及平地行走。

查体:右侧颞顶部骨窗塌陷,双眼睑无下垂,左侧瞳孔约 2.5mm,右侧瞳孔约 3.0mm,直接、间接对光反射均灵敏,口角无歪斜,鼻唇沟无变浅,颈软无抵抗,左足呈下垂内翻畸形。左侧肢体腱反射(+++),右侧肢体腱反射(++),双侧巴宾斯基征(+),双侧霍夫曼征(–),双侧踝阵挛(+),双侧髌阵挛(–),脑膜刺激征(–)。

问题:

1. 请给出上述案例的疾病诊断及功能障碍诊断。

2. 请根据患者目前情况进行全面康复评定并给出结果。

3. 请根据康复评定的结果,总结患者存在的主要功能障碍,确定康复目标,制订出下一步康复治疗计划。

（郭　红）

第三节　脊髓损伤的康复护理

一、概述

脊髓损伤(spinal cord injury,SCI)是指由于外伤、疾病等不同原因引起的脊髓结构、功能的损害,在损害的相应节段以下出现运动、感觉和括约肌功能障碍,肌张力异常及病理反射等相应改变,是一种严重的致残性疾病。

脊髓损伤根据病因,可分为外伤性和非外伤性(病理性)。外伤性脊髓损伤指由于脊柱、脊髓受到机械外力的作用,造成脊髓结构与功能的损害,常见于高处坠落、车祸、运动损伤等。非外伤性(病理性)脊髓损伤因脊柱、脊髓的病变所引起,常见于脊髓炎症、肿瘤、畸形等,约占脊髓损伤的 30%。

脊髓损伤的特点是高死亡率和高致残率。国外资料显示,脊髓损伤导致残疾者占残疾患者的 33%。目前全球范围内每年新发患者数约 18 万,随着人类活动范围扩大及社会经济的发展,这一数字仍处于上升趋势。脊髓损伤患者多数为健康的青壮年,年龄在 40 岁以下者占 80%,男性明显多于女性,为(2.5~6)∶1。

近年来,随着医学和康复护理技术水平的不断提高,更多的脊髓损伤患者从初次损伤中存活了下来,但大部分留有残疾,表现为截瘫或者四肢瘫,感觉异常,排尿、排便障碍等,严重影响了患者的生活质量。而康复护理对减少脊髓功能进一步损害,预防并发症,最大限度地利用脊髓残存功能,在最短时间内让患者重返社会生活具有重大意义。

二、康复护理评定

(一)主要功能障碍

1. 运动障碍　根据脊髓损伤部位的不同,可出现上运动神经元(主要是皮质脊髓束)损伤或下运动神经元损伤的临床表现。

(1)上运动神经元损伤:主要表现为脊髓损伤平面以下的肌张力升高,腱反射亢进,呈痉挛性瘫痪,深反射亢进,浅反射(如腹壁反射、提睾反射等)减弱或消失,可出现病理反射,病程早期不出现肌萎缩。

(2)下运动神经元损伤:主要表现为脊髓损伤平面以下的肌张力减退或肌无力,腱反射减低甚至消失,呈弛缓性截瘫,肌肉萎缩伴有血管运动障碍及皮肤营养障碍,无锥体束征,同时有括约肌障碍。

(3)严重脊髓损伤:主要是指损伤节段的横贯性损伤,表现为截瘫或四肢瘫。截瘫是指涉及双下肢部分或全部躯干的损伤,不影响上肢功能;四肢瘫是指四肢、躯干部分或全部均受累。早期常见脊髓休克,表现为肢体瘫痪,肌张力减低,腱反射消失,病理反射阴性,一般持续2~4周则进入恢复期,表现为肌张力逐渐提高,腱反射活跃,出现病理反射,肢体肌力的恢复常始于下肢远端,然后逐步上移。

2. 感觉障碍　主要表现为脊髓损伤平面以下感觉减退、消失或感觉异常。

(1)疼痛:通常为脊髓损伤的早期症状,可分为根性、传导束性及脊柱性疼痛。

1)根性疼痛:最常见,主要是脊髓后根损伤或受到刺激引起的,可放射至肢体远端,疼痛通常较剧烈,常在夜间加重而影响患者睡眠。

2)传导束性疼痛:较少见,是指脊髓丘脑束损伤或受到刺激引起的,呈弥漫性烧灼样痛或钻痛。

3)脊柱性疼痛:当脊柱外伤或病变累及脊柱时出现的一种疼痛,多位于脊背深部肌肉,与躯干的姿势相关,可出现局部肌紧张、棘突压痛等。

(2)感觉异常:通常出现在损伤或病变部位的神经根支配的皮节,也可能出现在损伤平面以下的部位,主要呈麻木、蚁走感、凉感等。胸段脊髓病变常出现躯干部的束带感。

(3)感觉丧失:通常不易被患者察觉,直至皮肤出现损伤而不感觉疼痛时才被注意,触觉丧失发现较早,患者常感觉麻木。

(4)感觉分离:深感觉、浅感觉均通过周围神经的传导进入脊髓,进入脊髓后,深感觉沿脊髓后部的后索向上传导,浅感觉通过脊髓中央到对侧,向上传导。当脊髓损伤时,感觉不能向上传导,出现痛温觉、触压觉及位置觉等障碍。

3. 神经源性膀胱　是指脊髓损伤后引起的膀胱和/或尿道功能障碍,常伴有尿潴留、尿失禁。正常情况下膀胱可以贮存和排泄尿液,脊髓损伤后,尿贮存和排泄可能受到影响,表现为尿失禁或尿潴留。脊髓损伤早期膀胱无充盈感,呈无张力性神经源性膀胱,膀胱充盈过度时出现尿失禁;若膀胱逼尿肌无收缩或不能放松尿道外括约肌,产生排尿困难,会造成膀胱内压增加和残余尿量增多,出现尿潴留。

4. 神经源性直肠 与排便功能相关的神经损伤后，由于排便中枢、高级中枢及排便器官的联系中断，肠蠕动减慢，肠内水分吸收过多，导致排便障碍。反射性直肠：常见于四肢瘫、脊髓空洞症。自主性直肠：由于脊髓或周围神经损伤，致使骶反射弧受损，副交感神经对内括约肌的正常抑制作用消失，使内括约肌收缩，加上副交感性排便反射也因该神经损伤而消失，导致肠蠕动减少，肠内容物推进缓慢，水分过度吸收，大便秘结、便秘，引起大便潴留。另外，由于脊髓神经受损支配肛管外括约肌作用丧失，导致大便失禁。

5. 自主神经功能障碍 颈髓损伤后，因除脑神经外的全身交感神经均被切断，引起自主神经功能障碍，表现为排汗功能和血管运动功能障碍，此时患者体温调节中枢对体温的调节发生障碍，导致体温随环境温度的影响而发生变化。还可出现 Guttmann 征（张口呼吸，鼻黏膜血管扩张、水肿而发生鼻塞）、直立性低血压、心动过缓、皮肤脱屑、水肿、指甲松脆和角化过度等。

6. 并发症 脊髓损伤患者可常发生泌尿系感染、压力性损伤、深静脉血栓形成、肠道功能紊乱、异位骨化等并发症。

（二）神经功能评定

1. 脊髓损伤后神经功能的评定 脊髓损伤后，临床上常采用美国脊髓损伤协会（American Spinal Injury Association, ASIA）制定的标准来评定。

（1）损伤平面的评定：通过对身体两侧 10 组关键肌肌力的检查和 28 对关键点的感觉检查，确定运动损伤平面和感觉损伤平面（图 5-1）。脊髓损伤患者的功能恢复通常以运动平面为依据。

1）运动损伤平面评定：运动平面是指具有正常运动功能的最低脊髓节段。确定损伤平面时，运动功能正常是相应脊髓节段所支配的肌肉肌力≥3 级，同时该平面以上关键肌肌力必须达到 5 级，如脊髓 C_6 节段发出的神经根主要支配伸腕肌，在检查脊髓损伤患者时若伸腕肌肌力≥3 级，C_5 节段支配的肱二头肌肌力 5 级，则可判断损伤平面为 C_6。由于左、右两侧的运动平面可能不一致，因此需要分别评定。而且 T_2~L_1 节段，运动损伤平面难以确定，临床上常假设运动平面和感觉平面一致，故常以感觉损伤平面来确定。

2）感觉损伤平面评定：感觉平面是指具有正常的针刺觉（锐/钝区分）和轻触觉的最低脊髓节段。确定感觉平面时，需要从 C_2 节段开始检查，如果 C_2 感觉出现异常，而面部感觉正常，则感觉平面为 C_1。由于左、右两侧的感觉平面可能不一致，因此需要分别评定。

3）神经损伤平面：是指身体两侧具有正常的运动和感觉功能的最低脊髓节段，该损伤平面以上的感觉和运动功能完全正常。例如，C_6 损伤，意味着 C_1~C_6 节段仍然完好，C_7~S_5 节段有损伤。损伤平面的记录：由于身体两侧的损伤水平可能不一致，评定时需要同时检查身体两侧的运动损伤平面和感觉损伤平面，并分别记录（右 - 运动，左 - 运动；右 - 感觉，左 - 感觉）。

（2）损伤程度的评定：通常根据 ASIA 的损伤分级来判定损伤是否是完全性，以 S_4~S_5 有无残留功能为准。若为不全性损伤，则可能出现残留运动或感觉功能，残留运动功能是指肛门指诊时肛门外括约肌有自主收缩；残留感觉功能是指刺激肛门皮肤与黏膜交接处有反应或刺激肛门深部时有反应。若为完全性损伤，则 S_4~S_5 运动与感觉均无功能（表 5-9）。

（3）脊髓功能部分保留区：完全性脊髓损伤患者在脊髓损伤水平以下 1~3 个脊髓节段中仍有可能保留部分感觉或运动，脊髓损伤水平与脊髓功能完全消失的水平之间的脊髓节段，称为脊髓功能部分保留区。

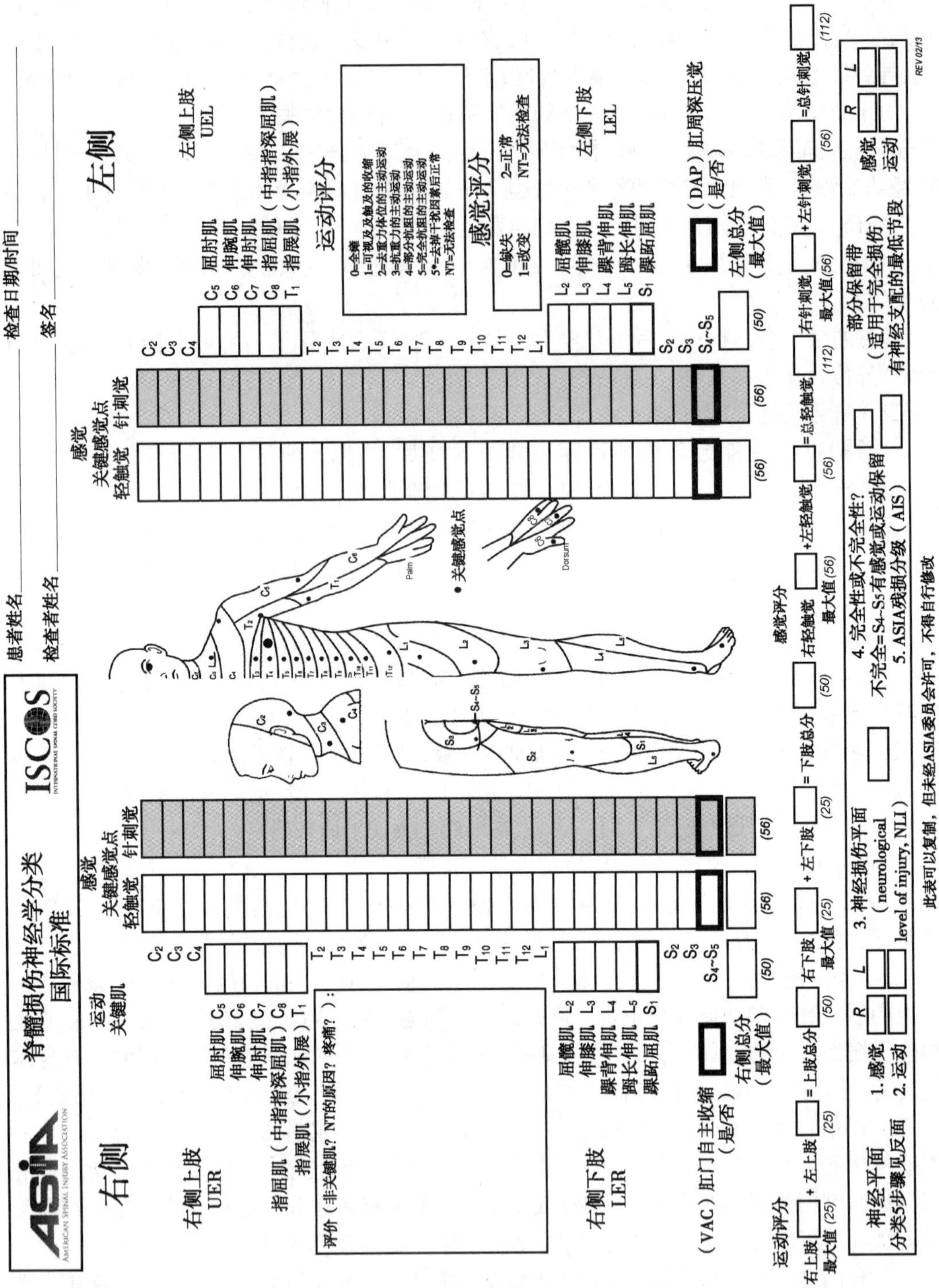

图 5-1 脊髓损伤神经学分类国际标准

表 5-9　ASIA 损伤分级（2013 年修订）

级别	脊髓损伤类型	运动感觉功能
A	完全性	鞍区 S_4~S_5 无任何感觉或运动功能保留
B	不完全性感觉损伤	神经平面以下包括鞍区 S_4~S_5 无任何感觉或运动功能保留，且身体任何一侧运动平面以下无 3 个节段以上的运动功能保留
C	不完全性运动损伤	神经平面以下有运动功能保留，且单个神经损伤平面以下超过一半的关键肌肌力 <3 级（0~2 级）
D	不完全性运动损伤	神经平面以下有运动功能保留，且腰 1 神经平面以下至少有一半（一半或更多）的关键肌肌力 ≥3 级
E	正常	感觉和运动功能均正常，且患者既往有神经功能障碍，则分级为 E。既往无 SCI 者不能评为 E 级

（4）脊髓休克的评定：判断脊髓休克是否结束的标准为球海绵体反射存在与否及损伤平面以下是否出现任何感觉、运动或肌张力增高和痉挛。若球海绵体反射消失，则表示为休克期；若球海绵体反射再次出现，则表示脊髓休克结束。但是极少数正常人不出现此反射，脊髓圆锥损伤时也不出现该反射。

2. 运动功能的评定

（1）运动评分：脊髓损伤的肌力评定不同于单块肌肉，需要进行综合评定。ASIA 评定中选择 10 对关键肌，采取运动评分法（表 5-10）。

表 5-10　运动评分法

右侧的评分	平面	代表性肌肉群	左侧的评分
5	C_5	屈肘肌群	5
5	C_6	伸腕肌群	5
5	C_7	伸肘肌群	5
5	C_8	中指屈肌群	5
5	T_1	小指展肌群	5
5	L_2	屈髋肌群	5
5	L_3	伸膝肌群	5
5	L_4	踝背伸肌群	5
5	L_5	趾长伸肌	5
5	S_1	踝跖屈肌群	5

评定时分左、右两侧进行。评定标准：采用 MMT 测定肌力，每一组肌肉所得分值与测得的肌力级别相同，从 1 分到 5 分不等，如所测得肌力为 1 级，则评 1 分，5 级则评 5 分。左、右侧满分各 50 分，共计 100 分；也可将上肢、下肢分开计分，上肢双侧最高 50 分，下肢双侧最高 50 分，共计 100 分。评分越高，表示肌肉功能越好。

（2）痉挛评定：目前临床上多采用改良 Ashworth 痉挛评定量表。评定时徒手牵伸痉挛的肌肉进行全关节生理活动范围内的被动运动，通过感觉到的阻力及其变化情况把痉挛分为 0~4 级。

3. 感觉功能的评定　通过 ASIA 的感觉指数评分来评定感觉功能。选择 C_2~S_5 共 28 个节段的关键感觉点，分别检查身体左、右侧的针刺觉和轻触觉，感觉正常得 2 分，异常（减退或者过敏）得 1 分，消失得 0 分。每侧每点每种感觉最高得 2 分，每种感觉单侧最高得分 56 分，左、右两侧共计 112 分。左、右两侧两种感觉最高得分 224 分，分数越高，表示感觉功能越接近正常。

（三）ADL 能力评定

截瘫患者一般采用改良 Barthel 指数，见表 3-20；四肢瘫患者一般采用四肢瘫功能指数（QIF）评定。

（1）改良 Barthel 指数：用于评定日常生活活动（ADL）能力，是康复医学的特色及常用的量表之一。可在治疗前、中、后对患者进行评价。以患者日常实际表现作为评价依据，而不以患者可能具有的能力为准。0~20 分为极严重功能障碍；25~45 分为严重功能障碍；50~70 分为中度功能缺陷；75~95 分为轻度功能缺陷；100 分为 ADL 自理。

（2）四肢瘫功能指数（QIF）：由 Gresham 等于 1980 年针对四肢瘫患者设计，以求更敏感、全面地反映四肢瘫患者的功能状况（表 5-11）。QIF 由 10 大类内容组成，每类内容均细分为数项，采用 5 级计分制，每项最高 4 分，最低 0 分。每类得分为其中各项得分之和，并依据在日常生活中的重要性赋予不同的权重系数，按权重校正后的得分之和，即为患者的 QIF 总分（总分为 100 分）。

表 5-11　四肢瘫功能指数（QIF）评定

Ⅰ. 转移 16 分（各单项之和除以 2） 床 - 轮椅 轮椅 - 床 轮椅 - 马桶 / 坐便器 马桶 / 坐便器 - 轮椅 轮椅 - 汽车 汽车 - 轮椅 轮椅 - 淋浴 / 浴盆 淋浴 / 浴盆 - 轮椅	Ⅳ. 进食 24 分（各单项之和乘以 0.75） 用杯子 / 玻璃杯喝水 使用勺子 使用叉子 倒出饮料 / 水 打开瓶盖 / 罐头 涂抹面包 准备简单食物 使用适宜的设备	Ⅵ. 轮椅活动 28 分（各单项之和） 转弯（直角） 后退 刹闸 粗糙地面上驱动轮椅 驱动轮椅上斜坡 保持坐位平衡 Ⅶ. 床上活动 20 分（各单项之和）	Ⅸ. 直肠功能 24 分（得分最高乘以 6） 完全控制： 　A：厕所 　B：便盆 使用栓剂： 　A：厕所 　B：便盆 / 床 / 垫上 用手指抠： 　A：厕所 　B：便盆
Ⅱ. 梳洗 12 分（各单项之和） 刷牙 / 处理义齿 洗 / 梳头发 剃须 / 处理月经带	Ⅴ. 穿脱衣服 20 分（各单项之和除以 2） 穿室内上衣 脱室内上衣 穿室内裤子 脱室内裤子	仰卧 - 俯卧 卧位 - 长坐位 仰卧 - 侧卧位 侧卧 - 侧卧 长坐位保持平衡	用手指或机械刺激： 　A：厕所 　B：便盆 / 床上 Ⅹ. 护理知识 20 分 皮肤护理
Ⅲ. 洗澡 8 分（各单项之和除以 2） 洗 / 擦干上半身 洗 / 擦干下半身 洗 / 擦干脚 洗 / 擦干头发 （如果患者在床上洗澡，必须获得所有需要的东西）	穿室外上衣 ×1.5 脱室外上衣 ×1.5 穿脱袜子 穿脱鞋 扣纽扣	Ⅷ. 膀胱功能 28 分（得分最高乘以 7） 自主排空： 　A：厕所 　B：便盆 间歇导尿（ICP） 反射性膀胱 留置导尿 回肠替代膀胱术后 挤压排尿	饮食与营养 药物 矫形器或其他器械 关节活动 自主神经反射过度控制 上呼吸道感染 泌尿系感染 深静脉血栓形成 获得别人的帮助 QIF 分数 = 总分 /200×100

（四）心理社会状况评定

脊髓损伤患者因不同的功能障碍，会产生轻重不一的心理负担及社会压力，正确地评定患者及家属对疾病和康复的认知程度、心理状态、家庭及社会支持程度，对疾病康复有直接影响。

（五）功能恢复预测

对完全性脊髓损伤患者，根据不同的损伤平面预测功能恢复情况（表5-12）。

表5-12 损伤平面与功能恢复的关系

损伤平面	不能步行	轮椅依赖程度			轮椅独立程度		独立步行
		大部分	中度	轻度	基本独立	完全独立	
$C_1 \sim C_3$	√						
C_4		√					
C_5			√				
C_6				√			
$C_7 \sim T_1$					√		
$T_2 \sim T_5$						√	
$T_6 \sim T_{12}$							√①
$L_1 \sim L_3$							√②
$L_4 \sim S_1$							√③

注：①可进行治疗性步行；②可进行家庭性步行；③可进行社区性步行。

三、康复护理措施

（一）康复病区的条件及设施

1. 康复病区 室内应宽敞，病床之间的间隙应不小于1.5m，以方便轮椅出入，使患者移动及日常活动有足够的空间。病床应选择带有床挡的多功能床，应备有大小不同的软垫，必要时配备防压力性损伤垫。病房床头、走廊、卫生间、淋浴间均应安装呼叫器。

2. 病区地面 应采用平整、防滑、有弹性、不易松动的表面材料，保证患者练习支具站立、行走、训练和轮椅使用的安全可靠。

3. 卫生间 应无台阶、门宽大，应安装轨道推拉式门，坐便器两侧有扶手；水龙头应安装长柄，淋浴应有软管喷头，以利于截瘫患者的使用。

4. 病区走廊 应宽敞，方便患者转移；安装扶手，以利于患者站立行走训练时扶持，防止滑倒。

（二）急性期康复护理措施

急性期是指脊髓损伤后6~8周内，一般在患者住院期间，临床抢救告一段落，患者生命体征和病情基本平稳，主要问题是脊柱骨折尚不稳定，咳嗽无力、呼吸困难、脊髓休克。急性期以防止并发症为主，采取床边训练方法，防止失用综合征，如预防肌肉萎缩、骨质疏松、关节挛缩等，从而缩短临床治疗时间，减轻医疗负担，为过渡到恢复期治疗做准备。

1. 正确体位的摆放 急性期卧床阶段正确的体位摆放,不仅有利于损伤部位的愈合,而且有利于预防压力性损伤、关节挛缩及痉挛的发生。

（1）仰卧位:四肢瘫的患者上肢体位摆放时,肩关节应处于外展位,肩下垫软枕,双上肢在身体两侧,肘关节伸直,前臂旋后,腕关节背屈 30°~45° 以保持功能位,手指自然屈曲,或手握毛巾卷,以防形成功能丧失的"猿手"。截瘫患者上肢功能正常,采取自然体位即可。四肢瘫及截瘫患者下肢体位摆放相同。髋关节轻度外展,双下肢垫枕抬高,使双下肢高于心脏水平,促进静脉回流,防止下肢肿胀,膝关节过伸。踝关节保持中立位,足底垫软枕,防止足下垂（图 5-2）。

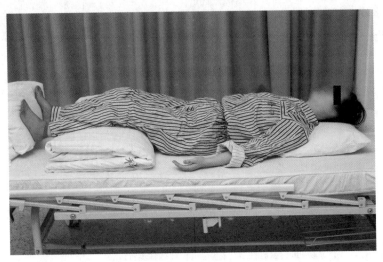

图 5-2 仰卧位

（2）侧卧位:四肢瘫患者双上肢前伸,一侧肩胛骨着床,肘关节屈曲,上方的前臂放在胸前的枕头上,腕关节自然伸展,手指自然屈曲,躯干后部放一枕头给予支持。四肢瘫及截瘫患者下肢体位摆放相同,应将位于下方的髋关节伸展,上方髋、膝关节屈曲放在枕头上,踝关节下垫一枕头保持其自然背伸（图 5-3）。

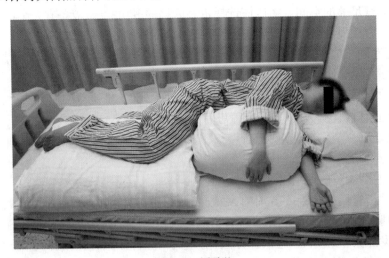

图 5-3 侧卧位

2. 关节被动活动　在康复医师的指导下,对瘫痪肢体的关节每天应进行 1~2 次被动运动,每次每个关节应至少活动 20 次,防止关节挛缩、畸形,促进血液循环,预防肢体水肿。关节被动活动的原则:体位应舒适,肢体保持充分的放松,活动范围应达到最大生理范围,但避免拉伤肌肉或韧带。按病情确定运动顺序,从近端至远端,有利于瘫痪肌的恢复,从远端至近端,有利于促进肢体血液和淋巴回流。固定肢体近端,托住肢体远端,避免替代运动。动作应缓慢、轻柔、平稳,有节律,避免冲击性运动和暴力性活动,活动不可超越最大生理范围,以免拉伤肌肉或韧带;髋关节外展限制在 45° 以内,以免损伤内收肌群;对膝关节内侧要加以保护,以免损伤内侧副韧带;下胸椎或腰椎骨折时,进行屈髋、屈膝运动时,注意控制在无痛范围内,不可造成腰椎过度活动;禁止同时屈曲腕关节和指关节,以免拉伤伸肌肌腱;脊柱关节不稳时,肩、髋关节活动时要慎重;肩关节屈曲、外展,对上脊柱有影响,应控制在 90° 以内;对下脊柱有影响的直腿抬高运动,应禁止超过 45°(图 5-4);膝屈曲下髋关节屈曲运动禁止超过 90°(图 5-5)。

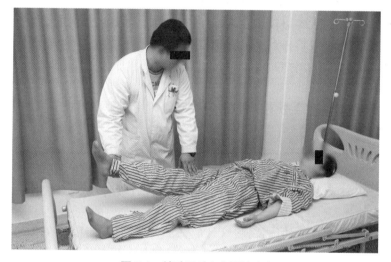

图 5-4　被动运动(直腿抬高)

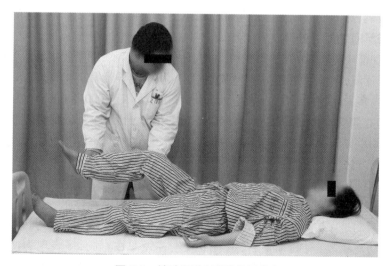

图 5-5　被动运动(髋关节屈曲)

3. 主动运动　加强患者肢体残存肌力的训练,可以提高机体的运动功能,提高心肺功能,为今后的各种体位变换、转移、使用轮椅或助行器等做足准备。

(1)助力运动:适用于肌力<3级的肌群,可在治疗师帮助下完成肢体的运动,也可在吊环装置的帮助下进行肢体减重运动,以提高肌力。

(2)抗阻运动:适用于肌力在3级以上者,可以使用沙袋、轮滑提供阻力。

4. 体位变换　脊髓损伤患者应根据病情变换体位,一般每1~2h变换一次,防止压力性损伤形成,使用气垫床者可延长体位变换时间。变换前向患者及家属说明目的和要求,以取得理解和配合。变换体位时,可由2~3人进行轴向翻身,注意维持脊柱的稳定性,避免造成对脊柱的二次损伤。变换体位时,避免拖移患者,以防组织受剪切应力损伤,应仔细检查患者全身皮肤状态,有无局部压红、破溃,皮温情况、肢体血液循环情况等。

5. 呼吸及排痰训练　对于颈髓或高位胸段脊髓损伤波及呼吸肌的患者,应协助并指导其进行腹式呼吸,咳嗽、咳痰及体位引流训练,预防及治疗呼吸系统并发症,促进呼吸功能。

(1)呼吸功能训练:所有患者都要进行深呼吸锻炼,根据患者不同的截瘫平面,采取不同的呼吸训练方法,如腹式呼吸训练、缩唇呼吸训练等。一般训练时间为15~20min,以腹式呼吸为重点训练内容,将双手分别放于胸前和上腹部。患者用鼻缓慢吸气时,膈肌最大程度下降,腹肌松弛,腹部凸出;呼气时用口呼出,腹肌收缩,膈肌松弛,膈肌随腹压增加而上抬,推动肺部气体排出。

(2)辅助咳嗽训练:配合患者的呼吸节律,呼气时用双手在膈肌下施加压力,可替代腹肌的功能,协助完成咳嗽动作。

(3)有效咳痰训练

1)叩击排痰:双手五指并拢稍屈曲呈杯状,叩击胸部、背部,使痰液松动并排出体外。

2)振动排痰:双手置于患者的肋缘,在患者进行深呼吸时双手振动,使黏在气管壁上的痰液松动并排出体外。

3)体位引流:借助合适的体位,将病灶的肺部置于高位,使积聚在支气管及肺内的分泌物顺位引流至大气道,通过黏液的刺激引发有效咳嗽,从而排出痰液。实施体位引流应注意,体位引流前要了解疼痛和关节活动受限的部位,排痰前要针对肺内感染的位置确定相应的引流体位,饭后30~60min内不能进行体位引流,并且要防止粗暴手法引起肋骨骨折。

6. 膀胱和肠道功能的处理

(1)膀胱功能康复:多数脊髓损伤患者属于神经源性膀胱,即膀胱平滑肌痉挛、膀胱容量小,膀胱输尿管反流,肾积水,反复尿路感染,长期肾积水会导致肾衰竭,危及患者生命。脊髓损伤后1~2周内多采用留置导尿的方法,保证每日摄水量在2 000~3 000ml,使导尿管处于持续开放状态,防止膀胱过度充盈、泌尿系感染。待病情平稳后,应正确评定膀胱功能状态,实行间歇导尿。间歇导尿指在清洁的条件下,定时将尿管经尿道插入膀胱内,使膀胱能够有规律地排空尿液的方法。适用于受伤后早期,病情稳定可以接受适当限制入量,膀胱容量良好,膀胱内低压力,自愿接受间歇导尿并能合作的患者。为患者制订合理的饮水计划,控制饮水量每日2 000ml以内,每次导尿尿量应小于500ml,每4~6h为患者导尿一次,极少数患者可采用手术方法,其目的是保护和改善肾功能,尽可能恢复排尿功能,达到贮尿和排尿之间的平衡。

(2)直肠功能康复:脊髓损伤后,患者常发生神经源性直肠,多表现为便秘,可用润滑剂、缓泻剂、灌肠等方法,必要时采取辅助措施,戴上指套,人工驱便。合理安排患者饮食,多进食蔬菜、水果、粗粮等高纤维素、富含营养的食物，多饮水，减少高脂肪、高蛋白食物的大量摄入。指导患者定时排便，帮助其养成良好的排便规律。

（三）恢复期康复护理措施

此期骨折部位稳定、神经损害或压迫症状稳定、呼吸症状平稳，康复训练进入全面进行阶段，此期的问题是挛缩、各种功能性活动能力低下、日常生活不能自理。护士应配合物理治疗师、作业治疗师监督、保护、辅导患者实践已学到的日常生活动作，不脱离整体训练计划，指导患者独立完成某些功能训练，为回归家庭和社会做好准备。

1. 增强肌力，促进运动功能恢复 脊髓损伤患者肌力训练的目的是最大限度地发挥残存肌肉的肌力。截瘫患者可依靠骨盆上背阔肌的活动帮助推动重心转移，四肢瘫患者运用胸大肌可产生主动呼吸。为了使患者更好地应用轮椅、拐杖或助行器，在卧床或坐位时要重视配合患者进行肩带肌训练、上肢支撑力训练，肱二头肌、肱三头肌训练及握力训练。加强肩和肩胛带肌肉的肌力训练，利于患肢移动能力及日常生活活动能力的提高。肌力 0 级和 1 级时，给予被动运动、肌肉电刺激及生物反馈治疗；肌力 2~3 级时，可进行较大范围的辅助运动、主动运动及器械运动，肌力逐渐恢复，可逐步减小辅助力量；肌力达 3~4 级时，可进行抗阻力训练。

2. 垫上训练的康复护理

（1）垫上翻身：翻身时患者平卧在垫上，先是头颈屈曲旋转，双上肢上举，做节律性对称摆动，借助摆动势能，头从一侧转向另一侧，随后双上肢、躯干和下肢顺势转向俯卧位。从俯卧位向仰卧位翻身，可先在一侧骨盆或肩胛下放置枕头以帮助最初的旋转，如果翻身仍有困难，可以增加枕头，使躯干和肢体的转动能够实现。对于不能自己保持坐位的四肢瘫患者，需要帮助才能完成，也可借助绳梯或吊环。

（2）牵伸训练：主要牵伸下肢的腘绳肌、内收肌和跟腱。牵伸腘绳肌是为了使患者直腿抬高 >90°，以实现独立坐位。牵伸内收肌是为了避免患者因内收肌痉挛而造成会阴部清洁困难。牵伸跟腱是为了防止跟腱挛缩，以利于步行训练。牵伸训练可以帮助降低肌肉张力，对痉挛有一定的治疗作用。

（3）垫上胸肘支撑：为改善床上活动，可在垫上进行胸肘支撑的练习，以强化前锯肌和其他肩胛肌的肌力，促进头颈和肩胛肌的稳定。方法：俯卧位时，两肘交替移动，直到两肘撑起后，肘位于肩的下方，也可做双肘伸直支撑手掌的支撑俯卧位，可用于床上移动，但需要三角肌、肱二头肌、肱三头肌、肱桡肌等的良好肌力及肘关节活动正常（图 5-6）。

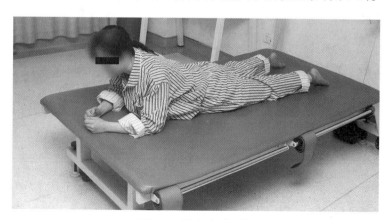

图 5-6 垫上胸肘支撑

（4）垫上坐起动作训练：脊髓损伤患者依靠上肢和颈部肌力来完成坐起动作，动作中所需的肩伸展肌、水平外展肌、伸肘肌必须有力。

1）用肘支撑起坐方法：仰卧位时头部抬起，头颈部屈曲的同时，肩部伸展与内收，肘支撑，用单侧肘移动体重并伸展对侧肘，手撑在后方承重，另一侧肘亦伸展，用两手支撑。

2）翻身起坐的方法：抓床挡或上肢努力摆动而翻身，翻身侧肘支起，然后转动躯干，对侧手再支撑床面，体重过渡到支撑于床面的手上，用另一侧肘伸展坐起。四肢瘫患者的起坐训练可借助吊环、床挡、系在床尾栏杆上的绳子等完成。

（5）垫上双手支撑：这项训练适用于截瘫患者，是日常生活动作的基础，即双手放在患臀下支撑，使臀部充分抬起，有效的支撑动作取决于上肢力量、支撑手的位置和平衡力。训练时为保持坐位平衡，头、肩、躯干要前屈，使重心保持在髋关节前面，双上肢靠近身体侧面，手在髋关节稍前一点置于垫上，尽可能使手掌平展，手指伸展。身体前倾，头超过膝关节。双侧肘关节伸直，双手向下支撑。双肩下降，把臀部从垫子上抬起（图5-7）。

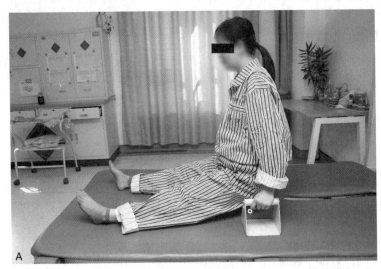

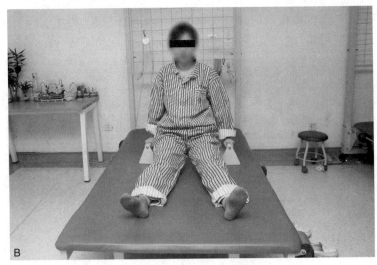

图5-7 垫上双手支撑

（6）垫上移动：包括侧方支撑转移、前方支撑移动和瘫痪肢体移动，患者可利用吊环进行坐起和躺下训练。截瘫患者因双上肢功能正常，垫上移动容易完成，而四肢瘫患者的垫上移动与损伤水平、上肢长度有关。移动方法：先借助吊环自我坐起，双手放在体侧，躯干前倾，双手用力快速向下支撑，头及肩后伸，躯干及下肢向前移动，反复训练。用相同方式进行向后和两侧的移动。

3. 坐位训练的康复护理 脊髓损伤患者中脊柱稳定性良好者应早期开始坐位训练。多采用长坐位（膝关节伸直）和端坐位（膝关节屈曲90°）。坐位训练要求患者的躯干具有一定的肌力和控制能力，且双下肢各关节活动度，尤其是髋关节活动度接近正常。方法包括坐位静态平衡训练、动态平衡训练。在训练中，应逐步从睁眼状态下的平衡训练过渡到闭眼状态下的平衡训练。

（1）静态平衡训练：患者取长坐位（图5-8），前方放置姿势镜，通过视觉反馈来建立新的姿势感觉。当患者坐位能保持平衡时，再进行上肢抬高训练，最后训练不用镜子的上肢抬起训练，进一步行闭目静态平衡训练。

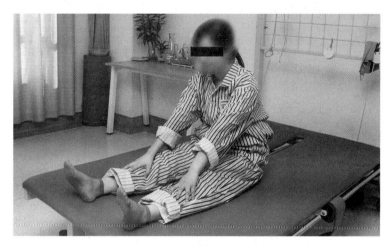

图5-8 长坐位静态平衡训练

（2）动态平衡训练：截瘫患者可应用哑铃练习，护士也可与患者进行抛球、传球、捕捉大球的训练，这不仅可加强患者的平衡能力，也可强化患者双上肢、腹背肌的肌力及耐力。

4. 转移训练的康复护理 转移是脊髓损伤患者必须掌握的技能。转移训练可帮助患者增强肌力，锻炼肌肉与关节，帮助患者增强自理能力与社会适应能力。转移训练主要分为3种，双脚离地的躯干水平转移、双脚不离地的躯干水平转移及双脚不离地的躯干垂直转移。转移训练动作主要包括轮椅-床转移（图5-9），轮椅-坐便器转移，轮椅-汽车转移，轮椅-地转移。主要包括帮助转移和独立转移。

（1）帮助转移：双脚离地的躯干水平转移要求动作平稳，双脚不离地的躯干水平转移和垂直转移的动作需要很强的肌力。训练方法：可由一位治疗师帮助进行双脚不离地的躯干垂直转移，或者2名治疗师帮助进行双脚离地的躯干水平转移。进行此项转移时，治疗师双脚和双膝抵住患者的双脚和双膝外侧，髋关节屈曲、背挺直，双手抱住患者臀下或提起患者的腰带。站立时锁住患者的双脚和双膝。转身时背挺直，用躯干支持患者的体重。坐下则髋关节屈曲、双手由臀部滑向肩胛，让患者屈髋，臀部坐到位置上。

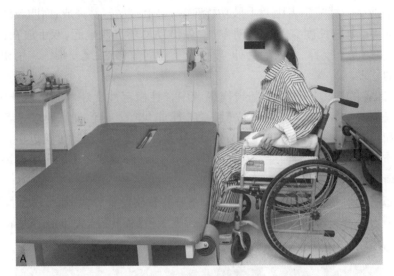

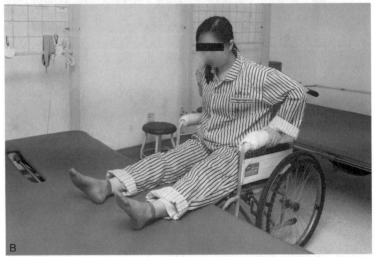

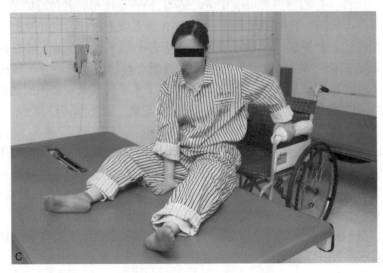

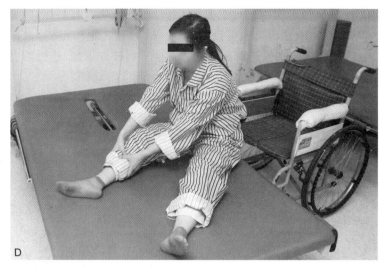

图 5-9 轮椅 - 床转移

（2）独立转移：是指患者独立完成转移动作,包括臀部在轮椅上向前挪动、将下肢抬到训练床上、躯干的移动。轮椅 - 床转移主要有 3 种方法。

1）向前方转移：训练前治疗师向患者演示、详细讲述转移方法,并协助患者完成训练。将轮椅正面靠近床边约 30cm 位置,锁住轮椅,将下肢抬到床上,打开刹车,向前推进轮椅,刹车,用双上肢支撑将身体移至床上。

2）向侧方转移：将轮椅侧面靠近床边,锁住轮椅,去掉床侧轮椅扶手,将双下肢放在床上,一手支撑在床上,一只手支撑在轮椅另一侧扶手上,将臀部移至床上。

3）将轮椅斜向床边约 30°,锁住轮椅,将双脚放在地上,利用支撑,将臀部转移至床上。躯干的移动技巧同垫上侧方移动。双上肢完好的低位截瘫,转移较易完成。

5. 站立训练的康复护理 对于病情较轻的患者,在无直立性低血压等不良反应的情况下,在康复医师的指导下即可进行站立训练,其目的主要是训练血管的神经调节功能、防止下肢关节挛缩、减轻骨质疏松及促进血液循环。由于损伤平面以下丧失了姿势感觉和平衡反应能力,故必须重建站立位的姿势感觉,可用矫形镜增加视觉代偿。四肢瘫患者需要由治疗师帮助进行,训练时注意保持患者脊柱的稳定性。截瘫患者站立则应双手抓住平行杠并向下支撑,身体向上伸展,双脚承重后伸髋。站立训练时间开始宜短,可为 5~10min,后逐渐延长,保证患者无不适感。训练站立时,亦加强站立平衡训练,先以一只手抬高离开平行杠保持平衡,后练习手臂在各方运动的站立平衡,作为步行训练的基础。

6. 步行训练的康复护理 在条件允许时,鼓励患者佩戴矫形器完成步行训练。站立步行可以防止下肢关节挛缩,减少骨质疏松,促进血液循环。不是所有节段损伤患者均能步行,C_2~C_4 损伤不能步行,C_5~C_7 损伤只能在平行杠内站立,C_8~T_5 损伤可在平行杠内步行,T_6~T_9 损伤可用拐杖步行,T_{10} 及以下损伤具有功能性步行能力。功能性步行训练的目的,在于使患者学会使用轮椅和拐杖的方法,以改善其日常生活活动能力。进行功能性步行训练,多数患者需要用矫形器。步行训练最初在平行杠内进行,训练分为:

（1）摆至步法：是简单、安全的一种步法，T_{10}以上损伤患者应先掌握这一步法。

（2）摆过步法：此法行走快、实用，要求平衡好。

（3）四点步法（图5-10）：步行速度慢、动作复杂，只有一定步行能力的人才能掌握，训练可在平行杠内进行，也可用拐杖进行。平稳后移至平行杠外训练，进行难度更大的拐杖步行。拐杖步行可逐渐增加训练难度，如上下楼梯、卧倒起立等动作。

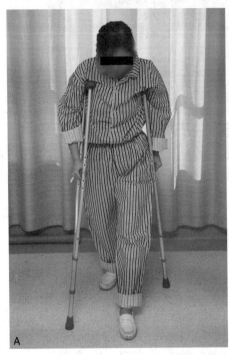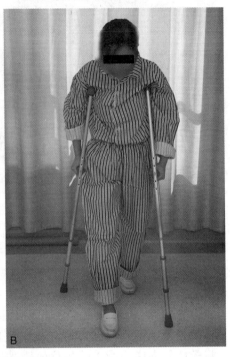

图5-10 步行训练四点步法

7. 日常生活活动能力训练 脊髓损伤患者训练日常生活活动能力尤为重要。常根据受伤部位影响的功能、患者体重、身材比例、肌力、肌张力、肌肉痉挛程度、年龄、智力、家属支持、文化背景、家庭环境、社会环境等因素制订治疗相应康复目标。日常生活活动能力训练包括进食、梳洗、如厕、更衣、沐浴、交流、家务、外出等的训练。

（1）进食：丧失抓握能力、协调性差及关节活动度受限的患者常无法使用普通餐具，必须将食具加以改良，如将碗、碟固定在桌上，特制横把、长把匙等（图5-11）。

（2）梳洗：健手单独完成刷牙训练，健手打开阀门装好刷牙水，在洗手盆前安装固定架，将牙刷固定在固定架上，用膝盖夹住牙膏管。健手旋开牙膏盖，挤好牙膏，进行健手刷牙。对于无法使用普通牙刷的患者，可对牙刷加以改良（图5-12，图5-13）。拧毛巾时，指导患者将毛巾套在患侧前臂或水龙头上，然后将毛巾双端合拢，再将毛巾向一个方向拧干。

（3）如厕：将坐便器的高度改为与轮椅等高，在坐便器的两侧或上方安装扶手。患者如厕一定要遵照轮椅转换的动作。

（4）更衣：训练用的衣服宜宽大、简单。截瘫患者可在床上完成独自穿脱上衣、裤子的动作。高位颈髓损伤者可根据上肢瘫痪的情况，借助穿衣杖、套环、拉链钩、纽扣钩等穿衣辅具完成穿脱衣服的动作。

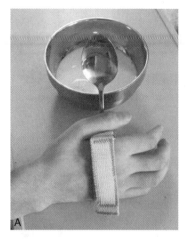
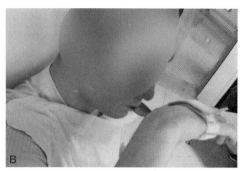

图 5-11　进食

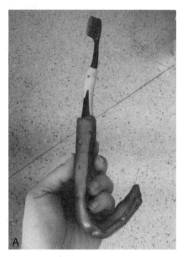
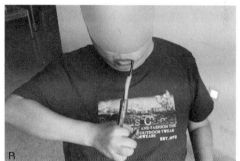

图 5-12　改良牙刷 1

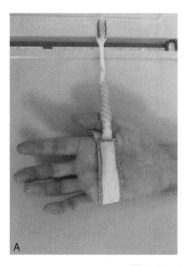
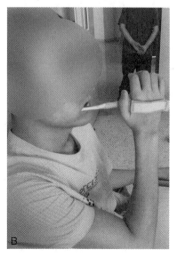

图 5-13　改良牙刷 2

（5）沐浴：姿势一般采用长坐位，身体向前倾，头颈部屈曲，对于双手障碍不能握东西者，可用特制的手套（用毛巾缝制的两侧都可以装上肥皂）；截瘫患者可借助长柄的海绵刷擦洗背部和远端肢体。

（6）交流：对患者进行书写和通话工具使用的训练（图 5-14，图 5-15）。

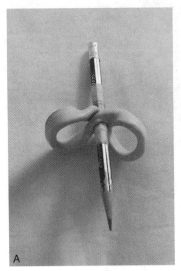
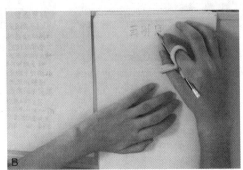

图 5-14　书写辅助具

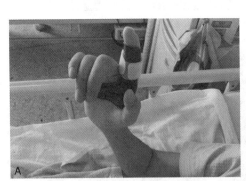
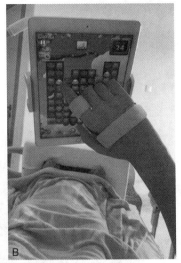

图 5-15　交流辅助具

（7）家务：为了提高患者独立生活能力和生活质量，可以指导患者做一些力所能及的家务劳动。

（8）安全处理及使用家电：最重要的是在安全用电的基础上使用家用电器，根据患者家用电器使用需求进行相应的训练。必要时需要对开关、把手或旋钮做一些改装，还可为患者提供必要的选购及家居放置建议，方便患者独立使用。

（9）外出：主要是轮椅与汽车间的转移动作。需要注意的是,坐在轮椅上时,每30min左右用上肢撑起躯干使臀部离开椅面进行一次减压,以免坐骨结节处形成压力性损伤。

8. 假肢、辅助具使用的康复护理 颈髓损伤四肢瘫患者,可根据上肢瘫痪的情况选择上肢矫形器（图5-16）。T_6以上损伤患者,可选用髋膝踝足矫形器、普通轮椅。T_6~T_7损伤患者,选用交互式步行矫形器、普通轮椅、助行器。T_{12}损伤患者,选用膝踝足矫形器、普通轮椅、助行器（图5-17）。腰骶髓损伤者,使用踝足矫形器及拐杖和手杖。

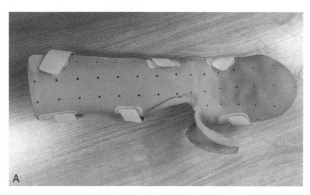

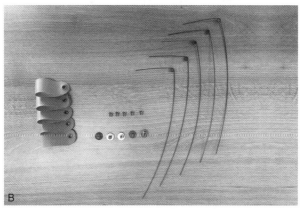

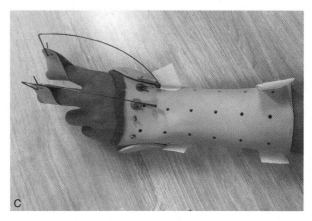

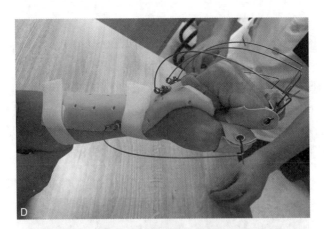

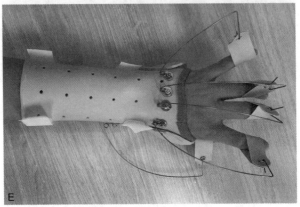

图 5-16 上肢矫形器

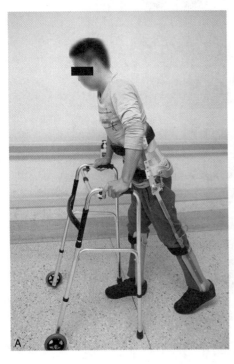 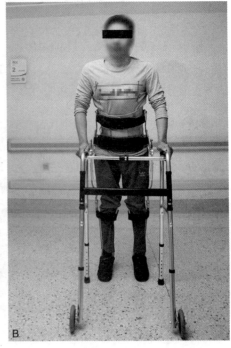

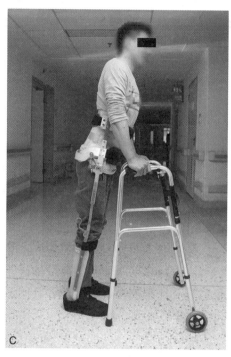

图 5-17 下肢矫形器

9. 心理的康复护理 护士要针对患者的个体情况进行安慰和鼓励,取得患者信任,向患者讲述肢体功能锻炼的基本知识及简单的操作方法,鼓励其树立战胜疾病的信心。脊髓损伤患者大多会在经历了休克期、否认期、愤怒期、承受期后得以面对现实。护士应积极与患者家属沟通,争取多方配合。耐心倾听患者的提问,给予解释,帮助他们认识疾病,接受现实。指导患者保持正常饮食,以增强机体抵抗力,预防并发症发生。

（四）并发症的护理

1. 泌尿系感染 是脊髓损伤患者的主要并发症之一。此并发症发病率高,又不易彻底治愈,反复发作又可加重原发病,对患者生命威胁很大,必须及早预防并慎重处理。在脊髓损伤早期,常采用经尿道留置尿管,但长期留置尿管易导致下尿路感染、尿道狭窄、附睾炎等并发症,因此及早拔除尿管,协助并指导其行清洁间歇导尿十分必要。根据患者的实际情况制订个体化的饮水计划,向患者详细解释其原因以取得理解和配合;监测患者膀胱残余尿量和液体入量,制订每天间歇导尿时间与次数;定期行尿常规、尿培养、泌尿系彩超、尿流动力学检查。若出现泌尿系感染症状,应指导患者多饮水,做好会阴护理,必要时遵医嘱应用抗生素治疗。

2. 呼吸系统感染 呼吸系统并发症是外伤性脊髓损伤患者死亡的主要原因,以通气障碍、肺部感染、肺不张和呼吸衰竭最为常见。T_{12} 以下的脊髓损伤时,支配呼吸肌的神经正常,因此呼吸肌功能正常。而颈段脊髓损伤,肋间肌、腹肌完全瘫痪,主要支配膈肌的神经主要发自 $C_3 \sim C_5$ 节段,因此,C_4 及以下水平脊髓损伤者膈肌功能可部分保留;C_4 以上水平脊髓损伤者所有呼吸肌功能均丧失,需要人工通气。此外,外伤性胸髓损伤常合并胸膜炎、血气胸、肺挫伤等,这也是引起肺部感染、肺不张的重要原因。保持呼吸道通畅,及时清除呼吸道分泌物,是预防肺部感染的关键措施。病室内注意防寒保暖,每日定时开窗通风。在患者卧床期间,鼓励患者进行主动呼吸功能训练,定期翻身、拍背、辅助排痰,当合并呼吸道梗阻时最好联合应用体位引流。对于肺不张患者,早期可以采用辅助排痰的方法,若该法无法改善肺不张,可考虑应用纤维支气管镜解除肺不张。对于已发生的肺部感染,应遵医嘱早期合理应用抗生素;对于上颈段脊髓损伤、痰液黏稠、合并严重肺部并发症的患者,早期气管切开有重要意义。

3. 循环系统并发症

(1)深静脉血栓形成:深静脉血栓形成(DVT)是脊髓损伤后常见并发症,与瘫痪肢体静脉回流缓慢及伤后出现的血液高凝状态有关。深静脉血栓脱落可导致肺栓塞,危及患者生命。DVT 的发病率在脊髓损伤患者中很高。若不采取预防措施,40% 的脊髓损伤患者会出现 DVT,即使采取措施,临床上仍有 15% 的急性脊髓损伤患者出现 DVT,5% 的急性脊髓损伤患者出现肺栓塞。DVT 高峰期为脊髓损伤后 7~10d。DVT 在临床上表现为突然出现一侧下肢的肿胀(左侧多见),有时伴有低热和皮温升高。彩色多普勒超声检查可以明确诊断。其处理原则为预防重于治疗,卧床期间可对瘫痪肢体进行被动运动、按摩、间断充气加压、肌肉功能电刺激等康复治疗。住院期间,常规行四肢静脉彩超检查,若检查结果为阳性,注意患肢制动、抬高 10°~15°,勿热敷、按摩等;严密观察患肢周径的变化,局部有无红、肿、热等现象及足背动脉搏动的情况;避免选用患肢静脉输液或采血等;按医嘱应用抗血栓药物治疗,注意观察有无出血倾向及胸闷、憋气等肺栓塞表现,必要时行下腔静脉滤器植入术。

(2)直立性低血压:脊髓损伤后交感神经功能失衡,外周及静脉血管扩张,回心血量减少引起直立性低血压。平卧位变直立位后,收缩压下降 >20mmHg 和 / 或舒张压下降 >10mmHg,即可判断为直立性低血压。患者可出现头晕、恶心、出汗等症状,可应用弹力绷带、腰围增加回心血量并进行体位锻炼,必要时应用升压药物(多巴胺)。指导患者改变体位时,动作不宜过快,在起床前最好先在床上进行双下肢的主、被动活动,以改善血液循环;适当安排站立训练的时间;摄入充足的钠盐和水分,保证血容量;避免久坐久站,即使在训练时也应每隔 1~2h 活动一下;如使用降压药或利尿药,应随时监测血压;少食多餐,进食不宜过饱,餐后避免马上活动;积极进行康复训练,物理治疗直立性低血压,包括电动起立床治疗、手法治疗、紧张期治疗;患者在改变体位前可穿弹力袜,腹部采用弹力腹带,减少腹腔血液淤滞;坐轮椅时腰部前倾可缓解直立性低血压。注意观察患者有无低血压症状,如头晕、面色苍白、虚脱等,一旦发生,立即予以患者平卧位,抬高双下肢。如患者乘坐在轮椅上,立即将轮椅向后倾斜,以减轻症状,并通知医生处理。

(3)自主神经过反射:是脊髓损伤最严重且需要紧急处理的并发症,严重者可能导致脑出血,甚至死亡。其产生机制为:损伤平面下内脏充盈刺激交感神经引起神经递质释放,导致血压增高;副交感神经(迷走神经)反射性兴奋,但其引起的冲动难以通过损伤的脊髓传导到损伤平面以下,无法对抗血压升高,反而引起心动过缓、损伤平面以上血管扩张(头痛、皮肤发红)和大量出汗。一旦发生,应使患者立即取坐位或抬高床头;减少搬动,使静脉回流减少,并保持病室安静;松解一切可能引起卡压的衣物或仪器设备,每 2~3min 检测血压、脉搏一次;从泌尿系统开始,检查一切可能引起自主神经过反射的原因;无尿管者应迅速为患者插入并留置尿管,有尿管者,应检查尿管是否通畅;若血压仍高,应考虑直肠问题,必要时应用甘油灌肠剂灌肠排便;可给予患者口服起效迅速且作用时间短的抗高血压药,常用硝苯地平 10mg 舌下含服;如果患者经上述治疗后症状仍无明显缓解,应送入监护室用药物控制血压,并继续查找可能的其他原因,同时向患者及家属讲解发生自主神经过反射的原因,消除患者的紧张情绪。

4. 压力性损伤 由于长期卧床或坐轮椅,导致身体局部过度受压引起血液循环障碍,造成皮肤及皮下组织坏死而形成压力性损伤。压力性损伤多发生于受压部位或骨隆突处,如骶尾部、足跟、肩胛部、枕部等。面积较大、坏死较深的压力性损伤,可导致高热、蛋白丢失、营养不良、低蛋白血症等。

保持患者床单位清洁、干燥、平整、无渣屑,必要时给予气垫床护理,协助患者每 1~2h 轴向翻身一次,翻身时避免托、拉、拽等动作。脊髓损伤患者因感觉障碍,对冷、热不敏感,避免使用热水袋等物品,以免烫伤。严密评定皮肤是否完整及其皮肤的动态变化,加强交接班。每次排便后应立即清洗皮肤,使皮肤保持清洁状态。同时及时更换污染的衣服、床单,使患者舒适。坐位时,每 30min 左右指导患者支撑身体,抬起臀部 1~2min,或在臀部放置臀垫,以减少皮肤受压。改善全身营养情况,纠正低蛋白血症,保证充足营养,根据病情给予高蛋白、高维生素膳食。如已发生压力性损伤,则缩短翻身时间,及时予以换药处理。根据创面情况选择合适的敷料,动态评定患者伤口情况,遵医嘱予以药物抗感染治疗。

5. 消化系统并发症

(1)便秘:指导患者养成定时排便习惯,给予患者排便反射训练,取蹲或坐位排便,以增加腹压,刺激排便。教会患者定时刺激肠道的技术方法,以促进低级排便中枢反射的形成,如肛门牵张术、盆底牵张术、盆底肌训练术、腹部按摩术、肛门括约肌训练术等。建立均衡饮食,保证足够液体摄入,鼓励患者多饮水,多食富含粗纤维的食物。必要时遵医嘱应用促胃肠动力药、缓泻剂或给予灌肠等。

(2)大便失禁:脊髓损伤后,大脑皮质与 $S_2 \sim S_4$ 的副交感神经联系中断,神经传导功能受损,大脑对骶髓排便中枢的控制机制丧失,排便活动失去大脑皮质的控制,排便行为只有通过脊髓反射来进行。如排便反射弧的某个环节被破坏,就会导致排便反射障碍,产生大便失禁。增加膳食中食物纤维的含量,刺激肠蠕动,有助于恢复肠道功能,有效改善大便失禁。必要时遵医嘱给予中药或止泻药物治疗,注意观察用药后效果。

6. 神经系统并发症

(1)疼痛:脊髓损伤后损伤平面以下呈扩散性的感觉异常性疼痛,属于中枢性疼痛。临床上患者的疼痛表现多种多样,如烧灼痛、针刺痛、放射痛、切割痛、跳痛、麻木痛、绷紧痛等。疼痛的诱发因素包括天气变化、情绪改变、泌尿系感染等。严重者可影响患者饮食、睡眠及日常生活,应及时处理。治疗措施包括:消除诱因、药物治疗、物理治疗、外科治疗、心理治疗等。应多与患者沟通交流,帮助其树立战胜疾病的信心。倾听主诉,去除导致疼痛的各种诱因。根据疼痛评分量表评分,遵医嘱应用止痛药物,如非阿片类和阿片类药物,也可采用经皮电刺激等物理治疗。常规治疗无效的重度疼痛患者可以采用手术治疗,如脊髓前连合切开术、脊髓丘脑侧束切断术等。上述手术有一定的止痛效果,但因为手术创伤较大,且不能保证不复发,一般不采用。

(2)体温调节功能障碍:脊髓损伤后会引起自主神经功能障碍,体温调节中枢对体温的调节发生障碍,致使体温易受环境温度的影响而变化,主要表现为体温降低、异型体温、急性过高热、运动导致过高热。对于高热的患者,常采取物理降温,如使用冰帽、冰枕及乙醇擦浴等,保持室温在22℃左右,并尽快检查血电解质水平,根据检查结果补充足够的水、电解质,必要时行药物降温。对于体温过低的患者,调节室温维持在22~26℃,在保暖的同时,避免烫伤,同时注意心率及血压的变化,发现异常及时通知医生处理。

（3）痉挛:是上运动神经元损伤后,牵张反射亢进引起的肌张力增高,临床表现为肢体僵硬,出现肢体不自主抽动或阵挛,特别是外部给予刺激后可诱发痉挛。严重痉挛可使患者夜间无法入睡,坐、卧困难,大小便时大腿紧夹,导致清洁护理困难。

痉挛对患者的影响分为两方面,不利的方面包括:较重的痉挛可能影响患者的呼吸功能、坐位平衡,不利于转移动作的完成,影响睡眠和性生活,引起疼痛等。有利的方面包括:痉挛可减慢肌萎缩的速度;由于痉挛使得肌肉萎缩不明显,减少了压力性损伤的发生机会;阵发性痉挛的存在,达到了肌肉收缩促进血液循环的目的,可防止深静脉血栓形成;部分患者可以利用痉挛进行站立、转移甚至步行。因此,只有影响患者日常生活的严重痉挛才需要处理,及时发现并去除诱因。保持环境安静;训练手法要轻柔,避免刺激脚心、手心等部位;采用俯卧位有助于抑制髋关节屈曲痉挛,站立训练有助于抑制腓肠肌痉挛。运用物理治疗,如冰疗、水疗、交替电刺激等治疗缓解肌肉张力,还可联合药物治疗,必要时采取神经阻滞疗法。

7. 内分泌系统并发症

（1）骨质疏松:脊髓损伤后,骨代谢迅速发生改变,导致骨质量降低、骨结构破坏,骨折危险性增加。骨痛是骨质疏松最常见的症状,影响患者日常生活,骨折是骨质疏松最严重的后果。早期干预措施包括服用药物、物理治疗;此外应定期检查骨密度,积极防治骨质疏松、预防病理性骨折。指导患者进食含钙丰富的食物。条件允许时,让患者多接受阳光照射,促进钙质的吸收。遵医嘱补充钙剂,预防及延缓骨质疏松。

（2）低钠血症:脊髓损伤致自主神经功能的严重紊乱可导致水电解质紊乱,最终导致水中毒、肺水肿及低钠血症。其中,低钠血症是最常见的早期并发症之一,如果不能及时发现和纠正,会使已恢复的神经功能再次丧失或进一步加重受损神经的损伤,甚至危及患者的生命。一般认为脊髓损伤后低钠血症属于中枢性低钠血症,除与早期患者进食不佳,利尿药、脱水药的应用有关外,与中枢神经系统功能紊乱也有关。其主要表现为无明显口渴感,恶心呕吐、心率减慢、血压下降、多尿、头晕、视物模糊、神志淡漠甚至昏迷。严密监测患者的生命体征,每30min观察患者是否有低钠血症的症状。观察患者的精神状态和沟通情况,有无精神差、神志淡漠、嗜睡等现象发生,如有异常及时和医生联系,及时采取有效措施。每天监测电解质、尿量、尿比重的变化,准确记录24h出入量。留取尿标本防止污染,及时送检,检查结果及时报告医生。为患者做好饮食指导,增加钠的摄入量是预防低钠血症的重要措施。遵医嘱做好补液护理。

8. 异位骨化

是指软组织内有骨细胞的形成。一般好发于髋关节,其次为膝、肩、肘关节及脊柱。异位骨化常发生于脊髓损伤后1~6个月,高峰期为伤后120d,过度活动与异位骨化有关。当患者出现全身不明原因的低热、局部炎症反应、关节活动受限等症状时应引起注意,及时就医。超声波或磁热疗法能促进局部炎症的吸收,可以防止异位骨化的形成。一旦确诊,应早期制动、冷敷,按医嘱使用双膦酸盐治疗。

四、健康教育

（一）饮食调节

制订合理的日常饮食计划,以低脂、低胆固醇饮食为主,保证足量蛋白质的摄入,不要吃过凉的食物,避免辛辣、刺激食物,避免吸烟饮酒。

（二）保证安全

对于一蹶不振、无法接受现实的患者,保证家属时刻在患者身边,同时在患者能够到的范围内不能有利器,以防止自杀行为的出现。

（三）自我护理

1. 学会自我护理 使患者过渡到促进护理和自我护理,训练患者自我护理的技术和能力,激发患者独立完成活动。

2. 培养良好卫生习惯 督促患者养成良好的生活习惯,防止肺、肾等主要脏器发生并发症。

3. 用药指导 向患者详细讲解所服药物的功效及注意事项,指导患者遵医嘱按时定量准确服药。出院后定期随诊。

4. 加强大小便管理 大部分脊髓损伤患者存在大小便不能控制的问题,因此教会患者掌握二便的管理方法尤为重要,对于高位颈髓损伤患者要教会其照顾者协助处理二便问题。

5. 制订长远康复计划 教会患者及家属掌握基本的康复训练知识和技能,持之以恒,坚持康复训练,逐步提高残存功能,预防失用综合征,防止二次残疾。

（四）心理调适

调整患者的心理状态,培养患者良好的心理素质,乐观对待自我疾病,充分利用残存功能独立完成各种生活活动。

（五）回归社会

1. 配合社会康复和职业康复部门,鼓励患者参加社会性活动,逐步回归社会,帮助家庭和工作单位改造环境设施,使其适合患者生活和工作。

2. 在康复医师的协助下,对患者进行性康复教育。

知识拓展

反射性直肠

骶反射中枢以上脊髓的运动神经元及感觉通路受损,而 $S_2 \sim S_4$ 节段相应的周围神经依然完好,则直肠功能是属于反射性的。虽然低反射弧完整,但缺乏排便的感觉冲动,同时括约肌的自主性活动也有部分或完全缺失。由于副交感神经性排便仍有功能,其肛门内括约肌维持正常的休息张力,而当直肠充盈刺激直肠黏膜时即引起反射性松弛。

案 例 分 享

患者,男,29岁。因"工作时从高空坠落,双下肢感觉、运动障碍 1d"入院,骨科诊断"L_2骨折脱位伴截瘫",予以手术治疗。饮食、睡眠较差,大小便失禁。

问题:

1. 该患者可能出现的并发症有哪些?

2. 针对该患者大小便失禁,提出相应的康复护理措施。

（张春虹）

第四节　脑性瘫痪的康复护理

一、概述

脑性瘫痪(cerebral palsy, CP)简称脑瘫,是一组持续存在的中枢性运动和姿势发育障碍、活动受限综合征,这种综合征是由于发育中的胎儿或婴幼儿脑部非进行性损伤所致。脑瘫的运动障碍常伴有感觉、知觉、认知、交流和行为障碍,以及癫痫和继发性肌肉、骨骼等多方面问题。患病率为 2‰~3.5‰,是导致儿童肢体残疾的最主要原因之一。

二、康复护理评定

（一）一般状况

患儿生长发育史;体格发育状况,如身高、体重、头围,姿势是否对称,有无抽搐史,服药情况,脑损伤高危因素等。

（二）主要功能障碍及评定

脑瘫患儿损伤部位在大脑,因为损伤部位、原因及损伤时间等不同,再加上儿童处在发育期,其功能障碍是多方面的,随年龄增长而变化。

1. 主要功能障碍

（1）运动功能障碍:是脑瘫的核心表现,不同类型的脑瘫儿童其运动功能障碍表现有所不同,按运动异常特征将脑瘫分为:

1）痉挛型四肢瘫(spastic quadriplegia):以锥体系受损为主,包括皮质运动区损伤。牵张反射亢进是本型的特征。四肢肌张力增高,上肢背伸、内收、内旋,拇指内收,躯干前屈,下肢内收、内旋、交叉,膝关节屈曲,剪刀步,尖足、足内外翻等。

2）痉挛型双瘫(spastic diplegia):症状同痉挛型四肢瘫,主要表现为双下肢痉挛,功能障碍重于双上肢。

3）痉挛型偏瘫(spastic hemiplegia):症状同痉挛型四肢瘫,表现在一侧肢体。

4）不随意运动型(dyskinetic):以锥体外系受损为主,主要包括舞蹈性手足徐动和肌张力障碍；最明显的特征是非对称性姿势，头部和四肢出现不随意运动，难以自我控制。肌张力可高可低，可随年龄改变。静止时肌张力低下，随意运动时增强，对刺激敏感，表情奇特，挤眉弄眼，颈部不稳定，构音与发音障碍，流涎、摄食困难。

5）共济失调型（ataxia）：以小脑受损为主，锥体系、锥体外系损伤。主要特点是由于运动感觉和平衡感觉障碍造成不协调运动。为获得平衡，两脚左右分离较远，站立时重心在足跟部，醉汉步态，方向性差。运动笨拙、不协调，身体僵硬，可有意向性震颤及眼球震颤。

6）混合型（mixed types）：具有两型以上的特点。

（2）言语障碍：在脑瘫儿童中的发病率为 43%~75%，主要表现为运动性构音障碍和语言发育迟缓。脑瘫儿童因神经病变导致构音器官的运动功能障碍，阻碍发声动作；听觉障碍导致语言的输入受阻；认知功能障碍影响语言的输出；同时因为运动功能障碍、智力发育障碍，患儿活动范围缩小，语言环境受限，对语言的理解及表达能力低下。语言障碍影响小儿沟通，对日常生活、教育有很多影响，在语言关键期（3 岁前）训练语言功能意义重大。

（3）智力障碍：脑瘫共患智力障碍的发病率为 43%~65%。

（4）视觉障碍：脑瘫儿童存在视觉中枢或传导通路受损，引起斜视、弱视、皮质盲、眼球震颤等视觉障碍，以斜视最常见。视觉障碍对脑瘫儿童的运动、智力发育有重要的影响。

（5）听觉障碍：脑瘫共患听觉障碍发病率为 25%~56%，听觉障碍对患儿的语言发育、学习能力及认知发育有较大的影响，应尽早做相应的处理。

（6）心理行为障碍：脑瘫儿童心理行为问题发生率是正常儿童的 3 倍，超过 40% 的患儿出现明显的情绪或行为症状，如胆小、自卑、过分依赖、固执任性、脾气暴躁、好哭闹、冲动多动以及攻击行为等。患儿的严重心理行为问题，不仅影响患儿康复训练，甚至会改变患儿的生活方式，给疾病的康复及日后的人生成长带来巨大的负面作用。所以，对脑瘫患儿康复治疗的同时要密切关注患儿的心理行为问题，在患儿出现心理行为问题时给予及时帮助及专业干预。

（7）癫痫：脑瘫儿童合并癫痫约占 45%，一般小儿的癫痫发生率在 3%~6%，脑瘫儿童合并癫痫的比例比普通儿童高很多。脑瘫合并癫痫会加重脑瘫病情，损伤小儿认知功能，从而影响预后，故癫痫治疗与脑瘫治疗是并重的，但两者的治疗是相悖的，故抗癫痫治疗和脑瘫康复治疗需要寻找合理的平衡点，这给康复治疗和护理提出更大的挑战。

（8）睡眠障碍：脑瘫儿童共患睡眠障碍的发病率明显高于一般儿童。其临床症状包括入睡困难、睡眠不安、睡眠 - 觉醒节律障碍、夜惊、梦魇等。

（9）其他障碍：脑瘫儿童大脑在发育过程中受损，其受损的程度、部位、原因、时间等不同，发生障碍的程度和范围也有所不同。脑瘫患儿由于肌张力异常，造成咀嚼、吞咽困难，继而营养失调、免疫力低下，易发生呼吸系统、消化系统等疾病。

2. 康复评定　脑瘫儿童病变部位在脑部，虽然脑部病理改变的事件不再进展，但这种损害引起的临床表现会随着不同的发育进程而有所改变。儿童的各种功能是依靠家庭环境和社会环境的不间断互动来实现的，故脑瘫儿童的临床表现差异很大，评定种类和方法也比较复杂，按《国际功能、残疾和健康分类（儿童和青少年版）》（ICF-CY）的框架对脑瘫儿童进行评定（图 5-18），有利于脑瘫患儿的全面康复。

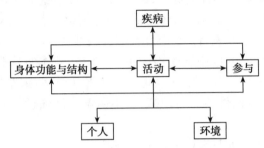

图 5-18　基于 ICF-CY 的儿童康复评定体系

（1）身体结构评定：身体结构是指躯体如器官、肢体及其构成成分的解剖结构。脑瘫儿童的病变在脑部，常伴有语言发育落后、继发性肌肉、骨关节的问题，因此，身体结构评定的要素应包括：神经系统结构（s110），涉及视觉功能（s210，s220，s230），听觉功能（s240，s250，s260）和发声等与言语运动有关的结构，如口腔的结构（s320），咽的结构（s330），喉的结构（s340）。身体结构的客观评定常用的检查手段包括：MRI、CT 检查了解颅内组织结构变化与功能障碍的关系，X 线检查了解骨骼、关节的骨质形态结构有无异常等。

（2）身体功能评定：身体功能是指身体各系统的生理功能，也包括心理功能。

1）关节功能：①关节活动度评定（b710 关节活动功能）。用量角器进行测量，较大关节应用普通量角器、方盘式量角器和电子量角器，测量手指关节时应用半圆量角器。②关节稳定功能评定（b715 关节稳定功能）。应用运动解剖学知识对身体各关节的稳定性进行评定。A. 髋关节脱位评定：进行 X 线检查，应用髋臼指数（acetabular index，AI）、头臼宽度指数（acetabular head index，AHI）、Shenton（沈通）线、中心边缘角（center-edge angle，CEA）、Sharp 角等评定髋关节脱位的程度。B. 髋关节脱位预测：进行 X 线检查，通过定期观测股骨头偏移百分比（migration percentage，MP），动态预测脑瘫儿童髋关节脱位与半脱位的风险，MP 值 <33% 为正常，33%~50% 为髋关节半脱位，>50% 为全脱位。

2）骨骼活动功能评定（b720 骨骼活动功能）：脑瘫儿童可能存在脊柱、肩胛骨、骨盆带、肢体长骨、腕骨和跗骨等的活动功能障碍，运动学和运动解剖学知识可以评定上述功能障碍。

3）肌肉功能评定：①肌力评定（b730 肌肉力量功能）。徒手肌力评定（MMT）是临床常用的肌力评定方法。②肌张力评定（b735 肌张力功能）。A. 被动性检查：包括关节活动阻力检查和摆动度检查。B. 伸展性检查：通过测量内收肌角、腘窝角、足背屈角以及跟耳试验、围巾征等判断肌张力情况。C. 肌肉硬度检查：触诊肌肉感知其硬度。D. 痉挛评定量表：即改良 Ashworth 痉挛评定量表，其简单易用，是目前临床上应用最广泛的肌痉挛评定方法。③肌耐力功能评定（b740 肌耐力功能）。A. 运动性肌肉疲劳度测定：包括最大主动收缩力量和最大做功功率检测；最大刺激肌力检测；表面肌电检测和主观疲劳感检测。B. 负重抗阻强度测定：是指负重时抗阻力的大小，根据竭尽全力时能做的次数区分为大、中、小三个强度。大强度：1~3 次；中强度：6~12 次；小强度：15 次以上。C. 动作重复次数测定：是指一组当中动作重复的次数，以组数多少区分为 3 个级别。多组数：8 组以上；中组数：4~8 组；少组数：4 组以下。

4）运动有关功能评定：①运动反射功能评定（b750 运动反射功能）。反射检查主要包括深反射、由不良刺激引起的反射、原始反射和病理反射。②不随意运动反应功能评定(b755 不随意运动反应功能)。检查主要包括姿势反射(非对称性和对称性紧张性颈反射、紧张性迷路反射)、矫正反射(直立反射)、保护性伸展反射和平衡反应。③随意运动控制功能评定(b760 随意运动控制功能;b7602 随意运动的协调)。主要对平衡功能的评定,包括静态平衡与动态平衡。平衡功能分级:Ⅰ级,能正确完成活动;Ⅱ级,能完成活动,但需要较小的帮助以维持平衡;Ⅲ级,能完成活动,但需要较大的帮助以维持平衡;Ⅳ级,不能完成活动。④步态功能评定(b770 步态功能)。可进行步态的定性和定量评定。A. 定性分析:观察患儿有无异常步态,如痉挛步态、偏瘫步态、臀大肌步态、臀中肌步态、不对称步态等。B. 定量分析:三维步态分析系统由一组摄像机、足底压力板、测力台表面、表面肌电图仪,以及控制以上多组装置同步运动并对观测结果进行分析处理的计算机及外围设备构成,其对行走中的各种参数进行实时采集和处理,并在此基础上计算出某些反映人体步态特征的特征性参数,如关节角度、重心的位移、肌肉产生的力矩及肌肉功率等。

(3)活动与参与的评定:活动是指由个体执行一项任务或行动。参与是指投入到一种生活情景之中。

1)交流能力评定:包括理解能力评定(d310 交流 - 接收 - 口头讯息)和表达能力评定(d330 说)。交流能力评定主要采用下列评定量表:①格塞尔发育诊断量表(Gesell development diagnosis schedule, GDDS),适用于 0~6 岁儿童;②格里菲斯发育评定量表(Griffiths mental development scale, GMDS),适用于 0~8 岁儿童;③S-S 语言发育迟缓评定;④构音障碍评定,包括构音器官、唇舌运动、呼吸调节等。

2)心理行为评定:了解儿童心理活动个性特征和行为发生的变化特征,儿童心理行为发展水平是否与年龄一致,判别儿童是否出现行为偏离或行为障碍及心理疾病。①Conners 父母症状问卷(parents symptom questionnaire, PSQ):反映 3~6 岁儿童常见的心理行为问题;②焦虑自评量表(self-rating anxiety scale, SAS):反映患儿的主观感受,主要用于疗效评定,不能用于诊断评定;③抑郁自评量表(self-rating depression scale, SDS):反映患儿主观感受,主要用于有抑郁情绪、闷闷不乐、情绪低沉者。

3)运动发育量表:①粗大运动功能评定量表(gross motor function measure scale, GMFM),主要用于评定脑瘫儿童粗大运动状况随着时间或干预而出现的运动功能的改变,其标准相当于 5 岁以下(含 5 岁)正常儿童的运动功能;②精细运动功能评定量表(fine motor function measure scale, FMFM),可以合理地判断脑瘫儿童精细运动功能障碍,区分不同类型脑瘫儿童精细运动功能的差别,为制订康复计划提供依据;③Peabody 运动发育测试量表(Peabody developmental motor scale, PDMS),包括粗大运动和精细运动两部分,适用于 6 个月至 6 岁的儿童;④Alberta 婴儿运动测试量表(Alberta infant motor scale, AIMS),适用于 0~18 个月的婴儿。

4)运动功能评定:①运动发育里程碑。《人体发育学》中提供了正常儿童粗大运动的发育里程碑指标。②脑瘫儿童粗大运动功能分级系统,是根据脑瘫儿童运动功能受限随年龄变化的规律所设计的一套分级系统,能客观地反映脑瘫儿童粗大运动功能发育情况,分为 5 个级别。适用范围 0~18 岁,但在 2 岁以后具有良好的稳定性。Ⅰ级:不受限制的步行,室外和社区中独立行走,但速度、平衡和身体协调性受限。Ⅱ级:受限制的步行,大部分环境里可以独立步行,但在户外及社区中行走会受到限制。Ⅲ级:使用行走辅具步行,在户外及社区中行走受限。Ⅳ级:自我移动受限,可使用电动载具自行移动,在户外及社区需要他人协助移动。Ⅴ级:自我移动能力极度受限,必须依赖别人推动移位。③精细运动分级。Ⅰ级:一手的操作未受到限制,另一手未受限或仅在高难度技巧受限。Ⅱ级:一手操作未受限,另一手仅有抓或握的能力;或两手在高难度技巧均受限。Ⅲ级:一手操作未受限,另一手无功能;或一手在高难度技巧受限,另一手仅有抓或握的能力。Ⅳ级:两手仅有抓的能力;或一手仅有抓的能力,另一手仅有握的能力或更差。Ⅴ级:两手仅有握的能力或更差。④脑瘫儿童手功能分级系统,是针对4~18岁脑瘫儿童在日常生活中双手操作物品的能力进行分级的系统。Ⅰ级:可轻易操作物品成功,日常生活不受限制。Ⅱ级:大部分可操作物品成功,但在速度或准确度上稍差。Ⅲ级:操作物品有困难,需要帮忙事前准备或改变活动方式。Ⅳ级:需要大部分协助。Ⅴ级:需要完全协助。

5)儿童功能独立性评定:是从实用角度对在独立生活中反复进行的最必要的基本活动进行评定,是对患儿综合活动能力的测试,可评定躯体、言语、认知和社会功能。

6)主要生活领域的评定:接受教育、经济生活、游戏能力等方面的评定。

(4)环境因素评定:环境因素是构成人们生活和指导人们生活的自然、社会和态度环境。

1)支持和相互联系情况的评定:家庭对患者的支持情况,亲属的态度情况,生活支持情况等。

2)辅助具评定:辅助具是儿童康复治疗的重要辅助手段,应对患者所应用的各类辅助具进行适应性、适合程度、应用后效果评定。

三、康复护理措施

脑瘫儿童的康复护理目标是提高其社会参与能力和改善生活质量。

(一)体位管理

正确的体位摆放可以抑制异常姿势和异常运动模式,促进正常运动模式的发展。

1. 卧位管理

(1)仰卧位:容易诱发患儿过伸展模式和不对称姿势(图5-19),不利于异常姿势的控制和中线运动的发展,所以患儿在觉醒状态没有辅助的情况下,尽可能避免仰卧位。要选择仰卧位时,应根据患儿情况采取"鸟巢卧位"或悬吊床卧位,将患儿的头、肩及四肢垫起,让患儿处于对称、放松、安全的状态,并在前上方悬挂一些患儿感兴趣的玩具,增加患儿的兴趣和主动抓取活动,有利于促进患儿的认知发展、中线运动与手功能的恢复(图5-20、图5-21)。

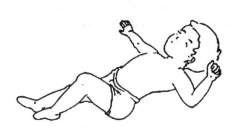
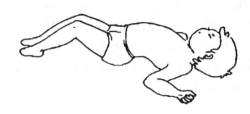
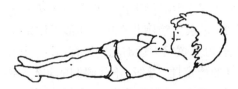

图5-19　仰卧位易出现的异常姿势

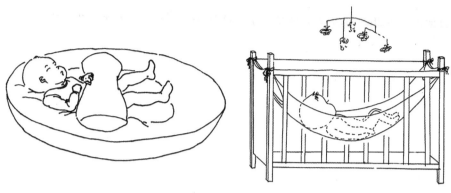

图 5-20 鸟巢卧位 1

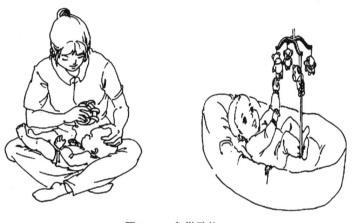

图 5-21 鸟巢卧位 2

（2）侧卧位：是患儿应该提倡使用的体位，利于降低肌张力，促进对称姿势的发展。在背部和双下肢间用合适的软枕支撑，保持髋、膝关节屈曲，双上肢前伸，两手靠近，促进双手向中线运动，使患儿处于放松、舒适、安全的状态（图 5-22）。

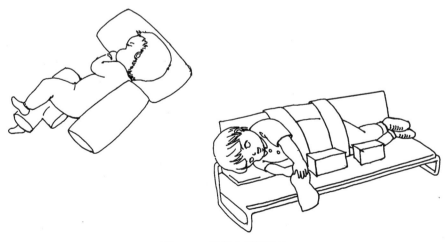

图 5-22 背部支撑侧卧位

（3）俯卧位：有利于患儿头部控制和上肢支撑能力的发展，是完成爬行运动的必备条件。爬行运动在婴儿发育过程中具有很重要的作用，不仅为独立行走打下基础，也对促进全身运动的协调发展，扩大活动空间，增强对空间事物的探索能力，以及促进患儿认知能力发展起到积极作用。根据患儿能力给予辅助肘或手支撑位，诱导患儿抬头并保持中线位。

1）对存在肩胛回缩，不能完成肘或手支撑的患儿（图 5-23），操作者用拇指控制肩胛回缩，其余 4 指刺激胸大肌，并向上缓慢抬起，诱导上肢主动支撑（图 5-24）。

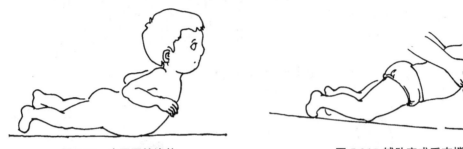

图 5-23 肩胛回缩姿势　　　　　　　　图 5-24 辅助完成手支撑

2）对有主动手支撑的患儿，操作者在辅助患儿完成手支撑的同时将患儿重心向一侧上肢移动，诱导对侧下肢屈曲，即腹爬运动（图 5-25）。

3）对上肢有一定支撑能力的患儿，操作者给予适当辅助，使其完成四点位支撑，在四点位维持下进行重心转移（图 5-26），诱导膝爬运动。

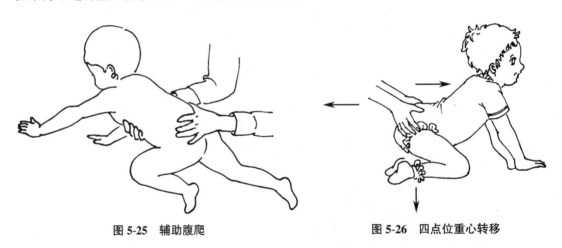

图 5-25 辅助腹爬　　　　　　　　　　图 5-26 四点位重心转移

2. 坐位管理　坐位是向站立位发育的中间姿势，小儿在 2 岁半之前完成独坐，基本就可以完成独立行走。正确的坐位姿势可以促进坐位平衡，让患儿手臂自由活动，从事吃饭、穿衣、写字等日常生活活动。

（1）椅坐位：根据患儿能力选用有 / 无靠背的椅子，让患儿坐位稳定，放松。

1）对痉挛型双瘫，因下肢屈肌张力高，骨盆后倾长坐位维持困难的患儿（图 5-27），可采用无靠背椅坐位，将头颈与脊柱对线，髋、膝、踝关节 90° 屈曲坐位；脊柱伸展不充分的患儿，可在前方放置小桌子，保持脊柱充分伸展（图 5-28）；或者在靠背椅上放置楔形垫（图 5-29），使骨盆前倾维持坐位稳定。

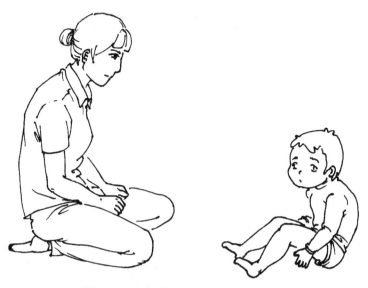

图 5-27 痉挛型双瘫患儿坐位维持困难

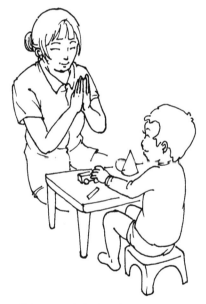

图 5-28 痉挛型双瘫患儿椅坐位

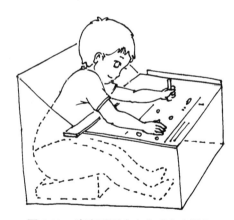

图 5-29 痉挛型双瘫患儿后背支撑位

2）对不随意运动型的患儿,在前方用高度合适的小桌给予支持,四肢末端加适量的沙袋(图 5-30),操作者也可用双手在其肩部向前、向下施加适当的压力,增加患儿的稳定性(图 5-31)。

(2)长坐位:是将患儿双下肢伸直、分开,髋关节充分屈曲。如果患儿因肌张力高致髋关节不能充分屈曲,膝关节不能充分伸直(图 5-32A),操作者可在患儿膝关节的上方和背部施加压力,保持膝关节伸直、髋关节充分屈曲,维持长坐位稳定(图 5-32B)。年幼的小婴儿呈全前倾坐位(图 5-33A),可用宝宝学坐椅帮助其坐直(图 5-33B)。

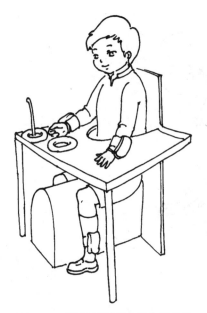

图 5-30 不随意运动型患儿椅坐位

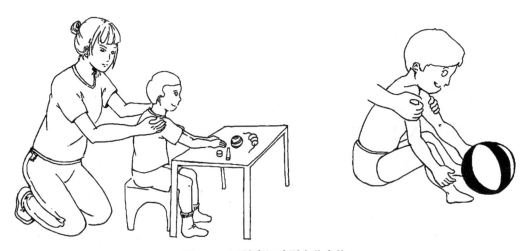

图 5-31 不随意运动型患儿坐位

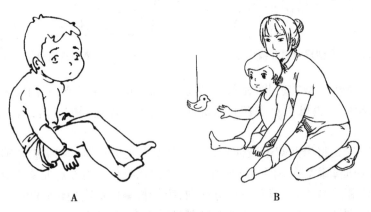

A

B

图 5-32 维持长坐位

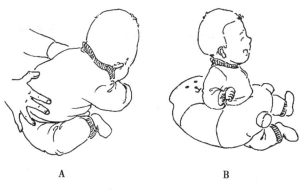

图 5-33　全前倾坐位及辅助直腰坐位

（3）扭身坐 / 侧方支撑坐：扭身坐是髋、膝关节屈曲，足底朝同一方向摆放，是完成坐、卧体位转换的中间姿势。扭身坐完成困难的患儿，操作者可在肩和膝关节处给予辅助（图 5-34）。在侧方支撑坐位可诱导患儿对侧够取玩具，同时辅助患儿进行坐到四点支撑位的体位转换（图 5-35）。

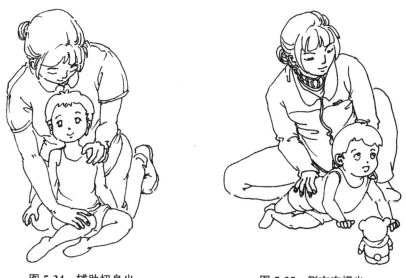

图 5-34　辅助扭身坐　　　　　　　**图 5-35　侧方支撑坐**

（4）坐位平衡反应训练：在坐位姿势维持稳定状态时，操作者给予适当的外力破坏其平衡，诱导前方、侧方及后方的支撑反应，再让患儿自动调回稳定坐姿。

3. 立位管理　站立是行走的基础，正确的站立需要髋、膝、踝关节的共同控制及良好的立位平衡能力，只有完成立位的静态和动态平衡才能完成正常的行走。当患儿膝、踝关节控制不稳定时，可进行膝立位训练（图 5-36）或穿戴下肢支具进行站立训练。有一定站立平衡能力的患儿可进行扶物站起或扶物行走等训练（图 5-37）。

4. 抱起与携带管理　　正确的抱起与携带可以纠正异常姿势，促进头部的控制和躯干的稳定性。

（1）身体以伸展模式为主的患儿：抱起与携带必须保证患儿的头前屈稳定，肩前伸，髋、膝屈曲。

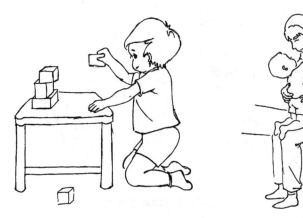

图 5-36 膝立位

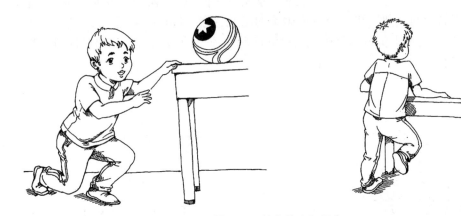

图 5-37 扶物站立和行走

1）抱起年长儿时,应先将患儿转至侧卧,操作者一侧上肢将患儿头前屈、肩前伸,另一只手放在患儿的胸部,使其处于屈曲位将其抱起(图 5-38)。

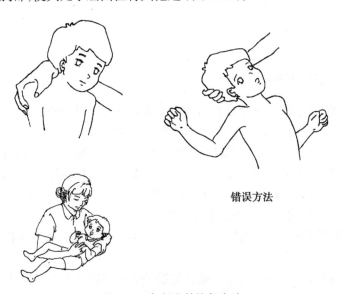

错误方法

图 5-38 年长儿的抱起方法

188

2）抱起小婴儿时,操作者双手分别放在患儿腋下,使肩胛前伸同时将患儿转向侧位或俯卧位再抱起,防止头后伸(图 5-39)。

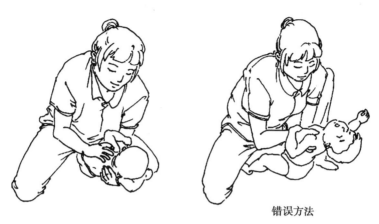

错误方法

图 5-39　小婴儿的抱起方法

3）对轻度伸展模式的患儿,抱起时必须始终保持头先前屈,再收腹,髋、膝屈曲,再逐渐拉起。如果牵拉手部有困难,可牵拉上臂,先将肩关节略微内收、内旋,使头前屈,再逐渐拉起将其抱起(图 5-40)。

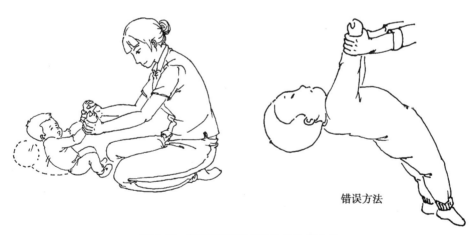

错误方法

图 5-40　轻度伸展模式患儿的抱起方法

4）对年长儿的携带方法,将两腿分开,上肢环抱照护者(图 5-41);对年幼的小婴儿,头部控制差、肩胛后伸、躯干伸肌张力高以及不随意运动型患儿的抱姿,见图 5-42。

(2)身体以屈曲为主的抱姿位

1）侧卧位抱姿:患儿的背紧靠照护者,保持患儿躯干、髋部及下肢伸展,肩外旋、外展(图 5-43)。

2）俯卧位抱姿:促使头和躯干伸展,前臂均匀承重,肘关节在肩关节的前面(图 5-44)。

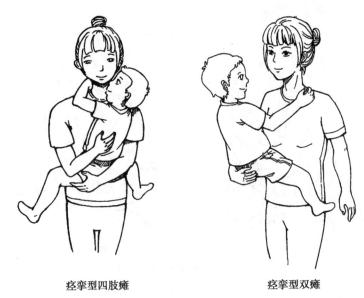

痉挛型四肢瘫　　　　　　　　　痉挛型双瘫

图 5-41　年长儿携带方法

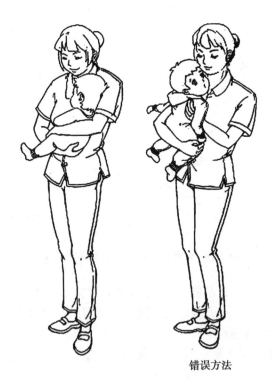

错误方法

图 5-42　小婴儿携带方法

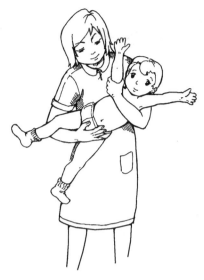

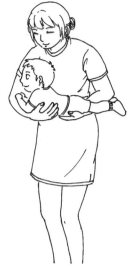

图 5-43　侧卧位抱姿　　　　　　　　　图 5-44　俯卧位抱姿

（二）日常生活活动护理

1. 进食护理　脑瘫儿童喂养存在的主要问题是缺乏口腔、头和躯干的控制能力和坐位平衡能力，不能充分弯曲髋部来向前伸出手臂抓握，不能把食物放到嘴里，缺乏手-口-眼的协调能力。所以必须仔细观察、分析患儿的缺陷和能力，给予恰当的帮助。

（1）进食体位：在给患儿喂食前，应充分控制患儿的整个身体，头略前屈稳定，双臂前伸，髋关节屈曲，保持半坐位，让患儿放松，感觉安全、舒适。如果采取不当的喂养方法与姿势（图 5-45），将患儿处于过伸姿势、勺子从上方放入口腔、把食物刮到上齿等，不仅不能发展良好的吞咽能力，还容易导致患儿呕吐、咳嗽和窒息。

对头颈控制不良患儿的喂养体位：将婴儿头和双臂向前，保持半坐位喂食（图 5-46）；对有一定控制能力患儿的喂食体位：可以取半坐位，双腿外展，把食物放置在他的前面（图 5-47）。

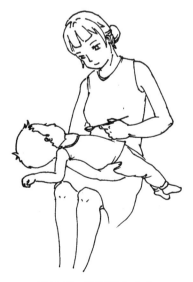

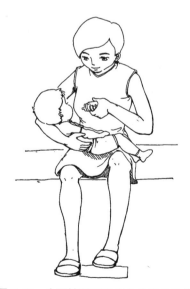

图 5-45　错误喂食方法　　　　　　　　图 5-46　头颈控制不良患儿的喂食体位

191

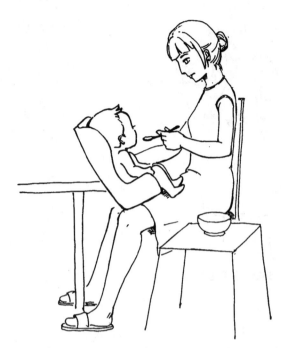

图 5-47 有一定控制能力患儿的喂食体位

（2）控制口腔功能：口腔肌肉的控制能力欠缺时，要进行口腔控制（图 5-48）：用拇指、示指、中指放在下颌的后面，一直用力施压，注意不要把患儿头往后推并保持头颈竖直，这个压力能间接控制舌头的功能，促进吞咽，改善口腔区域触觉高度敏感、流涎和咀嚼功能。在喂食完成，取出奶嘴、勺子或杯子之前，必须先做口腔控制，保持整个身体的稳定，防止突然取出引起身体过度伸展。

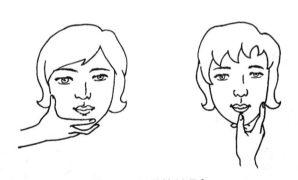

图 5-48 口腔控制喂食
注：照护者在侧面或正面用拇指、示指、中指控制患儿口腔运动。

（3）用勺喂食：把勺子放平在患儿的舌头中部用力按压，防止患儿把舌头往前推，并促使患儿自发使用嘴唇和舌头。勺子要从前下方放入口腔，取出时确保不会碰到上齿或嘴唇，退出勺子后要看着患儿闭上嘴巴、用舌头把食物留在嘴里，不能用舌头把食物推出口腔。

（4）自主进食：骨盆和躯干稳定是自主进食的先决条件，根据患儿能力的缺失和喜好选择合适的餐具、体位以及恰当的辅助支持（图 5-49）。

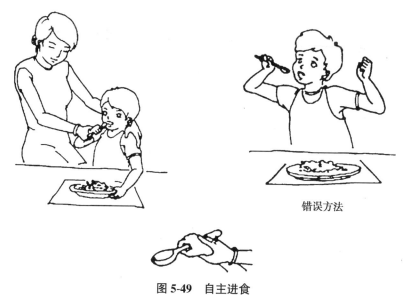

图 5-49　自主进食

注：照护者控制患儿过伸展姿势，辅助患儿握勺的上肢前臂旋后。

2. 更衣护理　更衣包括穿脱衣裤、鞋袜等活动。脑瘫儿童因为身体难以控制，首先要选择适合患儿的体位，选择柔软、宽松适度、容易穿脱的衣服。穿脱衣服时，尽量保持孩子姿势对称和稳定，遵循先穿患侧、先脱健侧的原则。根据患儿控制能力，选择床上侧躺、坐或者趴在照护者腿上等姿势，抑制患儿身体过伸、不对称以及不自主运动。

对穿衣服时把头和肩往后伸并不停乱踢的患儿，可使其趴在照护者腿上进行（图 5-50）；对完全没有抗重力张力的患儿可使其侧躺在床上进行（图 5-51），年幼的患儿，最好把脸转向妈妈更容易操作，并与妈妈交流；当患儿努力举手穿衣时会把脚抬起，照护者可在膝部施加压力使患儿稳定（图 5-52）；对髋关节不能充分屈曲，容易向后倾倒的患儿，照护者帮助患儿骨盆前倾以保持坐位，稳定穿衣（图 5-53）。

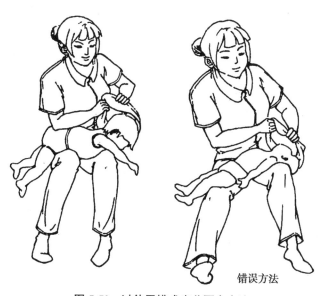

图 5-50　过伸展模式患儿更衣方法

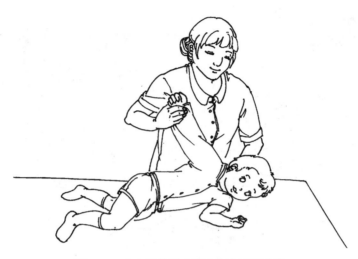

图 5-51　完全无抗重力能力患儿更衣方法

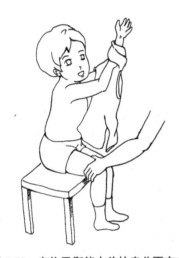

图 5-52　坐位平衡能力差的患儿更衣方法

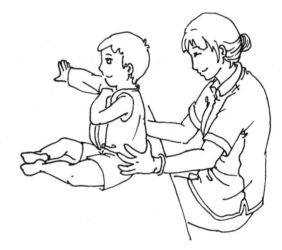

图 5-53　骨盆后倾患儿的更衣方法

穿脱裤子：可仰卧、侧卧，借助墙角、床沿等实施穿脱裤子（图 5-54）。

3. **洗澡护理**　遵循安全、舒适、保证孩子姿势对称原则。对过度伸展的婴幼儿，洗澡方法可采取俯卧方式（图 5-55）；对有一定平衡能力的患儿，洗澡可用带扶手的洗澡座椅，或者可使患儿坐在 / 固定在浴缸底部的橡皮圈里（图 5-56）。

4. **排便护理**　正确排便方式和排便习惯的习得有助于孩子身心健康发展。脑瘫儿童控制能力差，坐在便盆上会感到紧张、不安全，不利于排便，应适当对排便设施进行改造，增加排便器的稳定性，提高患儿的安全感。

对年龄较小的患儿，可放在照护者膝上，支持患儿背部稍向前倾，腿部弯曲，两腿分开放在便盆上（图 5-57）；对年长有一定平衡能力的患儿，可使用有扶手的坐便椅（图 5-58）或将便盆放在倒置的椅子里。

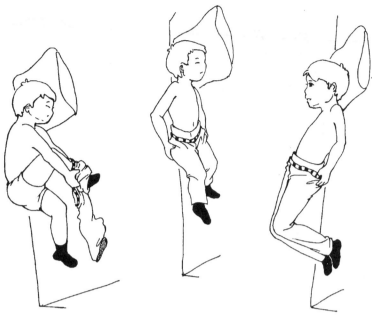

图 5-54 穿脱裤子

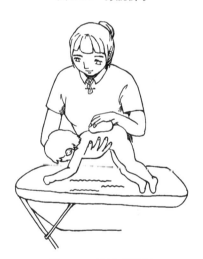

图 5-55 俯卧式洗澡

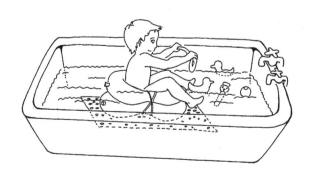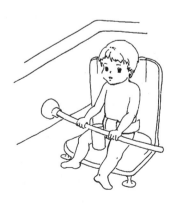

图 5-56 坐式洗澡

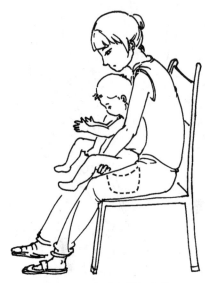
图 5-57　小婴儿排便方法

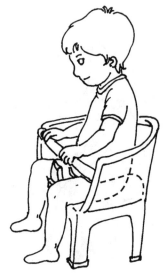
图 5-58　年长儿排便方法

5. 睡眠护理　干扰睡眠障碍的主要因素为家庭关系紧张、不良睡眠方式、睡眠姿势不正确和睡前过量功能训练等,所以要为患儿营造和谐、温馨、相互支持、平等的家庭氛围;保持睡眠环境安静、舒适、光线较暗,睡前防止饥饿或饱胀,按患儿障碍程度和喜好摆放睡姿;睡前避免高强度的训练,可以进行一些认知训练,如看图片、讲故事、听一些舒缓帮助睡眠的音乐等。

6. 言语语言促进　脑瘫儿童以语言发育迟缓(言语学水平)和构音障碍(生理学和声学水平)为主。

(1)语言发育迟缓:由于中枢神经损伤造成对语言的理解与表达障碍。家庭物理环境、家庭氛围以及照护者的态度都直接影响语言的发育。

1)语言前阶段:这个阶段小儿的语言尚未获得,对事物、事物状态的概念理解尚未形成,对外界的认知处于未分化阶段。可使用大量的感觉刺激进行训练,如用色彩、图形等视觉刺激,声音等听觉刺激和手触摸等触觉性刺激,引起孩子追声、追视等进行注意力训练。

2)事物基础概念阶段:这个阶段小儿语言仍未获得,但是对事物的状况能够理解,对事物开始概念化,此时患儿可以将家长领到物品面前出示物品,向他人表达自己的要求。家长可以教会孩子通过对日常事物的功能操作,逐渐理解事物的基本概念,并能把事物及事物所对应的名称相联系,进行多种事物的辨识等,从而完成相应的指令进行训练。

3)手势符号阶段:这个阶段小儿开始学习用手势符号来理解与表达事物,进行非言语交流,家长在训练中同时要给予孩子言语符号作为刺激。一旦孩子出现言语符号,就要不断增加词汇量,激起孩子说话的欲望。

(2)构音障碍:脑瘫儿童的构音障碍以运动障碍性构音障碍为主,是由于神经肌肉病变引起构音器官(口、唇、舌、鼻、咽、喉、呼吸以及面部肌肉等)的运动障碍,表现为发声和构音不清。根据对构音器官和发声的评定结果进行相应的训练。

7. 心理行为护理干预　脑瘫儿童由于生长发育落后、身体功能障碍,常常伴有心理功能障碍,如孤僻、固执、发脾气、缺乏自信、过度依赖、不愿与陌生人交流,到了学龄期对学习无兴趣等；同时脑瘫儿童家长也会因为康复时间长、预后差、费用高以及对脑瘫康复知识的缺乏等因素，常常伴有焦虑、自卑、抑郁、依赖和期望过高等不良心理状态，双方的不良心理行为会相互影响。所以，对脑瘫儿童及家长进行综合的心理疏导和支持显得尤为重要。

（1）建立良好的护患关系：关心、爱护、尊重并理解患儿及家长，多鼓励，耐心倾听，尽量解答他们提出的问题，尽可能给予他们帮助，获得患儿及家属的信任。

（2）帮助家长正确认识和面对患儿的疾病，纠正错误认知、改善教育方式。引导患儿克服依赖心理，患儿在完成任务困难时，家长可以适当帮助，但不能替代，要给孩子足够的时间去思考、尝试，发现自己的能力，培养孩子独立意识，增强自信心，同时也培养孩子的责任感。

（3）沙盘游戏心理干预：沙盘游戏是指在治疗师的陪同下，让孩子从摆放各种微缩模具（玩具）的架子上，自由挑选小模具，摆放在盛有细沙的特制容器（沙盘）里，创造出一些场景，然后由治疗师运用荣格的"心象"理论去分析孩子的作品。脑瘫儿童同样具有儿童的天性，需要趣味、游戏、轻松愉快的氛围。游戏可激发患儿的积极性，并按照自己的节奏和喜好自由地动手动脑、玩耍表达，在游戏中释放压力。游戏可促进情绪的发展，对患儿的智力发展和言语沟通能力都起到积极作用。

1）弱语言作用：沙盘游戏不依赖孩子用语言与治疗师交流。孩子的无意识内容能够在沙盘游戏中自然流露，治疗师通过孩子的游戏过程洞察孩子的心理特点，有针对性地指导与帮助。所以，沙盘游戏对语言障碍的孩子来说是一种交流工具。

2）释放压力，缓解情绪问题：沙盘游戏为孩子创造"自由与受保护的空间"，给孩子关爱、包容、接纳和安全感。让脑瘫儿童的不良情绪在沙盘游戏中得到真实的表达，有利于患儿释放内心的冲突、焦虑等负性情绪，改善人际关系，解决攻击行为。

3）沙盘游戏具有投射作用：通过摆放沙盘可将潜意识投射在沙盘中，治疗师通过呈现的画面了解患儿的心理特点，根据心理学的认知行为理论，进行针对性的指导与帮助，促进患儿人格整合。

四、健康教育

（一）脑瘫预防

高危儿和孕期保健的健康管理对脑瘫的预防意义重大。脑瘫的脑损伤85%发生在子宫内或出生后，极少数为基因性。因此，结合母婴之间各种危险因素的联系，脑瘫预防从产前保健、围生期保健和出生后3个阶段进行：宣传优生优育、婚前保健，避免遗传病及先天缺陷；积极进行产前检查，防止宫内感染，加强孕期营养管理和适当运动，防止早产、低体重儿和巨大儿的出生；预防新生儿窒息、胆红素脑病以及严重感染的发生。

1. 脑瘫高危儿定义 脑瘫高危儿是指在胎儿期、分娩过程中、新生儿期以及婴儿期因受到大脑正常发育的各种高危因素（如早产、低体重、颅内出血、窒息、黄疸、感染等）的影响，可能会导致脑性瘫痪发生的小儿。

2. 脑瘫高危儿随访建议

（1）新生儿期：访视1次，严密监测黄疸、神经反射、运动模式、情绪反应、进食情况等。

（2）小于6月龄：每个月随访1次。

（3）6月龄至1周岁：每2个月随访1次。

（4）1~3周岁：每3个月随访1次。

（5）3~6周岁：每半年到1年随访1次，根据实际需要可增加随访频率。

3. 高危儿干预指征 正确掌握脑瘫高危儿干预指征，在随访过程中发现问题及时给予正确的康复干预，对减少脑瘫的发生或减轻脑瘫的残疾程度起到积极作用。出现下列问题应及早进行康复干预：

（1）存在脑损伤和神经发育不良的高危因素。

（2）神经系统检查异常，如肌张力异常、姿势异常、反射异常。

（3）儿童发育量表评测结果为边缘或落后。

（4）全身运动质量评定（general movements, GMs）为痉挛同步性或不安运动缺乏。

（5）Alberta婴儿运动测试量表评定结果的百分位小于5%。

（二）脑瘫共患癫痫

1. 脑瘫共患癫痫的治疗原则

（1）对间隔24h以上、先后2次无诱因发作的患儿应启动抗癫痫治疗；对首次发作后即呈现高度失律或广泛痫样放电性脑病者，不必等待第2次癫痫发作，提前开始抗癫痫治疗。

（2）除个别特殊病因外，均应首选抗癫痫药物控制癫痫发作。根据其癫痫发作分类或相关综合征选择疗效可能最佳且不良反应最小的药物。一般从单药起始，第一用药失败或同时呈现多种发作类型的患儿，也可考虑两药联合治疗。

（3）尽早完全控制癫痫发作对患儿远期预后具有重要意义，也是成功康复的重要基础。注意参照不同抗癫痫药物的药动学及不良反应特性设计用药剂量及添加速度；对频繁或严重发作者，应在密切监控下快速加量，尽早控制其发作，以改善其远期预后。

（4）脑瘫共患癫痫的用药疗程及药物减停原则与其他非脑瘫的癫痫患儿相似。如患儿持续无发作2~4年以上，即存在药物减停可能性，但最后能否成功减停，还受其他多种因素影响。

2. 癫痫的护理指导

（1）发作时的处理：首先将孩子安置在安全的地方，侧卧或头偏向一侧，松解衣扣、裤带。条件许可时可进行录像，注意需要录入全貌（包括面部），有利于医生判断发作类型，如果患儿抽搐发作持续时间在5min以内，以观察为主；如果持续时间超过5min仍无停止趋势，或者两次发作间隔时间短于15min，必须尽快带患儿到最近的医疗机构及时就诊。应当避免以下不当行为：剧烈摇晃患儿、掐人中、嘴里塞筷子等。

（2）药物使用的注意事项

1）药物不良反应通常在药物使用之初出现，一旦出现可疑的不良反应，不宜立即擅自停药，需要尽快到医院就诊，确定是否为不良反应，从而决定下一步用药方案。

2）规范用药：按时、按量、按正确方法服用抗癫痫药物，不得任意误服、漏服、增减剂量或与食物混合服用。遵照医嘱随诊，定期监测血药浓度和脑电图。药物增减、停用等都必须按医生的医嘱执行。

3）建立癫痫用药日记：记录的内容包括用药名称、剂量、服用时间、癫痫是否发作、发作次数、发作时的症状、发作持续时间等,便于医生对病情的掌握和调整药物剂量。

（三）脑瘫患儿家庭训练指导

家庭训练是脑瘫康复治疗必不可少的环节,家长是康复治疗团队中很重要的一员,许多康复训练内容及护理技能都需要家长在日常生活活动中去实施,家长与患儿相处的时间远比医务人员多,所以家长对疾病的认识,对康复训练理念的理解,以及家长的态度和整个家庭的氛围都会影响患儿的发展。训练任务的设计,什么情况下该帮助患儿,以及该提供多少帮助等,都需要家长参与。

知识拓展

脑性瘫痪的诊断

1. 诊断必备条件

（1）中枢性运动障碍持续存在:婴幼儿脑发育早期（不成熟期）发生抬头、翻身、坐、爬、站和走等大运动功能和精细运动功能障碍,或显著发育落后。功能障碍是持久性、非进行性,但并非一成不变,轻症可逐渐缓解,重症可逐渐加重,最后可致肌肉、关节的继发性损伤。

（2）运动和姿势发育异常:包括动态和静态,以及俯卧位、仰卧位、坐位和立位时的姿势异常,应根据不同年龄段的姿势发育而判断。运动时出现运动模式的异常。

（3）反射发育异常:主要表现有原始反射延缓消失和立直反射（如保护性伸展反射）及平衡反应的延迟出现或不出现,可有病理反射阳性。

（4）肌张力及肌力异常:大多数患儿的肌力是降低的,痉挛型肌张力增高,不随意运动型肌张力变化（在兴奋或运动时增高,安静时减低）。可通过检查腱反射、静止性肌张力、姿势性肌张力和运动性肌张力来判断。主要通过检查肌肉硬度、手掌屈角、双下肢股角、腘窝角、肢体运动幅度、关节伸展度、足背屈角、围巾征和跟耳试验等确定。

2. 诊断的参考条件

（1）有引起脑瘫的病因学依据。

（2）可有头颅影像学佐证。

案 例 分 享

姓名:李×× 性别:女 年龄:4岁1个月

主诉:发现运动发育落后3年多。

病史陈诉者:母亲吴××,病史可靠性:可靠。

诊断:脑性瘫痪（痉挛型双瘫）。

现服用药物:无。

本次入院家长主要想解决的问题:患儿可独立步行,能上幼儿园。

1. 运动功能评定

评定内容	评定结果
粗大运动发育测试	相当于 15~16 月龄儿水平
精细运动发育测试	相当于 35 月龄儿水平
姿势控制评定（儿童平衡量表评分）	14 分 1. 坐位平衡为Ⅱ级自动态平衡 2. 站立位平衡测试为Ⅰ级静态平衡 3. 立位时膝稍过伸，双侧踝关节跖屈位
步行能力评定（Gillette 功能评定问卷）	可借助矫形器（KAFO）步行 6min，距离 28m
徒手肌力评定（MMT）	1. 双侧伸膝肌群 4 级 2. 屈膝肌群 4$^+$ 级 3. 双侧屈髋肌群 4 级，伸髋肌群 4 级 4. 双侧踝背伸肌群 3 级 5. 躯干及下半身肌肉力量中度障碍 6. 全身肌肉耐力中度障碍
肌肉痉挛评定（MAS）	下肢屈肌及内收肌群 1$^+$ 级

2. 心理社会功能评定　整体心理社会功能：中度依赖母亲；中度缺乏自信；基本人际交往中度问题；控制自身行为中度困难。

3. 活动与参与的评定

（1）Gesell 评价：应人能，相当于 34 月龄（DQ 89 分）；应物能，相当于 33 月龄（DQ 87 分）；言语能，相当于 32 月龄（DQ 84 分）；动作能，粗大运动相当于 16 月龄（DQ 42 分），精细运动相当于 35 月龄（DQ 92 分）。

（2）粗大运动功能分级：Ⅲ级（使用行走辅具步行，在户外及社区中行走受限）。

（3）精细运动功能分级：Ⅱ级（两手在高难度技巧均受限）。

（4）日常生活活动能力评定：脑瘫儿童 ADL 评分，71 分（中度障碍）。WeeFIM 评分，89 分（轻度依赖）。如厕轻度问题；穿着轻度问题；解决问题中度困难；从事多项任务中度困难；到处移动重度问题。

（5）环境评定：家庭对患儿的支持积极（家长陪同上幼儿园），公共设施提供中度问题。

问题：

1. 该患儿存在哪些护理诊断？
2. 应采取什么护理措施？

（李邦惠）

第五节　帕金森病的康复护理

一、概述

帕金森病（Parkinson disease，PD）是一种常见于中老年人，以中脑黑质多巴胺能神经元退行性改变为主、多系统受累的缓慢进展的神经系统变性疾病。主要临床表现为运动迟缓、静止性震颤、肌肉僵硬及姿势步态障碍等运动症状，以及认知情绪障碍、睡眠障碍、二便异常、疼痛和疲劳等非运动症状。帕金森病被认为是最严重的致残性运动障碍疾病。据文献统计，全球老年人群帕金森病患病率随年龄增长成倍增加，65 岁以上患病率为 1%~2%，85 岁以上为 3%~5%。随着我国人口老龄化日益严重，帕金森病患病人数在未来会持续增长且长期维持在较高的水平。鉴别诊断时，需要明确区分帕金森病、帕金森综合征、帕金森叠加综合征等疾病。因高血压、脑动脉硬化、脑炎、外伤、中毒、基底核附近肿瘤以及吩噻嗪类药物等所产生的震颤、强直等症状，称为帕金森综合征。

帕金森病的发病和发病机制至今未明，与患者年龄老化、环境因素和遗传因素有关。本病随年龄增长，发病率呈上升趋势，年龄老化可能与发病有关；流行病学调查显示，长期接触杀虫剂、除草剂或某些工业化学品可能是 PD 发病的危险因素；本病在一些家族中呈聚集现象，据报道约 10% 的 PD 患者有家族史，包括常染色体显性遗传或常染色体隐性遗传。

PD 会引起静止性震颤，肌强直，姿势不稳定，冻结现象，精神、语言、吞咽困难，膀胱功能障碍及其他障碍，这些严重影响患者的身心健康，使其生活质量明显下降。PD 是一种缓慢进展的神经系统变性疾病，生存期 5~20 年。目前，帕金森病的临床治疗手段主要是依靠药物治疗，手术、干细胞及免疫治疗等均为药物治疗的辅助治疗手段，仅能改善症状，延缓病情发展。疾病后期患者常丧失日常生活活动能力，因此，早期康复训练和晚期护理对改善患者的生活质量十分重要。

二、康复护理评定

（一）主要功能障碍

1. 运动功能障碍

（1）躯体运动功能障碍

1）静止性震颤：多从一侧上肢远端开始，呈现有规律的拇指对掌和手指屈曲的不自主震颤，类似"搓丸"样动作。具有静止时明显震颤，动作时减轻，入睡后消失等特征，故称为"静止性震颤"；随病程进展，震颤可逐步涉及下颌、唇、面和四肢。少数患者无震颤，尤其是发病年龄在 70 岁以上者。震颤在早期常影响患者的书写、持物、精细动作等，严重的患者丧失劳动力和生活自理能力。

2）肌强直：引起患者主观上的全身僵硬和紧张，多从一侧的上肢或下肢近端开始，逐渐蔓延至远端、对侧和全身的肌肉。这也是 PD 患者的常见主诉，但往往患者的主诉与其自身的强直程度并不一定对等。强直限制了 PD 患者的活动程度，患者早期即出现明显的笨拙，心理上有残疾感，随着病情发展，患者全身肌肉僵硬，最终呈现木僵，甚至植物状态。

3）运动迟缓：患者随意动作减少、减慢。多表现为开始的动作困难和缓慢，如行走时启动和终止均有困难。面部表情呆板，双眼凝视和瞬目动作减少，笑容出现和消失减慢，造成"面具脸"。手指精细动作很难完成，系裤带、鞋带等动作很难进行，有书写时字越写越小的倾向，称为"写字过小征"。

4）姿势步态异常：早期走路拖步，迈步时身体前倾，行走时步距缩短，颈肌、躯干肌强直而使患者站立时呈特殊屈曲体姿，行走时上肢协同摆动的联合动作减少或消失；晚期由坐位、卧位到起立困难，有时行走中全身僵住，不能动弹，称为"冻结现象"；有时迈步后碎步、往前冲，越走越快，不能立刻停步，称为"慌张步态"。

5）冻结现象：其特征是动作的起始或连续有节奏的重复性动作（如语言、书写、行走等）困难，这是引起 PD 患者运动功能障碍的一个重要原因。"冻结现象"是一个独立的表现，不依赖于运动迟缓和强直。

（2）言语功能障碍：由于 PD 患者肌肉强直和协调功能异常，多数患者逐渐出现语言障碍而影响正常的生活交流。患者常出现语言含糊、缺乏语调、节奏单调等，还会出现下列症状。①音量降低：通常是患者较早的症状，随着时间的推移，音量严重降低至难以听见；②语调衰减：在开始讲话时音量较强，而后逐渐衰减；③单音调：声音维持在同一水平上，缺乏表情和重音变化；④音质变化：声音像气丝，发颤或高音调或嘶哑等；⑤语速快：从句子的开始到句尾吐字逐渐加速，无任何停顿；⑥难以控制的重复：无意识和难以控制的单字、词组和句子的重复；⑦模糊发音：吐字含混不清。

（3）吞咽功能障碍：PD 患者喉部肌肉运动功能障碍，导致吞咽困难，表现为不能很快吞咽，进食速度减慢，食物在口腔和喉部堆积，进食过快时会引起哽噎和呛咳。

2. 非运动功能障碍

（1）认知功能障碍：随着疾病的进展，患者逐渐出现认知功能损害。具体表现为抽象思维能力下降，洞察力及判断力差，理解能力和概括能力障碍，对事物的异同缺乏比较，言语表达及接受事物的能力下降以及学习综合能力下降。视觉空间能力障碍是 PD 患者最常见的认知功能障碍，早期即可出现，发生率高达 93%，表现为观察问题能力及视觉记忆下降，图像记忆下降，缺乏远见、预见和计划性，结构综合能力下降，视觉分析综合能力、视觉运动协调能力和抽象空间结合技能减退，记忆减退，智力障碍等。

（2）情绪障碍：静止性震颤和渐进的运动迟缓造成患者在社会活动中的窘迫心理，与此同时，患者的异常步态、易跌倒、语言和发音困难等也会增加其精神压力。在 PD 长达数年的病程中，患者常表现出一种较典型的人格类型。患者脑内黑质细胞进行性变性，脑内黑质多巴胺减少，造成患者的智能和行为改变。患者常出现抑郁、幻觉、认知功能障碍、痴呆等表现。

（3）睡眠障碍：是帕金森病患者最常见的非运动症状，几乎 100% 的患者都经历过至少一次睡眠问题，睡眠障碍的发生与多种因素有关，如疾病严重程度、抗帕金森病药物不良反应、不宁腿综合征、睡眠呼吸暂停综合征及其他心理精神因素。常见的睡眠障碍类型有入睡困难、睡眠维持困难、早醒及日间疲倦等,长期的睡眠异常可导致注意力不集中、情绪异常、运动功能障碍等不良后果,严重影响帕金森病患者的生活质量。

（4）疼痛:是 PD 最常见的非运动症状之一,发生率为 40%~85%。PD 疼痛可分为 5 类:肌肉骨骼疼痛、周围神经性疼痛、肌张力障碍相关性疼痛、中枢性疼痛及其他疼痛综合征。

（5）直立性低血压:帕金森病本身具有自主神经失调导致的直立性低血压,后期患者长期卧床不动,加重了直立性低血压的程度,限制了日常生活活动能力。

（6）二便障碍:膀胱功能障碍问题较常见,主要原因是逼尿肌的过度反射性收缩（75%）和外括约肌功能丧失（17%）。当逼尿肌不能克服膀胱的排出阻力时,患者有类似前列腺增生的表现,常见尿频、尿急、尿流不畅等症状,5%~10% 的男性患者有尿失禁。尽管患者出现类似前列腺增生的表现,但进行前列腺切除后效果不明显,而且术后有 20% 的患者会出现尿失禁,也有部分患者出现便秘现象。

（7）疲劳:是最常见的非运动症状之一,在帕金森病早期占据重要地位,亦可存在于帕金森病临床前期。

（二）功能障碍评定

1. 运动功能障碍评定　运动功能障碍可分为原发性和继发性两大类,其中,原发性运动功能障碍是指由疾病本身所致,而继发性运动功能障碍通常由活动减少甚至不动或药物副作用等因素引起。

（1）躯体运动功能障碍评定

1）原发性运动功能障碍评定:主要应用国际运动障碍学会统一帕金森病评定量表（MDS-UPDRS）第三部分运动功能检查分量表相应的条目,对运动迟缓、僵硬、姿势平衡障碍、步态异常和手功能活动障碍等进行评定。

此外,姿势平衡障碍还可选择改良帕金森病活动量表（modified Parkinson activity scale,M-PAS）和 Berg 平衡量表（Berg balance scale,BBS）、简易平衡评定系统测试（mini-balance evaluation systems test,Mini-BES test）、功能性前伸试验（functional reach test,FRT）、5 次坐立试验（five times sit to stand performance,FTSTS）、起立 - 行走计时试验（timed up & go,TUC）,也可用动静态平衡测试系统等进行检测。步态障碍可选择 10 米步行试验（10m walk test,10MWT）、6 分钟步行试验（6-minute walking test,6MWT）、新冻结步态问卷（new freezing of gait questionnaire,NFOG-Q）进行评定,也可应用三维步态分析进行定量评定。手功能活动障碍还可选择简易上肢功能检查（simple test for evaluating hand function,STEF）和九孔柱测试（9-hole peg test,9HPT）。

2）继发性运动功能障碍评定:失用性肌肉萎缩无力常发生于腹肌和腰背肌等躯干核心肌群,以及四肢近端大肌群,可用徒手肌力评定（MMT）进行肌力评定,或用等速和等长肌力测试仪进行定量评定;关节活动度（ROM）受限可用目测法和量角器测定;体力下降可选择 6MWT 和 FTSTS 等评定。

（2）言语障碍评定:主要表现为运动过弱型构音障碍。建议使用改良 Frenchay 构音障碍评定法（modified Frenchay dysarthria assessment,mFDA）进行评定。

（3）吞咽障碍及流涎评定

1）吞咽障碍评定:主要为口腔期和咽期受累,表现为咀嚼和吞咽启动缓慢。常用饮水试验（WST）或反复唾液吞咽试验（RSST）进行快速筛查。对于筛查阳性者,有条件时应使用吞咽造影检查（video fluoroscopy swallowing study，VFSS）或纤维鼻咽喉镜吞咽功能检查（fiberoptic endoscopic examination of swallowing，FEES）。

2）流涎评定：可选择流涎严重程度和频率量表（drooling severity and frequency scale，DSFS）和帕金森病流涎临床量表（sialorrhea clinical scale for Parkinson disease，SCS-PD）评定流涎的严重程度。

2. 非运动功能障碍评定　通常应用 PD 非运动症状问卷（non-motor symptoms questionnaire，NMS-Quest）进行筛查，应用 PD 非运动症状评定量表（non-motor symptom scale，NMSS）进行整体评定。必要时可选用特异性评定量表对各种功能障碍做进一步评定。

（1）认知功能障碍：PD 患者的认知功能障碍主要表现为注意、执行、记忆和视空间等方面功能障碍。常使用 MMSE 和 MoCA 进行筛查。可选择帕金森病认知结局量表（scales for outcomes in Parkinson disease cognition，SCOPA-COG）、帕金森病认知评定量表（Parkinson disease cognitive rating scale，PD-CRS）、Mattis 痴呆评定量表（Mattis dementia rating scale，MDRS）进行综合评定。

（2）情绪障碍：应用 Beck 抑郁问卷（Beck depression inventory，BDI）、Beck 焦虑问卷（Beck anxiety inventory，BAI）以及汉密尔顿抑郁量表（HAMD）和汉密尔顿焦虑量表（HAMA）进行严重程度评定。

（3）睡眠障碍：可选择 Epworth 睡眠量表（Epworth sleeping scale，ESS）、匹兹堡睡眠质量指数（Pittsburgh sleep quality index，PSQI）、帕金森病睡眠量表（Parkinson disease sleep scale，PDSS）和快动眼睡眠行为障碍量表（rapid eye movement sleep behavior disorder questionnaire，RBDQ）进行评定。有条件时应行多导睡眠图（polysomnography，PSG）监测。

（4）疼痛：可选择简明疼痛量表（brief pain inventory，BPI）、简化 McGill 疼痛问卷（short-form of McGill pain questionnaire，SF-MPQ）和视觉模拟评分法（visual analogue scale，VAS）进行评定。

（5）直立性低血压：常用卧立位血压检测方法，分别测量平卧位、起立后 1min、3min、5min 时的血压。

（6）二便障碍：可用导尿法和膀胱超声检查对尿潴留患者的残余尿量进行测量。建议行尿流动力学检查明确下尿路功能障碍情况。

（7）疲劳：首选疲劳严重度量表（fatigue severity scale，FSS），也可选用帕金森病疲劳量表（Parkinson disease fatigue scale，PFS）和多维疲劳量表（multidimensional fatigue inventory，MFI）进行评定。

3. 日常生活活动能力评定　常用改良 Barthel 指数（modified Barthel index，MBI）对基础性日常生活活动（basic activities of daily living，BADL）能力，如洗漱、洗澡、穿衣、如厕、转移、大小便控制、进食等进行评定；常选用功能独立性评定（functional independence measure，FIM）对 BADL 能力及认知功能进行评定；常用功能活动问卷（functional activities questionnaire，FAQ）对工具性日常生活活动（instrument activities of daily living，IADL）能力，如乘车、购物、烹饪、家务等进行评定。

4. 参与能力和生活质量评定　可选择 39 项帕金森病生活质量问卷（Parkinson disease questionnaire，PDQ-39）和健康状况调查简表（36-item short-form health survey，SF-36）进行健康相关生活质量评定。

三、康复护理措施

康复治疗的目的是在药物治疗的基础上,加强自我管理和参与,最大限度地延缓疾病进展,改善各种功能障碍,提高功能独立性和整体适应性,尽可能减少继发性障碍和各种并发症,改善 ADL 能力,最终改善 PD 患者的生活质量。

康复治疗应因人而异,需要根据 PD 患者疾病严重程度及存在的各种功能障碍类型和程度,制订个体化康复目标和针对性康复治疗措施。对于早期患者,以自我管理和促进积极主动的生活方式为主,鼓励参加体育运动,如健步走、太极拳、瑜伽和舞蹈等,适度进行有氧训练(如活动平板等)、抗阻训练以及双重任务训练,改善体能,减少白天静坐,延缓活动受限的发生。对于中期患者,以进行主动运动训练,维持或提高活动能力和预防跌倒为主,尤其是平衡、步态和上肢功能活动训练;可采用心理提示、外部提示和认知运动策略。对于晚期患者,以维持心、肺等重要器官功能为主,同时避免压力性损伤、关节挛缩和深静脉血栓形成等并发症,及时进行床上或轮椅上的体位变换,以及辅助下的主动运动训练。

(一)运动功能康复

1. 躯体运动功能的康复

(1)基本康复训练方法

1)放松训练:常用深呼吸法和想象放松法。进行有节奏的躯干旋转和推拿按摩等方法可改善僵硬的肌群。

2)关节活动度训练:进行躯干与四肢各关节全范围的主动或被动活动,重点是屈曲肌群的牵伸和胸廓的扩张运动。注意避免过度牵拉及疼痛。

3)肌力训练:重点训练核心肌群及四肢近端肌群。可利用手法和器械进行渐进式抗阻训练。

4)姿势训练:重点为躯干屈曲姿势的矫正,如借助姿势镜进行抗重力伸展训练。

5)平衡训练:包括坐位和立位下三级平衡训练,可通过重心的高低、支撑面的大小和睁闭眼等调整训练难度;也可以借助平衡板、平衡垫和平衡仪进行训练。

6)步态训练:重点在于矫正躯干前倾姿势,改善由于追赶身体重心所致的慌张步态。建议患者行走时抬头挺胸,足跟先着地,可借助姿势镜进行原地高抬腿踏步和双上肢摆臂训练,改善上下肢协调性。可通过增大步幅、增快步速、跨越障碍物、绕障碍行走和变换行走方向等方法调整步行训练难度。

7)转移训练:包括床上翻身和平移、床边坐起、坐位起立和床-椅转移等训练。晚期患者应在床上定时翻身,可进行床-椅间体位变换训练。

8)手功能活动训练:重点进行够取、抓握和操控物体训练,提高活动的速度、稳定性、协调性和准确性,如用不同大小、形状、重量和材质的杯子(纸杯和玻璃杯等)喝水,使用各种餐具和扣纽扣等。

(2)特异性康复训练方法

1)双重任务训练:通常为步行的同时进行另一项运动或认知任务训练,如行走时举着一个盛满水的杯子(步行与携带双重任务),或边走边说出以"发"字开头的词语(行走与言语流畅性双重任务)。在疾病早期,PD 患者在双重任务中仅有轻微障碍,应鼓励其进行双重任务训练,通过逐渐增加训练难度,提高同时执行双重或若干任务的技能。在中晚期,双重任务常明显影响活动或任务质量,应尽量避免或减少双重任务,使其专注于执行当前的活动或操作任务。

2）运动策略:包括心理提示、外部提示和认知运动3种策略,训练时强调任务特异性,最适合在PD患者活动受限的场合进行训练。运动策略训练方法如下。①心理提示策略训练:要求将注意力有意识地集中于当前任务,以改善运动表现。如要求患者学会步行时要想着迈大步,转弯时要转大弯,写作时写大字等。②外部提示策略训练:利用视觉、听觉、本体觉或触觉等外部提示,帮助患者启动运动或促使运动继续进行,有助于改善起步困难和冻结步态。听觉提示可以是节奏感强的进行曲、节拍器或口令等;视觉提示主要为类似斑马线的线条、人行道的瓷砖或地板图案等;本体觉提示通常为振动腕带的有节奏振动。③认知运动策略训练:又称复杂运动序列训练,是指通过将复杂运动分解成多个简单步骤,让患者集中注意力按顺序逐步完成这些动作,以改善复杂动作的执行困难,尤其是转移能力。通过指导和示范进行针对性训练,鼓励患者在开始运动或完成任务前,通过运动想象和内心演练来预演这些步骤。

2. 言语功能训练　重点针对言语产出的呼吸系统(腹式和胸式呼吸)、发声系统(声带和喉)和调音系统(唇、舌、齿、下颌和软腭等)进行训练,改善音强、音调和音质,改善言语清晰度。

(1)呼吸训练:采用呼吸训练增强腹式呼吸(膈肌)及胸式呼吸(肋间肌)的活动范围等。如反复进行深呼吸训练,增大胸廓扩展度;通过增加肺活量,提高音量;通过延长呼气时间,增加言语长度等。

(2)发声训练:励-协夫曼语音治疗(Lee Silverman voice treatment, LSVT)被认为是针对PD特异且有效的语音治疗技术。通过对声带和喉部的控制训练,及延长元音最大持续发声时间训练,改善音强、音调和音质。

(3)调音训练:重点进行口颜面肌肉(如唇、舌)等调音器官的运动训练,以改善僵硬程度,增加活动度、运动协调性和发音清晰度。

3. 吞咽功能康复　目的在于改善吞咽肌肉运动的速度和协调性,加强吞咽器官的感知能力,以便安全、充分、独立摄取足够的营养和水分,并改善流涎。

(1)主要方法:口腔期障碍主要进行唇、舌和下颌的运动功能训练。咽期障碍以发声训练为主,通过强化声带闭锁、延长呼气时间,改善呼吸控制,从而实现声门上吞咽,改善咳嗽能力,减少误吸风险。

(2)针对性策略:对偶有饮水呛咳的轻度吞咽障碍患者,建议使用增稠剂改变食物性状,选择不容易引起误吸的质地均匀的糊状半流质食物,或减少一口量;对咀嚼时间过长和/或食物留在口中不吞咽或吞咽启动缓慢的患者,提示按步骤有意识地吞咽,可通过连续多次努力吞咽,或尝试吞咽时下颌回缩(点头吞咽)以适当代偿,增加吞咽力度,以减少咽部食物残留。对流涎明显的患者,提醒充分闭合口唇和增加吞咽唾液的频率,重度流涎可采用唾液腺肉毒毒素注射方法。对吞咽障碍较重且有明显误吸风险或摄食不足的患者,应尽早使用管饲,短期可以鼻胃管喂养,长期建议经皮内镜下胃造口喂养。

(二)非运动功能康复

1. 认知功能康复　目的在于提高个体认知水平、代偿认知损害或发展适应性方法,以提高生活自理能力。主要方法包括认知训练、认知刺激和运动训练等。认知训练主要进行注意、执行和视空间等的功能训练,将训练内容与日常生活工作任务相结合可更好地促进认知功能改善。认知刺激,即让患者参加一系列群体活动和讨论,可提高患者认知功能和社会功能。运动训练对认知功能有促进作用,如骑脚踏车、进行渐进性抗阻训练。将认知训练与运动训练联合进行,对认知功能的改善作用更明显。

2. 情绪康复 常用认知行为疗法,通过改变思维/信念和行为来改变不良认知,达到消除不良情绪和行为的效果。其中合理情绪行为疗法通过改变不合理的信念,达到改变和控制情绪及行为的效果。

3. 睡眠康复 根据 PD 患者睡眠障碍的原因和类型进行个体化治疗。失眠常用的康复手段有刺激控制疗法和睡眠限制疗法。刺激控制疗法以改善睡眠环境与睡意之间相互作用为主,恢复卧床作为诱导睡眠信号的作用,使患者易于入睡。睡眠限制疗法旨在打破不良的睡眠习惯,减少床上非睡眠行为,引起轻度睡眠剥夺,重新建立床与睡眠的条件反射,提高睡眠效率。

4. 疼痛康复 PD 疼痛的形式多种多样,以骨骼肌疼痛最常见,抑郁可诱发和加重帕金森病相关疼痛。除对因治疗外,物理治疗、中医推拿、规律的体育锻炼可缓解疼痛。如需要,可联合使用镇痛药。

5. 泌尿功能康复 尿失禁的主要康复方法包括盆底肌肉自主收缩训练或生物反馈训练,以增强盆底肌肉力量,提高控尿能力;进行膀胱扩张训练,尽量延长排尿间隔时间,使膀胱容量逐步扩大;尿潴留时,建议定时定量饮水,或采取清洁间歇导尿。

6. 直肠功能康复 主要进行腹肌和盆底肌肉运动训练;养成定时排便习惯,逐步建立排便反射;或通过直肠刺激方法诱发直肠-肛门反射,促进结肠,尤其是降结肠的蠕动。

7. 直立性低血压的康复 主要为身体抗压动作训练,包括交叉腿部、下蹲位、身体向前弯曲等动作训练;可使用束腹带和压力袜等;在休息或睡眠时床头抬高 30°~40° 等。

8. 疲劳康复 锻炼如运动平板训练可以改善疲劳,休息并不一定对疲劳有缓解作用。适宜的温度可以减轻部分 PD 患者的疲劳。

（三）其他康复技术

1. 神经调控治疗

（1）无创性神经调控技术:主要包括重复经颅磁刺激（repeated transcranial magnetic stimulation，rTMS）和经颅直流电刺激（transcranial direct current stimulation，tDCS）,可改善运动迟缓和冻结步态,改善言语清晰度;改善工作记忆和执行功能等认知功能障碍;缓解抑郁等情绪障碍、疼痛和失眠等。

（2）生物反馈训练:包括肌电、呼吸、皮阻、心率变异性等多项生理指标的生物反馈训练,可改善肌肉僵硬、失眠、情绪障碍等;盆底肌生物反馈训练可改善二便障碍和性功能。

2. 虚拟现实（virtual reality，VR 技术） 通过多种不同沉浸程度的情景交互,对患者的步态、平衡、情绪、睡眠、认知等功能障碍起到改善作用。

3. 传统中医药疗法 针灸、推拿、按摩和中药治疗对 PD 多种非运动症状均有较好疗效。

4. 综合康复管理 目的在于通过健康宣教,倡导积极的生活方式,优化日常结构和活动,家居环境改造及辅助具使用,提高患者日常生活活动能力以及参与家庭和社会的能力,最终改善患者生活质量。

四、健康教育

(一) 用药指导

告知患者及家属本病需要长期或终身服药治疗,让患者了解常用的药物种类、用法、用药注意事项、疗效及不良反应的观察与处理。告诉患者长期服药过程中可能会突然出现某些症状加重或疗效减退,让患者及家属了解其应对方法。服药期间尽量避免使用维生素 B_6、利血平、氯丙嗪、奋乃静等药物,以免降低药物疗效或导致直立性低血压。

(二) 休息与饮食指导

卧床患者垫气垫床或按摩床,保持床单位干燥、整洁,定时翻身,并保护好骨突处,预防压力性损伤。告知患者及家属导致营养低下的原因及饮食原则,指导患者合理选择饮食和正确进食。应给予高热量、高维生素、高纤维素、低盐、低脂、含适量优质蛋白的易消化饮食,并根据病情变化及时调整和补充各种维生素,戒烟、酒,主食以五谷类为主,多选用粗粮,多食新鲜的蔬菜和水果,多喝水,减轻腹胀,防止便秘。

(三) 心理护理

给患者提供有关疾病、治疗、预后的可靠信息,关心、尊重患者,鼓励患者表达自己的感受,避免任何不良刺激和伤害患者的言行及不良行为;鼓励患者克服困难,增强自信心;鼓励患者尽量维持以前的兴趣爱好,多与别人交流,不要孤立自己。另外,指导患者注意保持个人卫生及着装整洁,尽量维护自我形象,同时应做好照顾者的指导。

(四) 康复训练指导

患者应在一天状态较好的时期("开"期)锻炼体能和学习新的运动技能;在功能受限的时间和环境中(如"关"期,或家里),在保证安全的前提下,运用和实践已掌握的运动策略和技能,改善活动受限。

康复训练应遵循个体化和针对性原则,给予适当强度训练,每次训练 30~60min 为宜,每天 1~2 次,每周 5 次以上。

运动中感到疲劳和出汗可能是正常现象,但如果发生以下情况应停止训练并及时就医:恶心、胸闷、胸痛,呼吸急促(如≥40 次/min),头晕或眩晕,心动过速,疼痛,有严重疲劳感等。

(五) 照顾者的指导

本病为一种无法根治的疾病,病程长达数年或数十年,家庭成员身心疲惫,经济负担加重,容易产生无助感。医护人员应关心患者家属,倾听他们的感受,理解他们的处境,尽力帮他们解决困难、走出困境,以便给患者更好的家庭支持。照顾者应关心体贴患者,协助进食、服药和日常生活照顾;督促患者遵医嘱正确服药,防止错服、漏服;细心观察,积极预防并发症和及时识别病情变化。

(六) 皮肤护理

患者因静止性震颤和不自主运动,出汗多,易造成皮肤刺激和不舒适感,皮肤抵抗力降低,还可导致皮肤破损和继发性皮肤感染,应勤洗勤换,保持皮肤卫生。中晚期患者因运动障碍,卧床时间增多,应勤翻身勤擦洗,防止局部皮肤受压,改善全身血液循环,预防压力性损伤。

（七）安全护理

对于日常生活动作笨拙、上肢震颤不能控制的患者,避免拿热水、热汤,谨防烧伤、烫伤。床铺高度适中,应有保护性床栏;走廊、卫生间要装扶手,以方便患者起坐、扶行;地面应保持干燥,无障碍物,去除门槛;最好穿防滑鞋,棉布衣服,衣着适中,在行走时避免突然呼喊患者,以免分散其注意力。对于出现抑郁、智能障碍的患者,应设专人护理。外出时需要有人陪伴,尤其是精神障碍者,其衣服口袋内要放置写有患者姓名、住址和联系电话的"联系卡片",或佩戴腕识别牌,以防丢失。

（八）并发症的预防

晚期 PD 患者的治疗目标是保护重要脏器功能,预防并发症,尽量提高生活质量。锻炼和运动策略可能仍然有效,应积极支持锻炼,以尽量避免体能进一步降低;在床或轮椅上保持正确的身体姿势,尽可能离床坐轮椅或椅子。天气好,温度适中时可以外出散步锻炼身体,注意增减衣物预防感冒。长期卧床的患者定时翻身、拍背,被动活动肢体,按摩关节和肌肉。做好皮肤和口腔护理,预防压力性损伤、吸入性肺炎或坠积性肺炎的发生。

（九）就诊指导

定期门诊复查,动态了解血压变化和肝肾功能、血常规等指标,患者出现发热、外伤、骨折或运动障碍、精神智能障碍加重时,及时就诊。

知识拓展

帕金森病的诊断和鉴别诊断

PD 的国内临床诊断标准为:至少具备 4 个典型症状和体征（静止性震颤、运动迟缓、肌强直和姿势步态异常）中的 2 个,是否存在不支持诊断原发性 PD 的不典型症状和体征,如锥体束征、失用性步态障碍、小脑症状、意向性震颤,凝视麻痹,严重的自主神经功能障碍,明显的痴呆伴有轻度锥体外系症状。一般而言,特发性震颤有时与早期原发性 PD 很难鉴别,特发性震颤多表现为手和头部位置性与动作性震颤,而无少动和肌张力增高。

案 例 分 享

患者,女,80 岁。因"行动迟缓伴左上肢不自主抖动 9 年余"坐轮椅入院。患者 9 年前无明显诱因出现行走困难,步伐变小变慢,转身及翻身困难,左手静止性震颤,穿衣、夹菜动作迟缓,呈进行性加重,伴有头晕,卧床坐立或站立后头晕明显,无视物旋转、恶心呕吐等,服用多巴丝肼片后,行动迟缓及肢体不自主抖动好转,但头晕无明显好转。平素精神一般,有焦虑情绪,夜间睡眠可,大便干结,2~3d 一次,小便无明显异常,近期体重无明显改变。

T:36.5℃,P:68 次 /min,R:20 次 /min,卧位 BP:160/100mmHg,立位 BP:120/78mmHg。身高:165cm,体重:70kg,神志清醒,记忆力、计算力下降,其余高级神经功能正常,双侧瞳孔

等大等圆,直径约 2.5mm,对光反射灵敏,眼球各方向运动正常,口角无歪斜,伸舌居中,慌张步态,四肢肌力 5 级,肌张力齿轮样增高,左上肢静止性震颤,针刺觉两侧对称,快速轮替运动不协调,跟腱串联试验不能完成,平衡障碍,颈强直。

问题:

该患者存在哪些主要的护理诊断/问题,应如何进行护理?

（王　军）

第六章　肌肉骨骼系统疾病康复与护理

学习目标

1. 掌握颈椎病、骨折、截肢术后、人工关节置换术后、手外伤、下腰痛的康复护理方法和健康教育措施。
2. 熟悉以上疾病及相关手术后的主要功能障碍及主要评定。
3. 了解以上疾病的概念及相关基础理论。
4. 学会应用康复护理评定方法，对患者实施系统评定。
5. 具有提出康复护理及健康教育措施的能力。

第一节　颈椎病的康复护理

一、概述

颈椎病（cervical spondylosis）是颈椎椎间盘退行性改变及其继发病理改变累及其周围组织结构（神经根、脊髓、椎动脉、交感神经等），而引起相应的临床症状及表现。颈椎病是一种常见病和多发病，患病率高，据国内统计，不同地区的颈椎病患病率为8.1%~19.1%。也有报道50岁左右的人群中有25%患过或正在患颈椎病，60岁或以上人群则高达50%。近年来，颈椎病的患病率不断上升，且患病年龄有年轻化趋势。由颈椎病引起的相关心理问题，已影响患者的生活质量。颈椎病已成为严重的公共卫生问题之一。

（一）颈椎的解剖和生物力学特点

脊柱的颈段由7个椎体和6个间盘组成，各椎体以韧带相连接，8对脊神经由各椎间孔穿出，椎体后方的椎弓围成椎管，内有脊髓，椎体两侧有椎动脉经各横突孔进入颅内。脊柱侧前方左、右各有1条交感神经干，其末梢分布到头、颈、上肢、心脏等部位。颈部的肌肉有胸锁乳突肌、头颊肌、颈颊肌、斜方肌、头长肌等，颈椎周围这些组织如受到刺激和压迫，就会产生相应的症状和体征。颈椎是脊柱体积最小，最灵活的椎节，其要支撑头颅的重量，还要适应眼、耳、鼻等功能的需要，做头部屈、伸、侧屈、旋转的运动，极易受物理刺激而产生退行性改变。颈椎是连接头和躯体的桥梁，颈髓是大脑与全身一切信息联系的通道。由于其解剖结构精细，所处地位重要，病发时症状复杂，患病率又较高，故颈椎病越来越受到重视。

（二）颈椎病发病原因

1. 颈椎椎间盘生理性退行性改变　是颈椎病发病的主要原因，其中椎间盘的退行性改变尤为重要,是颈椎诸结构退行性改变的首发因素,并由此演变出一系列颈椎的解剖及病理生理改变。椎间盘的纤维环20岁后开始变性,髓核在30岁左右开始水分减少、变性,导致椎间盘变薄,甚至纤维环破裂,椎间盘突出,颈椎骨赘形成,后关节及关节囊变性、松弛,后关节骨赘形成,骨赘与突出的椎间盘可压迫或刺激周围组织而产生不同的症状。

2. 慢性劳损 是指超过正常生理活动范围最大限度或局部所能耐受时值的各种超限活动,如会计、作家、文秘等,长期低头可使颈后肌群、韧带、后小关节长期处于紧张状态,久而久之发生肌肉、韧带疲劳性损伤、变性。钩椎关节、颈椎体后及后小关节在牵张应力作用下出现骨质增生。因其有别于明显的外伤或生活、工作中的意外,因此易被忽视,但其与颈椎病的发生、发展、治疗及预后等有着直接关系。此种劳损的产生与起因主要来自以下3种情况:不良的睡眠体位、不当的工作姿势、不适当的体育锻炼。

3. 颈椎的先天性畸形 如椎体融合、发育性椎管狭窄等。在对正常人颈椎进行健康检查或做对比研究性摄片时,常发现颈椎段可有各种异常所见,其中骨骼明显畸形约占5%。有些颈椎退行性改变严重,骨赘增生明显,但并不发病,其主要原因是颈椎管矢状径较宽,椎管内有较大的代偿间隙。而有些颈椎退行性改变并不十分严重,但症状出现早而且比较严重。

4. 不恰当的治疗和锻炼 治疗时用力搬头颈部、锻炼时反复旋转颈部、头过度屈伸等动作,导致关节囊松弛,韧带、肌肉损伤,小血管出血,甚至椎间盘突出。

5. 颈椎损伤 包括急性损伤和陈旧性损伤。15%~38%的颈椎病起因于急性损伤后。陈旧性损伤患者是青少年时期有受伤史,数十年后出现症状。

(三)颈椎病分型

根据受累组织和结构的不同,分为颈型(又称软组织型)、神经根型、脊髓型、交感型、椎动脉型、其他型(目前主要指食管压迫型)。如果2种或2种以上类型同时存在,称为"混合型"。

1. 颈型颈椎病 颈椎病中较轻的类型,约占颈椎病的3%,多见于青壮年,以颈部症状为主(图6-1)。它是由于颈椎椎间盘髓核与纤维环的脱水、变性与张力降低,引起椎间隙狭窄、椎节松动与不稳,以致分布于后纵韧带表面及两侧根轴处的脊神经末梢受到刺激,同时椎小关节的退行性改变及炎症反应,使颈神经根背支受到刺激。两者均可导致颈疼痛与保护性颈肌痉挛。多在夜间或晨起时发病,有自然缓解和反复发作的倾向。

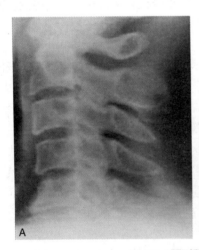
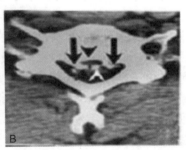

图6-1 颈型颈椎病X线片

2. **神经根型颈椎病** 是临床上最常见、颈椎病中发病率最高的类型,占60%~70%(图6-2)。由于颈椎增生、椎间盘退行性改变、椎间盘突出、节段性不稳定、小关节增生或骨赘形成等原因,压迫或刺激神经根,致神经根轴水肿、炎症、粘连,从而引起一系列临床症状。多为单侧、单根发病,也有双侧、多根发病者。多见于30~50岁,一般起病缓慢,但也有急性发病者。

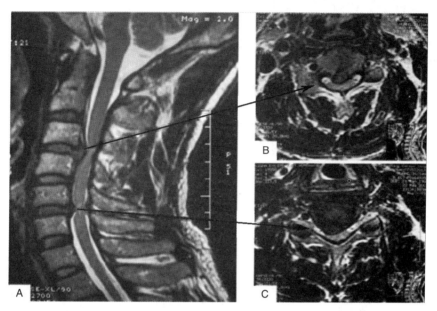

图6-2 神经根型颈椎病X线片

3. **脊髓型颈椎病** 占12%~20%,以40~60岁的中年人为多,是颈椎病中最重要的一种类型(图6-3)。由于起病缓慢且隐匿、症状复杂,常被漏诊或误诊。主要因发育性椎管狭窄、颈椎后缘增生,椎间盘病变(膨出、突出、脱出)压迫脊髓而产生症状。此类型致残率高,应引起重视,提倡早期诊断、及时治疗,阻止病情的发展。合并发育性颈椎管狭窄时,患者的平均发病年龄比无椎管狭窄者小,多数患者无颈部外伤史。

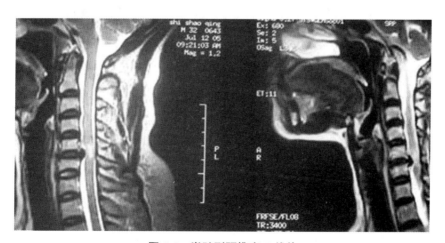

图6-3 脊髓型颈椎病X线片

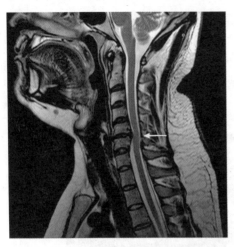

图6-4 交感型颈椎病X线片

4. 交感型颈椎病 约占10%,由于颈椎椎体小关节增生、后纵韧带钙化、椎间盘退行性改变和节段性不稳定等因素,刺激颈椎周围的交感神经末梢,产生交感神经功能紊乱的相关症状,多数表现为交感神经兴奋症状,少数为交感神经抑制症状(图6-4)。另外由于椎动脉表面富含交感神经纤维,当交感神经功能紊乱时常累及椎动脉,出现椎基底动脉供血不足的症状,故它常与椎基底动脉供血不足同时存在,常常伴有椎基底动脉系统供血不足的表现。

5. 椎动脉型颈椎病 占10%~15%(图6-5)。正常人当头向一侧歪曲或扭动时,其同侧的椎动脉受挤压、使椎动脉的血流减少,但由于对侧椎动脉的代偿作用,保证椎基底动脉血流不受太大的影响。当钩椎关节增生、椎关节失稳、后关节松动和移位时,刺激或压迫椎动脉致椎动脉痉挛、狭窄;另外随着年龄增长,椎动脉弹性减退,血管相对长度增加而椎间盘变性,间隙狭窄,颈段高度缩短致椎动脉弯曲、扭结,使血流缓慢而造成椎基底动脉供血不足,导致椎基底供血不全而出现症状,因此,不伴有椎动脉系统以外的症状。

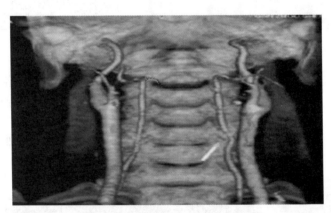

图6-5 椎动脉型颈椎病X线片

(四)颈椎病临床症状、体征与专科检查

颈椎病临床症状、体征与特殊检查见表6-1。由定义可以看出,颈椎病包含4个基本内容:①颈椎椎间盘退行性改变或椎间关节退行性改变;②病理改变累及周围组织;③出现相应的临床症状和体征;④有相应的影像学改变。必须同时满足以下条件才可确诊为颈椎病:①具有颈椎病的临床表现。②影像学检查显示颈椎椎间盘或椎间关节有退行性改变。③有相应的影像学依据,即影像学所见能够解释临床表现。④各种影像学征象对于颈椎病的诊断具有重要参考价值,但仅有影像学检查所见的颈椎退行性改变而无颈椎病临床症状者,不应诊断为颈椎病。具有典型颈椎病临床表现,而影像学所见正常者,应注意排除其他疾病。

表 6-1 不同类型颈椎病的症状、体征与特殊检查

分型	症状	体征	特殊检查
颈型	1. 反复落枕，颈部不适、僵硬、疼痛、活动受限 2. 患者主诉枕部、颈部、肩部疼痛等异常感觉，可伴有相应的压痛点	颈项僵直，颈肌紧张，患侧椎棘突间有压痛，颈两侧、两冈上窝、两肩胛区可有压痛，头颈部活动时颈痛，头颈活动范围缩小	X线平片：颈椎生理弯曲改变（变直、反张），颈椎动力性侧位片可有椎间关节不稳定，椎体移位
神经根型	1. 具有较典型的神经根症状，颈僵不适、活动受限，头、枕、颈、肩、手臂痛、酸，手臂有触电样、针刺样麻，其范围与颈脊神经所支配的区域一致 2. 除外颈椎以外病变（胸廓出口综合征、网球肘、腕管综合征、肩周炎、肱二头肌腱鞘炎及肺尖部肿瘤等）所致以上肢疼痛为主的疾病	颈椎棘突、横突、冈上窝、肩胛内上角和肩胛下角有压痛点，压顶试验阳性、臂丛牵拉试验阳性，低头试验和仰头试验阳性，手部肌肉萎缩，上肢皮肤感觉障碍	X线平片：正、侧、双斜位可见生理弯曲异常，椎体前后缘增生，椎间隙狭窄，钩椎关节增生，小关节增生，前纵韧带、项韧带钙化，椎间孔狭窄
脊髓型	1. 临床上出现典型的颈髓受压迫的表现，以四肢运动障碍、感觉及反射异常为主。多从下肢开始，逐渐发展到上肢，常见下肢无力，酸胀，小腿发紧，抬腿困难，步态笨拙，下肢、上肢麻，束胸感，束腰感，严重者大小便失控，痉挛性瘫痪 2. 除外肌萎缩侧索硬化症、椎管内占位、急性脊髓损伤、脊髓亚急性联合变性、脊髓空洞症、慢性多发性周围神经病等	双下肢肌紧张，肱二头肌、三头肌腱反射亢进（病变在颈高位）或降低（病变在低位），膝反射、跟腱反射亢进，腹壁反射、提睾反射、肛门反射减弱或消失，低头、仰头试验阳性，屈颈试验阳性	X线平片：侧位或断层检查，有颈椎后缘增生、椎间隙狭窄、椎管狭窄，断层见后纵韧带钙化 MRI检查：颈椎曲度异常，椎体后缘增生，椎间盘膨出、突出、脱出，硬膜囊或脊髓受压变形
交感型	1. 枕部痛、头晕或眩晕、头痛或偏头痛、失眠、疲劳、记忆力减退、注意力不易集中等 2. 眼胀、干涩或多泪、视物不清、耳鸣、听力下降；恶心、呕吐、心悸、胸闷等 3. 面部或某一肢体多汗、无汗、畏寒或发热 4. 以上症状与颈部活动有明显关系，坐位或站立时加重，卧位时减轻或消失 5. 颈部活动多、长时间低头、在电脑前工作时间过长或劳累时明显，休息后好转	1. 颈部活动多正常，颈椎棘突间或椎旁小关节周围的软组织压痛 2. 心率过速、过缓，血压高低不稳，低头和仰头试验可诱发症状产生或加重	X线平片：节段性不稳定，颈椎退行性改变 脑血流图：额乳导联和枕乳导联的波幅明显增高

续表

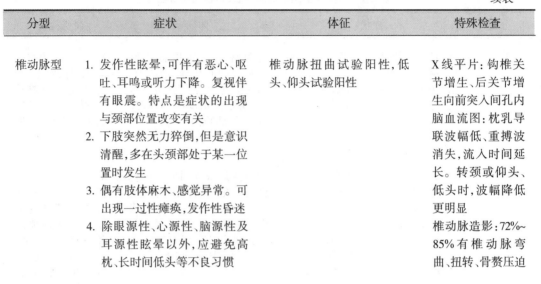

分型	症状	体征	特殊检查
椎动脉型	1. 发作性眩晕,可伴有恶心、呕吐、耳鸣或听力下降。复视伴有眼震。特点是症状的出现与颈部位置改变有关 2. 下肢突然无力猝倒,但是意识清醒,多在头颈部处于某一位置时发生 3. 偶有肢体麻木、感觉异常。可出现一过性瘫痪,发作性昏迷 4. 除眼源性、心源性、脑源性及耳源性眩晕以外,应避免高枕、长时间低头等不良习惯	椎动脉扭曲试验阳性,低头、仰头试验阳性	X线平片:钩椎关节增生、后关节增生向前突入间孔内 脑血流图:枕乳导联波幅低、重搏波消失,流入时间延长。转颈或仰头、低头时,波幅降低更明显 椎动脉造影:72%~85%有椎动脉弯曲、扭转、骨赘压迫

二、主要功能障碍与康复护理评定

(一)主要功能障碍

不同类型的颈椎病所表现的功能障碍不同,评定内容根据疾病的症状、体征及对 ADL、生活质量的影响进行评定。

1. **交感型及颈型颈椎病** 不影响四肢功能,以交感神经受刺激为主要表现,如头晕、痛、沉,枕部痛,睡眠欠佳,记忆力减退,注意力不易集中等。

2. **神经根型颈椎病** 患者的主要功能障碍为上肢、手的麻木、无力等,严重者可影响 ADL 能力。

3. **脊髓型颈椎病** 依严重程度,患者主要功能障碍为四肢麻木、肌力减弱或步态异常等上下肢功能障碍, ADL 能力受限,严重者可能截瘫、大小便异常,生活质量差等。

4. **椎动脉型颈椎病** 不影响四肢功能,轻度影响生活和工作,但头晕严重者亦可影响 ADL 能力。

(二)康复护理评定

首先评定患者的一般情况,同时进行心理和社会支持状况的评定,包括患者及家属对该病的认识、心理状态,有无焦虑及焦虑的原因;家庭及社会对患者的支持程度。患者康复评定包括疼痛程度与颈椎活动范围评定,也可以从症状、体征及影响 ADL 的程度进行综合性评定,临床上常用综合性量表进行功能障碍评定。在选择评定量表时应注意量表的适用范围。

1. **颈椎功能障碍指数量表(NDI)** 是对颈椎病患者功能水平的评定,内容包括 4 项主观症状和 6 项日常生活活动,每个项目分值 0~5 分,总分为 0~50 分,分数越高,功能越差(表6-2)。0~4 分为无功能丧失;5~14 分为轻度功能丧失;15~24 分为中度功能丧失;25~34 分为严重功能丧失;34 分以上为功能完全丧失。此量表具有良好的重测信度。

表 6-2 颈椎功能障碍指数量表（NDI）

问题	结果选项	评分	得分
问题 1 ——疼痛强度	我此刻没有疼痛	0	
	此刻疼痛非常轻微	1	
	此刻有中等程度的疼痛	2	
	此刻疼痛相当严重	3	
	此刻疼痛非常严重	4	
	此刻疼痛难以想象	5	
问题 2 ——个人护理 （洗漱、穿衣等）	我可以正常照顾自己，而不会引起额外的疼痛	0	
	我可以正常照顾自己，但会引起额外的疼痛	1	
	在照顾自己的时候会出现疼痛，我得慢慢、小心地进行	2	
	我的日常生活需要一些帮助	3	
	我的大多数日常生活活动每天都需要照顾	4	
	我不能穿衣，洗漱也很困难，不得不卧床	5	
问题 3 ——提起重物	我可以提起重物，且不引起任何额外的疼痛	0	
	我可以提起重物，但会引起任何额外的疼痛	1	
	疼痛会妨碍我从地板上提起重物，但如果重物放在桌子上合适的位置，我可以设法提起它	2	
	疼痛会妨碍我提起重物，但我可以提起中等重量的物体	3	
	我可以提起轻的物体	4	
	我不能提起或搬动任何物体	5	
问题 4 ——阅读	我可以随意阅读，而不会引起颈痛	0	
	我可以随意阅读，但会引起轻度颈痛	1	
	我可以随意阅读，但会引起中度颈痛	2	
	因中度的颈痛，使得我不能随意阅读	3	
	因严重的颈痛，使我阅读困难	4	
	我完全不能阅读	5	
问题 5 ——头痛	我完全没有头痛	0	
	我有轻微的头痛，但不经常发生	1	
	我有中度头痛，但不经常发生	2	
	我有中度头痛，且经常发生	3	
	我有严重的头痛，且经常发生	4	
	我几乎一直都有头痛	5	

续表

问题	结果选项	评分	得分
问题6 ——集中注意力	我可以完全集中注意力,并且没有任何困难	0	
	我可以完全集中注意力,但有轻微的困难	1	
	当我想完全集中注意力时,有一定程度的困难	2	
	当我想完全集中注意力时,有较多的困难	3	
	当我想完全集中注意力时,有很大的困难	4	
	我完全不能集中注意力	5	
问题7 ——工作	我可以做很多我想做的工作	0	
	我可以做多数日常的工作,但不能太多	1	
	我只能做一部分日常的工作	2	
	我不能做我日常的工作	3	
	我几乎不能工作	4	
	我任何工作都无法做	5	
问题8 ——睡觉	我睡眠没有问题	0	
	我的睡眠稍受影响(失眠,少于1h)	1	
	我的睡眠轻度受影响(失眠,1~2h)	2	
	我的睡眠中度受影响(失眠,2~3h)	3	
	我的睡眠重度受影响(失眠,3~5h)	4	
	我的睡眠完全受影响(失眠,5~7h)	5	
问题9 ——驾驶	我能驾驶而没有任何颈痛	0	
	我想驾驶就可以驾驶,但仅有轻微颈痛	1	
	我想驾驶就可以驾驶,但有中度颈痛	2	
	我想驾驶,但不能驾驶,因有中度颈痛	3	
	因严重的颈痛,我几乎不能驾驶	4	
	因颈痛,我一点都不能驾驶	5	
问题10 ——娱乐	我能从事我所有的娱乐活动,没有颈痛	0	
	我能从事我所有的娱乐活动,但有一些颈痛	1	
	因颈痛,我只能从事大部分的娱乐活动	2	
	因颈痛,我只能从事少量的娱乐活动	3	
	因颈痛,我几乎不能参与任何娱乐活动	4	
	我不能参与任何娱乐活动	5	

2. 日本骨科协会评定法 对于脊髓型颈椎病患者,日本骨科协会(Japanese Orthopedic Association, JOA)评定法应用比较普遍,其正常值为17分,分数越低表示功能越差(表6-3)。它既可用于评定手术治疗前后的功能变化,又可用于评定康复治疗效果。

表6-3 日本骨科协会(JOA)颈椎病疗效评定标准

项目	选项	评分
上肢运动功能	不能持勺或持筷,无法自己进食	0
	能持勺,但不能持筷	1
	能持筷,但有困难,手不灵活	2
	能持筷及从事一般家务劳动	3
	基本正常	4
下肢运动功能	不能行走	0
	即使平地行走也需要支撑物	1
	平地行走可不需用支撑物,但上下楼时需用	2
	平地或上下楼行走不需用支撑物,但下楼不灵活	3
	基本正常	4
上肢感觉功能	有明显感觉障碍或疼痛	0
	轻度感觉障碍或麻木	1
	基本正常	2
下肢感觉功能	有明显感觉障碍或疼痛	0
	轻度感觉障碍或麻木	1
	基本正常	2
躯干感觉功能	有明显感觉障碍或疼痛	0
	轻度感觉障碍或麻木	1
	基本正常	2
膀胱功能	尿潴留	1
	高度排尿困难、排尿费力、失禁或淋漓	2
	正常	3

注:术后改善率 =(术后评分 – 术前评分)/(17– 术前评分)× 100%。

评分明细:

项目	评分细则
上肢运动功能	0—不能使用筷子、勺子及叉子吃饭,或者不能扣扣子 1—使用勺子及叉子吃饭,但不能使用筷子 2—使用勺子吃饭、能写字,但不熟练,能解开大的扣子 3—能抓小勺子吃饭、能写字,且较熟练,能解开扣子 4—正常

续表

项目	评分细则
下肢运动功能	0—不能站立或行走 1—无拐杖或其他支撑不能行走 2—能独立站在平地行走,但上楼需人扶 3—能行走但有痉挛 4—正常
上肢感觉功能	0—明显感觉丧失 1—较小的感觉丧失 2—正常
下肢感觉功能	0—明显感觉丧失 1—较小的感觉丧失 2—正常
躯干感觉功能	0—明显感觉丧失 1—较小的感觉丧失 2—正常
膀胱功能	1—感觉有尿潴留或尿变细或不完全失禁 2—排尿变慢或 Pollakakiuria 3—正常

注:正常总计为 17 分。

3. 颈椎活动度 正常范围:前后伸屈各 35°~45°,左右旋转各 60°~80°,左右侧屈各 45°。

4. 肌力、肌张力评定 主要为颈、肩部及上肢的检查,包括胸锁乳突肌、斜方肌、三角肌、肱二头肌、肱三头肌、大鱼际肌、小鱼际肌等。有脊髓受压症状者,要进行下肢肌力、肌张力、步态等检查。

(1)徒手肌力评定:对易累及的肌肉进行肌力评定,并与健侧对照。

(2)握力测定:使用握力计进行评定,测试姿势为上肢在体侧下垂,用力握 2~3 次,取最大值,反映屈指肌肌力。正常值为体重的 50%。

5. 感觉检查 主要包括手部及上肢感觉障碍分布区的痛觉、温觉、触觉及深感觉等的检查。

6. 反射检查 包括相关的深反射、浅反射及病理反射,根据具体情况选用。

7. 特征性检查

(1)压颈试验:又称 Spurling 试验,是压挤椎间孔,引发症状出现或加重。患者坐位,检查者站在患者身后,双手交叉,放在患者头顶,稍用力向下压,若患者出现一侧或双侧手臂痛、麻,为阳性。

(2)臂丛牵拉试验:患者坐位,检查者站在患者一侧,一手抵于患者头部颞顶部,一手握住患者手腕,向相反方向牵拉,如患者上肢出现痛、麻,为阳性。

以上两项试验用于检查神经根型颈椎病。

(3)前屈旋颈试验:患者头颈前屈,然后嘱患者头做左、右旋转活动,如颈椎出现疼痛,为阳性。提示颈椎小关节有退行性改变。

（4）旋颈试验：患者坐位，嘱患者颈部放松，检查者站在患者身后，双手抱住患者头枕部，先做头颈伸屈活动，感觉无阻力时将患者头部向后侧方转，先做一侧，后做另一侧，如患者出现头晕症状，为阳性。这项试验用于检查椎动脉型颈椎病。

（5）低头试验：患者站位，双足并拢，双臂垂在体侧，低头看足尖 1min。询问有无颈、肩、臂痛和手麻等神经根受压症状；有无头晕、耳鸣、心慌、胸闷、出汗、站立不稳等椎基底动脉供血不足和交感神经受刺激症状；有无上下肢无力，小腿发紧，足、趾麻等脊髓受压症状，如出现以上症状，为阳性。

（6）仰头试验：患者站位，姿势同低头试验，但头后仰，双眼看天花板 1min，症状及意义同低头试验。

三、康复护理措施

（一）康复护理原则

提高防病意识，增强治疗信心，掌握康复护理方法，循序渐进，持之以恒。

（二）康复护理目标

1. 短期目标　减轻心理压力，减轻或解除疼痛，能独立或部分独立进行躯体活动。

2. 长期目标　加强锻炼，加强颈部姿势的调整，患者不舒适的症状减轻或得到控制。

（三）具体护理措施

1. 睡姿及睡枕　颈部姿势对颈椎病症状有明显影响，睡眠姿势的影响尤其大。绝大多数患者通过姿势调整，特别是睡姿调整，适当休息以及正确的颈肩背部肌肉锻炼，就能恢复健康或最大幅度地缓解症状。睡姿应以仰卧为主，侧卧为辅，并且左右交替。仰卧时头放于枕头中央，颈部不要扭曲，四肢自然伸直、放松，仰卧睡眠对颈椎的健康最有利，也是很好的治疗颈椎病的方法。侧卧位时，四肢自然屈膝、屈髋，左右膝关节微屈对置，患有颈椎病者，侧卧并不是最好的睡眠姿势。俯卧位睡觉时，因为鼻子向下，呼吸不够顺畅，所以俯卧时易扭着脖子睡觉，这时最容易引起颈椎扭伤、颈椎侧弯等，导致颈部肌肉、颈项韧带慢性损伤，是引起颈椎病最常见的原因之一。俯卧、半俯卧、半仰卧或上、下段身体扭转而睡，都是不良睡姿，应及时纠正。

合适的睡枕对防治颈椎病很重要，符合人体生理特点的睡枕：曲线造型符合颈椎生理弯曲，枕芯可承托颈椎全段，使颈椎得到充分放松及休息；枕芯透气性良好，避免因潮湿而加重颈部不适。枕高应结合个体体型，具备科学的高度和舒适的硬度。一般以仰卧时枕中央在受压状态下高度 8~15cm 为宜，枕的两端比中央高出 10cm 左右。仰卧或侧卧时，保持头与颈在一个水平上，以利于颈肩部肌肉放松，睡枕高度以醒后颈部无任何不适为宜。

2. 辅助具应用　颈托和颈围是颈椎病患者治疗与康复常用的辅助具，在起到制动、限制颈椎过度活动的同时，患者行动不受影响，有助于组织的修复和症状的缓解。但长期使用可引起颈肩部肌肉萎缩、关节僵硬，不利于颈椎病康复，故仅在颈椎病急性发作、颈椎病微创术后、颈椎错位手法治疗后等颈椎需要制动、固定时使用，不宜长期使用。颈托和颈围的合适高度以保持颈椎处于中立位为宜。若有颈部损伤，则可应用前面宽、后面窄的颈托，使颈部处于轻度后伸位，以利颈部损伤组织的修复。颈托、颈围的大小选择由患者颈部长短，颈部能否自由活动而定(图6-6)。

3. 颈椎牵引的康复护理 适用于脊髓型以外的各型颈椎病,用特定的牵引装置牵拉颈部,通过对颈椎牵伸的生物力学效应,使凸出的椎间盘减压或部分复位,增大椎体间隙和椎间孔,解除血管神经压迫,改善神经根内血液循环,消除淤血、水肿,使椎动脉伸展,缓解肌肉痉挛,减少颈椎压力;改善颈椎曲度,减轻症状。牵引以安全、有效为前提,强调遵循小重量、长时间、缓慢、持续的原则。

(1)坐位牵引:患者取颈部自躯干纵轴向前倾10°~30°的靠坐位,避免过伸,放松颈、肩部及整个躯体肌肉,患者感觉舒适,牵引快结束时,患者有明显的颈部受牵伸感觉,但无特殊不适。牵引重量为患者体重的1/14~1/12,重量应酌情增加。每次牵引持续时间通常为20~30min。牵引重量与持续时间可形成不同的组合,一般牵引重量较大时,持续时间较短,牵引重量较小时,持续时间较长。10~20d为一疗程,可持续数个疗程直至症状基本消除(图6-7)。

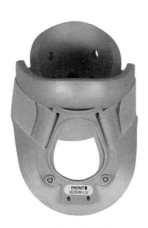

图6-6 颈托

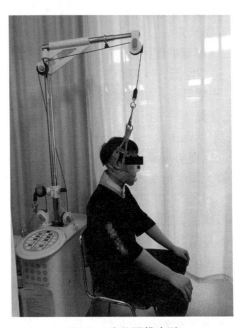

图6-7 坐位颈椎牵引

(2)仰卧位牵引:如坐位牵引疗效不显著、患者症状较重或体弱不耐久坐,可采用仰卧位牵引。为了保证牵引安全,必须掌握好牵引角度、牵引时间和牵引重量。牵引时要注意患者的舒适度,同时注意观察其面色、神态、呼吸、脉搏,以免发生意外(图6-8)。

4. 指导患者进行颈肩部医疗体操

(1)颈部肌肉放松运动

1)颈部左右方向运动:放松肩、颈部,慢慢将头侧向右方→然后将头慢慢回复中间位置→再将头侧向左方,然后将头慢慢回复中间位置→重复以上动作10次(图6-9)。

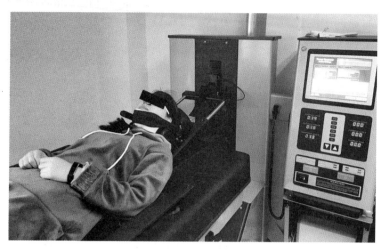

图6-8　仰卧位颈椎牵引

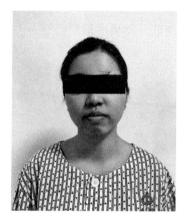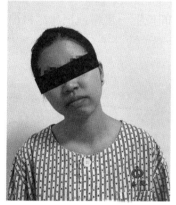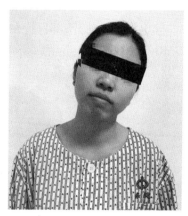

图6-9　颈部左右方向运动

2）颈部前后方向运动：放松肩、颈部，慢慢将头向前弯→然后将头慢慢回复中间位置→再慢慢将头向后伸，然后将头慢慢回复中间位置→重复以上动作10次（图6-10）。

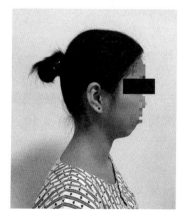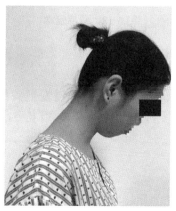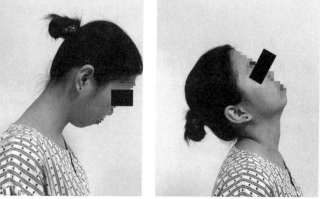

图6-10　颈部前后方向运动

3）颈部左右转运动：肩、颈和身体放松→慢慢将头部向右转→然后返回中间位置→再慢慢向左转，然后返回中间位置→重复10次（图6-11）。

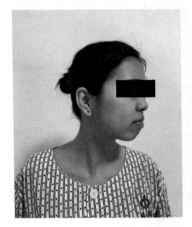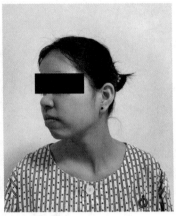

图6-11　颈部左右转运动

4）耸肩运动：头部保持在中间位置→慢慢地把肩尽量向上缩起→然后尽量放松肩→重复10次（图6-12）。

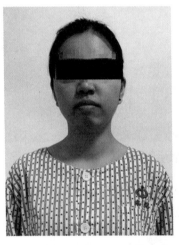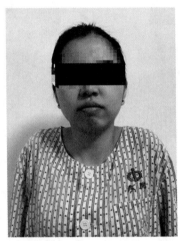

图6-12　耸肩运动

5）肩向前移运动：放松肩部，然后慢慢将肩部向前移→再将肩部放松至中间位置→然后再向后移→重复10次（图6-13）。

6）头部向左右牵拉运动：放松肩部，用右手慢慢把头部拉向右边维持5s→慢慢把头放松至中间位置→再以左手慢慢将头部拉向左边，维持5s→回复至中间位置，重复10次（图6-14）。

7）绕和绕环运动（图6-15）

预备姿势：站立，两手叉腰。

绕：向左（右）绕头。头从一侧屈，经前绕至另一侧屈，稍抬头。

绕环：向左（右）绕环。头从一侧屈，经前、侧、后还原的360°绕环动作。

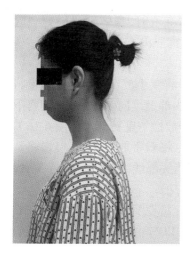
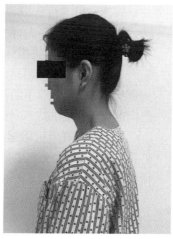
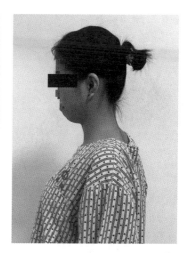

图 6-13　肩向前移运动

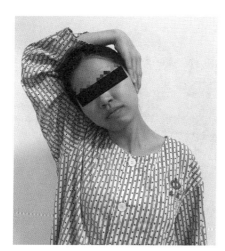
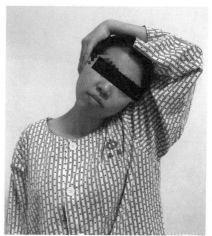

图 6-14　头部向左右牵拉运动

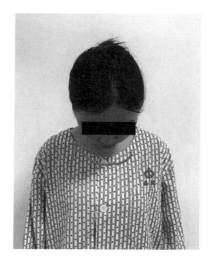
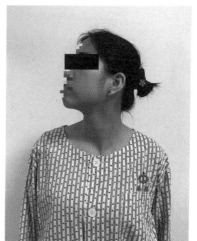

图 6-15　绕和绕环运动

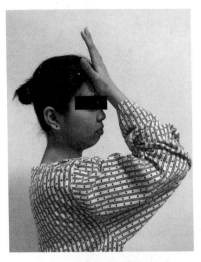

图 6-16 颈部向前抗阻运动

要求：在进行头颈动作练习时，身体不要跟着一起动，颈部动作幅度要大，使颈部肌肉充分伸展。

（2）颈部肌肉抗阻运动

1）颈部向前抗阻运动：将双手放在额头上→慢慢将头部压向双手，以双手阻挡头部继续向前（留意切勿将下巴向前突出）→维持5s，慢慢放松→重复10次（图6-16）。

2）颈部向后抗阻运动：将双手放在脑后，慢慢将头部向后压向双手→双手阻挡头部继续向后→维持5s，慢慢放松→重复10次（图6-17）。

3）颈部左右抗阻运动：将双肩部放松，右手放在右边脸上→头部慢慢向右侧，以右手阻挡头部继续向右，维持5s，慢慢放松→重复10次→重复以上步骤于左方（图6-18）。

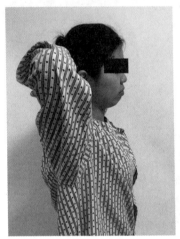
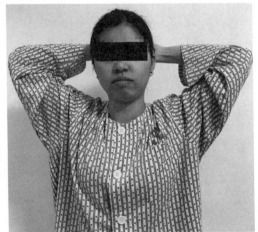

图 6-17 颈部向后抗阻运动

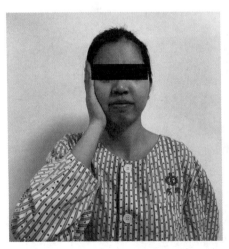
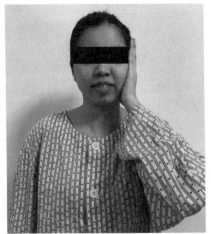

图 6-18 颈部左右抗阻运动

（3）颈部肌肉改良姿势训练：肩部放松，慢慢将下巴收入，双眼需要保持向前望→慢慢放松下巴及颈部→重复10次，平日应保持腰部及颈部挺直，双眼向前望（图6-19）。

（4）颈部肌力锻炼

1）抗阻后伸：双手指交叉置于枕后，手臂用力向前，颈部用力向后，手用力做颈伸肌群的等长收缩。注意用力时颈部要保持正直。

2）抗阻向侧方运动：一手掌置于头侧面，手臂与颈部对抗做等长收缩。

3）抗阻前屈：双手置于额部，手臂与颈屈肌群对抗做屈肌群等长收缩。

4）抗重力肌力训练：分别侧卧、仰卧或俯卧，肩部以上垂于床边，做侧屈、后伸、前屈抗重力肌力训练。

以上运动每次收缩10s，间隔10s，每组10次，每天锻炼2次。逐步增加运动强度，以运动后肌肉有轻微酸胀感为宜。

（5）颈部关节活动及牵伸锻炼：患者坐位，颈部做向前屈、向后伸、向两侧偏屈、旋转等颈部活动，增加颈椎关节活动度，并用手做颈部肌肉的自我牵张，可以解除颈部

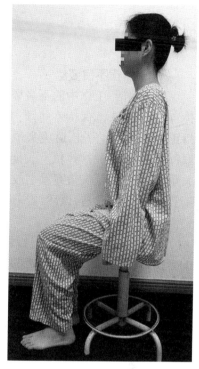

图6-19　颈部肌肉改良姿势训练

肌肉发紧，减轻疼痛。但在做颈部关节活动及牵伸锻炼时应注意：一是颈椎病发作期不做剧烈活动；二是各项锻炼均应缓慢渐进；三是脊髓型颈椎病应慎重进行锻炼，若锻炼后症状加重应减小动作幅度或强度，甚至停止锻炼。具体方法如下：

左右旋转：取站位或坐位，双手叉腰，头轮流向左右旋转，动作要缓慢，幅度要大，每当旋转到最大限度时停顿3~5s，左右旋转15~20次，头晕、心慌应停止旋转。

前屈后伸：做时伴随深呼吸，呼气时颈部前屈，下颌接近胸骨柄上缘；吸气时颈部伸至最大限度，反复做10次。

侧　　屈：吸气时头向左侧屈，呼气时头还原。接着吸气时头向右侧屈，呼气时头还原，反复做10次。

按摩颈部：两手轮流按摩颈部20~30次，然后按压"风池穴"，再用双手拇指第一节掌面用力向上向下按摩30~60次。

进行颈部关节活动及牵伸锻炼时，应注意每天的锻炼次数根据个人情况而不同，一般情况下为10~15次，每天3次。以锻炼后不引起原有症状加重为宜。

5. 心理护理　耐心倾听患者主诉，理解、同情患者的感受，对患者提出的问题（如手术、治疗效果、预后等）给予明确、有效的回答，建立良好的护患关系，使其能积极配合治疗。向患者说明焦虑对身心健康可能产生的不良影响，帮助并指导患者及家属应用松弛疗法，如按摩、听音乐等。

四、健康教育

（一）纠正不良姿势

纠正生活、工作中的不良姿势，防止慢性损伤，对颈椎病的防治尤为重要。应尽可能保持自然端坐，头部保持略前倾；桌椅间高度比例应合适，桌面高度原则上以能使头、颈、胸保持正常生理弯曲为准，避免头颈部过度后仰或过度前倾、前屈；避免长时间处于同一姿势，一般每1~2h变换一次体位。长期伏案工作者，应定时变换头部体位，合理调整头与工作面的关系，不宜长期低头伏案看书或工作，也不宜长期仰头工作，工作中注意纠正头、颈、肩、背的姿势，不要偏头耸肩，谈话、看书时要正面注视，不要过度扭曲颈部。

（二）体育锻炼

合理适度的体育锻炼可以调整颈部组织间的相互关系，使相应的神经肌肉得到有规律的牵拉，有助于颈部活动功能的恢复，增加颈椎的稳定性，长期坚持对巩固疗效、预防复发有积极意义。进行医疗体育锻炼的方法因人而异，主要是运动颈椎、颈肩关节。应注意颈部运动的量和强度，运动时间每次30~40min，以舒适为宜，其中颈椎操可以加强颈部肌肉，增强其运动功能，保持颈椎较好的稳定性。

在颈椎病患者的家庭康复和预防中，调整颈椎姿势的同时还应加强颈肩部肌肉的锻炼，常用方法有：

1. 头颈部缓慢进行前屈后伸、左右侧弯、内外旋转、放松动作，双肩、肋骨并拢动作。

2. 坐位，双手交叉紧握并置于枕后，使头向后仰，胸部前挺，以扩大椎间隙。

3. 仰卧位，颈项枕于枕上，使头后仰，然后可左右转动头部，使颈部肌肉松弛。每日数次，要求动作规范，长期坚持。既可缓解疲劳，又能使肌肉发达，韧度增强，从而有利于颈段脊柱的稳定性，增强颈肩顺应颈部突然变化的能力。

（三）防止外伤

避免各种生活意外损伤，如乘车中处于睡眠状态急刹车时，极易造成颈椎损伤，故坐车时尽量不要打瞌睡；运动、劳动或走路时要防止闪、挫伤。头颈部发生外伤后，应及时到医院早诊断、早治疗。另外，落枕、强迫体位及其他疾病（如咽喉部炎症）等均可诱发颈椎损伤，应尽可能避免。

（四）饮食

颈椎病患者的一般饮食原则为合理搭配。由于颈椎病是椎体增生、骨质退化疏松等引起的，所以患者需要对症进食，应以富含钙、蛋白质、维生素B族、维生素C和维生素E的饮食为主。

知识拓展

Mulligan 手法

Mulligan手法由新西兰物理治疗师Brian Mulligan提出，对颈椎和上胸椎疾病的治疗非常有效，而且简便安全，患者甚至可以在家里进行自我治疗。

颈椎的棘突呈矢状位且斜向下方，并不像腰椎一样是水平向后的，如果在俯卧位垂直向下按压颈椎棘突，不能引起理想的小关节滑动。Mulligan手法是特别针对小关节面滑动的一种治疗技术,强调在坐位或站位(负重体位)下进行治疗,原则是不能引起或加重患者的疼痛。它强调在检查的基础上选择治疗技术,而且在一次治疗中可以选择多种治疗技术相结合,以取得最佳疗效。Mulligan 手法在临床实践中被证实非常安全、有效,很多患者在经过 1~2 次治疗后即有明显疗效。

案 例 分 享

患者,女,55 岁,因颈部疼痛 5 年加重伴头晕及左手环指、小指麻木 1 年入院。患者于 5 年前无明显诱因出现颈部及左肩部疼痛,尤其在劳累、低头工作时疼痛加重且伴有头晕及轻微双手指肢端麻木不适感,无肢体乏力及二便障碍,近 1 年来症状加重。

查体:四肢肌力、肌张力正常,四肢浅感觉存在,颈椎生理弯曲变直,颈椎活动未见明显受限,上颈段有压痛。Braden 评分:21 分。Barthel 指数:100 分,跌倒风险评定:0 分,疼痛评分:4 分。

入院诊断:混合型颈椎病。

检查结果:MRI 示颈 6/7 椎间盘轻度向后突出;颈椎退行性改变。颈椎正侧过伸过屈 X 线检查示颈椎退行性改变:颈 4~7 椎体骨质增生,颈 5/6~6/7 椎间盘变性。胸部正侧位 X 线检查示脊柱侧弯。

问题:

根据以上资料,请对该颈椎病患者进行健康指导。

(李小金)

第二节　骨折的康复护理

一、概述

骨折(fracture)是指骨或骨小梁的完整性或连续性完全或部分中断。

(一)病因

骨折可由创伤、积累性劳损和骨骼疾病所致。创伤性骨折临床多见,如跌倒、车祸、高处坠落等,可由直接暴力、间接暴力所致。骨骼疾病(骨肿瘤、骨髓炎、骨质疏松等)破坏了骨质的正常结构,在正常活动或轻微外力作用下易发生骨折。

(二)骨折的分类

1. 根据骨折的稳定程度分类

(1)稳定性骨折:是指骨折断端没有移位或复位后不再发生移位的骨折,如青枝骨折、椎体轻度压缩性骨折、嵌插骨折等。

(2)不稳定性骨折:是指骨折断端易移位或复位后易再移位的骨折,如斜行骨折、螺旋形骨折、多段骨折、粉碎性骨折或伴有骨缺损的骨折。

2. 根据骨折端是否与外界相通分类

（1）闭合性骨折：是指骨折处皮肤或黏膜完整，骨折端不与外界相通。

（2）开放性骨折：指骨折处皮肤或黏膜破裂，骨折端直接或间接与外界相通。开放性骨折易发生感染，引起骨髓炎等并发症。

3. 根据骨折的程度、形态分类

（1）完全骨折：是指骨或骨小梁的完整性或连续性完全中断，如横行骨折、斜行骨折、螺旋形骨折、压缩性骨折、粉碎性骨折、嵌插骨折、凹陷骨折或伴有骨缺损的骨折。

（2）不完全骨折：是指骨或骨小梁的完整性或连续性仅有部分中断，如发生在颅骨、肩胛骨等处的裂缝骨折及青枝骨折等。

（三）临床表现

1. 疼痛　骨折发生后，一般在骨折和合并伤处易出现疼痛，移动时患肢疼痛加剧，伴压痛。经妥善固定后，疼痛可减轻或逐渐消失。若出现持续性剧烈疼痛且进行性加重，注意是否发生骨筋膜隔室综合征。若超过骨折愈合期后，仍有疼痛或压痛，提示骨折愈合不佳。

2. 局部肿胀和瘀斑　骨折断端血管破裂出血形成局部血肿，软组织损伤导致水肿，可使患肢发生肿胀，甚至出现张力性水疱和皮下瘀斑。持续 2 周以上的肿胀，易形成纤维化，影响运动功能的恢复。表浅部的骨折或骨折伴有表浅部位的软组织损伤，受伤后 1~2d，由于血红蛋白的分解，可出现呈紫色、青色或黄色的皮下瘀斑。

3. 畸形　骨折断端移位时可出现畸形，多表现为缩短、成角或旋转畸形。若畸形较轻，则不影响功能（如成角畸形不超过 10°）。

（四）骨折移位

由于暴力作用、肌肉牵拉、骨折远端肢体重量的牵拉以及不恰当的搬运或治疗等原因，大多数骨折均有不同程度的移位。常见的移位有成角、缩短、分离、旋转和侧方移位 5 种不同方式，骨折常合并 2 种以上的移位。

（五）骨折并发症

骨折后常见的并发症有重要脏器损伤、重要周围组织（血管、神经）损伤、创伤性骨性关节炎、感染、坠积性肺炎及泌尿系感染、骨筋膜隔室综合征、脂肪栓塞综合征、下肢深静脉血栓形成和压力性损伤等。

1. 早期主要并发症

（1）休克：骨折后引起休克的原因是大出血，多发生于多发性骨折及骨盆骨折，粗大的长骨骨折，如股骨干骨折，合并内脏损伤的骨折，出血量在 1 500~2 000ml，大量出血会导致循环血量减少和组织灌注不足，从而导致休克。

（2）骨筋膜隔室综合征：骨筋膜隔室是由骨、骨间膜、肌间隔及深筋膜所构成的腔隙，内含肌肉、神经和血管。骨筋膜隔室综合征是指骨筋膜隔室内的组织压力过高，发生室内肌肉和神经急性缺血、缺氧的一系列临床综合征，多见于前臂掌侧和小腿。骨筋膜隔室综合征的典型表现是 6 "P" 征，即剧痛（pain）、被动牵拉试验阳性（positive passive stretch test）、无脉（pulselessness）、苍白（pallor）、麻痹（paralysis）和感觉异常（paresthesia）。骨折后的血肿和组织水肿使骨筋膜隔室内体积增加，而外包扎过紧、局部压迫等使室内容积减小，压力进一步增加，若不及时诊断和处理，可迅速发展为骨筋膜隔室综合征，引起坏死甚至坏疽，造成肢体残疾。如有大量毒素进入血液循环，可并发休克、感染或急性肾衰竭而导致患者死亡。

（3）脂肪栓塞：多见于成年人，发生于粗大的长骨骨折或骨盆骨折，如股骨干骨折。由于骨折部位的骨髓组织被破坏，血肿张力过大，使脂肪滴经破裂的静脉窦进入血流阻塞小血管，尤其是阻塞肺内毛细血管，使其发生一系列的病理改变和临床表现。通常发生在骨折后 24~48h 内，典型表现有进行性呼吸困难、咳嗽、意识障碍和瘀点，胸部 X 线片典型表现为"暴风雪"状阴影。

（4）内脏损伤：肋骨骨折可合并胸膜、肺实质损伤或肋间血管破裂，引起闭合性、开放性或张力性气胸，血胸或血气胸。暴力伤及下胸壁时，除可发生肋骨骨折外，还可造成肝、脾破裂，引起严重的内出血和休克。骨盆骨折，特别是耻骨和坐骨支同时骨折时，易导致后尿道断裂；如膀胱处于充盈状态，可被移位的骨折端刺破而发生膀胱损伤。骶尾骨骨折时，可刺破直肠引起下腹痛。

（5）大血管损伤：多见于完全骨折或移位较多的骨折。如肱骨髁上骨折可伤及肱动脉，股骨髁上骨折可伤及腘动脉，胫骨近端骨折可伤及胫前或胫后动脉等。

（6）脊髓和周围神经损伤：脊髓损伤多在胸腰段或颈段脊柱骨折和 / 或脱位时发生，表现为损伤平面以下不同程度的瘫痪。周围神经损伤可因骨折端压迫、挫伤或刺伤等所致。如肱骨干骨折可合并桡神经损伤，腓骨颈、小头骨折可合并腓总神经损伤。

2. 晚期主要并发症　包括坠积性肺炎、压力性损伤、损伤性骨化、关节僵硬、下肢深静脉血栓形成、创伤性关节炎、骨生长障碍和缺血性肌挛缩等。

缺血性肌挛缩是骨筋膜隔室综合征未得到及时、恰当处理所造成的严重后果。一旦发生骨筋膜隔室综合征，如果水肿 - 缺血这一恶性循环没有及时通过筋膜切开纠正，肌肉组织就会出现缺血、坏死，神经损伤也会出现，表现为肢体颜色发绀，温度低，感觉障碍，指压反应差，甚至形成特有的畸形，如爪形手、爪形足等，造成严重残疾。

（六）骨折愈合

1. 骨折愈合过程

（1）血肿炎性机化期：骨折导致骨髓腔、骨膜下和周围组织血管破裂出血，在骨折断端及周围组织形成富含外周血细胞、免疫细胞及干细胞的血肿。骨折后激活体内的内、外凝血系统，伤后 6~8h，骨折断端的血肿开始凝结成血块。血肿的形成意味着炎症反应的开始，也标志着骨折愈合启动，随后逐渐清除血凝块、坏死软组织和死骨，骨折断端形成肉芽组织，进一步转化成纤维组织，形成纤维愈合。此过程 2~3 周完成。

（2）原始骨痂形成期：骨折后 1 周，骨膜增生，新生血管长入，成骨细胞大量增生，合成并分泌骨基质，使骨折端形成新骨，即骨痂形成。骨折断端间和髓腔内的纤维组织逐渐形成连接骨痂。当连接骨痂和骨痂相连形成桥梁骨痂时，标志着原始骨痂形成。这些骨痂不断钙化加强，当其足以抵抗肌收缩及成角剪力和旋转力时，则骨折已达到临床愈合，成人一般需要 4~8 周。此时 X 线片上可见骨折处四周有梭形骨痂阴影，但骨折线仍隐约可见。

（3）骨板形成塑形期：原始骨痂中新生骨小梁增粗，排列逐渐规则和致密，逐步被板层骨替代，使骨折部位完全骨化，此过程为骨板形成期，需要 8~12 周。随着肢体活动和负重，加速成骨和破骨过程，形成坚强的骨板层，最终使骨折部位在形态和结构完全恢复或接近恢复到正常骨，这个过程称为塑形期，一般需要 1~2 年。

2. 骨折愈合的判定标准

（1）骨折局部无压痛及纵向叩击痛。

（2）骨折局部无异常活动。

（3）X线摄片显示骨折处有连续性骨痂形成，骨折线已模糊。

（4）拆除外固定后，上肢能向前平举1kg重物达1min；下肢能不扶拐平地连续步行3min且不少于30步。

（5）连续观察2周，骨折局部不发生变形；进行第2项和第4项测定时需要慎重，可先练习数日后再测定，避免发生再骨折。达到临床愈合后，可拆除患者的外固定，进行患侧肢体功能训练以逐渐恢复功能。

3. 影响骨折愈合的因素 包括患者年龄、营养状况、骨折类型和数量、骨折部位的局部血液供应、软组织损伤程度、骨折治疗方法及感染等。年龄越小，骨折愈合越快；局部血液供应越差，骨折愈合越慢。骨折固定不佳导致骨折断端的异常活动不利于骨折愈合。

（七）主要功能障碍

1. 局部疼痛与压痛 骨折发生后，一般在骨折处均感明显疼痛，尤其在移动患肢时疼痛加剧，骨折处有局限性压痛。早期疼痛为外伤性炎症反应所致，经妥善固定后疼痛可减轻或逐渐消失。若出现持续性剧烈疼痛且进行性加重，注意是否发生骨筋膜隔室综合征。

2. 关节活动度受限 患肢制动使关节周围的纤维组织（如关节囊、韧带、肌腱和周围软组织）缺乏必要的牵伸活动，使这些组织弹性减弱、纤维萎缩、韧带附着点骨质吸收、韧带抗张力的能力下降。损伤后关节内和周围组织的静脉与淋巴回流不畅，关节周围组织中的血肿、浆液纤维渗出物和纤维蛋白沉积，吸收不完全，易发生纤维粘连，并伴有关节囊和周围肌肉挛缩，加重关节活动受限。关节僵硬是骨折和关节损伤后最常见的并发症。

3. 肌力和耐力减退 肢体制动后，肌肉的失用性萎缩很快发生，肢体被固定时肌肉主动收缩停止，反射性肌收缩减少，神经向心及离心冲动减少，均可影响肌肉代谢而引起肌萎缩。在制动早期，肌肉内的一些酶蛋白由于其转换率高于收缩蛋白，含量下降很快，酶的活性迅速降低致使肌萎缩高速进展；当酶的活性回升并达到稳定时，肌萎缩开始减慢，这说明肌萎缩的预防应尽早开始。早期的肌萎缩通过积极的肌力训练是完全可以改善的。但若长期、严重的肌萎缩不予以纠正，肌肉就会发生变形、坏死，最后出现肌肉的纤维样变，丧失肌肉的收缩能力。

4. 肢体负重能力下降 下肢的制动影响了下肢正常的负重功能，骨骼应力负荷减少。同时使骨组织血液循环减少，血流减慢，改变了组织液的酸碱度，妨碍了骨无机盐的代谢，引起骨无机盐的流失，造成骨质疏松的发生。尤其在骨折内固定部位、骨松质区，肌腱、韧带附着区，骨质疏松更为明显，可明显降低骨强度，易导致再次骨折。

二、康复护理评定

（一）基本情况评定

1. 一般情况 包括患者的年龄、职业、运动方式、饮食结构、有无酗酒等。

2. 既往史 询问患者有无骨质疏松、骨折、骨肿瘤病史或手术史。

3. 受伤情况 包括患者受伤的原因、部位和时间，体位和环境，外力作用方式、方向与性质，伤后患者急救处理经过等。

4. 心理社会状况 患者的心理状态取决于损伤的范围和程度。

（二）专科评定

1. **骨折评定**　骨折对位对线情况,骨痂形成情况,愈合情况,有无假关节和畸形愈合,有无感染、血管神经损伤及骨化性肌炎。

2. **关节活动度测定**　包括受累关节和非受累关节,当骨折累及关节面时需要重点了解关节活动有无受限和受限程度,可用量角器测量,与健侧关节进行对比。

3. **肌力测定**　主要运用徒手肌力检查法(MMT)了解肌肉的力量。重点了解受累关节周围肌肉的肌力。

4. **肢体长度及周径测定**　进行两侧肢体长度对比,了解骨折后有无肢体缩短或延长,肢体的围度有无改变,有助于判断肢体水肿或肌肉萎缩的程度。

5. **步态分析**　通过步态分析了解下肢功能障碍程度。

6. **日常生活活动能力**　采用 Barthel 指数或 FIM,对患者进行 ADL 能力评定。

7. **感觉评定**　通过对深感觉及浅感觉的评定,了解有无神经损伤及损伤的程度。

（三）心理功能评定

骨折患者由于各种功能障碍不会在短期内改善,同时患者的 ADL 能力下降,可出现各种心理问题,如焦虑、抑郁、悲观,可以用抑郁评定量表(Beck 抑郁问卷、抑郁自评量表、抑郁状态问卷及汉密尔顿抑郁量表)及焦虑评定量表(焦虑自评量表、汉密尔顿焦虑量表)进行评定。

（四）辅助检查

评定患者的影像学和实验室检查结果,以帮助判断病情和预后。X 线摄片是骨折的常规检查,包括正、侧位和邻近关节,有时还需要加摄特定位置及与健侧相应部位做对比。

三、康复治疗及护理措施

（一）康复护理措施

骨折后康复治疗一般分为 3 期进行。

1. **骨折愈合早期（骨折后 1~2 周）**　此阶段的护理重点是消肿止痛、保护骨折部位、预防肌肉萎缩,病情允许者可增加关节活动度。

（1）疼痛的处理:局部冷疗法能减轻局部炎症反应,减轻水肿,降低疼痛传入神经纤维的兴奋性,从而减轻疼痛。必要时可给予止痛药物。

（2）肢体肿胀的处理:首先评定肢体肿胀的原因及程度,及时对症处理。如肢端肿胀伴血液循环障碍,应检查夹板、石膏等外固定物是否过紧,如外固定物过紧应及时解除压迫。为了减轻肢体肿胀,需要遵循 PRICE（保护 protection,休息 rest,冰敷 ice,包扎 compress,下肢抬高 elevation）治疗方案。可以适当抬高患肢,注意肢体远端高于近端且高于心脏,根据肢体情况予以弹力绷带或弹力袜轻轻包扎,促进血液回流,达到减轻水肿的目的。同时对患侧肢体进行足够的保护、适当的制动和局部冷疗,减少出血。如无禁忌应早期进行肌肉关节的功能锻炼,促进损伤局部血液循环,以利于静脉血液及淋巴回流,防止、减轻或及早消除肢体肿胀。目前,临床广泛应用间歇充气压力治疗,以促进静脉回流、减轻肿胀,预防深静脉血栓形成。

（3）肌力训练:对固定肢体进行有节奏的肌肉等长收缩活动,可增强肌肉力量,预防肌肉萎缩。肌肉收缩应有节奏地缓慢进行练习,尽最大力量收缩,然后放松,重复练习,5~10min/ 次,2~3 次 /d,以不引起疲劳为宜。肌肉收缩时对组织压力增高,推动静脉回流,肌肉放松时对组织压力降低,使更多的小动脉及毛细血管开放,从而改善局部肢体软组织和骨骼内的血流,可减轻骨折局部软组织的肿胀,在血液供给充足的情况下,促进骨痂生长,有利于骨折愈合。

（4）关节活动度训练:在术后麻醉反应解除后,即可进行健侧肢体和患肢非固定关节的被动及主动训练。运动时骨折部位的上下关节应固定不动。如前臂骨折可做握拳、伸指和提肩动作,而腕和肘关节不动,更不能进行前臂的旋转活动;股骨骨折只进行股四头肌的舒缩活动及踝关节的跖屈背伸活动,而髋和膝关节不动。训练频率 2~3 次 /d,5~10min/ 次,逐渐加大关节活动度。训练目的在于促进局部血液循环,加速肿胀消退,预防肌肉萎缩和粘连,避免骨质疏松及关节僵硬。

（5）日常活动和呼吸训练:病情允许下应鼓励患者尽早下床活动,卧床患者尽可能在床上进行日常活动,如穿衣、修饰、洗漱等活动,坚持做深呼吸、有效咳嗽练习和肢体活动保健操,以改善肢体活动及心肺功能。

长期卧床的患者,尤其是老年人及骨折较严重者,易并发坠积性肺炎,可通过体位摆放、定时翻身拍背、呼吸训练来预防肺部感染。

（6）物理治疗:利用光能、电能、磁能、热能、机械能等作用于皮肤、黏膜,改善血液循环,消除、促进渗液吸收,促进成骨,加速骨折愈合。根据患者骨折情况及部位选择合适的物理治疗方法。对浅部骨折,如手、足部骨折更适合用低频磁场治疗,而深部骨折则适合用超短波治疗。

2. 骨折愈合中期（骨折后 3~8 周）　本期康复训练的目的是促进骨痂的形成,使挛缩与粘连的纤维组织延长,维持或增加关节活动度,增加肌肉收缩力量,提高肢体活动能力,以利于患者完成功能性活动。

（1）关节活动度训练:根据患者患肢情况选择单关节或多关节、单方向或多方向的主动运动,轻柔牵伸挛缩、粘连的关节周围组织,尽可能达到最大幅度,每个动作重复 5~10 次,每日 3~5 次。根据患者的耐受情况逐渐加大运动幅度,遵循循序渐进的原则。外固定刚去除后,可先采用主动助力运动,再根据关节活动度的增加而逐渐减少助力。对于骨折愈合情况尚可,但关节挛缩、粘连严重者,可给予被动运动,以不引起明显疼痛及肌肉痉挛为宜,动作应轻柔、缓慢、有节奏,运动方向与范围符合其解剖及生理功能,避免二次骨折的发生。另外,可配合器械或支架进行辅助训练,如持续被动运动（continuous passive motion, CPM）机、关节训练器等。

（2）肌力训练:恢复肌力的有效方法是逐渐增强肌肉的工作量,引起肌肉的适度疲劳。外固定解除后,可逐步由等长收缩练习过渡到等张收缩练习、等张抗阻练习。肌力为 0~1 级时,可采用水疗、按摩、生物反馈电刺激、经皮神经电刺激、主动助力运动等;肌力为 2~3 级时,以主动运动或主动助力运动为主,辅以水疗、经皮神经电刺激等;肌力达到 4 级时,应进行抗阻练习,但需要保护骨折处,避免再次骨折。

（3）物理因子疗法:基本同早期,此期重点在于防治瘢痕形成及组织粘连。

（4）日常生活活动能力训练及工作能力训练:尽早进行作业治疗,并逐步进行职业训练,注重平衡性和协调性练习,改善患者的日常生活活动能力及工作能力。

3. 骨折愈合后期（骨折后 8~12 周）　此期骨痂经改造已逐步形成板状骨,骨折端已基本稳定,一般已去除外固定物。此期的重点是骨折并发症的处理,如消除残存肿胀,防治瘢痕挛缩、粘连,最大限度地恢复关节活动度和肌肉收缩力量,提高患者的日常生活活动能力和工作能力。

（1）肌力训练:根据肌力情况选择肌力训练方式,本阶段可逐步进行等张抗阻训练,有条件者可进行等速训练。

（2）关节活动度训练:除继续进行前期的关节主动运动、主动助力运动、被动运动外,若仍存在关节活动度受限,可进行关节功能牵引、关节松动技术等。

关节功能牵引是通过将挛缩关节的近端肢体固定,对其远端肢体进行重力牵引,以扩大关节活动度的一种关节活动度训练方法。根据患者关节障碍的不同,选用各关节专用支架或特制的牵引器。牵引力量应稳定而柔和,患者的局部肌肉有一定紧张或轻度疼痛,但不引起反射性肌痉挛且可耐受。10~20min/ 次,2~3 次 /d。

对僵硬的关节,可配合热疗进行关节松动技术。关节松动技术是治疗师在患者关节活动允许范围内完成的手法操作技术,属于被动运动范畴。

（3）负重练习及步态训练:上肢骨折者,若病情允许应尽早下地进行步行训练。下肢骨折者,需要根据骨折的类型、固定方式,在医生或治疗师的指导下进行负重练习,开始先进行不负重练习,逐步过渡到部分负重、全负重。若患者患肢能充分负重,可做提踵练习、半蹲起立练习等以增加负重肌肌力,并从扶双拐步行逐步过渡到单拐、弃拐步行。为了提高患者的平衡能力,同时需要加强站立位平衡训练和重力转移训练。当患者达到一定的动态稳定性后,还可运用平衡系统训练仪进一步训练患者的各方位平衡性。

（4）日常生活活动能力及工作能力训练:逐步增加日常生活活动能力训练和职业训练的方式和强度,并尝试重返家庭或工作岗位。

（二）常见四肢骨折的康复治疗要点

1. 上肢骨折

（1）肱骨外科颈骨折:多见于老年人,常因间接暴力所致,临床分为外展型和内收型2 类。外展型多属稳定型,可用三角巾悬吊固定 4 周,限制肩关节外展肌力训练。内收型复位后三角巾制动 4~6 周,限制肩关节内收肌力训练。早期做握拳及腕、肘关节屈伸训练,固定去除后积极进行肩关节及肩胛带的各方向活动度练习及肌力练习。

（2）肱骨干骨折:是指肱骨外科颈以下 1~2cm 至肱骨髁上 2cm 之间发生的骨折。肱骨干骨折是较为常见的骨折,约占所有骨折的 3%,30 岁以下成年人较多见。肱骨干中下 1/3 段后外侧桡神经沟内有桡神经通过,紧贴骨面下行,此处骨折易损伤桡神经。

骨折复位固定后,可在患肢屈肘 90° 用三角巾悬吊于胸前,前臂稍旋前。术后 3d 内可进行手和腕部的主动活动,逐步过渡到上臂肌群的主动等长收缩练习,同时要遵循 PRICE 消肿原则,禁止做上臂旋转运动。3d 以后可在健肢的帮助下开始肩和肘关节被动活动,逐渐增加至全幅度活动度,2~3 周后,开始进行腕、肘关节屈伸活动和肩关节的外展、内收活动,逐渐增加关节活动量和强度。4~6 周后,根据骨折愈合情况进行上臂肱二头肌的等长肌力训练,可适当增加肘、前臂和腕的抗阻力练习。6~8 周后加大活动量,可借助肋木、滑轮、墙壁拉力器等进行肩、肘关节旋转活动及肌力练习,防止关节僵硬或萎缩。

（3）肱骨髁上骨折:多发生于儿童,以 3~8 岁最为多见,多为间接暴力引起。根据骨折的暴力不同与移位方向可分伸直型和屈曲型,以伸直型最为常见。

骨折复位、外固定或手术内固定 1 周内注意肘关节固定和制动,2 周内可以进行手指的屈、伸和提肩练习,以减轻水肿。2~4周,可以进行腕关节的背伸、掌屈活动、抗阻练习和旋前圆肌、旋后肌的抗阻练习,肱二头肌、肱三头肌的等长收缩练习,同时进行肩关节的主动前屈、后伸、外展、内收功能练习。4~6周,拆除外固定后,继续腕、肩活动,重点进行肘关节伸屈活动训练,避免任何肘关节扭转动作,注意不要进行肘关节的肌肉力量训练。8~12周,可行患肢的全方位功能训练,可借助吊轮、墙壁拉力器、肋木、肩腕训练器等进行练习。训练及护理过程中需要严密观察患肢远端有无血供障碍以及感觉异常,及早发现血管损伤并发症并及时处理,避免前臂肌肉缺血性坏死。

（4）尺桡骨骨折:手法复位或手术内固定1周内,以制动为主,不可负重,注意观察手指的血液循环及感觉变化,防止骨筋膜隔室综合征的发生。术后第1天开始患肢肱二头肌、肱三头肌等长收缩,进行手指屈伸和用力握拳活动,并进行肩关节的主动屈曲、伸展、内收、外展及内外旋功能练习,每次训练15~20min,每日2~3次,以减少肌肉的粘连。2~3周,开始进行腕关节活动练习。4~6周,逐渐增加腕关节的活动幅度及抗阻训练,开始进行肘关节屈伸运动,强度和力度循序渐进,但禁忌做前臂旋转运动。7~10周,复查X线片显示骨折愈合后,可进行肩、肘、腕关节的功能练习,重点进行前臂内外旋转的活动度和抗阻训练增加肌力。也可行用手推墙动作,对骨折断端间产生纵向挤压的应力刺激,促进骨折愈合。

（5）桡骨远端骨折:是指桡骨远端距关节面2~3cm的骨折,常见类型有骨折远端向背侧移位的Colles骨折和骨折远端向掌侧移位的Smith骨折,前者较多见,后者少见。

复位固定后即可进行用力握拳、手指屈伸运动和前臂肌群的等长收缩练习,同时也要活动肩、肘关节,避免整个上肢的功能下降及其他并发症的发生。4~6周解除外固定后,加强练习腕关节的屈伸、尺侧偏斜和桡侧偏斜以及前臂旋转的活动度和肌力练习。

2. 下肢骨折

（1）股骨颈骨折:多见于老年人,以女性多见,常见骨折不愈合率高（约15%）和股骨头缺血坏死（20%~30%）。

内固定术后患肢保持伸直中立位,可穿丁字形矫形鞋,防止患肢旋转,也可用外展固定支具或枕头放在两腿中间,防止患肢内收。术后第1天开始进行深呼吸和咳嗽训练,每次3~5min,每日2~3次,增加肺活量,减少呼吸道感染的发生。同时可做患肢股四头肌和臀大肌的等长收缩练习,保持5~10s,放松5s,每次15~20次,每日2~3次,可逐渐增加训练次数。进行踝关节跖屈背伸旋转运动,以防止下肢深静脉血栓形成、肌萎缩和关节僵硬。卧床期间不可使患肢内收滑落外旋,坐起不能交叉盘腿,以免发生骨折移位。术后第2~3天进行患肢足、踝、膝关节主动运动。1周以后进行髋部肌群的等长收缩练习、髋及膝关节的屈伸运动。5~12周进行负重及平衡功能训练,负重从1/4体重开始,过渡到全体重,鼓励患者使用助行器行走,逐步过渡到双拐、单拐。4~6个月复查X线片显示骨折愈合后方可弃拐行走。

对于有轻度移位的股骨颈骨折,为减少股骨头坏死的可能性,应给予患侧股骨头8~12周的不负重休息,可扶双拐早期下地不负重行走。

做牵引治疗的患者,早期床上练习与内固定者相同,但负重要晚;伤后8周去除牵引后,即可在床边进行坐位练习,患肢不负重步行;3个月后骨折基本愈合,可逐步增加患肢内收、外展、直腿抬高等肌力及关节活动度练习,逐步由双拐不负重活动过渡到单拐部分负重练习;6个月后复查X线片显示骨折愈合牢固后,可弃拐负重行走。

（2）股骨干骨折:股骨干是指股骨小转子下2~5cm到股骨髁上2~4cm之间的部分。

多见于 20~40 岁青壮年,多由高强度的直接或间接暴力造成。股骨干骨折按部位可分为上 1/3、中 1/3 和下 1/3 骨折。股骨干骨折多由严重的外伤引起,闭合性骨折出血量可达 1 500~2 000ml,开放性骨折出血量甚至达 2 000ml 以上,注意观察是否出现失血性休克的临床表现,及时对症处理。

股骨干骨折内固定术后,术后麻醉未清醒的状态下即可开始使用 CPM 训练。术后麻醉清醒后可开始进行患肢的足趾、踝关节屈伸运动以及被动上下推搡髌骨活动,以消除肢体的肿胀,预防关节挛缩畸形。每次训练 5~10min,每日至少 3 次,可根据患者的耐受情况逐渐增加活动量。

术后第 1 天开始行股四头肌的等长收缩练习,即进行患肢肌肉"绷紧 5~10s、放松 5s"的练习,每次训练 5~10min,每日至少 3 次。每次练习以不引起肌肉过劳为宜,即练习完后稍感肌肉酸痛,但休息后次日疼痛消失,不感疲劳。术后第 3~5 天,可以进行小范围的主动髋、膝关节的屈伸活动,逐渐增加活动强度,可在膝下垫枕做主动伸膝练习,逐步增加垫枕的高度。术后 5~6d 可行患肢不着地的双拐单足站立或助行器不负重行走。术后 2~3 周 X 线片上显示有明显骨痂后,可扶双拐下地行走,从足尖着地开始,逐渐过渡到前足着地、大部分足着地,最后是全足着地,扶双腋拐步行。术后 2 个月左右可进展至单手杖完全负重行走。

（3）胫骨平台骨折:是膝关节创伤中最常见的骨折之一,常伴有关节软骨、膝关节韧带或半月板的损伤,处理不当可造成膝关节畸形、力线或稳定问题,严重者可出现关节功能障碍。

术后第 1 天进行患肢足趾和踝关节的主动屈伸运动及股四头肌的等长收缩训练,每次10~15 次,每日至少 3 次。术后 1 周内可在 CPM 机上进行膝关节屈曲练习。术后 1~2 周可进行主动屈曲膝关节的练习。待患肢肿胀消退后,即扶双拐不负重行走。注意对于所有的骨折类型,必须严格保持 6~8 周患肢不负重,根据 X 线片骨折愈合情况确定负重重量,逐渐增加负重,一般 12~14 周可弃拐行走。

（4）胫腓骨骨折:多由直接暴力引起,常合并腓总神经、血管损伤,临床上应注意观察足背动脉和胫后动脉搏动及足背、足趾的感觉和运动情况。

术后当天开始足踝的跖屈背伸旋转运动,每日 300 次以上,同时进行髌骨的被动活动。待疼痛稍缓解后,可进行臀肌、股四头肌和腓肠肌的等长收缩练习。膝关节保持中立位,但禁止在膝关节伸直情况下旋转大腿,防止发生骨不连。术后 3~5d,可带外固定物做直腿抬高练习和屈膝位主动伸膝练习,4~6 周去除固定后充分练习踝关节和膝关节的屈伸活动和髋关节各种活动,并练习下地扶拐不负重行走,逐渐过渡到部分负重至全负重,骨折愈合后应及时弃拐。

四、健康教育

1. **保持良好的心态**　帮助患者缓解因骨折产生的焦虑、恐惧等不良情绪。

2. **合理饮食**　由于长期卧床,患者易出现便秘,应给予易消化食物,鼓励患者多吃蔬菜和水果。加强营养,多食含钙较高的食物。适量的高蛋白、高热量饮食有助于骨折后骨折愈合和软组织修复。

3. **自我观察病情指导**　患者学会自我观察病情,特别是观察肢体远端皮肤有无发绀、发凉,有无疼痛或感觉异常,及时发现潜在的并发症,及时就医。

4. 正确功能锻炼 指导患者循序渐进、持之以恒地进行功能锻炼,根据骨折愈合情况及稳定程度,逐步增加活动次数,运动范围由小到大,骨折处负重循序渐进,避免因不恰当的锻炼引起意外发生。

5. 注意保护皮肤 使用外固定时,指导患者学会正确的固定方法,采用合适的松紧度,注意观察皮肤颜色,骨折伴神经损伤时,避免局部受压及其他外伤,避免使用热水袋及冰袋,造成皮肤烫伤或冻伤。

6. 指导患者定期复查 术后 1 个月、3 个月、6 个月复查 X 线片,如行内固定术,6~12 个月复查取出。行石膏外固定术者,术后 1 周复查,以及时调整石膏的松紧度。到康复科进行功能锻炼者,在医生的建议下进行功能锻炼,根据患者的功能恢复情况及时调整训练方案。

知识拓展

急性骨萎缩

急性骨萎缩(acute bone atrophy),即损伤后导致关节附近的痛性骨质疏松,亦称反射性交感神经性骨营养不良;手足骨折后高发,血管舒张、收缩紊乱和疼痛是其典型症状;疼痛与损伤严重程度不成正比关系,疼痛可因相邻关节活动而加重,局部出现烧灼感;因关节周围的肌肉保护性痉挛出现关节僵硬,导致关节活动受限;由于早期出现血管舒张、收缩功能失调,可出现局部皮温增高、关节周围水肿、汗毛和指甲生长加快;后期会出现皮温降低、汗液增多、汗毛脱落现象。

案 例 分 享

患者,男,13 岁。自诉 6h 前不慎被车撞伤入院。查体:右膝部可见约 10cm 横行开放伤口,畸形明显。X 线检查发现右股骨远端骨折。入院后行右膝关节开放骨折清创内固定术。

问题:

根据以上资料,请对该患者进行术后护理指导。

（黄小亮）

第三节 截肢术后的康复护理

一、概述

（一）定义

截肢术(amputation)是指经骨或关节将肢体截除的外科手段。截肢的目的是将已失去生存能力、危害健康和没有生理功能的肢体截除,并通过体疗训练和安装假肢使该残肢发挥其应有的作用,最终重建具有生理功能的残端。截肢包括截骨和关节离断两种类型。

（二）病因

在西方国家,90%以上的截肢原因是周围血管疾病,在年轻人中,创伤是导致年轻人截肢最主要的原因,其次是恶性肿瘤。我国目前尚无截肢发生率和总数的具体统计数据报道。主要病因有病肢或伤肢不可逆性血供丧失。

1. **周围血管性疾病所致肢体坏死** 大多数截肢是因周围血管性疾病而施行的,包括动脉硬化、糖尿病伴动脉硬化及其他类型的血管疾病,好发于50~75岁年龄组,因为这个年龄组中糖尿病和血管疾病的发病率非常高。糖尿病患者在组织缺失或损伤后的组织愈合非常差,并且容易感染,所以动脉硬化引起的肢体坏疽在并发糖尿病时更难治疗。

2. **严重创伤** 包括机械性损伤、烧伤、冻伤和电击伤等。

3. **感染** 各种原因引起的肢体感染,经过长期正规的外科治疗,包括用药和切开引流等仍不能控制,反而呈蔓延趋势,甚至威胁患者生命,如气性坏疽、某些慢性感染长期反复发作难以根治,引起广泛破坏、肢体严重畸形、功能丧失,甚至诱发癌变等。

4. **肿瘤** 肢体原发恶性肿瘤未发现有远处转移者,截肢常作为有效的外科治疗手段。有些恶性肿瘤虽已发生转移,但因破溃感染和病理性骨折而产生剧痛,手术截肢的目的可以减轻患者痛苦。另外,一些肢体的良性肿瘤对组织的破坏范围很大,影响患者生活,行局部切除只能残留一个无功能肢体的患者,亦可以考虑行外科手术截肢术。

5. **营养性溃疡** 神经性疾病或外伤所致的肢体麻痹并发经久不愈的营养性慢性溃疡时可并发感染,引起大量组织破坏,可考虑截肢术及安装假肢来改善肢体功能。

6. **先天性畸形** 患儿先天性肢体发育异常,并且发育异常的肢体确实无任何功能,而截肢后安装假肢有利于其全身功能改善时,也可以考虑行截肢术。

（三）分类

按手术部位分类,可分为:

1. **上肢截肢术** 包括上臂截肢术、前臂截肢术、肩胛带截肢术、掌骨截肢术、指骨截肢术等。

2. **下肢截肢术** 包括大腿截肢术、小腿截肢术、半骨盆截肢术、足部截肢术等。

3. **关节离断术** 包括肩关节离断术、肘关节离断术、腕关节离断术、髋关节离断术、膝关节离断术等。

二、康复护理评定

康复护理评定是截肢术后康复的核心,需要贯穿于截肢患者康复的全过程。

（一）一般状况评定

1. 评定患者的一般情况、现病史、外伤史、既往史、过敏史、家族史,有无冠心病、高血压、糖尿病等慢性疾病,肿瘤患者有无乏力、消瘦、贫血等恶病质临床表现,创伤患者有无其他器官的损伤等。

2. 评定患者患肢情况,了解原发病,如血管性疾病所致的肢体坏死、糖尿病足、外伤、气性坏疽、肿瘤等情况,了解患肢疼痛时间、性质。评定患者感觉、活动功能等情况。

3. 评定肿瘤患者疼痛部位、性质、持续时间、伴随症状与活动的关系,评定肢体远端的血供,了解有无肢体远端肿胀及其程度等。

4. 评定创伤患者骨折、软组织挫裂伤、脑外伤、各种内脏器官损伤严重情况,评定创伤肢体血液循环状况。

5. **心理社会状况评定** 评定患者心理承受能力,同时评定家属的心理状况、患者家庭及社会支持情况、患者和家属对该疾病的了解程度及经济负担能力、患者对自我形象改变的看法等。

（二）残肢的评定

1. **残肢外形** 目前提倡以圆柱形残端代替传统的圆锥形残端,使其能与假肢的接受腔全面接触,残端广泛负重。

2. **残肢皮肤** 评定皮肤颜色、亮度、感觉、松紧度、弹性等,观察有无感染、溃疡、窦道、瘢痕、水肿、是否植皮等,这些皮肤情况均影响假肢的佩戴。

3. **残肢长度** 残肢长度对假肢的选择,残肢对假肢的控制能力、悬吊能力、稳定性、代偿功能等都有直接的影响。上臂残肢长度测量点是从腋窝前缘到残肢末端,前臂残肢长度测量点从尺骨鹰嘴沿尺骨到残肢末端,大腿残肢长度测量点从坐骨结节沿大腿后面到残肢末端,小腿残肢长度测量点从膝关节外侧关节间隙到残肢末端。

4. **残肢周径** 为了了解残端水肿情况,判定假肢是否定型以及与接受腔的合适程度,尽量每周测量残肢周径1次。上肢从腋窝每隔2.5cm测量1次到末端,小腿从膝关节外侧关节间隙每隔5cm测量一次直至末端。残肢周径连续2周没有变化,即可判定为残肢定型,这意味着可穿戴永久性假肢。

5. **关节活动度** 判定是否有关节萎缩、关节活动度受限,上肢包括肩、肘关节,下肢包括髋、膝关节。如髋关节有无屈曲及外展挛缩、伸直及内收活动受限,膝关节有无屈曲挛缩、伸直及内收活动受限。膝上截肢关节僵直在屈曲外展位,对穿戴大腿假肢将造成困难。

6. **肌力** 包括全身各肌群及患肢的肌力。上肢主要评定对假肢的控制能力,下肢则评定维持站立和行走的主要肌群。要能带动假肢,必须具有足够的肌力,若主要肌力小于3级,则不适应安装假肢。如前臂截肢的假手,如果肩和肘部肌力弱,则对假手的控制能力明显减弱。如臀大肌或臀中肌无力,则戴上大腿假肢后的步态明显异常。

7. **疼痛** 对于有幻肢痛或残肢痛者,可运用相关量表评定疼痛的程度、性质、诱因等。

8. **残肢的畸形情况** 观察残端有无骨突出、外形不良,评定残留关节有无萎缩畸形、残肢负重力线及残端与接受腔的匹配情况等。

（三）假肢的评定

1. **临时假肢的评定**

（1）接受腔适合程度评定:评定接受腔松紧度是否合适、残肢与接受腔是否全面接触、残肢是否全面负重、残端是否有压迫和疼痛、接受腔是否影响关节活动等。

（2）假肢悬吊能力评定:如果悬吊能力差,行走时假肢上下窜动出现唧筒现象,影响其代偿功能。评定时可以分别拍摄患者站立位残肢负重和不负重的X线片,测量骨残端与接受腔底面的距离。

（3）对线评定:对线分3种,即工作台对线、静态对线和动态对线。工作台对线是从股骨头中心到膝关节中心到踝关节中心与地面垂直的一条直线;静态对线是让患者在站立位（双足并拢,双足间距10cm）情况下,确认假肢对线是否正确、假肢足底是否完全接触地面、患者有无重心向前或向后倒的感觉；动态对线是在患者行走时观察步行时的对线、膝关节是否稳定、有无向前跪倒倾向、假肢侧站立时身体是否摇晃等。

（4）步态评定

1）大腿假肢易出现的异常步态包括画弧步态、踮脚步态、外展步态、倾斜步态。假肢足跟着地时，假肢产生回旋摆动，脚掌拍打地面，足跟上弹，腰椎前凸扭动，迈步终期发出撞击声。

2）小腿假肢从足跟着地到站立中期出现的异常步态包括膝关节过度屈曲、膝关节屈曲不充分或不屈曲、小腿假肢在站立中期出现假肢过度外展等。

3）小腿假肢在站立中期到脚尖离地之间出现的异常步态包括膝屈曲过度、膝伸展过速。

（5）穿戴临时假肢后残肢皮肤情况的评定：评定残肢有无压迫疼痛以及局部皮肤有无红肿、硬结、破溃、皮肤过敏、皮炎等。

（6）假手功能评定：评定假手开闭的协调性和灵活性，尤其是日常生活活动能力的评定。

2. 穿戴正式假肢后的评定　与临时假肢基本相同，包括假肢佩戴后残肢情况及日常生活活动完成能力等。对上肢假肢，应观察其协助正常手动作的能力；对下肢假肢，主要对站立、上下楼梯、平地行走（前进与后退）、手杖或拐杖的使用情况等方面进行全方位评定。

（1）上肢截肢后日常生活活动能力评定：穿脱上衣、穿脱假肢、穿脱袜子、系扣子、翻书、穿针、钥匙的使用、书写、用筷子进食、削水果皮共计10项动作，总分100分。能独立完成，每项计10分；不能完成，1项计0分。

（2）下肢截肢日常生活活动能力评定：站立、上下楼梯、粗糙地面行走、手杖的使用、拐杖（单、双）的使用、迈门槛、平地前进5m、平地后退5m共计10项动作，总分100分。能独立完成，每项计10分；不能完成，1项计0分。

3. 正式假肢后整体功能评定

Ⅰ级：完全康复。有不适感，日常生活活动完全自理，恢复原工作和照常参加社会活动。

Ⅱ级：部分康复。仍有轻微功能障碍，生活能自理，但不能恢复原工作，需要改换工种。

Ⅲ级：完全自理。生活能完全自理，但不能参加正常工作。

Ⅳ级：部分自理。生活仅能部分自理，相当部分需要依赖他人。

Ⅴ级：仅外观、美容改善，功能没有好转。

4. 截肢残疾等级评定

（1）一级肢体残疾：四肢不同部位截肢或先天性缺肢，单全臂（或全腿）和双小腿（或双前臂）截肢或缺肢，双上臂和单大腿（或小腿）截肢或缺肢，双全臂（或双全腿）截肢或缺肢。

（2）二级肢体残疾：双上肢（上臂或前臂）或双大腿截肢或缺肢，单全腿（或全臂）和单上臂（或大腿）截肢或缺肢，伤肢在不同部位截肢或缺肢。

（3）三级肢体残疾：双小腿截肢或缺肢，单肢在前臂、大腿及其上部截肢或缺肢，双拇指伴有示指（或中指）缺损。

（4）四级肢体残疾：单小腿截肢或缺肢，单侧拇指伴有示指或中指缺损，单侧保留拇指其余四指截除或缺损。

（四）主要功能障碍评定

1. 上肢功能障碍评定　上肢功能主要通过手来完成，即使是一个手指缺失也将使手的握力下降,拇指缺失使手的功能丧失而不能握捏。仅残留手掌时,只残存推、拉、拖、提、压的功能。

2. 下肢功能障碍评定

(1)足部截肢后快速行走和跳跃功能明显障碍,对下蹲、踮脚尖影响很大。跖骨截肢将造成残疾,一般需要佩戴假肢或矫形鞋。

(2)踝部截肢后可使肢体缩短,负重面积减少使足的稳定性减弱,足对地面的缓冲机制丧失,踝关节和足趾跖屈,使后推和蹬踏功能丧失。

(3)大腿截肢后穿戴假肢步态比小腿假肢更差,行走的安全性也更差,影响日常生活活动能力。

(4)髋关节离断后下肢功能完全丧失,髋离断假肢的稳定性和安全性比大腿假肢更差,这部分患者只适合短距离活动,如长距离活动则需要借助拐杖和轮椅。

(5)残端窦道和溃疡形成。假肢的佩戴使残端局部组织长时间受压或压力过大,伤口愈合不佳,局部瘢痕组织形成增多,伤口局部残留异物等都是造成窦道和溃疡的主要原因。残端窦道和溃疡形成影响假肢佩戴,同时影响下肢行走功能。

3. 残肢关节挛缩评定　下肢截肢后关节挛缩会影响假肢的装配。残肢关节挛缩的主要原因有:截肢术后残肢长期未处于功能位、没有加强肌肉主动运动和抗阻运动、未进行残留关节的功能训练、术后残肢关节未进行合理固定,术后疼痛、瘢痕、肌肉痉挛、手术后残肢原动肌和拮抗肌肌力不平衡等。

4. 幻肢痛和幻肢感评定　患者主观感觉已切除的肢体仍然存在,并有不同程度、不同性质疼痛的幻觉现象,该幻肢发生的疼痛称为幻肢痛。幻肢痛发生机制尚不明确,疼痛多在断肢远端出现,表现为持续性疼痛,呈发作性加重,75%患者截肢后数天即可出现,也有少数患者在截肢后数个月或数年后才开始出现。截肢平面愈高,幻肢痛发生率愈高,上肢比下肢截肢的幻肢痛发生率高。

5. 残肢痛评定　早期可能与残端局部水肿、出血、感染、包扎过紧有关,后期则主要由骨质增生、瘢痕形成、神经残端组织再生形成神经瘤等引起。患者出现神经痛、压痛、自发痛等,严重者不能佩戴假肢。

三、康复护理措施

截肢后,往往要通过残肢训练和安装假肢以代偿失去肢体的功能。因此,截肢后的康复是以装配和使用假肢为中心,重建失去肢体的功能,防止或减轻截肢对患者身心造成的不良影响,使其早日回归家庭、回归社会。

(一)一般护理

截肢术后早期应常规在患者床头备好止血带,严密观察残肢渗血量,以防残肢端大量出血,同时严密观察伤口敷料及血浆引流情况。对应用石膏固定的残肢做好石膏固定术后护理,既要避免石膏压迫造成溃疡,又不能发生石膏松动和脱落。同时术后应针对引起截肢的主要原因进行护理,如创伤、糖尿病、周围血管病等,并对全身性系统疾病做好护理工作,尤其是危及生命的疾病应先抢救生命。除此之外,还应注意以下康复护理要点:

（二）残肢护理

1. 保持残肢正确的姿势和体位　截肢后由于残肢肌力不平衡，导致残肢易出现关节挛缩畸形，对装配假肢及日后的假肢使用造成不良影响，应该高度重视。维持正确的姿势和良好的体位可以避免发生关节挛缩：下肢截肢后残肢下方不能垫高，只能抬高床尾。大腿截肢后仰卧位时髋关节应保持伸展内收位，侧卧位时应保持患侧在上方、髋关节内收位，也可以采取俯卧位的睡觉姿势，小腿残肢后应保持膝关节伸直位。

2. 弹力绷带包扎残肢　可以预防和减少残肢肿胀以及过多的脂肪组织，改善静脉和淋巴回流，减轻截肢术后疼痛，促进残肢定型。拆线后即可开始包扎，包扎时应呈"8"字形缠绕。为使残端呈圆柱状，缠绕时宜远端紧、近端松，但不可像止血带那样包扎过紧，残肢末端的压力应最大。大腿采用宽 15cm、长 4.5m，小腿和上臂采用宽 10cm、长 4.5m 的绷带包扎，小腿及上肢绷带缠绕要求达到 12~15cm，大腿要达到 15~20cm。先沿残肢长轴方向缠绕 2~3 次，以后斜行从远端向近端绕成螺旋状。大腿残肢要绕至骨盆部位，小腿残肢须缠绕到膝关节以上，上臂残肢缠绕至胸廓，前臂残肢应缠至肘关节以上。绷带应 24h 包扎，起床后或步行前如果绷带过松可以重新包扎，每 4h 重新包扎一次，夜间也不间断。如果一段时间没有包扎，残肢体积就可能增加，给假肢穿戴造成困难。

（1）小腿、大腿截肢后残端包扎要点：如图 6-20 所示。

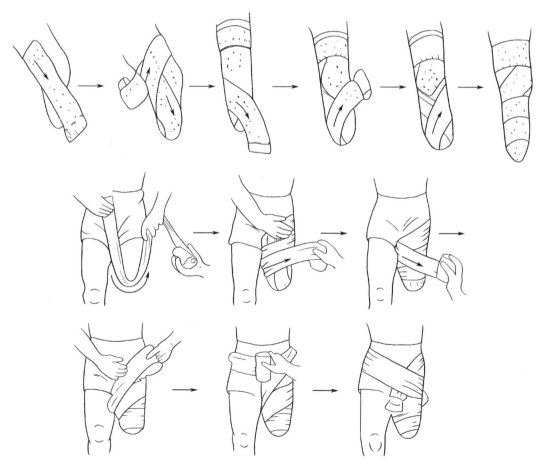

图 6-20　残端包扎要点

（2）弹力绷带易被汗渍和污垢弄脏,清洁方法如下:中性洗涤剂溶于温水中,在水中轻轻拍洗绷带,勿揉搓,冲洗掉洗涤剂,压挤多余水分,避免拧挤,然后铺在平板上阴干,禁止火烤和阳光直晒。

3. 维持与改善关节活动度训练　宜运用多种康复训练的方法和手段,对残肢关节进行被动运动练习、主动运动练习、助力运动练习、关节功能牵引等训练,增加残肢关节的运动活动范围,预防挛缩畸形,为假肢装配提供良好的关节活动度。

（1）肩胛、胸廓关节活动度训练:患者取坐位,护士一手固定截肢侧肩胛骨下角,另一手固定上臂残端(如肩关节离断者,可固定肩胛骨上缘),让患者主动完成肩胛骨向上移动(耸肩)、向下移动(沉肩)、向外移动(外展)、向脊柱方向移动(内收),如有活动受限,应予以协助,达到关节正常范围。

（2）肩关节活动度训练:患者取坐位,双侧上肢外展、上举,尽量靠近头部,然后返回原位置,再从前方上举,上臂触及头部,返回原位置后,双侧同时完成后伸动作,最后上肢自然下垂,做内外旋转运动。以上训练每天 2 次,每次 5min。

（3）髋关节活动度训练:患者取俯卧位,护士一手置于患者臀部,另一手固定大腿残端,利用双手向下和向上反方向用力扩大髋关节的活动范围。对髋关节出现痉挛的患者,除进行手法治疗外,还需要做持续被动牵拉训练。患者取俯卧位,用宽尼龙带将髋部固定在治疗台上,根据患者肌肉力量情况和耐受程度,利用沙袋的重量进行牵拉。

（4）膝关节活动度训练:患者取仰卧位,护士双手拇指抵于膝关节近端,利用其余四指合力使膝关节被动伸展。患者取俯卧位,在膝关节下方垫一软枕,护士一手固定臀部,另一手置于残肢远端向前下方施加外力,使膝关节尽量伸展,并在活动受限的角度维持外力,扩大活动角度。患者取坐位,用宽尼龙带固定患者大腿于治疗台上,护士双手固定残端,让患者用力屈曲膝关节与护理人员相对抗做等长收缩,患者感到疲劳时令其放松,护士迅速做膝关节被动伸展。

4. 残肢肌力训练　以抗阻训练为主,目的是避免残肢肌肉萎缩,为控制假肢提供足够的肌力。对于小腿截肢患者,残肢容易出现膝关节屈曲挛缩,训练应以膝关节伸展运动为主,采用等张运动和等长运动训练方法。患者将膝关节置于训练床的床边,固定膝关节上方,护士双手紧握小腿残端,让患者完成伸膝运动,并予以抵抗,通过反复抗阻练习,提高伸肌肌力。或按上述体位,让患者残肢绑沙袋,对抗沙袋重力,将膝关节保持于伸展位大于 5s,休息 2~3min 再做下一组,每次训练 3 组,每天 1 次,沙袋重量根据患者膝伸肌力量随时调整。大腿截肢患者容易出现髋关节屈曲、外展、外旋挛缩,应加强髋伸肌、内收肌、内旋肌的肌力训练。良好的肌力更易于控制假肢,而且还可以防止残端肌肉萎缩。患者取仰卧位,在训练床上置一矮凳,凳上放软枕,将患肢断端置于软枕上,嘱患肢用力,将臀部抬起,可增强臀大肌肌力。患者取坐位,断端下方垫一软枕,患者双上肢上举,练习骨盆上抬及臀部离开床面,可锻炼大腿内收肌群的肌力。

5. 健肢、躯干功能训练　健肢功能训练包括健肢的关节活动度和肌力训练,目的是维持平衡和代偿能力。躯干功能训练主要以躯干肌力训练为主,并辅以躯干旋转及骨盆上提等动作。

6. 残肢的日常护理　残肢皮肤要保持干燥、清洁,残肢每天用清水或消毒肥皂清洗,防止伤口感染、溃疡、炎症。在不佩戴假肢的情况下,残肢都需用弹性绷带包扎,并保持良好的体位和姿势,防止残肢变形、水肿、关节挛缩。截肢后的残端多有感觉过敏,为使残肢能适应外界的触摸和压力,应行脱敏处置,可采用残端按摩、残端拍打、残端摩擦、残端负重、残端弹力绷带缠绕包扎等方式。

（三）临时假肢装配前后的康复训练

临时假肢一般在截肢术后 2 周,伤口愈合良好、拆线后即可安装。充气式临时假肢在术后 24h 即可佩戴。早期装配临时假肢能够有效减轻残肢水肿,促进残肢早日定型,缩短康复时间。

1. 穿戴临时假肢前的康复训练

（1）体能训练:截肢者平均比正常人要消耗更多的能量,因此要加强体能训练,一般在截肢术后 2 周尽早开始。体能训练方式因人而异,宜选择适合患者的方式,如轮椅篮球、坐地排球、引体向上、上下肢肌力训练、水中运动、利用残肢端在垫上站立和行走运动训练等。

（2）肌力训练:可以提高假肢的稳定性,同时对提高假肢的悬吊与控制能力也是非常必要的。

2. 穿戴临时假肢后的康复训练

（1）站立平衡训练:指导患者练习从床上如何下地站立的动作。在床上坐起,并穿好假肢,下床时要俯卧位,在床边双腿下降落地,用双手支撑床站立。

训练坐在椅子上如何下地站立:双手支撑座椅,身体前移并向下滑,双脚触地站立。如果家庭内设有平行杠,将轮椅移到平行杠内,患者穿脱假肢及上下轮椅会较安全。

（2）步行训练

第 1 周:平行杠内的站立训练,包括站立平衡训练、单腿负重站立平衡训练、双下肢交替前后迈步训练、双手扶平行杠行走训练。

第 2 周:除继续第 1 周训练项目外,增加杠内训练项目,包括单手扶杠行走、扶杠左右侧行、扶杠后退行走。

第 3 周:开始在平行杠外借助拐杖四点步行,逐步过渡到一手扶平行杠,一手用手杖步行,再过渡到单手用手杖步行,最后到独立步行。

（3）获得性功能动作训练:为了尽快适应假肢,更好地融入家庭、社会,应注意获得性功能动作训练,内容包括坐椅子动作训练、从椅子上坐位到站立位动作训练、坐地上动作训练、转身动作训练、使用双手杖上下阶梯训练、使用单手杖上下阶梯训练等。

（四）正式假肢装配、康复训练方法及注意事项

正式假肢装配时间一般在术后 3~6 个月。装配正式假肢后,须在专业人员指导下进行如下康复训练:

1. 站立平衡和行走功能的训练　开始穿戴正式假肢后与穿戴临时假肢的感觉是不同的,正式假肢因为安装了膝关节和正式假足,假肢的高度也有所增加。因此,进一步的康复功能训练是患者非常必要的一步。

第 7 天:平行杠内训练。包括站立平衡训练(将手动锁定膝关节的一侧膝完全锁住,双足分开距离 20~25cm,由开始双手扶杠到单手扶杠站立,最后达到不用手扶自由站立)、对侧单腿负重训练(将锁住膝关节的一侧骨盆上提)、膝关节屈曲控制训练、双下肢交替迈步及重心移动训练、四点步行训练。

第 14 天：平行杠外训练。用一手扶杠，另一手扶拐杖重复第 1 周的各项训练，逐步过渡到离开平行杠用双拐重复以上训练，再逐渐过渡到改用双手杖、单手杖重复以上训练。条件良好的长残肢，可借助一个手杖步行，每日坚持训练的时间不少于 2h。

2. 获得性功能动作训练　包括从卧位/坐位到站立位动作训练、步行中转变方向动作训练、上下楼梯动作训练、向后方或侧方步行动作训练、倒地和站起动作训练、从地上拾物动作训练、跨过门槛或沟道动作训练等。

3. 轮椅训练　双大腿截肢者很多活动都离不开轮椅，尤其较远距离的活动需要以轮椅代步。由于双大腿以下身体部位丧失，乘坐轮椅时，身体整个重心偏向后方导致轮椅容易向后倾倒，尤其在向上坡路行驶时，重心更向后移，造成轮椅向后倾倒，这对患者来说非常危险。因此可以将轮椅的两个后轮向后方平移到轮椅重心的后方，这样身体重心再向后移，轮椅也不能向后倾倒。也可以在轮椅后方安装防后倾支架或在轮椅座位的前方加沙袋使轮椅重心前移，防止轮椅向后倾倒。乘坐轮椅时穿戴好假肢，以调整身体的重心前移，防止轮椅向后倾倒。当乘坐轮椅向上坡路行驶时，轮椅应掉转方向，用倒行的方式向上坡行驶。

4. 穿戴假肢后的注意事项

（1）保持适宜体重：现代假肢接受腔容量十分精确，一般体重增减 3kg 就会引起接受腔的过紧、过松，使接受腔极不适合，下肢截肢穿戴假肢后引起的能量消耗比正常人多得多，截肢水平较高者消耗能量更大，体重越大消耗能量越大。所以，保持适当的体重是患者非常重要的内容之一。

（2）预防残肢肌肉萎缩：残肢肌肉萎缩对假肢接受腔的适配及功能代偿都不利。小腿截肢者要训练小腿残肢的肌肉力量，可做患足的背伸和足跖屈训练。大腿截肢者要训练大腿残肢的肌肉力量，可以做患膝关节的伸直和屈曲训练，即残留的股四头肌和腘绳肌的训练。

（3）预防残肢肿胀及脂肪沉积：戴假肢的患者取下假肢时，宜立即用弹力绷带包扎残肢。尤其夜间不能佩戴假肢时，应保持弹力绷带 24h 包扎，直到戴上假肢为止，这是防止残肢肿胀及脂肪沉积最好的方法。

（4）保持残肢皮肤和假肢接受腔的清洁：保持残肢皮肤健康是非常重要的，要防止残肢皮肤发生红肿、肥厚、角化、疖肿、溃疡、过敏性皮炎等。残肢袜套要经常清洗，接受腔也要清理干净。

四、健康教育

1. 坚持残肢肌力训练及关节活动度训练，防止肌肉萎缩及关节挛缩。
2. 不穿戴假肢时一定要用弹力绷带包扎残端，防止残肢肿胀或脂肪沉积。
3. 保持残肢皮肤和假肢接受腔的清洁、干燥、皮肤健康，防止残肢皮肤红肿、肥厚，过敏、皮炎等发生。每天用毛巾蘸中性洗涤剂或清水擦拭接受腔，再用乙醇或其他消毒液擦拭一次，如接受腔有裂缝要及时处理。
4. 保持适宜的体重。因为现代假肢接受腔的形态、容量非常准确，一般体重增减超过 3kg 就会引起接受腔的过紧或过松，影响正常穿戴及使用。

5. 下肢截肢后穿戴假肢行走消耗的体能比正常人多，注意日常所需营养物质的补充，若出现进食减少、胃胀、口苦等症状，可进食清补利湿的食物，如冬瓜、苦瓜等，必要时到医院就诊。

6. 为预防膝关节变形、屈曲导致无法安装假肢，患肢应保持膝关节的功能训练；为防止膝关节屈曲，患者尽量保持膝关节自然伸直的姿势，同一姿势坐轮椅不超过 1h。防止膝关节屈曲请勿用枕头隔开双脚，勿用枕头垫在膝下或膝关节下，勿将患肢放在拐上，坐轮椅时勿弯曲患肢膝关节，患肢勿放在床沿等。

7. 居家照顾指导。为防止坠床，需要用床栏保护。为预防跌倒，浴室、走廊需要安装扶手，夜间需要安装照明装置，同时保证浴室地面干燥。

知识拓展

几种截肢平面的选择

截肢平面的高低直接影响患者日后的生活质量，过分追求肢体长度而忽略具体情况，往往导致残端坏死、感染、化脓性骨髓炎等。因此，截肢平面选择应引起高度重视。

1. 肩部截肢　应尽可能保留肱骨头，而不进行通过肩关节的离断，可以保持肩关节的正常外形，有助于假肢的佩戴以及假手的活动。

2. 腕部截肢　经过腕关节的截肢或腕关节离断要优于经前臂截肢，可以使残肢功能得到最大限度的发挥。

3. 大腿截肢　尽量保留残肢长度，即使是短残肢也应保留。距离股骨髁关节面 5cm 以内的截肢均可以安装膝关节离断假肢，膝关节离断假肢的代偿功能要明显优于大腿假肢，因此膝关节离断是理想的截肢部位。

4. 小腿截肢　以中下 1/3 交界为佳，一般保留 15cm 长的残肢就能够安装较为理想的假肢，通常因周围血管病而进行的小腿截肢一般不超过膝关节下 15cm 水平。

5. 足部截肢　尽量保留足的长度，也就是尽量保留前足杠杆力臂的长度，确保在步态周期中静止时相末期前足有足够的后推力。

案 例 分 享

患者，男，16 岁。因放学途中发生车祸致左小腿碾压伤 5h 入院。入院后检查发现患者小腿软组织损伤严重，胫腓骨粉碎性骨折难以保留肢体，家属签署知情同意书后拟行左膝下截肢术。术后患者安全返回病房。情绪低落，1 周内不言语，食不下咽，神情淡漠，眼看患者日渐消瘦，家属十分着急。

问题：

该患者目前最主要的护理问题是什么？怎样解决这一难题？

（肖静蓉）

第四节 人工关节置换术后的康复护理

一、概述

（一）定义

人工关节是用金属或非金属人工材料制成的,代替人体关节功能的假体,用于纠正关节畸形、缓解疼痛和改善功能。关节假体的固定主要有两种方式:骨水泥和非骨水泥固定。20世纪以来,人工关节置换术作为一种成功的外科治疗方法,提高了严重关节伤病患者的生活质量。

近年来,随着人工关节假体的材料、设计不断更新以及生物力学研究的不断深入,人工关节置换术技术日趋成熟,肩关节、肘关节、腕关节、髋关节、膝关节、踝关节手术均逐步开展。人工髋关节置换技术相对成熟,中、短期疗效好,现已在临床上广泛推广开展,能够有效帮助患者摆脱痛苦,使患者恢复行走能力,提高生活质量。

人工膝关节置换术的发展较全髋关节置换术稍晚。随着手术技术、假体材料和康复技术等的发展,人们逐渐认识到人工膝关节置换术的成功很大程度上取决于外科技术、器械、患者依从性以及术前与术后的康复护理和治疗。现在大多数人工膝关节置换术所采用的假体是一个半约束式的假体系统。假体通常采用的固定方法包括骨水泥、非骨水泥或混合式固定。

本节重点介绍人工髋关节置换术和人工膝关节置换术后的康复护理。

（二）人工关节置换术的适应证

1. 严重的骨关节炎、创伤性关节炎导致疼痛、畸形或功能障碍,用其他方法不能缓解者。

2. 类风湿关节炎造成关节畸形、功能障碍者。

3. 关节及邻近骨的肿瘤或肿瘤样病变使关节破坏,功能障碍者。

4. 结核或化脓性感染等原因引起的关节强直,感染已被控制并长期稳定者;强直性脊柱炎、髋关节非功能位强直、融合手术失败,膝关节或股骨、胫骨干骺端的感染,膝关节骨软骨坏死不能通过常规手术方法修复者。

5. 关节手术后失败,包括假体置换手术后松动、关节融合、关节截骨手术失败等;晚期缺血性坏死。

6. 65 岁以上的移位型（Garden Ⅲ、Ⅳ型）股骨颈骨折、陈旧性股骨颈骨折不连接。

（三）人工关节置换术的禁忌证

1. 存在严重的心肺疾病或其他严重的系统性疾病不能耐受手术者。

2. 糖尿病血糖未能很好控制者。

3. 感染是绝对禁忌证,包括活动性感染（髋关节或其他部位如足部的慢性溃疡、膝关节周围或全身存在的活动性感染）、髋关节感染愈合后完全静止不超过 1 年。

4. 局部或其他部位存在活动性结核。

5. 严重影响手术后髋关节或膝关节的功能与康复的神经与精神系统异常。

6. 关节功能的动力结构功能障碍,如髋关节外展肌肌力缺失,膝关节周围软组织缺损等。

7. 严重骨质疏松患者。

8. 其他,如无症状的膝关节强直,过高的生理或职业要求,一般情况差,依存性差,不能完成功能锻炼者。

(四)人工关节置换术的并发症

1. **深静脉血栓**　全髋关节置换术后深静脉血栓的发生率为 40%~70%,约有 1% 会发生致命性肺栓塞,术后 2~3 周发生致命性肺栓塞的风险最高,栓塞以小腿深静脉多见。发生深静脉血栓的可能危险因素有栓塞病史、患肢不活动、术中的大量失血与输液等,护士应观察患肢肿胀、疼痛和循环情况,鼓励和指导患者多做患肢股四头肌主动收缩运动;术后常规给予抗凝药物预防血栓形成;严密监测患者术后的体温、脉搏、小腿周径、腓肠肌触痛等情况。当发现下肢肿胀且抬高肢体不能消肿,局部皮温升高、疼痛,触痛,远侧皮肤冰冷、苍白,浅表静脉充盈等情况时,应警惕深静脉血栓的发生。

2. **神经损伤**　引起神经损伤的常见原因有过度的牵拉、压迫、延长、电刀与骨水泥烧灼、直接切割等,主要发生在坐骨神经、腓总神经、胫神经。

3. **关节脱位**　髋关节脱位是全髋关节置换术后常见的并发症,初次置换术后发生率约 3%,翻修手术后的发生率明显增加,预防关节脱位应给予体位指导,保持患肢外展(15°~30°)中立位,提高患者对人工髋关节置换术的认识,对于下肢痉挛患者给予皮牵引或穿丁字形矫形鞋 2 周以上。

4. **异位骨化**　常规初次全髋关节置换术后发生异位骨化非常少见。

5. **假体松动**　已成为全髋关节置换术后最严重的远期并发症,也是进行翻修手术最常见的原因,是影响髋关节置换远期疗效的主要原因。按照松动产生的原因分为感染性与无菌性松动,无菌性松动主要由假体磨损的骨溶解所致,是影响髋关节置换远期疗效的主要原因。假体松动的主要症状为疼痛,常发生于大腿或腹股沟区,休息后减轻,髋部旋转时加重。患者术后即开始主诉疼痛,表明可能存在感染或假体未牢固固定,需要排除髋外因素引起的髋部牵涉痛。如果在假体周围出现 >2mm 宽的透光带,同时患者在负重和活动时出现疼痛,休息后疼痛减轻,即可判断为假体松动。

6. **假体柄断裂**　股骨假体柄的断裂由周期性负荷所引起,最多发生于使用不锈钢假体的患者,最早术后 6~18 个月即可发生,通常术后数年才发生。

7. **感染**　术后感染是关节置换术最严重的并发症之一,发生率小于 1%,常导致手术失败、肢体残疾甚至截肢等,因此一定要预防感染,保持切口敷料清洁、干燥,如果伤口渗血较多,及时更换敷料,促进伤口愈合,体温超过 38.5℃ 应积极查找原因并给予处理,对于糖尿病患者,应严格监测血糖水平,控制血糖在正常范围内,并尽可能保持平稳。

二、康复护理评定

(一)术前评定

术前评定内容包括疼痛、关节活动度、肌力、平衡、步态、下肢长度、步态特征、辅助器具的使用、全身功能状况、对功能障碍的认知程度等。

（二）术后评定

1. 一般状况评定　全身营养状况、患者的术肢伤口愈合程度、疼痛情况的评定。

2. 局部症状评定

（1）疼痛：人工关节置换术后数日会存在伤口的疼痛，可采用 VAS 进行评定，如疼痛剧烈和持续，可给予联合用药，在无痛的情况下恢复健康。

（2）长期制动导致的并发症的评定：肌肉萎缩、关节僵硬、肌力减退、深静脉血栓形成等的评定。

（3）肿胀的评定：当患者开始下肢负重和行走时，会出现下肢水肿，其原因除少数系手术后并发深静脉血栓形成外，多数是因为整个下肢肌肉的失用性及反应性萎缩，使血管张力降低，下肢静脉回流缓慢，导致静脉压高、淋巴液淤滞。

（4）运动障碍的评定：髋关节、膝关节关节活动度，肌力减退，站立平衡障碍和步行障碍的评定。

（5）运动功能的评定：包括术侧关节的关节活动度、肌力、肌张力的评定；平衡功能的评定；日常生活活动能力评定；下肢长度、步态特征、辅助设备的使用；全身功能状况、焦虑和抑郁等心理方面的评定，以及对功能障碍的认知程度的评定。

（三）人工髋关节置换术后的评定

1. 采用髋关节相关的特定综合评定量表

（1）Harris 髋关节评分（Harris hip score, HHS）标准：是目前国内外最常用的评定标准，由美国 Harris 医生于 1969 年提出，用于评定髋关节炎的程度和全髋关节置换术的效果。内容包括疼痛、行走能力、功能和活动范围 4 方面，主要强调功能和疼痛的重要性。根据分值将髋关节功能分为 4 级，90~100 分为优，80~89 分为良，70~79 分为一般，70 分以下为差（表 6-4）。

（2）Charnley 标准：目前在欧洲较为常用，所评定的内容有疼痛、活动度、行走功能，每项 6 分。Charnley 将患者分为 3 类。A 类：患者仅单侧髋关节受累，无其他影响患者行走能力的疾病；B 类：双侧关节均受累；C 类：患者有其他影响行走能力的疾病。A 类或进行双髋关节置换术的 B 类患者和所有 C 类患者只适合疼痛和活动度的评定，对其行走功能的评定应综合考虑（表 6-5）。

表 6-4　Harris 髋关节评分标准

疼痛		
程度	表现	评分
无		44
弱	偶痛或稍痛，不影响功能	40
轻度	一般活动后不受影响，过量活动后偶有中度疼痛	30
中度	可忍受，日常活动受限，但能正常工作，偶服用比阿司匹林强大的镇痛药	20
剧烈	有时剧痛，但不必卧床，活动严重受限，经常使用比阿司匹林强大的镇痛药	10
病废	因疼痛被迫卧床，卧床也有剧痛，因疼痛跛行，病废	0

续表

行走能力		
	表现	评分
步态	无跛行	11
	轻度跛行	8
	中度跛行	5
	严重跛行,难以行走	0
距离	不受限	11
	6 个街区(约 600m)	8
	2~3 个街区	5
	室内活动	2
	卧床或坐椅(轮椅)	0
行走辅助器	行走时不需辅助器	11
	长途行走时需单手杖	7
	行走时需单手杖	5
	行走时需单拐	4
	行走时需双手杖	2
	不能行走(必须说明原因)	0

功能			
		表现	评分
日常活动	上楼	正常	4
		需要扶手	2
		通过其他方式上楼	1
		不能上楼	0
	交通	可以乘坐公共交通工具	1
		不能乘坐公共交通工具	0
	坐	在各种椅子上,可持续坐 1h	5
		在高椅子上,可持续坐 1h	3
		在各种椅子上,因不适而不能坐	0
	穿脱鞋袜	穿袜、系鞋带方便	4
		穿袜、系鞋带困难	2
		不能穿袜、系鞋带	0
	畸形	无明显畸形	4
		固定的屈曲挛缩畸形 <30°	1
		固定的内收畸形 <10°	1
		固定的伸展内收畸形 <10°	1
		肢体短缩 <3cm	1

续表

活动范围
（得分均乘以校正系数 0.05）

屈曲	（30°~45°）×1.0
	（45°~90°）×0.6
	（90°~110°）×0.3
外展	（0°~15°）×0.8
	（15°~20°）×0.3
	>20°×0
伸直外旋	（0°~15°）×0.4
	>15°×0
内收	（0°~15°）×0.2

表 6-5　人工髋关节置换疗效评定 Charnley 标准

分级	疼痛	行走功能	活动度
1	自发性严重疼痛	卧床不起或需轮椅	0°~30°
2	试图起步时即感严重疼痛,拒绝一切活动	常需单拐或双拐行走,时间距离均有限	30°~60°
3	疼痛能耐受,可有限活动,有夜间痛或检查时疼痛	常需单拐,有明显跛行,长距离行走时跛行明显	60°~100°
4	疼痛仅在某些活动时出现,休息后减轻	单拐可长距离行走,无杖受限,中度跛行	100°~160°
5	疼痛轻微或间歇性,起步时疼痛,活动后减轻	无杖行走,轻度跛行	160°~210°
6	无痛	步态正常	>210°

（四）人工膝关节置换术后的评定

1. **膝关节的功能评定**　采用 HSS 膝关节评定系统。它是 1976 年由美国特种外科医院（HSS）Insall 和 Ranawat 等提出的一个膝关节评定标准,评价总分为 100 分,分 7 个项目进行考评,其中 6 项为得分项目,包括疼痛、功能、关节活动度、肌力、屈膝畸形和关节稳定性等。另有 1 项为减分项目（表 6-6）。

2. **X 线检查**　了解局部骨质情况及假体位置,包括平台假体的倾斜、髌股关节及胫股关节对合情况。

表 6-6　HSS 膝关节评定系统

得分项目	得分
疼痛（30 分）	
任何时候均无疼痛	30
行走时无疼痛	15
行走时轻微疼痛	10
行走时中度疼痛	5
行走时严重疼痛	0
休息时无疼痛	15
休息时轻微疼痛	10
休息时中度疼痛	5
休息时重度疼痛	0
功能（22 分）	
行走、站立无限制	22
行走 5~10 个街区（2.5~5km）	10
行走 1~5 个街区（0.5~2.5km）	8
行走 1 个街区（0.5km）	4
不能行走	0
能上楼梯	5
能上楼梯，但需支具	2
只能室内行走，尤须支具	5
只能室内行走，需要支具	2
关节活动度（18 分）	
每活动 8° 计 1 分，最高 18 分	
肌力（10 分）	
优：完全能对抗阻力	10
良：部分对抗阻力	8
中：能带动关节活动	4
差：不能带动关节活动	0
屈膝畸形（10 分）	
无畸形	10
<5°	8
5°~10°	5
>10°	0

续表

得分项目	得分
关节稳定性（10分）	
正常	10
轻微不稳 0°~5°	8
中度不稳 5°~15°	5
严重不稳 >15°	0
减分项目	
使用单手杖	−1
使用单拐杖	−2
使用双拐	−3
伸直滞缺 5°	−2
伸直滞缺 10°	−3
伸直滞缺 15°	−5
每 5° 外翻	−1
每 5° 内翻	−1

注：优，≥85 分；良，70~84 分；一般，60~69 分；差，<60 分。

三、康复护理措施

（一）人工髋关节置换术后的康复护理措施

1. **术后第一阶段**　急性治疗期（术后第 1 天）的康复目标为促进伤口愈合，维持关节稳定性，防止肌肉萎缩，预防感染、脂肪栓塞、深静脉血栓形成、压力性损伤。

（1）病情观察：观察生命体征，伤口渗血及负压引流情况，如引流是否通畅，引流液的量和性质；患肢肿胀程度及肢体远端肤色，是否有末梢循环障碍等。正常每天术后伤口引流量为 50~100ml，色淡红，若每天引流量 >400ml，色鲜红，须告知医生给予及时处理，若术后第 2 天引流量≤50ml，可考虑拔除引流管。

（2）术后搬动：护理操作时，小心抬臀，托住髋部，防止假体脱位和伤口出血。术后给予平卧位，并于两腿间置楔形枕以保持患髋外展 15°~30°。若患者不能自行保持髋中立位，可穿防旋鞋。

（3）术后康复：开始于术后麻醉清醒，先从仰卧位练习开始，包括深呼吸和有效咳嗽训练。①上肢主动运动训练：双上肢上举至头顶后，向双侧平举外展屈曲肘关节 90°，双肩旋前，双前臂平放于床面，最后伸直双上肢放置于体侧。②踝泵运动：仰卧伸直膝关节，可在膝关节下垫枕，背屈踝关节（足背翘起），坚持 3~5s，再跖屈踝关节（足背下踩），坚持 3~5s 后放松。③股四头肌及臀肌等长收缩训练：仰卧位，患侧下肢伸直，再用力伸直膝关节，坚持 3~5s 后放松。④直腿抬高训练：仰卧位，患侧下肢伸直，缓慢抬起患侧下肢，足跟距离床面 10~15cm，停留 3~5s，腰部不离开床面，以腰部无明显疼痛为宜，初期可由护士或家属协助患者完成。⑤髋伸展肌群等长收缩训练：仰卧位，患侧下肢伸直，抬高臀部，坚持 3~5s 放松。
⑥髋外展肌群训练：仰卧位，患侧下肢伸直，中立位，髋关节用力外展，坚持 3~5s 后放松。然
后逐步过渡到坐位膝关节伸直及髋关节屈曲练习，同时注意屈髋不能超过 90°，髋关节内旋
不能超过中立位，并应告知患者一次坐位时间不得超过 1h，坐位时膝关节高度不能超过髋
关节，以免引起髋部不适及僵硬。若患者条件允许，再过渡到站立训练。

　　2. 术后第二阶段　早期柔韧性及肌力强化训练（第 3 天至 2 周）。康复目标为改善关
节活动度，提高肌力，控制水肿，无辅助器具下使步态正常化。

　　（1）肌力训练：除继续第一阶段练习外，加强股四头肌、腓肠肌、腘绳肌等肌群的牵张练
习，如俯卧位膝关节屈曲，可增加髋部屈曲及股四头肌长度。

　　（2）步行训练：是这一阶段的重要内容，消除代偿性步态，提高步幅、步速及步行距离。
助行器可由初期的四脚拐逐渐过渡到肘拐，最后过渡到手杖、独立步行，患者如果步态正常，
即可过渡到加强肌力及平衡性的练习。术后 6 周达到完全负重。

　　（3）上下台阶训练：若患者能在无辅助装置下离床走动，可开始进行上下台阶练习。上
台阶时健侧肢体先上，患侧肢体使用拐杖跟随；下台阶时，持拐杖的患侧肢体先下，健侧肢体
跟随，同时还可进行重力转移训练，进一步提高平衡性的练习。

　　（4）转移训练：人工髋关节置换术后，在进行离床运动过程中，可允许患肢在耐受范围
内最大限度负重。导尿管拔除后，可开始步行进出浴室及上下马桶的转移训练。

　　（5）疼痛和肿胀的处理：该阶段疼痛的处理及患肢肿胀的监测尤其重要。此阶段要注
意观察深静脉血栓形成的征象，早期进行患肢抬高、充气压力治疗及踝泵练习，以有效减轻
肿胀并预防深静脉血栓形成。

　　3. 术后第三阶段　后期强化训练（第 2~3 个月）。康复目标为提高核心肌群整体的力
量，逐渐恢复日常生活活动能力，恢复特殊的功能性活动。这一阶段主要以髋部伸肌、外展
肌和屈肌渐进性抗阻练习为主，加以交替上下台阶练习。本体感觉及平衡训练仍是这一阶
段的重点，如髋关节后伸训练。

　　4. 患肢负重的时机　骨水泥固定患者术后即可早期负重，非骨水泥固定患者需要由手术
医生依据术中所采用的固定方式具体决定。术后第 1~6 周内，康复目标为术后患侧下肢无痛的
关节活动、独立步行、日常生活活动独立完成，制订的康复计划应于术后开始并持续 3~4 周。

　　（二）人工膝关节置换术后的康复护理措施

　　1. 术后第一阶段（术后 1d 至 1 周）　康复目标为控制疼痛、肿胀，预防感染和深静脉
血栓形成，促进伤口愈合。

　　（1）一般治疗：包括呼吸功能训练、上肢主动运动训练。

　　（2）体位：保持膝关节完全伸直位，下肢穿弹力袜，抬高下肢，患膝冷敷，防止水肿，第 1
天控制出血，适时活动，在不引起疼痛的状态下进行主动或被动踝关节活动，踝泵运动，踝关
节和足趾关节主动屈伸活动。

　　（3）下肢充气压力治疗，预防深静脉血栓形成。

　　（4）采用各种有效的镇痛措施，减轻疼痛及炎症反应。给予物理治疗控制疼痛和肿胀，
必要时佩戴膝关节支具。

　　（5）康复训练：包括下肢负重训练、关节活动度训练和肌力训练。术后第 2 天开始缓慢
进行患侧膝屈曲训练，仰卧位时患侧足向臀部缓慢滑行屈曲。拔除引流管后，开始加大髋股

关节、膝关节主动屈伸和关节活动度训练。主要以助力被动活动为主,进行屈曲训练。术后3~5d膝关节活动度达到90°,鼓励主动做直腿抬高训练,每组10~15次,每日2~3组。股四头肌和腘绳肌的等长收缩运动,可以维持肌纤维之间的活动度及减轻肌肉痉挛和疼痛。

2. 第二阶段(术后1~2周) 康复目标是重点加强患侧肢体关节活动度,膝关节活动达到0°~90°。

(1)鼓励患者在不负重的状态下进行主动运动,促进全身体能恢复。继续消除疼痛、促进血液循环及减轻炎症反应,防止深静脉血栓形成。恢复股四头肌和腘绳肌肌力,能独立完成日常生活活动。

(2)继续上述运动训练项目,采用各种物理治疗控制疼痛和肿胀,保持运动后冷敷,采用电刺激肌肉或生物反馈治疗,减缓肌肉萎缩。

(3)扶助行器站立,逐渐增加行走负荷。关节活动度训练包括主动、被动活动髋股关节,膝关节主、被动屈伸等。

(4)膝屈曲挛缩患者,注意加强关节活动度训练。持续被动运动可有效增加膝关节屈曲度,减轻术后疼痛,减少深静脉血栓形成。

(5)继续股四头肌、腘绳肌等长收缩训练,直腿抬高训练。开始本体感觉训练,各种平衡训练,双侧关节感知训练等。

3. 第三阶段(术后2~4周) 康复目标是控制肿胀,保持关节活动度,增加肌力与负重站立行走训练、身体平衡训练、膝关节本体感觉训练。

(1)关节活动度和肌力训练后可给予局部冷敷,继续巩固前期的训练项目。

(2)采用各种物理治疗有效控制肿胀,减轻疼痛。使用电刺激肌肉或生物反馈治疗,减缓肌肉萎缩。

(3)扶拐或助行器行走,部分或完全负重。增加步行活动、上下楼梯训练。

(4)本阶段关节活动度训练中,膝关节关节活动度训练是重点。进行渐进抗阻训练和终末伸膝训练,15°、60°、90°的直腿抬高训练,膝关节屈伸训练等。

(5)加强腘绳肌、股四头肌肌力训练,本体感觉训练、各种平衡训练、双侧关节感知训练。

4. 第四阶段(术后4~6周) 康复目标是恢复正常关节活动度,恢复患肢负重能力,加强行走步态训练,训练患者平衡能力,获得最大的关节活动度及最大肌力,加强下肢平衡、本体感觉训练。

(1)基础治疗是继续上述运动训练项目。

(2)采用各种物理治疗控制水肿和瘢痕,增加器械训练。采取电刺激肌肉或生物反馈治疗,减缓肌肉萎缩。

(3)此阶段可在静态自行车上通过调整座位高度,增加足踏阻力达到抗阻训练的目的。

(4)步态训练,纠正异常步态。最初的步态训练及平衡训练,先在平衡杠内进行,逐渐过渡到平衡杠外扶拐练习。也可扶助行器练习行走,注意转身时,如转向患侧,先迈患肢,后移助行器,健肢再跟上;如转向健侧,先迈健肢,后移助行器,患肢再跟上。

5. 第五阶段(术后6~12周) 康复目标是继续增强膝关节肌力和关节活动度练习,加强肌肉功能,改善膝部稳定性、功能性控制和生活自理能力。康复治疗是继续上述练习内容。有针对性地适当选用物理治疗项目,逐渐增加步行活动及上下楼梯训练。当允许完全负重时进行膝关节微蹲短弧度训练。关节活动度训练为膝关节小弧度屈曲微蹲训练。可进行仰卧位、俯卧位、侧卧位下的直腿抬高训练,以增强髋关节肌力,尤其是髋伸肌和外展肌肌力。

6. 患肢负重的时机 负重训练要根据手术医师的要求给予控制性负重,即部分负重。术后尽量早期开始下地扶助行器站立,部分负重。骨水泥性假体可以术后 2~4d 下地,非骨水泥性假体要 6 周后才可负重;需要与手术医师讨论具体下地负重行走时间。患者出院后继续督促进行康复训练,定期复查,直至获得较满意的效果。患者的肌力及关节活动度均达到正常水平以后,仍然需要长时间甚至终身维持康复锻炼,保持已获得的功能不减退,以延长假体使用年限。

四、健康教育

(一)人工髋关节置换术后的健康教育

指导患者进行踝泵运动以预防下肢深静脉血栓形成;深呼吸练习和上肢伸举练习以预防术后肺炎或肺不张。指导患者及陪护者限制进行的活动或体位,安全摆放床上体位及转移,以及保持正确的坐姿。

1. 全髋关节置换后的关节活动度 屈髋不超过 90°,防止患肢内收和内旋,保持患肢外展中立位,因此应教会患者:

(1)自健侧从床上向椅或椅向床上转移。

(2)避免双腿交叉。

(3)避免坐低、软的椅子(图 6-21)。

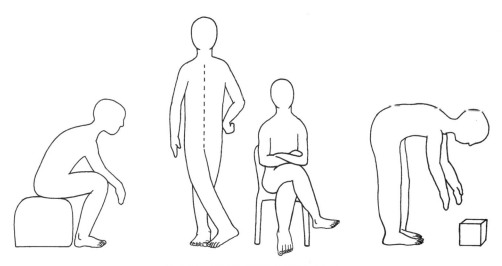

图 6-21 髋关节置换术后禁忌动作

(4)坐位时应保持膝部略低于髋部(图 6-22)。

(5)采取仰卧位睡觉,使用枕头将术腿保持在略外展位,避免侧卧位。

(6)使用垫高坐位的坐便器。

(7)由坐位站起、坐下和穿脱衣服时避免髋部弯曲。

(8)沐浴时应使用沐浴器,或坐在浴缸中的沐浴椅上,避免髋部弯曲。

(9)上楼时健侧腿先迈步,下楼梯时术腿先迈步,转身时要以健侧腿为轴转动。

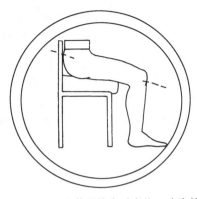

图 6-22　髋关节置换术后坐位正确姿势

（10）站立位时,要避免做涉及向术腿转身的动作。

2. 关节活动度的维持　卧位下进行术腿主动屈伸膝练习,由被动活动到主动活动,去除重力的髋外展练习。立位(手扶平行杠)屈膝或伸膝进行髋关节的主动练习,在术腿上施加少许重量,进行伸髋和外展的闭合链练习。中期和后期的康复术后软组织和骨充分愈合将会持续 1 年,重点在于重建达到功能性活动水平所需的力量、肌肉和心血管耐力以及关节活动度。

3. 居家指导

（1）禁忌动作:告知患者术后 8 周内不能做的动作,包括髋关节屈曲超过 90°,髋关节置换术后避免髋关节内收超过中线、髋关节内旋超过中立位。这些动作均易引起假体脱位。术后 8 周,经手术医生再次评定后,可逐步解除这些禁忌。

（2）离床训练:对单侧髋关节置换患者,指导其从患侧离床,同时避免髋部禁忌动作;对双侧同时行髋关节置换患者,可从人一侧离床,但避免双下肢交叉或沿床边转动时内旋下肢。

（3）肌力训练、关节活动度训练、平衡训练、患肢负重练习:均需遵循循序渐进的原则。

（4）预防下肢水肿:活动量的增加可引起下肢水肿,加压弹力袜可最大限度地减轻下肢水肿并预防深静脉血栓形成的发生。

（5）何时脱离拐杖或何时由助行器过渡到双拐、单拐或手杖,均需要根据患者的耐受程度,经康复医师评定后决定。

（6）下肢不等长感:患者自感双下肢不等长十分常见,一般术后 12 周将逐渐消退。

（7）驾车:对于左侧髋关节置换患者,停用麻醉药后即可恢复驾驶自动挡汽车。但有研究表明,术后至少 6 周内驾车反应能力均存在不同程度的损害,故建议患者在解除髋部禁忌动作后再开始驾车。

（8）文体活动:可恢复部分体育和娱乐活动,但不鼓励恢复高冲击性的运动项目,如单打网球、跑跳等。

（9）家居改造:髋关节置换术后患者需要进行必要的家居改造,预防跌倒,降低假体脱位和骨折的风险。

（二）人工膝关节置换术后的健康教育

1. 引流　膝关节置换术后,如果放置引流管,通常在 24h 内拔除。注意引流液性质、颜色、亮度,如液性混浊,应做细菌培养。

2. 伤口愈合情况　伤口不愈合的常见原因是局部继发感染。术后早期伤口的无菌消毒、保持干燥十分重要,若有感染征兆应及时处理。

3. 防止深静脉血栓形成　术后穿戴加压弹力袜,早期就开始下肢肌肉等长收缩训练,按照医嘱要求做踝踏运动,防止深静脉血栓形成,必要时应用肝素等抗凝药物预防。

4. 负重问题　负重时间和负重多少,应与外科医师商议后确定。术后允许立即负重,也可以选择保护性负重,即术后 6~12 周渐进阶梯性负重,以保护骨折处的愈合或非骨水泥固定假体的骨质等。

5. 假体松动　膝关节置换术后无菌性假体松动发生率为 3%~5%,导致假体松动的主要原因是感染、肢体对线不佳、股骨和胫骨平台假体对线不良、一侧胫骨平台松动下沉。应指导患者加强肌力训练，保持膝关节稳定性，同时避免跑、跳、背重物等。对骨质缺损和骨质疏松患者，应在实施康复训练中倍加注意。

关节退行性病变

早期改变开始于软骨，为缓慢发生软骨变性、坏死和溶解，骨板被吸收并逐渐为纤维组织或纤维软骨所代替，广泛软骨坏死可引起关节间隙狭窄，继而造成骨性关节面骨质增生硬化，并于骨缘形成骨赘、关节囊肥厚、韧带骨化。关节退行性改变的早期 X 线表现主要是骨性关节面模糊、中断、消失；中晚期表现为关节间隙狭窄、软骨下骨质囊变和骨性关节面边缘骨赘形成，不发生明显骨质破坏，一般无骨质疏松。这种变化多见于老年人，以承受体重的脊柱和髋、膝关节最为明显，是组织衰退的表现。因此，也常见于运动员和搬运工人，由于慢性创伤和长期承重所致。一些职业病和地方病也常引起继发性关节退行性病变。

案例分享

患者，女，65 岁，因左髋关节疼痛 5 年，诊断为"左侧股骨头无菌性坏死"。患者有高血压病史 10 年，血压控制稳定后在全麻下行左侧全髋关节置换术（后外侧入路、骨水泥型），术后血压 136/80mmHg，其余生命体征平稳，术后第 1 天开始进行关节被动活动、等长收缩等训练。术后 1 周患者精神状态良好，疼痛评分 2 分，医嘱：患者下床进行康复训练。

问题：

1. 患者术后应采取的卧位及注意事项是什么？
2. 如何指导患者正确的下床方法及步行器行走训练？
3. 预防深静脉血栓形成的健康教育内容及日常生活注意事项有哪些？

（尚　燕）

第五节　手外伤的康复护理

一、概述

（一）定义

手外伤（hand injury）是指腕关节以远的所有外伤。其分类为开放性损伤（指存在皮肤损伤的手外伤）和闭合性损伤（指无皮肤损伤的手外伤），大多数患者会忽视其严重性。前者损伤常合并出血、疼痛、肿胀、畸形和 / 或功能障碍，后者皮下组织在损伤后严重肿胀，容易使局部的血液循环障碍,部分患者可导致远端肢体或软组织的坏死。手外伤常为复合性损伤,涉及手部皮肤、皮下组织、肌肉、肌腱、骨、关节、神经、血管等,通常分为骨折、肌腱损伤、周围神经损伤、烧伤、断指再植等。国内临床统计资料表明,在骨科急诊中手外伤患者约占就诊人数的 1/4,发病率占创伤总数的 1/3 以上,右利手受损为 91.2%,男女受伤比例为3.5∶1,16~30 岁为高发年龄,平均年龄 23.5 岁。指骨骨折和掌骨骨折是骨骼系统中最常见的骨折,占所有骨折的 10%。

　　手的基本动作分为抓握和非抓握两类,抓握又分为精确性抓握和力量性抓握。①精确性抓握:如捏、拈、夹、撮等动作,必须有拇指、示指和中指相对的动作;②力量性抓握:如握、提、勾等动作,必须有手指屈曲动作,示指、中指起主要作用,紧握必须有环指和小指参与;③非抓握:如推、托、戳、搅、掀等动作,其特点是手指向外的动作。

　　(二)手的姿势

　　手的姿势有休息位、功能位和保护位。

　　1. 休息位　手的休息位指手处于自然静止状态时的位置,呈半握拳姿势。此时手的内在肌张力处于平衡状态,腕背伸 10°~15°,并有轻度尺偏;拇指轻度外展,指腹接近或触及示指远节指尖关节的桡侧,其余手指的掌指关节及指间关节呈半屈曲状态,其屈曲程度从示指到小指逐渐增加,在手损伤的诊断、畸形的矫正或是在肌腱修复手术时,都需要用“休息位”(图 6-23)。

　　2. 功能位　即手握茶杯的姿势,腕关节背屈 30°,伴有约 10° 的尺侧倾斜,掌指关节屈曲 30°~45°,近侧指间关节屈曲 60°~80°,远端指间关节轻度屈曲 10°~15°。手指分开,拇指表现为外展对掌位。处于功能位时能使手发挥最大功能,故手受伤后手骨折,一般需要将手固定在功能位置(图 6-24)。

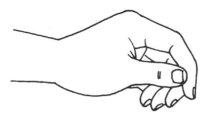
图 6-23　手的休息位

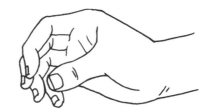
图 6-24　手的功能位

　　3. 保护位　即为了保护或维持手部功能而设的体位。外伤后的功能位都是保护位(图 6-25)。如掌指关节整复手术后宜将掌指关节固定在屈曲 90° 体位,以防其副韧带挛缩。

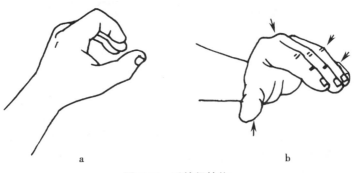
a　　　　　　　　　　　　　b
图 6-25　手的保护位

（三）手外伤的主要功能障碍

1. 运动功能障碍　手外伤可造成该损伤平面及以下部位的肌肉肌群瘫痪及萎缩,还可出现水肿、粘连、瘢痕、挛缩、慢性疼痛、肩 - 手综合征等,从而导致无力、关节僵硬、运动障碍。

2. 感觉功能障碍　部分伤及周围神经而出现感觉功能障碍。

3. 自主神经功能障碍　手外伤后可使损伤平面以下多汗、少汗或无汗,色泽苍白或发绀,指甲干燥脆裂,皮温低或增高。

4. 日常生活活动能力下降　由于疼痛、感觉运动功能下降致使患者进食、如厕、沐浴、穿衣等日常生活活动能力受到约束、限制。

5. 心理障碍　因受伤后不仅影响生活能力和劳动能力,也影响美观,担心疾病预后情况,患者常出现悲观、焦虑、抑郁、恐惧心理,致使其出现心理障碍。

6. 职业能力和社会能力下降　因瘢痕挛缩、肌腱粘连、肿胀、关节僵硬、肌肉萎缩、组织缺损、伤口长期不愈合等造成的运动和感觉功能障碍,给工作和生活带来严重的不便。

二、康复护理评定

（一）评定目的

确定障碍的部位、范围和程度,早期发现可能形成障碍的因素,为制订康复计划、判断预后提供依据。

（二）康复护理评定方法

1. 关节活动度测量　使用量角器分别测量手指的掌指关节（MP）,近侧指间关节（PIP）和远侧指间关节（DIP）的主动及被动活动范围。Eaton 于 1975 年首先提出将测量关节总主动活动度（total active movement, TAM）作为一种肌腱功能评定的方法,其优点是较全面地反映手指肌腱功能情况,也可以对比手术前后的主动、被动活动情况,实用价值大;缺点是测量及计算方法稍烦琐。具体方法是用 MP、PIP、DIP 的主动屈曲角度之和减去各关节主动伸直受限角度之和,即屈曲角度（MP+PIP+DIP）- 伸直受限角度（MP+PIP+DIP）=TAM。通过量角器的测量,可进行被动关节活动度（passive range of motion, PROM）和主动关节活动度（active range of motion, AROM）的等级评定。优:指关节总活动范围为 200°~260°;良:指关节总活动范围为 130°~200°;中:指关节总活动范围为 100°~130°;差:指关节总活动范围 <100°（图 6-26 至图 6-33）。

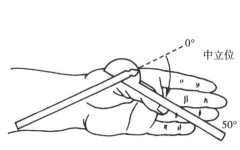

图 6-26　拇指掌指关节屈曲

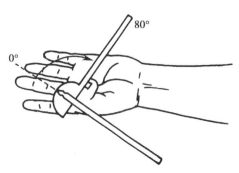

图 6-27　拇指指间关节屈曲

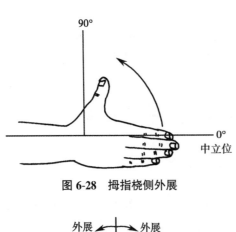

图 6-28　拇指桡侧外展

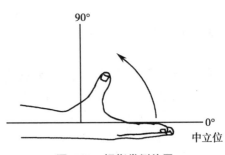

图 6-29　拇指掌侧外展

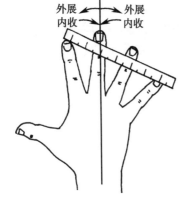

图 6-30　四指掌指关节的内收外展 0°~25°

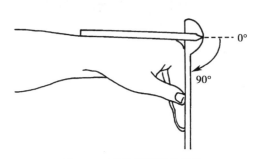

图 6-31　四指掌指关节屈曲

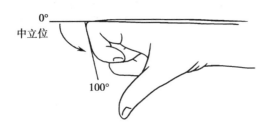

图 6-32　四指近端指间关节屈曲

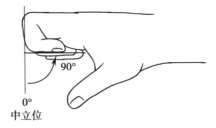

图 6-33　四指远端指间关节屈曲

2. 肌力测试　徒手肌力检查,握力计、捏力计检查。手的握力,拇指分别与示指、中指、环指的捏力,拇指与示指、中指同时的指捏力,拇指与示指桡侧的侧捏力。

3. 感觉测试

（1）手指触觉、痛觉、温度觉和实体觉测定。

（2）两点辨别试验:正常人手指末节掌侧皮肤的两点辨别试验距离为 2~3mm,中节为 4~5mm,近节为 5~6mm。本试验是神经修复后常采用的检查方法。两点辨别试验的距离越小,越接近正常值范围,说明该神经的感觉恢复越好。

（3）Moberg 拾物试验:检查用具有木盒,5 种常用日常小物件,如钥匙、硬币、火柴盒、茶杯、纽扣和秒表等。让患者在睁眼下用手拣拾物品,并放入木盒内,每次只能拣拾 1 件,用秒表记录患者完成操作所花费的时间;然后,让患者在闭眼下重复上述动作,并记录时间。假如患者的拇指、示指、中指感觉减退或正中神经分布区皮肤感觉障碍,在闭目下很难完成该试验。

（4）灵巧性、协调性测试:方法有许多种,常用的有 3 种标准测试方法:

1）Jebsen 手功能测试。

2）明尼苏达操作等级测试（MRMT）。

3）Purdue 钉板测试:基本原理相同,即令受试者将物品从某一位置转移到另一位置,并记录完成操作的时间。手灵巧性、协调性有赖于感觉和运动的健全,也与视觉等其他感觉灵敏度有关。

（5）肢体体积测量:测量仪包括有一个排水口的大容器及量杯。测量时,将肢体浸入容器中,容器中有水平停止杆,使肢体进入容器中的一定位置,排出的水从排水口流出。用量杯测出排水的体积,此即为肢体的体积。可测量双侧肢体,以便对比。

（6）数据手套测量:关节角度的数据手套主要分为 4 类:①基于弯曲传感器的数据手套;②基于霍尔效应传感器的数据手套;③基于视觉的数据手套;④基于惯性传感器的数据手套。2014 年,Saggio 将一种新型弯曲传感器阵列集成到手套中,能进行关节角度半自动测量,该弯曲传感器具有重量轻、可变形、寿命长等优点。Phillips 等提出使用 1 个霍尔效应传感器和 1 个小磁铁来捕捉手指运动,其中霍尔效应传感器具有成本低、密封性能强、工作频率高等优点。Placidi 等开发了一套基于视觉的数据手套系统,可用于捕捉和跟踪手部动作。Kortier 等设计了一种带有惯性传感器的有线数据手套,可精确测量手指运动。夏培淞等设计并制作了一款包含有 13 个 6 轴惯性传感器的数据手套,通过软件界面能实时监测受试者手关节活动度,并在测量结束后将得到的角度数据保存以供进一步分析。数据手套测量较传统量角器测量操作更方便,耗时更短,得到的角度数据也更准确,可以有效辅助康复医师及治疗师对手外伤患者的恢复情况进行评定。

三、康复护理措施

（一）康复治疗

现代医学要求对疾病早期诊断,早期治疗,同时早期康复。康复医疗应贯穿于整个临床工作中,其主要任务是从功能和全面康复的要求出发,预防继发性损伤和失用性变化,保持和恢复功能。

（二）康复治疗目标

手外伤患者的康复治疗目标包括:预防和减轻肿胀,促进组织愈合,减轻疼痛,避免肌肉的误用、失用和过度使用,避免关节损害和损伤,预防畸形,提高手的感觉及运动功能,恢复手的灵巧性及协调能力,增强日常生活活动能力。

（三）康复治疗内容

手外伤后的康复包括手运动功能和感觉功能的康复。运动功能康复主要是肌力、关节活动度的康复;感觉功能康复是指手神经外伤后特有的康复内容。因上肢创伤或疾病导致手功能恢复缓慢的常见原因有肿胀、疼痛、过敏、关节僵硬、肌力下降等原因,若在早期就给予预防或处理,可使功能障碍下降到最低程度。

1. 手运动功能康复　运动功能主要是肌力、关节活动度的康复。手外伤后关节失用性挛缩是运动功能康复最需要预防的并发症。关节活动度的维持和恢复主要靠胶原组织，胶原纤维是关节韧带、关节囊及瘢痕组织的主要成分。预防关节失用性挛缩的最好方法是尽量缩小固定范围，并尽量缩短固定时间，同时练习固定范围以外肢体近端和远端各关节的大幅度活动。要使患者清楚地理解未被固定的关节，不仅可以运动，而且必须运动。运动疗法可以快速减轻患处的水肿状态，重塑肌腱的应力。让患者尽早进行被动和主动运动，尽快将关节活动和肌肉力量恢复到正常水平，可以在一定程度上防止肌腱粘连和肌肉萎缩。

康复训练要在医护人员的指导下进行，不应因锻炼而加重肿胀、疼痛。屈肌练习共有 3 种方式，有勾拳、直拳、完全握拳。每日至少练习 3 次，每次 10 遍。另外可通过推皮球、拉橡皮筋等锻炼方式训练屈肌和伸肌的功能。推皮球可锻炼屈指、屈拇、拇对掌、对指及拇内收的功能，橡皮筋可以锻炼指间关节、手指的外展、内收、伸展等功能。这样可使所有的手外部肌及手内部肌全面得到锻炼，每一个动作都需要用最大力量，持续 2~3s，每天 1 次，反复练习，留充分间歇时间，通过锻炼的过程使肌肉逐步肥大，肌力得到相应恢复。

（1）肌腱损伤修复术后的康复

1）术后 1~3 周：了解手术创口情况，早期以促进伤口愈合、消肿、止痛以及控制感染为主。可采用消炎药及超声渗透疗法、压力疗法、超短波疗法、微波疗法等减轻炎症、控制肿胀。由于振动会加剧炎症，应为禁忌；采用超短波疗法、紫外线疗法、微波疗法、激光疗法等控制伤口感染；采用经皮电刺激神经疗法、干扰电疗法、中频疗法等缓解疼痛；进行主动与被动相结合的未伤指运动训练，保持正常手指的功能。

2）术后 4~6 周：控制瘢痕，减轻肌腱与周围组织的粘连，恢复关节活动功能；可采用热疗、频谱治疗、超声波治疗等控制增生性瘢痕；分别行指深、指浅屈肌腱的运动，改善掌指关节和指间关节功能；被动运动训练，以恢复手指的灵活性和协调性。

3）术后 7~12 周：强化肌力，渐进性抗阻力运动，增加肌腱的滑动性；可采用神经肌肉电刺激疗法、感应电疗法、电针疗法等；双手协调性训练，矫正关节挛缩，也可用矫形支架进行被动训练。

4）术后 12 周以后：进行握力训练，帮助患者恢复动态工作能力。

（2）粘连松解术后的康复：术前应根据病情对僵硬的关节做被动活动，使僵硬的关节尽量达到较满意的活动范围后再进行松解术，否则术后会因关节活动不好而再次发生粘连。

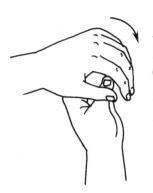

1）术后 1~7d：拆除敷料后即可开始练习手指的屈伸动作，防止发生术后粘连而丧失恢复功能的时机。可做以下活动（图 6-34 至图 6-38）：①轻柔被动屈曲远指间关节、近指间关节、掌指关节。②主动屈曲上述关节。③屈腕和掌指关节下轻柔被动伸展近指间关节。④主动伸展上述关节。⑤被动握拳：患者往往会因为局部肿胀、疼痛而不敢充分练习，护士应鼓励患者忍住疼痛，坚持不懈练习。

2）术后 2~3 周：进行轻微的日常生活活动。

3）术后 4~6 周：开始抓握力量练习（图 6-39）。

4）术后 8~12 周：恢复工作。

图 6-34　手指被动屈曲

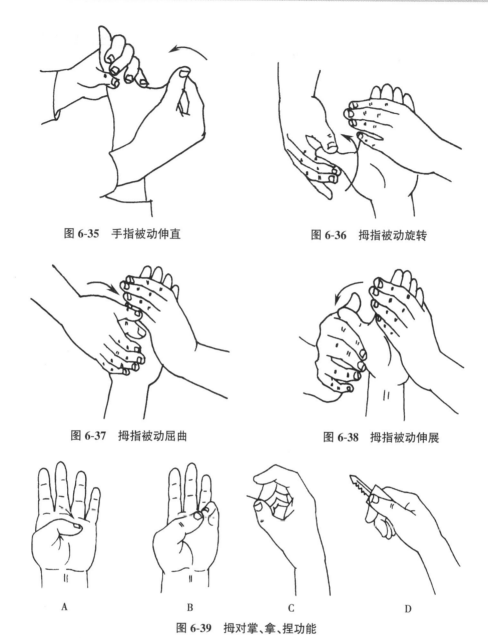

图 6-35 手指被动伸直	图 6-36 拇指被动旋转
图 6-37 拇指被动屈曲	图 6-38 拇指被动伸展

A   B   C   D

图 6-39 拇对掌、拿、捏功能

（3）手法松解疗法：在手外伤患者恢复治疗中采用手法松解疗法，通过对患者进行主动及被动的系统性指关节、掌关节及腕关节活动，促进患者功能障碍恢复，提高患者生活质量。手外伤屈肌修复术术后手法松解疗法疗程为 12 周，分为 4 阶段。

第 1 阶段：术后开始到第 3 周，白天在治疗时打开固定石膏用的绷带，但不取下石膏托，患者在腕手背侧石膏托（腕关节屈曲 30°，掌指关节屈曲 70°）的保护下，由治疗师进行手指关节的被动屈曲、主动伸直和腕关节被动屈曲练习，每指 20~30 回 / 组，1 组 /d；患者同法进行活动，2 组 /d。由治疗师逐个手指和手掌进行由远而近的轻柔按压，注意避免在伤口处施加太大压力和剪切力。不治疗时仍然用石膏固定。

第 2 阶段：术后第 4~6 周，白天不需要石膏固定，每天由治疗师进行手法按摩，进行主动握拳和伸指活动,在轻量的日常生活活动中发挥辅助手的作用。在屈腕时进行伸指,伸腕时进行握拳活动,20 次 / 组,5 组 /d,如伸指受限则,在腕和手部其他关节都屈曲的情况下进行被动伸指训练。练习幅度由小到大,循序渐进,20min/ 次,1 次 /d。如有粘连,进行瘢痕松解手法治疗。夜间仍然用石膏固定。

第 3 阶段:术后第 7~8 周,加强腕部和手指部的肌腱牵伸,加强腕部和手腕部抗阻运动,如抓海绵球、棉花团或者手撑开橡皮筋等,使所有关节尽可能达到正常关节活动度,同时引导患者尽可能地使用患手进行日常生活活动。

第 4 阶段:术后第 9~12 周,指导患者在家中继续加强手部和腕部肌腱的牵伸,指导患者在家庭生活或日常工作中尽可能使用患手,以达到腕、手部关节的正常范围。

2. 手感觉功能康复 手的感觉恢复顺序是痛觉、温度觉、32Hz 振动觉、移动性触觉、恒定性触觉、256Hz 振动觉、辨别觉。感觉可以通过学习而重建,感觉训练常需要利用眼的帮助。感觉训练程序分为早期和后期。早期主要是痛觉、温度觉、触觉和定位、定向的训练,后期主要是辨别觉训练。腕部正中神经和尺神经修复术后 8 周,可以开始早期阶段的感觉训练。

在患者恢复针刺觉和深压觉后,可在安静的房间里进行定位觉训练。用 32Hz 的音叉让患者知道什么时候和什么部位开始的移动性触觉。然后用橡皮沿需要训练的区域,由近到远触及患者。患者先睁眼观察训练过程,然后闭眼,将注意力集中于其所觉察到的感受,而后睁眼确认,再闭眼练习。这样反复学习,直至患者能够较准确地判断刺激部位。

患者有了定位觉以后,便可开始进行辨别觉训练。刚开始时,让患者辨别粗细差别较大的物体表面,逐渐进展到差别较小的物体表面。每项训练采用闭眼→睁眼→闭眼方法。利用反馈,重复强化训练,再过渡到辨别生活中的实物。

保护觉训练的目的不是恢复保护觉,而是为了教会患者代偿的能力,包括针刺觉、深压觉、冷热觉等。在安静的室内进行,让患者闭眼,护士用各种尖锐物品轻刺患者手部或给予冷热刺激,然后让患者睁眼看清刚才所给予的刺激是针刺、冷或热,如此反复进行。

织物觉训练是利用粗糙程度大小不同的织物来训练感觉。让患者先触摸粗细相差极大的砂纸,再触摸粗细差别较小的砂纸,进而过渡到不同的织物,如毛皮、丝织品、羊毛、塑料等。

手外伤后常因神经病变等而触觉过敏,宜用脱敏疗法。先用较轻柔的物品,如毛、棉等轻轻摩擦过敏皮肤 10min 或至皮肤麻木无感觉,1h 后重复此项操作,适应该项刺激后再增加刺激物的粗糙程度,可用绒布、麻布等,最后用叩击和振动刺激。感觉训练后,患者恢复主动活动,后期阶段应鼓励患者不断使用双手以维持其功能。

3. 康复工具使用 主要应用矫形器维持、改善或代偿患手功能,如手部骨折者根据骨折部位和功能情况使用舟骨骨折矫形器、掌骨骨折矫形器、指骨骨折矫形器、腕固定矫形器、手功能位矫形器;肌腱损伤者使用夜间固定矫形器、屈 / 伸肌腱损伤动态矫形器、锤状指矫形器、腕固定矫形器等;断指再植 / 拇指重建可使用指固定矫形器、对掌矫形器等。

(1)手夹板:是手功能康复的重要治疗用具,用于制动、支持、纠正受损和变形的身体结构,并能够维持和促进关节活动的一种装置。手夹板按其功能可分为固定性手夹板和功能性手夹板两类。固定性手夹板没有可动的组成部分,主要用于固定手功能位,限制异常运动,故常用于治疗手部骨折脱位、关节炎、手术后暂时性制动等。功能性手夹板允许肢体有

一定程度的活动,从而达到治疗目的。临床上使用的手夹板种类较多,现介绍以下几种的功能及用途:

1)手功能位夹板:主要维持腕和手的功能位、对抗手部畸形位置,适用于周围神经损伤、手部创伤性的肌腱损伤和手部烧伤等。

2)抗痉挛夹板:维持手于最佳姿势,预防畸形及挛缩,由手休息位夹板和背托夹板组成。

3)手舟骨固定夹板:可用于舟骨骨折的固定,制动腕关节、拇指掌腕关节及拇指掌指关节,四指掌指及指间关节可活动,为腕关节及手提供力量支持。

4)Kleinert夹板:适用于屈拇长肌腱,屈指浅、深肌腱断裂修复后固定;夹板维持腕关节30°屈曲,掌指关节70°屈曲,在夹板控制范围可主动伸展掌指及指间关节,利用橡皮筋被动屈曲指间关节,帮助修补后的屈肌腱滑动。

5)掌骨固定夹板:常用于掌骨骨折的固定,减轻掌骨骨折后的疼痛,并预防掌骨骨折处的移位。

6)腕伸夹板:支持手和腕于功能位,允许拇指和手指的运动,适用于类风湿关节炎、桡神经损伤、烧伤、四肢瘫、腕管综合征等。

7)伸指夹板:适用于指骨骨折或指间关节屈曲挛缩的患者,可以保持手指远、近端指间关节完全伸直,夹板保持掌指关节90°屈曲,指间关节伸直位。

(2)中医手部功能训练器:由护士讲解中医手部功能训练器的使用方法和注意事项并指导操作,锻炼操的音乐节奏按照患者的具体受伤情况确定,并遵循节奏由慢到快、频次由少到多、时间由短到长、用力由轻到重的原则,让患者能接受、可执行;按摩的穴位和时间根据患者具体病情确定,患者按照中医手部功能训练器上标注的穴位进行按摩;护士示范中医手部功能训练器的正确脱戴和按摩手法,告知患者注意事项。按摩前要剪短指甲防止划破训练器,患手部肌肉放松,按摩时穴位处要有一定的痛感,告知患者按摩时间、频率、强度,并指出和纠正训练中出现的问题。

(3)魔术贴简易手功能康复矫形器:包括静态进展性矫形器和动力性训练矫形器,其中各包括针对伸直和屈曲障碍的矫形器。

1)静态进展性伸直矫形器:材料包括两根冰棍杆及2cm宽的魔术贴,由固定板及移动带组成。①制作方法:首先用与冰棍杆等长的勾面魔术贴背面包绕冰棍杆,用毛面魔术贴粘贴固定制成固定板,裁剪除去多余魔术贴;然后另裁剪长20~25cm的毛面魔术贴当移动带。②使用方法:将固定板置于患指掌侧,然后用移动带从手指远端向近端螺旋形缠绕固定,根据患者承受能力施加缠绕力量,肌腱松弛后重新加压缠绕;根据术后时间调整固定力的大小、时间和次数,一般10~20min/次。注意缠绕时应暴露手指末端;由手指远端向近端缠绕;由于手指、肌腱等损伤多合并末梢神经损伤,感觉迟钝,所以应密切观察末梢血供情况,及时调整力量或解除。

2)静态进展性屈曲矫形器:材料有2cm和4cm两种魔术贴,由腕带及屈曲带组成。①制作方法:首先裁剪相当于患者手腕周长的4cm宽勾面魔术贴1个,然后再裁剪相当1/4手腕周长的4cm宽毛面魔术贴1个;两魔术贴粘贴制成腕带;另裁剪一长30~35cm、宽2cm的毛面魔术贴当屈曲带,最后裁剪长2.5~3.0cm、宽2cm的毛面及勾面魔术贴各2条(修剪魔术贴两侧边缘,将2cm宽魔术贴修剪至1.0~1.5cm宽)制作手指固定带。②使用方法:将腕带置于患者患侧腕部,然后将屈曲一端粘贴于腕带的背侧面,对应患指,在近端指骨及远端指骨处应用手指固定带固定屈曲带;然后屈曲带沿患指背面走行屈曲患指,最后粘贴于腕带的掌侧面,根据患者承受能力施加力量,肌腱松弛后重新加压;根据手术后时间调整固定力的大小、时间、次数,一般每次为 10~20min。注意腕带不宜过紧,腕带勾面朝向外侧,毛面固定位于尺侧缘;粘贴屈曲带先粘手背侧,由手指近端向远端施力,手指屈曲后固定于掌侧腕带处;手指固定带固定不宜过紧;密切观察末梢血供情况,及时调整力量或解除。

3)动力性伸肌训练矫形器:材料有 2cm 和 4cm 两种魔术贴、气门芯皮筋,由腕带、手指套及弹力带组成。①制作方法:首先裁剪相当于患者手腕周长的 4cm 宽勾面魔术贴及毛面魔术贴,两魔术贴粘贴制成腕带;然后裁剪患者手指末端周长长度的 2cm 宽勾面魔术贴及毛面魔术贴,两魔术贴粘贴制成手指套;另裁剪长 10~15cm 的气门芯皮筋带作为弹力带。②使用方法:将皮筋一端夹于腕带的毛面与勾面魔术贴之间,另一端夹于手指套的毛面与勾面魔术贴之间;将腕带粘贴置于患者患侧腕部,腕带夹皮筋处置于患者患侧腕部掌侧,皮筋位于掌侧,然后手指套套于患指末端,伸指锻炼伸指肌的力量。根据肌力训练的相关原则训练肌肉力量,一般每次时间为 20~30min。注意腕带及手指套不宜过紧,以免影响远端血供;根据损伤手指数量制作手指套及弹力带,根据损伤手指的部位调整腕带皮筋的位置,根据患指肌肉力量情况调整弹力带长度。

4)动力性屈肌训练矫形器:材料有 2cm 和 4cm 两种魔术贴、气门芯皮筋,由腕带、手指套及弹力带组成。①制作方法:同动力性伸肌训练矫形器。②使用方法:将皮筋一端夹于腕带的毛面与勾面魔术贴之间,末端打结固定,另一端夹于手指套的毛面与勾面魔术贴之间,末端打结固定;将腕带粘贴置于患者健侧腕部,然后手指套套于患指末端,依靠健侧拉伸皮筋,从而锻炼患指屈指肌力量。

4. 物理治疗　目的是加快患手的局部血液循环,从而显著改善手部组织的新陈代谢,使肿胀的手的位置尽快消肿,瘢痕变得柔软和消除粘连,有效治疗关节僵硬和挛缩,为疾病康复提供有利条件。早期使用物理治疗可以促进血液循环、消除水肿、消炎镇痛、防止感染、加快伤口愈合;后期使用可以软化瘢痕及粘连组织,缓解肌肉痉挛,提高组织的可塑性,改善关节的活动度并恢复关节功能。

(1)对于伤口粘连和手指萎缩的患者,使用音频电疗治疗。一般先用条形电极放置在瘢痕处,对齐并固定,输出强度取决于患者的耐受性。一般 25min/次,1 次/d。

(2)对于某些伤口表面不规则或局部疼痛且无法直接接触的区域,采用科学的水下超声波治疗。在煮沸后将水冷却至 35~38℃,超声波声头刚刚接触水面,嘱患者将患肢放入水中并瞄准声头,相对距离为 2~3cm。打开电源后,让受伤的肢体在水中缓慢移动,并使用治疗剂量作为输出方式,1 次/d。每个疗程 15 次,共需要 2 个疗程,每次治疗间隔 4~7d。

另外,可根据康复目的选择合适的物理治疗方法。

5. 作业治疗　是针对患手的功能障碍,从日常生活活动、手工操作劳动和文体活动中选出一些有助于恢复患手功能和技能的作业,如梳洗、书写、编织、剪纸、打结等,让患者参与"适应性活动",并按指定的要求进行训练,循序渐进地最大限度地恢复患手的功能。指导患者进行粗大动作训练、精细动作训练、关节活动训练、肌力训练和生活技能训练。

(1)手部抓握作业:可选用编织、包装、木工、装配及园艺等作业,帮助患者练习手部各种方式的抓握动作。

（2）日常生活活动作业：可选穿脱衣服、鞋袜，拿杯子、端碗、切割食品、烹饪及整理房间等训练患者的日常生活活动能力，提高手的灵活性及协调性。

（3）手工艺活动训练：在常规康复治疗基础上运用手工艺活动的各项技术进行训练。对于不同程度、不同功能障碍的患者进行不同手工艺活动的训练。屈肌腱损伤侧重贴画、折纸等；伸肌腱损伤侧重剪纸、编织等；骨折患者侧重串珠等，每次训练30min，每天1次，训练周期28d。训练过程必须有专业指导，以防再次受伤。

1）训练初期：训练项目应以简单的活动为主，如折纸、贴画、剪纸、剪线段、扎线圈、缠胶布等。在康复治疗师的指导下，用正确的手法完成作品，以达到训练患手的基本功能为目的。

2）训练中期：在患者熟悉工具使用并且熟练以后，教患者开始学习制作手工艺品，如花瓣、花蕾、叶子等简单工艺品，一些较为复杂的步骤可两人或者多人共同完成。

3）训练后期：患者可以发挥自己的创造力完成属于自己风格的手工作品，如钩针编织（图6-40）、串珠制作等，手工治疗后完成的手工艺成品可以进行展览，体现患者的社会价值。

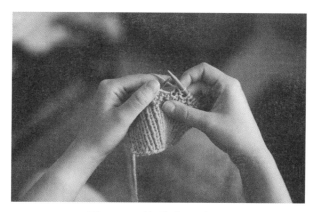

图6-40　手部作业——编织

6. 职业训练模式　是对患者进行职业方面的咨询及指导，提高患者的职业技能，促进患者身体运动功能的改善，进一步提高患者对生活的自信心。

根据患者的职业要求给予其不同的工作知识和技能的强化培训，职业训练的内容主要有工作灵活性的训练，工作耐力的训练，工作协调性的训练，对工作模拟的训练，对电脑操作的相关训练，电工、木工、金工等的相关训练，手工艺制作有关的培训等，每周对患者进行5次职业训练，每次1~1.5h。

7. 断指再植术后康复　断指再植是将完全或不完全断离的指体，在光学显微镜的助视下，将断离的血管重新吻合，彻底清创，进行骨、神经、肌腱及皮肤的整复术，术后进行各方面的综合治疗，以恢复其一定功能的精细手术。断指再植能否成功的关键是血管能否接通。

（1）早期康复治疗（0~4周）

1）术后0~1周，临床给予抗痉挛、抗凝、抗炎治疗，保证再植指的存活。此时期一般康复不介入。

2）术后2~4周，康复目的是配合临床预防感染、促进血液循环、维持修补血管畅通和加速修复组织的愈合。

（2）中期康复治疗（5~8周）：从解除手的制动开始，其目的是控制水肿，防止关节僵硬和肌腱粘连。

1）主动运动,练习手指的伸、屈和勾指、握拳等动作。

2）教会患者肢体感觉丧失后的代偿技术,如皮肤感觉丧失者用视觉代偿。

（3）后期康复治疗（9~12周）

1）物理治疗:如软化瘢痕的超声波治疗、音频治疗。进行关节主动、被动活动前,采用局部蜡疗,软化瘢痕和僵硬的关节,有利于手的功能锻炼。

2）关节活动度练习:主动运动;被动运动等。

3）肌力和耐力练习。

4）感觉再训练:触觉训练;温度觉训练;综合训练。

5）作业治疗。

6）ADL训练。

7）功能训练。

（四）康复护理原则

1. 早期清创是预防感染和促进伤口愈合的重要措施。应尽量争取时间,越早越好,一般不应迟于伤后8h,清洗和修整伤口,除去污垢和异物,切除严重损伤而失去活力的组织。但要尽量保留有活力的组织,特别是要保留拇指、示指、中指的长度,保留手指工作面的皮肤和手掌宽度。初期外科处理要尽量做到完善,不给处理造成困难或遗留下后遗症。

2. 清创时如需要延长切口,应根据手的解剖特点及其功能考虑,不可损伤重要组织或遗留妨碍功能的瘢痕。手掌的伤口应沿皱纹方向;手指的伤口应在侧方延长,不应在指腹。

3. 肌腱与神经的损伤是影响手功能的重要因素。比较清洁、整齐的切断伤,应争取及时缝合。但要仔细加以识别,绝不可误将肌腱断端和神经断端互相缝合。在伤情复杂和污染严重的伤口内,有肌腱、神经缺损者不宜做一期缝合,因常发生部分组织坏死和较严重的污染。可先用缝线将断端做标记固定,待二期修复。

4. 早期缝合皮肤。消灭创面是手外伤初期处理的关键,也是预防和减轻感染的重要措施。闭合创口的方法是由创面的情况所决定的,根据有无皮肤缺损、缺损的范围和深度,可选择采用直接缝合、游离植皮、局部皮瓣或皮管成形等。

5. 术后除非特殊需要,不可把手指固定在伸直或过于屈曲的位置上,而应固定在手的功能位,即拇指中度外展、微屈、对指,其他四指稍屈曲,呈半握拳状。这样,即使日后有的关节发生强直,其强直的角度是功能位,再加上其他关节的代偿作用,仍能最大限度地保留其功能。

（五）康复护理目标

1. 预防和减轻水肿。

2. 防止和减轻挛缩、关节粘连。

3. 减少对纤维组织的影响,促进组织愈合。

4. 增加关节活动度,避免关节活动限制。

5. 增强肌力训练,预防肌肉的误用、失用、过度使用。

6. 改善手的灵敏性和协调性。

7. 减低感觉过敏,提升感觉功能。

8. 增强患者治疗信心,促进康复。

（六）康复护理方法

1. 控制肿胀

（1）患手高于心脏水平,有利于血液回流,以减轻患手侧肢体的水肿和疼痛。但不宜过高以免引起缺血,肘不能过度屈伸。

（2）压力治疗从手部远端开始,通过物理方法增加压力以促进血液及淋巴回流。

2. 病情观察和处理

（1）全身情况:患者经受创伤和手术后,失血较多而使血压降低,低血压容易使吻合的血管栓塞,直接影响肢体的成活。因此,术后应及时补充血容量,纠正贫血。尤其应警惕失血性休克,正确使用止血带。

（2）局部情况:观察手部皮肤颜色、温度、张力、有无肿胀等。损伤后的肿胀程度与损伤部位的结缔组织特征以及血管分布有关,结缔组织、血管丰富的部位肿胀明显。

（3）保暖:避免受凉。

（4）疼痛:手部创伤常伴有明显疼痛,因手部神经末梢丰富、感觉神经末端的位置表浅（特别是在桡侧和尺侧）,腕管内容相对拥挤。剧烈的疼痛会引起血管痉挛,还可引起情绪、凝血机制等一系列变化,应及时遵医嘱给予止痛药。疼痛与损伤的程度和局部活动度有关,损伤越严重,局部活动度越大,疼痛越剧烈。疼痛一般在伤后 2~3d 开始缓解,1 周左右适应。若疼痛未减轻且有加重趋势,应考虑感染的可能。

3. 控制感染　及时清创,更换污染敷料,合理使用抗生素。综合应用物理治疗,促进肉芽组织生长,加速愈合。

4. 瘢痕处理

（1）压力疗法:使用压力手套或弹力绷带对瘢痕持续加压,每 3 个月检查局部压力,压力不足应重新制作压力手套,坚持佩戴 12~18 个月,直到瘢痕成熟。

（2）按摩疗法:开始按摩时手法轻柔,随着瘢痕老化,手法力度可逐渐增加。按摩时频率要慢,手法柔和,不断变化部位,以免引起水疱。

5. 局部保温　应用 25W 照明灯,距离 30~40cm 照射局部,保持室温在 22~25℃,使局部血管扩张,改善末梢血液循环。术后 3~4d 内进行持续可见光治疗,以后可在早餐、夜间室温较低时照射,术后 1 周可以停用。

6. 关节活动障碍的预防

（1）手指尽量制动在功能位。

（2）尽量缩小固定范围,缩短固定时间,如血管吻合后固定 2 周,肌腱缝合后固定 3~4 周,神经修复后固定 4~6 周。

（3）一旦拆除固定,及时进行患肢功能锻炼,以免造成关节僵直。

（4）肌肉失用性萎缩的预防

1）告诉患者新近修复的肌腱肌肉在静息约 2 周后,可随着缝合处抗扩张强度的恢复而逐渐由轻而重地主动收缩。

2）肌力为 1~2 级时,进行感应电刺激。

3）肌力达 3 级以上时,必须进行抗阻练习,如揉转石球、捏皮球等。

7. 功能锻炼

（1）虎口开大训练:可在自己大腿上撑压或用专门的虎口牵引器进行牵引,一日数次,每次 10~20min。

（2）主动屈伸各关节：是患者自己锻炼的主要方法。用健侧固定一关节，主动屈伸另一关节，每次屈伸使其达到最大限度；自由屈伸各关节；做对掌运动；做拇指外展和内收运动，按以上顺序循环练习，直至关节部有轻微的酸痛为止。

（3）抗阻练习：对于肌腱损伤术后的患者，可用皮筋锻炼的方法减少术后肌腱粘连。可用拉皮条的方法锻炼增强手指的屈伸、内收及对掌肌力，这些方法用力要大，每一动作持续3~4s，10~20 次 /min，至局部有疲劳感为止，12 次 /d。

（4）技能训练：除练习执笔、执筷、扣纽扣等日常生活动作以外，还应练习使用各种生产工具。

8. 心理康复护理 大多数手部损伤的患者，由于是突发外伤且伤势严重，无任何的心理准备，可造成患者的生活及工作不便，常常表现为情绪低落、紧张、焦虑、躁狂等。

（1）及时与患者沟通，把握心理康复干预的时间，使患者尽早接受并适应现状。对此，除进行个别心理指导外，集体疗法相当重要，有针对性地指导疾病的康复知识，提高患者对疾病的认识和心理承受能力，调动其积极的心理因素，增加其康复信心，使其积极主动配合康复治疗，以心理康复促进和推动手功能康复。

（2）做好手术期患者的心理护理，帮助患者进行心理疏导，克服不良情绪。同时做好基础护理，满足手外伤患者生活自理能力下降后的需求。

（3）采用转移疏导疗法，如音乐疗法、放松疗法，减轻患者的焦虑、抑郁心理。必要时给予抗焦虑、抑郁的药物治疗或寻求心理医生帮助。

四、健康教育

1. 患肢避免受压，用软枕抬高 20°~30° 并制动，加强保暖（严禁使用热水袋）。

2. 术后患肢制动时间，血管吻合时间为 2 周，肌腱缝合为 3~4 周，神经修复为 4~6 周，关节脱位为 2~3 周，骨折为 6~8 周。

3. 保持伤口敷料的清洁，保持低温热塑板固定的有效性。

4. **功能锻炼**

（1）功能锻炼可增强血液循环，消除肿胀，避免肌腱粘连，防止关节僵硬，促进手、足的功能恢复。以循序渐进为原则，在低温热塑板固定期，未固定的手及足部各关节应主动、积极地进行功能锻炼，固定部位可做肌肉静力收缩练习，去除固定后，应早期进行主动和被动功能锻炼。

（2）手主动运动方法：腕关节屈伸；腕关节旋转；掌指和指间关节屈伸；手指屈伸；拇指和其他手指的对指、对掌功能。

（3）清创缝合术后功能锻炼：术后疼痛、肿胀减轻后，可练习握拳，屈伸手指，做腕部屈伸和旋转练习。伤口拆线后，练习用力握拳、手的屈伸等。

（4）肌腱术后功能锻炼：肌腱粘连松解术后24h，可进行主动伸指、屈掌指关节锻炼。肌腱修复术后 4d 内，可活动未固定关节，不能活动患肢，3~4 周后解除固定，患肢开始进行主动和被动的屈、伸活动，力量由小到大，至患肢伸、屈活动正常。

知识拓展

延伸性护理

延伸性护理是指在护士和患者乃至家庭成员间建立的有目的的互动,为出院后患者提供及时持续的出院计划、医疗及护理指导,以帮助患者出院后继续康复与改善预后,促进和维护患者健康,是一种医院走向社区和家庭的延伸随访与护理指导。手外伤术后康复期可长达3~6个月,出院时手功能多数未能达最大限度恢复,大部分患者出院后需要有效的康复管理,因此,延续性功能锻炼非常重要。目前延伸性护理常用方式包括信件、电话、短信、上门探访、电子邮件、QQ群健康教育、患者复诊等,为手外伤患者远期康复护理工作开创了崭新的模式和路径。主要包括构建回访渠道和健康档案,制作手外伤康复相关文字、图片及视频、音频资料,实施延续性功能训练方案随访追踪,远期康复效果评价等。

案 例 分 享

患者,男,35岁,因"右手部摔伤后疼痛、畸形1h"入院,诊断"第3、4掌骨骨折(右手)"。患者于1h前砸伤右手部,当即感右手掌桡侧疼痛、畸形、功能障碍。专科查体:患者右手第3、4掌骨处畸形,肿胀严重。按压第3、4掌骨处皮肤,有按压痛;右环、小指主动屈伸功能障碍,被动活动掌指关节部疼痛剧烈,可触及骨摩擦感,闻及骨摩擦音。右手远端感觉正常,其余各指屈伸、内收、外展活动正常。手指毛细血管反应迅速,皮肤温度正常。X线检查示:右手第3、4掌骨骨皮质不连续。入院后完善术前准备,急诊在臂丛麻醉下行"右手第3、4掌骨骨折切开复位骨折内固定术",术后给予抗炎、消肿药物治疗。出院时手术缝合口愈合良好,无红肿渗出;骨折对位良好,内固定位置佳。医嘱:右手功能康复锻炼。

问题:

1. 该患者入院时存在的护理诊断有哪些?
2. 针对该患者右手功能障碍,出院康复护理措施包括哪些?

(毕 娜)

第六节 下腰痛的康复护理

一、概述

(一)概念

下腰痛是胸廓以下腰椎区域的疼痛,疼痛主要表现为下腰区域的钝痛、刺痛或放射性疼痛,可因活动或站立加重,卧床休息可稍缓解。急性疼痛常因运动或提重物后突然出现,如果持续3个月以上则可认定为慢性疼痛。下腰痛通常可自愈,症状不能缓解或加重者,目前也有很多有效的康复治疗措施,帮助恢复健康,也可以通过有效的日常锻炼,预防复发(图6-41)。

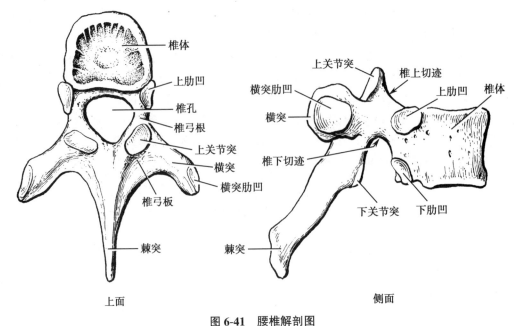

上面　　　　　　　　　　　　　　　　　　侧面

图6-41　腰椎解剖图

（二）病因

下腰痛的主要病因包括腰椎间盘突出症、急性腰扭伤、腰肌劳损等。

1. **腰椎间盘突出症**　是导致腰腿痛最常见的原因之一。它是由于腰椎间盘变性、纤维环破裂、髓核组织突出压迫和刺激腰骶神经根、马尾神经,从而引起的一种综合征。多见于20~40岁青壮年,约占患者人数的80%;男性多于女性,这与劳动强度大及外伤有关。腰椎间盘突出症发生在 L_4~L_5 和 L_5~S_1 椎间隙的占90%以上。青少年也可偶发腰椎间盘突出症,多因明显外伤使软骨板破裂所致。老年人腰椎间盘突出症多合并骨质疏松或退行性改变导致椎间盘脱出、多节段腰椎管狭窄及腰椎畸形,病情较为复杂(图6-42,图6-43)。

2. **急性腰扭伤**　指在运动或劳动中腰部肌肉、韧带、筋膜和小关节承受超负荷活动引起损伤并表现出一系列的临床症状,常见腰扭伤及腰挫裂伤。腰扭伤多因跑步、跳跃、闪扭身躯、行走滑倒等引起,多为肌肉韧带遭受牵掣所致,损伤较轻。腰挫裂伤是较为严重的损伤,最常发生的部位是骶棘肌。正常情况下骶棘肌起到维持脊柱位置的作用,当弯腰超过90°时,这种维持作用不再继续,脊柱后方的张力则由韧带维持。在高攀、提拉、搬重物时,因用力过猛或姿势不正、配合不当,导致力量超负荷,肌肉收缩力不足,失去了对韧带的保护作用,导致棘上韧带、棘间韧带、肌肉筋膜、关节囊的损伤和撕裂,造成腰骶关节损伤或腰椎小关节紊乱。常见于40岁以上中年人,一般发病前有劳累史。

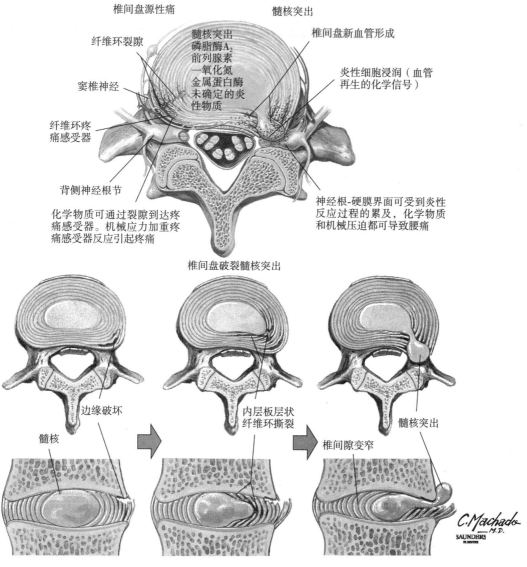

纤维环周边和软骨终板破裂（边缘病变）启动一系列病变，使内层板状纤维环强度变弱，发生破裂，从而导致椎间盘突出或脱出

图 6-42　腰椎间盘突出解剖图

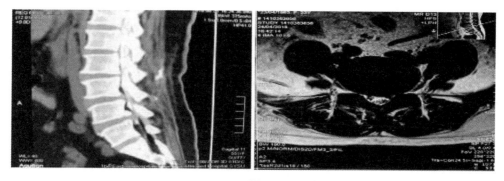

图 6-43　腰椎 X 线片

275

3. 腰肌劳损　是腰骶部急性损伤后治疗不及时或处理方法不当,受损组织未得到充分修复而导致软组织粘连、纤维化迁延或慢性损伤,致腰部及其附着点筋膜的慢性损伤性炎症;或长期反复的过度腰部运动及过度负荷,如长时期坐位、久站或从弯腰位到直立位手持重物、抬物,使腰肌长期处于高张力状态,久而久之导致慢性腰肌劳损。长期反复腰肌劳损,刺激或压迫感觉神经及血管而导致腰痛及放射痛。劳累或气候环境条件发生变化,如湿度太大和气温过低均可诱发或加重腰肌劳损,休息、适当活动或改变体位时症状减轻。多发群体为体力劳动者、运动员、中老年人,多无明显外伤史,青壮年发病与其职业和工作环境有密切关系。

二、康复护理评定

(一)一般状况
下腰痛患者存在不同程度的腰痛、腰部活动受限及步态、姿势异常等,下腰痛反复发作或长时间的急慢性腰腿疼痛,部分患者产生焦虑、紧张、压抑等心理症状。

(二)主要功能障碍与评定

1. 主要功能障碍

(1)腰椎间盘突出症

1)疼痛:①腰痛,为大多数患者最先出现的症状,有反复腰痛发作史和数周或数个月的腰痛史,疼痛程度不同;②坐骨神经痛,多数伴有从下腰部向臀部、大腿后方、小腿外侧直到足部的放射痛。

2)神经功能障碍:①感觉神经障碍,表现为麻木、疼痛敏感、感觉减退;②运动神经障碍,肌力减退,严重者可致双下肢瘫痪;③反射功能障碍,神经反射功能出现亢进、减弱或消失。

3)日常生活功能障碍:当突出的髓核或游离的椎间盘组织压迫马尾神经,可出现大小便功能障碍;巨大突出或中央型突出者,可出现会阴部麻木、刺痛、排尿及排便困难等。

4)腰部活动受限:以后伸最为明显。病变椎间隙、棘上、棘间韧带和棘旁等区域多有压痛,部分患者伴有骶棘肌痉挛,患者腰部处于强迫体位。

5)步态和姿势异常:步态特点是患者迈步较小,常以足尖着地,着地后迅速换到健足,而致步态急促不稳。较重患者步态拘谨,步行缓慢,常伴有间歇性跛行。

6)心理障碍:因长时间的急慢性腰腿疼痛,部分患者产生焦虑、紧张和压抑等心理状态。

(2)急性腰扭伤

1)腰痛:腰肌扭伤后一侧或两侧即发生疼痛,有时可在受伤后半天或第2天才出现疼痛。

2)腰部活动稍受限:俯、仰、扭转困难,不能挺直。

3)姿势异常:腰部僵硬,站立时需要用手扶住腰部,坐位时用双手撑于椅子上,以缓解疼痛。

4)心理障碍:因长时间的急、慢性腰腿疼痛,部分患者产生焦虑、紧张、压抑等心理症状。

（3）腰肌劳损

1）慢性腰痛：主要为酸痛或胀痛，部分刺痛或灼痛。劳累时加重，休息时减轻；适当活动和经常改变体位时减轻，活动过度又可加重。

2）腰部活动稍受限：自觉腰部活动不便，不能坚持弯腰工作。常被迫时时伸腰或以拳头击腰部以缓解疼痛。少数患者因腰部疼痛而出现活动障碍。

3）步态和姿势异常：患者后侧肌肉挛缩，骨盆前倾，腰椎曲度增大等产生姿势异常，病情较重者步态拘谨，步行缓慢，形成异常步态。

4）心理障碍：因长时间的急、慢性腰腿疼痛，部分患者产生焦虑、紧张和压抑等心理状态。

2. 疼痛评定 视觉模拟评分法和日本骨科协会（JOA）下腰痛评价表（表 6-7）。

表 6-7　JOA 下腰痛评价表

项目	内容	分值	得分
腰部疼痛（LBP）	无	3	
	偶有轻痛	2	
	频发静止痛或偶发严重疼痛	1	
	频发或持续性严重疼痛	0	
腿痛或麻	无	3	
	偶有轻度腿痛	2	
	频发轻度腿痛或偶有重度腿痛	1	
	频发或持续重度腿痛	0	
步行能力	正常	3	
	能步行 500m 以上，可有痛、麻、肌弱	2	
	步行 <500m，有痛、麻、肌弱	1	
	步行 <100m，有痛、麻、肌弱	0	
直腿抬高（包括腘绳肌紧张）	正常	2	
	30°~70°	1	
	<30°	0	
感觉障碍	无	2	
	轻度	1	
	明显	0	
运动障碍（MMT）	正常（5 级）	2	
	4 级	1	
	0~3 级	0	

续表

项目	内容	分值	得分
日常生活活动（ADL）受限			
卧位转身	无	2	
	轻	1	
	重	0	
站立	无	2	
	轻	1	
	重	0	
洗漱	无	2	
	轻	1	
	重	0	
身体前倾	无	2	
	轻	1	
	重	0	
坐（1h）	无	2	
	轻	1	
	重	0	
举物、持物	无	2	
	轻	1	
	重	0	
步行	无	2	
	轻	1	
	重	0	
需轮椅	无	2	
	轻	1	
	重	0	
膀胱功能	正常	2	
	轻度失控	1	
	严重失控	0	

注：满分 29 分；<10 分为差；10~15 分为中度；16~24 分为良好；25~29 分为优。治疗改善率 =［（治疗后评分 – 治疗前评分）÷（满分 29– 治疗前评分）］× 100%；≥75% 为优，50%~74% 为良，25%~49% 为中，0~24% 为差。

3. 腰椎活动度评定　包括屈伸、侧屈、旋转 3 个维度的评定（表 6-8）。

表 6-8　腰椎活动度评定

3 个维度	屈伸	侧屈	旋转
轴心	L_5	L_5	头顶正中
固定臂与之平行	脊柱矢状面中线	冠状面中线	冠状面中线
移动臂与之平行	L_5 和 C_7	L_5 和 C_7	顶正中肩峰
正常活动范围	前屈 0°~45° 后伸 0°~30°	0°~30°	0°~45°
维度活动范围	前屈 0°~20°	0°~10°	0°~20°

4. 神经功能评定　L_4 神经根受累时，大腿前外侧、小腿内侧、足后侧可出现感觉障碍，膝反射减弱；L_5 神经根受累时，小腿前外侧、足内侧可有感觉障碍，趾背伸肌力减退；S_1 神经根受累时，外踝部和足外侧及足底有感觉障碍，跟腱反射减弱或消失。

5. 身体状况评定　可出现椎旁压痛和同侧放射痛、直腿抬高试验和加强试验阳性、姿势异常。

（1）压痛与放射痛：椎旁压痛和向同侧臀部、沿坐骨神经方向的放射痛。

（2）直腿抬高试验和加强试验阳性：①直腿抬高试验，抬高在 60° 以内出现坐骨神经痛即为阳性，诊断腰椎间盘突出症的敏感性为 76%~97%；②直腿抬高加强试验，仅在直腿抬高试验阳性的情况下进行；③姿势异常，脊柱可凸向健侧或患侧。

6. 影像学检查评定　腰椎 X 线片、CT 扫描、MRI 出现腰椎间盘突出的征象。

7. 心理评定　包括抑郁和焦虑的评定。

（1）抑郁：常用 Beck 抑郁问卷、抑郁自评量表、抑郁状态问卷及汉密尔顿抑郁量表。

（2）焦虑：常用焦虑自评量表、汉密尔顿焦虑量表。

8. 日常生活活动能力评定　可采用 Barthel 指数评定法。

三、康复护理措施

下腰痛的治疗临床常使用推拿手法以减轻患者急性下腰部或背部相关的疼痛和活动度受限。特别是对于下腰部及与腰部有关的下肢疼痛患者，推拿手法可以改善脊柱和髋部活动度，以及缓解患者疼痛和功能障碍。对于亚急性或慢性下腰痛伴随运动协调性受损及腰椎微创手术后的患者，临床应考虑应用身体的协调性、力量及耐力练习，以减轻患者的下腰部疼痛和功能障碍。

（一）卧硬床休息和制动

腰椎间盘的压力坐位时最高，站位时居中，平卧位时最低。通常卧硬板床，绝对卧床最好不超过 1 周，患者卧床休息一段时间后，随着症状改善，应尽可能下床做一些简单的日常生活活动。

（二）腰椎牵引

1. 作用机制

（1）缓解腰背部肌肉痉挛，纠正脊柱侧凸。

（2）增加椎间隙，使突出物充分回纳，减轻对神经根的压迫。

（3）使椎间孔变大，上下关节突关节间隙增宽，减轻对关节滑膜的挤压，缓解疼痛。

（4）松解神经根粘连，改善神经的运动和感觉功能。

2. 应用原则

（1）急性疼痛和患侧下肢剧烈疼痛的患者一般不急于牵引治疗，待卧床休息和药物治疗使疼痛减轻后再牵引治疗。

（2）对于侧隐窝狭窄明显，下肢直腿抬高角度小于30°的患者，可行慢速牵引，慢速牵引1~2次后，如果患者腰痛和患侧下肢疼痛减轻，可行快速牵引。

（3）慢速牵引5~7次或快速牵引2次疼痛无缓解者，改用其他方法治疗。

（4）对有神经根受压症状伴外周症状、直腿抬高试验阳性的患者，进行俯卧位腰椎间歇性牵引是有利的。

（5）对于急性、亚急性、非神经根性下腰痛患者或慢性下腰痛患者，临床上不应使用间歇性或静力性腰椎牵引（图6-44）。

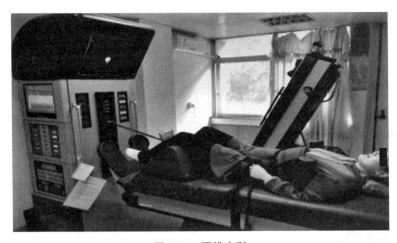

图6-44　腰椎牵引

（三）物理治疗

常用直流电药物离子导入疗法、超短波治疗、干涉波治疗、红外线治疗、蜡疗、温水浴等。

（四）手法治疗

手法治疗是治疗下腰痛的常用方法，主要是恢复脊柱的受力平衡，缓解疼痛，特别适用于腰椎间盘突出症。各种手法治疗都各成体系，西医以Mckenzie脊柱力学治疗法和Maitland的脊柱关节松动术最为常用。

（五）运动疗法

对没有全身疼痛的下腰痛患者，采用中、高强度的练习；对有全身疼痛的下腰痛患者，采用渐进的、低频率、亚最大强度的运动和耐力练习来控制疼痛与增进健康。

1. 肌力训练　当神经根刺激症状消除后,应开始进行腰背肌和腹肌的肌力训练,使患者通过系统锻炼,增强脊椎的稳定性,巩固疗效,预防复发。常用的有 Mckenzie 式背伸肌训练和 Williams 式前屈肌训练等,适用于疾病的亚急性期和慢性期。腰椎间盘突出症患者躯干肌肉训练时,将屈、伸肌结合起来综合考虑,既要重视肌力的增强,亦要注意两者的平衡,肌力偏弱的一侧重点训练。脊柱损伤、椎间盘病变或手术后,腰肌受伤后需要及早进行腰背肌训练。当神经根刺激症状消除后,宜做腰椎的柔韧性练习,以牵引挛缩粘连组织,恢复腰椎活动度,包括腰椎屈曲、左右侧弯及左右旋转运动。节奏应平稳、缓慢,幅度尽量大,以不引起明显疼痛为宜。

2. 早期康复训练　主要为腰背肌练习,练习方法包括:

(1)五点支撑法:患者仰卧位,用头、双肘及双足跟着床,臀部离床,腹部前凸,稍倾放下,重复进行。

(2)三点支撑法:患者仰卧位,双手抱头,用头和双足跟支撑身体抬起臀部。

(3)飞燕式:患者俯卧位,双手后伸至臀部,以腹部为支撑点,胸部和双下肢同时抬离床面。

3. 恢复期康复训练

(1)前屈练习:站立,双足与肩同宽,以髋关节为轴心,上半身尽量前倾,双手扶于腰的两侧或自然下垂,使手向地面逐渐接近,维持 1~2min 后还原,重复 3~5 次。

(2)体后伸练习:站立,双足与肩同宽,双手托扶于臀部或腰间,上半身尽量伸展后倾。维持 1~2min 后还原,重复 3~5 次。

(3)体侧弯练习:站立,双足与肩同宽,两手叉腰,以腰为轴心,上半身向左侧或右侧弯曲,重复 6~8 次。

(4)弓步行走:右腿向前迈一大步,膝关节弯曲,角度 >90°,左腿在后绷直,然后迈左腿呈左弓箭步,双腿交替向前行走,抬头挺胸,身体直立,自然摆臂。每次练习 5~10min,每天 2 次。

(5)后伸腿练习:双手扶住桌边或者卧位,抬头挺胸,双腿伸直交替进行后伸摆动,每次 3~5min,每天 1~2 次。

(6)蹬足练习:仰卧位,右髋及右膝关节屈曲,足背勾紧,足跟向斜上方用力蹬出,大约 5s。双腿交替进行,每侧下肢做 20~30 次。

(7)伸腰练习:站立,双足与肩同宽,双手上举或扶腰,同时后伸身体,活动主要在腰部,重复 8~10 次。

4. 指导患者进行医疗体操

(1)骶棘肌及腹肌等长练习操

1)俯卧抬头运动:俯卧位,两腿伸直,两臂放于身体两侧,头后仰,头和胸部以离开床面或地面为原则,重复 5~10 次(图 6-45)。

2)俯卧抬腿运动:俯卧,两腿伸直,双手置于额头下,交互将左、右腿抬起,重复 5~10 次(图 6-46)。

3)垫高骨盆抬起上身运动:俯卧,垫高骨盆(腹部下面垫一厚垫),头和胸部用力向上抬至水平位,维持 5s,重复 10 次(图 6-47)。

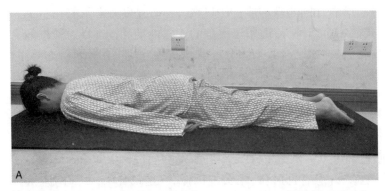

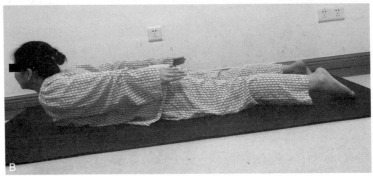

图 6-45 俯卧抬头运动

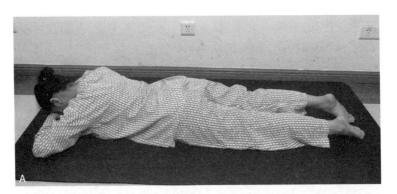

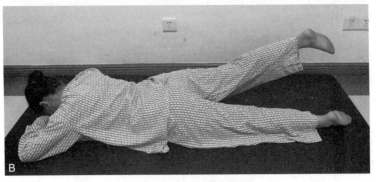

图 6-46 俯卧抬腿运动

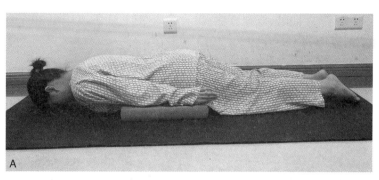

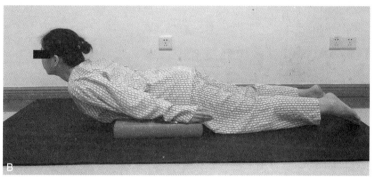

图 6-47　垫高骨盆抬起上身运动

4）腹肌主动收缩运动：仰卧，弯曲双腿，收缩腹肌和臀肌，使腰背部平贴床面，维持 5s，重复 10 次（图 6-48）。

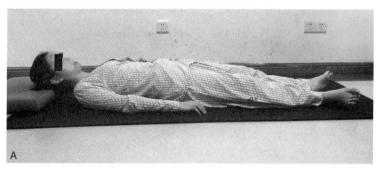

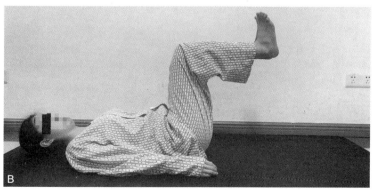

图 6-48　腹肌主动收缩运动

5）仰卧位抬头运动：仰卧，双腿弯曲，用力缩紧腹肌，肩胛离床面30°，颈部屈曲靠近胸部，再渐渐躺下，重复10次（图6-49）。

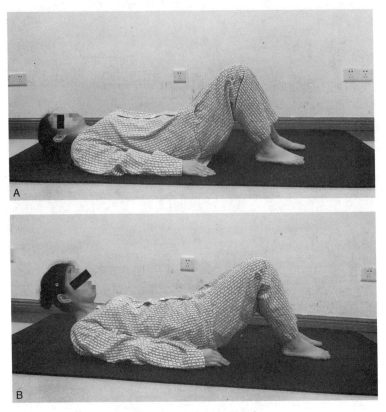

图6-49　仰卧位抬头运动

6）仰卧抬腿运动：仰卧，双手放于体侧，两腿伸直，将两腿同时慢慢抬起，维持5s，重复10次（图6-50）。

7）腰腹部肌力训练：①腰方肌训练（图6-51）；②下腹肌训练（图6-52）；③上腹肌训练（图6-53）。

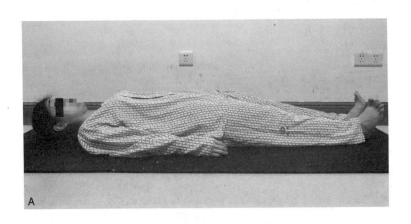

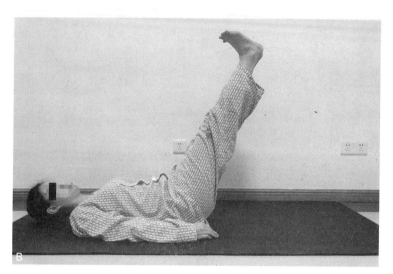

图 6-50　仰卧抬腿运动

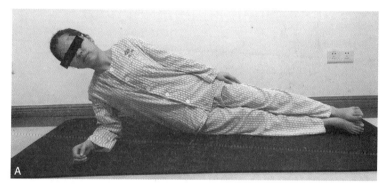

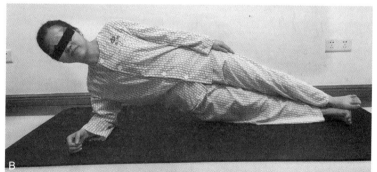

图 6-51　腰方肌训练

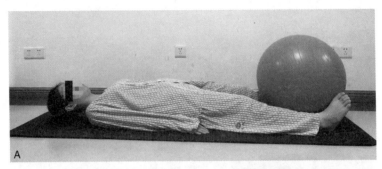

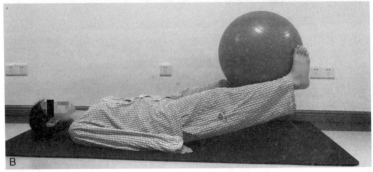

图 6-52　下腹肌训练

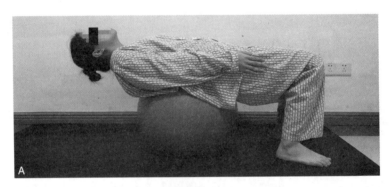

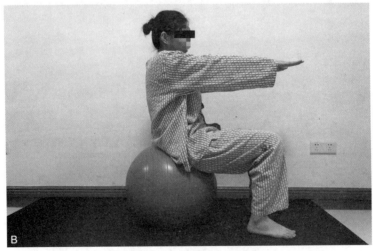

图 6-53　上腹肌训练

（2）脊柱伸展操：以增强骶棘肌为主，并可使腰椎前凸，降低椎间盘内压及增加腰椎的机械稳定性。

1）挺胸运动：仰卧，抬起胸部和肩部，吸气，坚持5~10s，放下，呼气，重复10次（图6-54）。

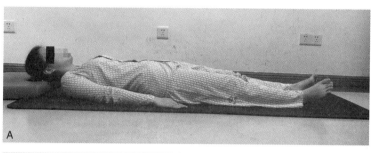

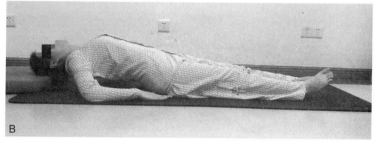

图 6-54　挺胸运动

2）桥式运动：仰卧，两腿屈曲下，抬起臀部同时挺胸挺腰，吸气，坚持5~10s，放下，呼气，重复10次（图6-55）。

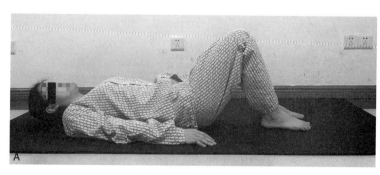

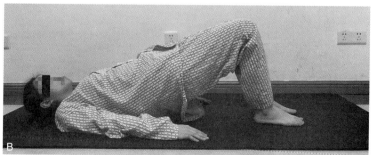

图 6-55　桥式运动

3）俯卧抬上身运动：俯卧，抬起上身，吸气，坚持 5~10s，放下，呼气，重复 10 次（图 6-56）。

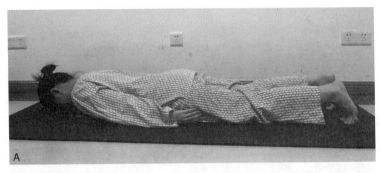

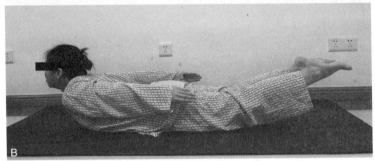

图 6-56　俯卧抬上身运动

4）俯卧抬腿运动：俯卧，两腿伸直，交互将左、右腿抬高，坚持 5~10s，重复 10 次，见图 6-57。

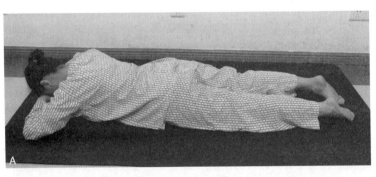

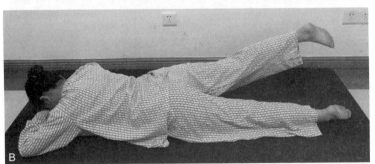

图 6-57　俯卧抬腿运动

5）飞燕式运动：俯卧，两手和上臂后伸，上身和下肢抬起并同时后伸，膝关节保持伸直，坚持 5~10s，重复 10 次（图 6-58）。

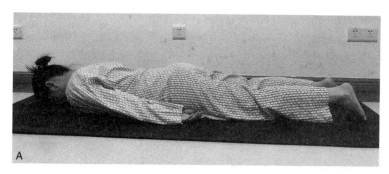

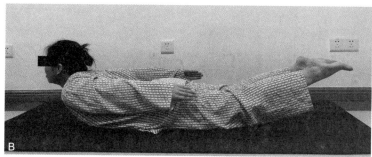

图 6-58　飞燕式运动

（3）脊柱稳定性训练（图 6-59）。

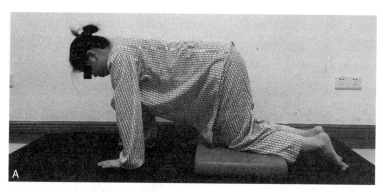

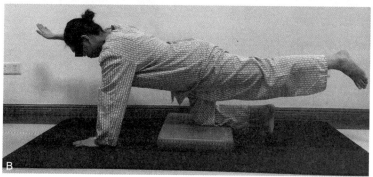

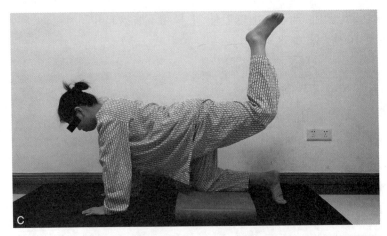

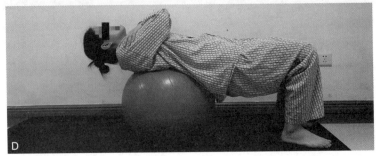

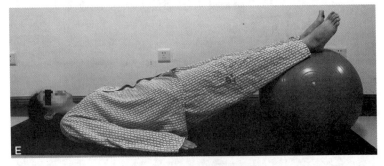

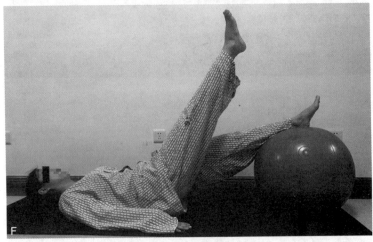

图 6-59 脊柱稳定性训练

（4）躯干屈曲体操（Williams体操）

1）双膝触腋运动：仰卧，用力缩紧腹肌，并使腰背紧贴床面，然后双手抱持双膝，使之接近腋部并维持30s左右，再慢慢回到起始位置，放松后重复，反复做10次（图6-60）。

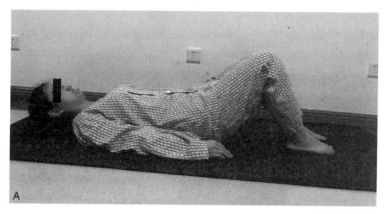

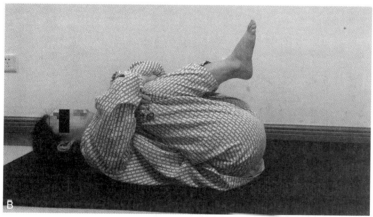

图6-60 双膝触腋运动

2）摸脚尖训练：坐位，双腿伸直，双手平举，用力收缩腹肌，使上身前倾，双手触及脚尖，并维持30s左右，再慢慢回到起始位置，重复10次（图6-61）。

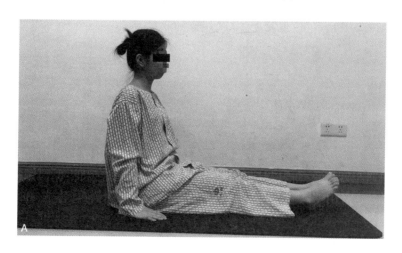

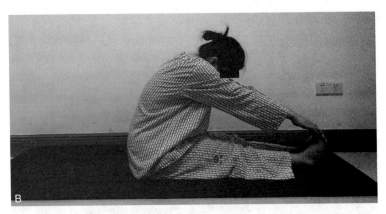

图 6-61　摸脚尖训练

3）骨盆后倾训练：仰卧，屈髋、屈膝，收缩腹肌和臀肌，使腰背部平贴床面，数到 5 后再重复，共 10 次（图 6-62）。

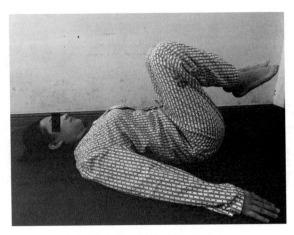

图 6-62　骨盆后倾训练

4）仰卧起坐运动：仰卧，双腿弯曲，双手上举，用力缩紧腹肌，使上半身离开床面直到坐起手触足尖，坚持 5~10s，放下，重复 5~10 次（图 6-63）。

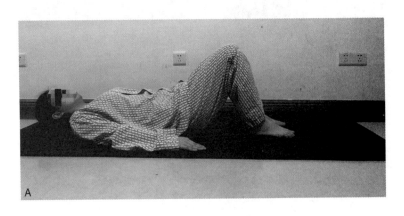

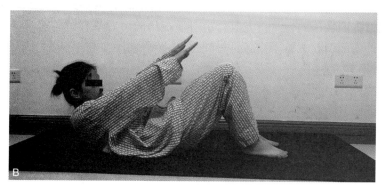

图 6-63　仰卧起坐运动

5）弓腰运动：跪卧，收缩腹肌，使腰部向上弓起，并维持 30s 左右，再回到起始部位，重复 10 次（图 6-64）。

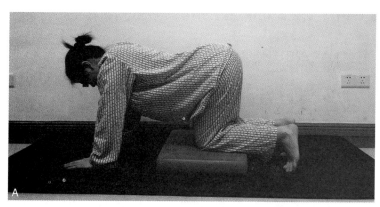

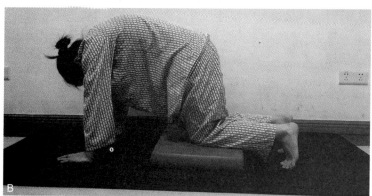

图 6-64　弓腰运动

5. 注意事项

（1）每天的锻炼次数根据个人情况而不同，一般情况下每次为 8~10 组，每天 1~3 次。以锻炼后不引起疼痛和原有疼痛不加重为宜。

（2）开始时重复次数宜少，以后酌情渐增。尽可能每种动作应进行 10~40 次。

（3）训练引起的肌肉疲劳，以短时间休息后可恢复为宜。

（4）腰椎向前滑脱和腰椎管狭窄症患者,避免做腰椎后伸练习。

（5）有腰椎陈旧性压缩性骨折尤其伴有骨质疏松的患者不宜做向前弯腰动作。

（6）对因外伤而引起腰椎不稳者,做操时髋关节屈曲不宜超过90°。

（六）心理康复

多与患者交流,了解患者的心理状态,及时告诉患者症状、体征及其缓解情况,用实际疗效鼓励患者坚持康复治疗。

四、健康教育

1. 指导患者掌握正确的坐、卧、站立、行走姿势及改变体位的方法

（1）坐位:正直,不歪斜,保持脊柱生理弯曲。如坐时使用脚踏,使膝与髋保持同一水平,身体靠向椅背。

（2）卧位:左、右卧位时避免过于弯曲腰部,保持脊柱生理弯曲。如卧位时,屈髋、屈膝,两腿分开,大腿下垫枕。卧位时在膝、腿下垫枕。俯卧位时在腹部及踝部垫薄枕,使脊柱肌肉放松。

（3）站立、行走:站立时尽量使腰部平坦伸直,收腹提臀。行走时抬头、挺胸、收腹,使腹肌有助于支持腰部。

（4）改变体位:动作缓慢,避免过快改变体位。低头拾物时,脚前后放置,避免弯腰动作。

2. 保持良好的生活习惯,防止腰腿受凉和过度劳累,避免搬重物、穿高跟鞋。饮食均衡,蛋白质、钙、维生素含量宜高,脂肪、胆固醇宜低。戒烟。

3. 工作指导 掌握正确的劳动姿势,扛、抬重物时尽量使胸、腰部挺直,髋、膝部屈曲,起身时应以下肢用力为主,站稳再迈步,搬、提重物时,取半蹲位,使物体尽量贴近身体,搬重物时忌用爆发力搬物品,尽量避免弯腰性强迫姿势工作时间过长。工作时应注意姿势正确、劳逸结合,不宜久坐久站,要定期更换姿势。驾驶员应有一个设计合理的座椅,保持坐姿的正确,避免或减少震动。腰部劳动强度大的工人,应佩戴有保护作用的宽腰带。

4. 运动指导 加强锻炼,增加营养,减缓机体组织和器官的退行性改变。运动前要做好准备活动,尤其是腰部的准备活动,如前后弯腰、左右转身等。运动时要注意姿势正确,用力得当,动作协调平衡。可进行倒走锻炼,打太极拳、八段锦,做广播操、健美操、游泳等训练。

5. 用药指导 将外用药如正红花油,倒于手心少许,在患处搓揉至发热。内服药主要起消炎、止痛、活血作用,如阿司匹林、跌打丸、舒筋活血片等。压痛点明显者局部封闭治疗。

知识拓展

Mckenzie 力学诊断治疗技术

Mckenzie 力学诊断治疗技术起源于20世纪50年代,是一种与众不同的诊断、治疗颈腰疾病的康复方法。近年来,此项技术在国外广为传授、应用,引起了国内康复医学界专业人员的注意。Mckenzie 力学诊断治疗技术是一套从诊断到治疗，直至预防的体系，在缓解症状、预防复发等方面明显优于其他疗法。

案 例 分 享

患者，男，63 岁，因右腰痛伴右下肢麻木疼痛 1 个月入院。患者诉 1 个月前搬重物上楼梯后出现右腰部疼痛，疼痛向右臀部、右小腿外侧放射，弯腰时疼痛加重，伴右大腿外侧、右小腿外侧及右足背麻木，平卧位、侧卧位时疼痛减轻，无间歇性跛行，大小便正常，患者既往未进行任何康复治疗。

查体：四肢肌力、肌张力正常，腰肌稍紧张，腰椎生理弯曲变直，第 4~5 腰椎体轻叩痛，第 4~5 腰椎体棘突及棘突旁轻度压痛，直腿抬高试验 50°（+），右小腿外侧及足背痛觉减退。Braden 评分：21 分，Barthel 指数：100 分，跌倒风险评定：0 分，疼痛评分：4 分。

入院诊断：腰椎间盘突出症。

腰椎 MRI 检查：①L_4~L_5 腰椎间盘脱出；②L_1~L_2、L_5~S_1 椎间盘轻度后突出，L_3~L_4 椎间盘膨出；③腰椎骨质增生，椎间盘变性。

腰椎正侧位 X 线检查：①骨质疏松；腰椎骨质增生；②L_3~L_4、L_4~L_5 椎间盘变性；③L_1 椎体右侧高密度影。

问题：

根据以上资料，请对该腰椎间盘突出症患者进行健康指导。

（李小金）

第七章 心肺疾病康复与护理

学习目标

1. 掌握原发性高血压、冠心病、慢性阻塞性肺疾病的康复护理方法和健康教育措施。
2. 熟悉三类疾病的主要功能障碍和主要评定方法。
3. 了解三类疾病的概念、发病机制、临床表现及相关理论内容。
4. 学会应用康复护理评定方法,对患者实施系统评定。
5. 具有提出康复护理及健康教育措施的能力。

第一节 原发性高血压的康复护理

一、概述

原发性高血压(essential hypertension)是以血压升高为主要临床表现、伴或不伴有多种心血管危险因素的综合征。高血压目前是心血管疾病死亡的主要原因之一,影响心、脑、肾等多种重要脏器的结构与功能,最终导致这些器官的功能衰竭。随着高血压患者的增多和康复医学的发展,高血压的康复也逐渐受到重视。康复治疗可以减少降压药物的使用量及对靶器官的损害,有效地辅助降低血压,干预高血压危险因素,能最大限度地降低心血管疾病的发病率和病死率,提高患者体力活动能力和生活质量。

(一)流行病学

我国人群高血压的患病率仍呈上升趋势,患病率和流行趋势随年龄增长而显著增高,但青年高血压应值得注意。流行有以下特点:北方高于南方;沿海高于内地;城市高于农村,并呈现出大中型城市高血压患病率较高的特点,但农村地区居民的高血压患病率增长速度较城市快;高原少数民族地区患病率较高。

2015年有调查显示,我国高血压患者的知晓率、治疗率和控制率(粗率)近年来有明显提高,但总体仍处于较低的水平,分别达51.6%、45.8% 和 16.8%。

(二)病因

高血压危险因素主要包括遗传因素、年龄以及各种不良生活方式等,这些危险因素普遍聚集在民众中,而高血压危险因素聚集的数目和严重程度与血压水平升高成正相关。

1. 年龄与性别 人群高血压患病率随年龄增长而显著增高,55岁以下男性的发病率高于女性,55岁以上女性的发病率高于男性。

2. 饮食

（1）高钠低钾膳食：是我国人群重要的高血压危险因素。钠盐摄入量与血压水平和高血压患病率成显著相关，而钾盐摄入量与血压水平成负相关。有研究表明，膳食钠盐摄入量平均每天增加 2g，收缩压和舒张压分别增高 2.0mmHg 和 1.2mmHg。

（2）高蛋白质、高胆固醇、高脂肪摄入：均导致血压升高。

（3）过量饮酒：每天饮酒量超过 50g 乙醇者高血压发病率明显增高。饮酒量与血压水平线性相关，尤其是收缩压，乙醇摄入量平均减少 67%，收缩压下降约 3mmHg。减少乙醇摄入量也能够改善心血管健康，减少心血管疾病的发病风险。

（4）吸烟：烟草中的有害物质可损伤动脉内膜，引起动脉粥样硬化，并刺激交感神经末梢释放去甲肾上腺素引起小动脉收缩，从而使血压升高。

3. 超重或肥胖 有研究显示，随着体重指数（BMI）的增加，超重组和肥胖组的高血压发病风险是体重正常组的 1.16~1.28 倍，超重或肥胖与高血压发生关系密切。

4. 遗传因素 高血压具有明显的家族聚集性。父母均有高血压，子女的发病概率高达 46%。约有 2/3 的患者可以询问到有高血压家族史。

5. 其他因素

（1）环境与职业：有噪声、污染的环境，过度紧张的脑力劳动，长期久坐者等均易发生高血压。

（2）心理因素：长期精神紧张可激活交感神经，从而使血压升高。如长期工作劳累、睡眠不足、焦虑、恐惧和抑郁等均能引起高血压。

（3）药物：使用麻黄碱、肾上腺皮质激素、非甾体抗炎药、甘草等容易引起血压升高。

（4）睡眠呼吸暂停低通气综合征（SAHS）：是指睡眠期间反复发作性呼吸暂停。SAHS 患者 50% 有高血压，血压高度与 SAHS 病程有关。

（三）按患者的血压水平分类

高血压的标准是根据临床及流行病学资料人为界定的。高血压定义：在未使用降压药物的情况下，诊室血压 ≥ 140/90mmHg；或家庭血压 ≥ 135/85mmHg；或 24h 动态血压 ≥ 130/80mmHg，白天血压 ≥ 135/85mmHg，夜间血压 ≥ 120/70mmHg。根据血压升高水平将高血压分为 1 级、2 级和 3 级，血压水平分类和定义见表 7-1。

表 7-1 血压水平分类和定义

类别	SBP/mmHg		DBP/mmHg
正常血压	<120	和	<80
正常高值	120~139	和 / 或	80~90
高血压	≥140	和 / 或	≥90
1 级高血压（轻度）	140~159	和 / 或	90~99
2 级高血压（中度）	160~179	和 / 或	100~109
3 级高血压（重度）	≥180	和 / 或	≥110
单纯收缩期高血压	≥140	和	<90
单纯舒张期高血压	<140	和	≥90

注：当 SBP 和 DBP 分属于不同级别时，以较高的分级为准。

以上标准适用于 18 岁以上任何年龄的成年人。高血压的诊断标准为：非同日 3 次测量，收缩压≥140mmHg 和 / 或舒张压≥90mmHg。由于诊室测量的血压次数比较少，血压又具有明显波动性，因此需要数周内多次测量来判断血压升高的情况，尤其对于 1 级、2 级高血压。如有条件，应该进行 24h 动态血压监测或家庭血压监测。

（四）按患者的心血管风险分层

高血压是影响心血管事件发生和预后的独立危险因素，而且大部分高血压患者还有血压升高以外的心血管危险因素。因此，高血压患者的诊断和治疗必须对患者进行心血管综合风险的评定并分层。高血压患者的心血管综合风险分层，有助于确定开始降压治疗的时机，优化调节血压的治疗方案，确立更恰当的血压控制目标，从而更好地进行患者的综合管理。

《中国高血压防治指南》（2024 年修订版）表明：高血压患者根据血压水平、心血管危险因素、靶器官损害、临床并发症和糖尿病进行心血管风险分层，分为低危、中危、高危和很高危 4 个层次（表 7-2）。

表 7-2 血压升高患者心血管风险水平分层

心血管 危险因素 和疾病史	血压			
	SBP 130~139mmHg 和 / 或 DBP 85~89mmHg	SBP 140~159mmHg 和 / 或 DBP 90~99mmHg	SBP 160~179mmHg 和 / 或 DBP 100~109mmHg	SBP≥180mmHg 和 / 或 DBP≥110mmHg
无	低危	低危	中危	高危
1~2 个其他危险因素	低危	中危	中 - 高危	很高危
3 个及以上其他危险因素，靶器官损害，CKD 3 期，或无并发症的糖尿病	中 - 高危	高危	高危	很高危
临床并发症，CKD≥4期，或有并发症的糖尿病	高 - 很高危	很高危	很高危	很高危

注：CKD 指慢性肾脏病（chronic kidney disease）。

1. **用于分层的心血管疾病危害因素** 吸烟或被动吸烟；糖耐量受损（2h 血糖 7.8~11.0mmol/L）和 / 或空腹血糖异常（6.1~6.9mmol/L）；血脂异常；总胆固醇≥5.2mmol/L，或低密度脂蛋白胆固醇≥3.4mmol/L，或高密度脂蛋白胆固醇<1.0mmol/L；早发心血管疾病家族史（一级亲属发病年龄 <50 岁）；腹型肥胖（腰围：男性≥90cm，女性≥85cm）或肥胖（BMI≤28kg/m^2）；高同型半胱氨酸血症（≥15μmol/L）；男性 >55 岁，女性 >65 岁。

2. **用于分层的靶器官损害** 左心室肥厚；颈动脉超声示颈动脉内膜中层厚度≥0.9mm或有动脉粥样硬化斑块；踝 / 臂血压指数 <0.9；估算的肾小球滤过率降低或血肌酐轻度升高；微量白蛋白尿。

3. **用于分层的并发症** 心脏疾病（心肌梗死，心绞痛，冠状动脉血供重建术后，慢性心力衰竭，心房颤动）；脑血管疾病（脑出血，缺血性脑卒中，短暂性脑缺血发作）；肾脏疾病（糖尿病肾病，血肌酐升高、蛋白尿，肾功能受损）；外周血管疾病（主动脉夹层，外周血管病）；高血压视网膜病变（出血或渗血，视盘水肿）。

4. 新诊断糖尿病　空腹血糖≥7.0mmol/L，餐后血糖≥11.1mmol/L；已治疗但未控制的糖化血红蛋白（HbA1c）≥6.5%。

（五）临床表现

1. 症状　大多数起病呈缓慢、渐进型，早期多无症状，约20%患者仅在测量血压时或发生心、脑、肾等并发症时才被发现。常见症状有心悸、头晕、头痛、颈项板紧等，常在紧张或劳累后加重，也可出现视物模糊、鼻出血等较重症状，多数轻微症状可自行缓解。

2. 体征　血压随昼夜、情绪、季节等因素有较大波动。人群血压一般清晨起床活动后迅速升高，形成清晨血压高峰；情绪激动可诱发血压急骤升高；收缩压水平冬季平均比夏季高约5mmHg。

长期高血压可引起肾小动脉硬化而致肾功能减退，患者常表现夜尿、多尿，尿中含蛋白、管型及红细胞。还可出现尿浓缩功能低下，酚红排泄及尿素廓清障碍，表现为氮质血症及尿毒症。体格检查听诊可闻及主动脉瓣区第二心音亢进、收缩期杂音或收缩早期喀喇音，部分患者可在颈部或腹部闻及血管杂音。

3. 急进性高血压　又称恶性高血压，可发生于任何年龄，以30~40岁多见。血压显著增高，舒张压多持续≥130mmHg，并同时伴有乏力、口渴、多尿等症状。患者可迅速出现蛋白尿，血尿及肾功能不全；眼底可出现视网膜出血及渗出，双侧视盘水肿，视力迅速减退；有时会发生心力衰竭、高血压脑病和高血压危象。病程进展迅速，常死于肾衰竭、脑卒中或心力衰竭。

（六）并发症

我国原发性高血压最常见的并发症是脑血管意外，其次是高血压心脏病心力衰竭和肾衰竭，主动脉夹层动脉瘤虽较少见但严重。

1. 高血压危象　常由于紧张、寒冷、劳累、突然停用降压药物等不良诱因，使小动脉发生强烈痉挛，引起血压骤升到200/120mmHg以上，出现心、脑、肾的急性损害症状。患者表现为头痛、烦躁、眩晕、恶心、心悸、胸闷、气急、视物模糊等严重症状，以及伴有痉挛动脉累及的靶器官缺血症状。

2. 高血压脑病　血压极度升高而突破了脑血流自动调节范围，可能导致高血压脑病，常表现为严重头痛、恶心、呕吐及不同程度的意识模糊、昏迷或惊厥。

3. 脑血管疾病　包括脑出血、脑血栓形成、腔隙性脑梗死、短暂性脑缺血发作。

4. 心力衰竭　左心室后负荷长期增高可致进行性心室肥厚、扩大而导致心力衰竭。

5. 慢性肾衰竭　长期高血压可致进行性肾小球硬化，并加速肾动脉粥样硬化的发生，可出现蛋白尿、肾损害，晚期出现肾衰竭。

6. 主动脉夹层动脉瘤　严重高血压可促使主动脉囊性中层坏死，形成夹层动脉瘤，多急剧发生剧烈胸痛，向背或腹部放射，伴有主动脉分支堵塞的现象。未受堵塞的动脉血压升高，动脉瘤可破裂入心包或胸膜腔而迅速死亡。

二、康复护理评定

（一）主要功能障碍

1. 循环功能障碍　高血压可致患者心血管系统适应性下降而发生循环功能障碍。

2. 呼吸功能障碍　长期循环功能障碍可导致肺泡内血管和气体交换效率降低,从而出现呼吸功能障碍。

3. 运动功能障碍　高血压患者可出现活动能力下降、工作效率低下等。随着病情发展,患者出现心、脑、肾、血管等靶器官损害时,还可出现相应症状。

4. 行为障碍　高血压患者常有不良的生活习惯、情绪易激动等。

5. 其他障碍　高血压可导致脑血管疾病,患者还可出现肢体感觉功能障碍、平衡协调功能障碍、运动耐力减退、脂肪和糖代谢障碍、男性性功能减退等。

（二）功能障碍评定

1. 病史及危险因素评定

（1）家族史:高血压、心血管疾病及糖尿病或肾病家族史,包括一级亲属发生心、脑血管疾病时的年龄。

（2）疾病史:初次发现或诊断高血压的时间、场合、血压最高水平。

（3）临床指征:患者受损器官的情况,如眼部及肾脏情况,是否有心、脑血管疾病的症状,如心绞痛、呼吸困难等。

（4）服药情况:是否服用可能引起血压升高的药物。

（5）饮食情况:患者钠与钾盐的摄入情况,酒及脂肪的摄入量,吸烟状况。

（6）危险因素:是否有与心血管疾病有关的其他危险因素,如生活运动方式、体力活动量、体重变化、睡眠有无打鼾习惯等情况。

（7）心理社会因素:如情绪、压力和经济状况等,包括家庭情况、工作环境、文化程度以及有无精神创伤史。

2. 身体评定　对患者的身体评定要全面,除临床表现外,还要特别关注以下评定:

（1）一般情况评定:患者营养状态是否超出正常范围。

（2）血压监测:诊室血压是我国目前诊断高血压、进行血压水平分级及观察降压疗效的常用方法,一般需要非同日测量 3 次血压值。为了避免白大衣高血压及发现隐蔽性高血压,有条件者应进行家庭血压监测及 24h 动态血压监测。动态血压监测可评定 24h 血压昼夜节律、直立性低血压、餐后低血压等;监测清晨血压,可指导降压治疗以及评价降压药物疗效。基于互联网的远程实时血压监测是血压管理的新模式。精神高度焦虑的患者,不建议频繁自测血压。

（3）心肺检查:检查有无心血管疾病的症状,如心绞痛、呼吸困难等。有条件者可行心电运动试验(图 7-1),了解患者的功能储量、运动心功能变化,可以辅助诊断高血压。根据其对运动耐受程度等检查结果制订康复方案,以确保运动康复的有效性及安全性。

3. 实验室评定

（1）常规检查:血尿常规、肾功能、血糖、血脂、血钾、超声心动图、心电图、胸部 X 线等检查。

（2）眼底检查:长期持续高血压,可导致视网膜小动脉早期发生痉挛,病程继续进展出现硬化,血压急骤升高可引起视网膜渗出和出血。

（3）颈动脉超声检查:确定有无颈动脉痉挛和斑块,准确评定斑块的位置和大小,反映高血压患者动脉硬化程度。

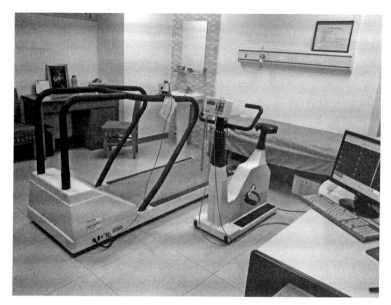

图 7-1　心电运动试验

三、康复护理措施

（一）饮食指导

1. 限制钠盐摄入，增加富钾食物　钠盐摄入过多和 / 或钾摄入不足，以及钾钠摄入比值较低，是我国高血压发病的重要危险因素。建议高血压患者在烹调时尽可能使用定量盐勺，以控制钠的摄入量≤6g/d；减少烹调用盐及含钠高的调味品（包括味精、酱油）；避免或减少加工食品，如咸菜、火腿、各类炒货和腌制品。增加富钾食物（新鲜蔬菜、水果和豆类）的摄入量；肾功能良好者可选择低钠富钾替代盐。

2. 合理膳食　合理膳食模式可降低人群高血压、心血管疾病的发病风险。建议高血压患者饮食以水果、蔬菜、低脂奶制品、富含食用纤维的全谷物、植物来源的蛋白质为主，减少饱和脂肪和胆固醇的摄入。高血压伴同型半胱氨酸血症的患者指南建议适当补充新鲜蔬菜、水果，必要时补充叶酸。

3. 戒烟限酒　做好吸烟和饮酒者的量、习惯、戒除意愿等的评定，向患者讲述吸烟、饮酒对高血压的危害，劝导并帮助患者个性化地戒除烟酒嗜好。如患者无法戒除饮酒，建议其选择低度酒，每日乙醇摄入量男性不超过 25g，女性不超过 15g；对戒烟成功者进行随访和监督，建立有益于健康的行为和生活方式，避免复吸。

（二）用药指导

高血压患者多数需要终身药物治疗，有效控制血压是预防心、脑血管疾病发病的重要手段。护士应向患者强调终身规律服用降压药的重要性，切忌私自使用降压药，即使血压正常也不能随意停药或减药，否则血压将恢复到其治疗前的水平，可在血压得到有效控制并稳定至少 1 年后，在医生的指导下，逐步谨慎地减少药物的剂量或种类。讲解药物的剂量、用法及用药后可能的不良反应，服药过程中要密切观察血压的变化，指导患者及家属了解药物可能发生直立性低血压反应，学会预防和处理的方法。

（三）运动康复护理

运动锻炼有助于降低外周血管阻力,改善血压水平,改善或延缓心血管并发症。心脏康复中的运动形式以有氧运动为主,无氧运动为辅。有氧运动是心血管疾病患者康复的重要基础,可有效提高患者的全身有氧能力及生活质量。有氧耐力训练和力量性训练是心血管疾病患者运动方式的良好选择,联合进行抗阻运动和有氧运动可更大程度地提高运动能力。

建议指导低危组高血压且对运动无过分血压反应者可选择非药物治疗的运动;中危及以上组高血压且无运动禁忌证者选择药物加合适强度的运动,治疗侧重于降低外周阻力,在方法上强调中小强度、较长时间、大肌群的动力性运动(中至低强度有氧训练),以及各类放松性活动。运动需要持之以恒,每周 3~7d,每天 1 次,每次运动 30~60min,运动中注意安全监护,避免在准备活动和结束活动时发生心血管意外和关节损伤。

1. **抗阻训练**　抗阻运动训练(图 7-2)为一系列中等负荷、持续、缓慢、大肌群、多次重复的抗阻力量训练,可增加肌力,并可能增强心血管素质。中、小强度的抗阻运动可产生良好的降压作用,又不引起血压的过分升高。轻度原发性高血压患者,以运动疗法为主,若抗阻运动试验时无血压过分升高,可通过循环抗阻训练有效降低并维持血压,同时增强肌力,即采用相当于 40% 最大一次收缩力作为运动强度,做肌群(如肱二头肌、腰背肌、胸大肌、股四头肌等)的抗阻收缩,每节运动重复 10~30s,10~15 节为一个循环,每次训练 1~2 个循环,每周 3 次,8~12 周为一个疗程。高危患者运动前需要进行评定,运动中监测心率、血压并记录,注意在用力时呼气可减轻对心血管的反应性,应采取重量轻、重复多次的程序。

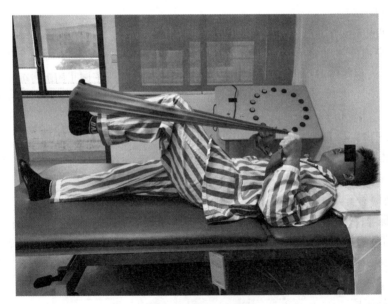

图 7-2　抗阻运动训练

2. **有氧训练**　2 级以上高血压患者应在降压药治疗基础上进行运动疗法,适当的运动疗法可以减少药物的应用,降低药物不良反应,稳定血压。高血压患者不提倡高强度运动,根据情况可进行渐进性的有氧运动,如步行、慢跑、骑自行车、游泳、慢节奏的交谊舞等。有学者主张靶心率为 50%~70% 的最大心率,自感劳累分级为 11~13(稍累),40%~60% 最大摄氧量,停止活动后心率在 3~5min 内恢复正常,步行速度一般不超过 110 步/min。一般需要至少 1 周时间产生训练效应,4~6 周达到较显著降压效应。

3. 气功、太极拳及降压操 是社区康复锻炼的常用方式。其动作柔和,主要通过调节精神和情绪使意念集中、调节身体运动、调节呼吸这 3 个环节来改善身体功能,有助于患者的放松和降压,不仅有运动训练的作用,而且有调整心理平衡的作用,是一种值得研究的综合康复疗法。

(四)心理护理

精神紧张可激活交感神经从而使血压升高。精神压力增加的主要原因包括过度的工作和生活压力以及病态心理。高血压患者多有精神紧张、焦虑不安、担忧伤感等心理问题,医护人员应该对高血压患者进行压力管理;合理安排健康的生活,指导患者进行情绪调节训练,保持心理平衡,提高承受外界应激的能力。

1. 作业放松疗法

(1)音乐治疗:让患者放松、安静地聆听舒缓音乐。有学者研究证实认真欣赏一首旋律优雅、曲调柔和的小提琴协奏曲,可使血压下降 10~20mmHg。

(2)园艺治疗:欣赏并参与修剪花卉、盆景,可移情易性,消除影响血压波动的有关因素。

2. 生物反馈 临床常用的生物反馈有心率反馈、血压反馈以及皮肤电位反馈。生物反馈的机制是将患者的心率、血压以及自主神经功能状态通过声、光、颜色或数字的方式反馈给患者,从而促使患者能理解和控制自己的血压反应。建议每日训练 1 次,每次 20~60min,一个疗程 15~20 次。

(五)并发症的护理

1. 高血压危象的护理

(1)明确并避免各种常见诱因:告知患者精神创伤、过度疲劳、心理应激、感染、用药不当等均可诱发高血压危象,应尽量避免。指导患者规律服用降压药,不要自己随意减药,更不能突然停药,以免血压急剧升高;摄入钠盐量应限制在 2.5g/d 以下;服用利尿药的患者,应摄入富含钾的食物(如橘子、香蕉)并戒烟酒,注意保暖。

(2)严密观察、及时发现病情变化:康复护理过程中,应注意观察患者血压、神志、心率、心律和呼吸的变化,患者有无头痛、恶心、呕吐、抽搐、视物模糊等高血压危象的表现,一旦出现上述症状,立即救治。

(3)病情处理:嘱患者卧床、床头抬高,避免躁动,保持安静,予以吸氧。主要原则是快速降压、降颅内压、抑制抽搐,加强口腔、皮肤等护理,防止并发症。

2. 高血压脑病的护理 高血压脑病重在预防,应对患者做好健康教育,尽量避免诱发因素。一旦发病,若抢救护理不当,将造成不可逆的脑损伤而危及生命。护士发现病情变化,应立即报告医生,准备好抢救仪器及药物,并做好记录,严格交接班。

(1)病情观察与监测:高血压脑病起病急、病情发展快。注意观察患者起病前是否有动脉收缩压和舒张压显著增高,是否出现癫痫样发作、阵发性呼吸困难、暂时性失语、偏瘫、听力障碍等症状。由于颅内压增高,患者会出现剧烈头痛、喷射性呕吐、视物模糊、偏盲或黑矇,护士要及时观察并记录患者神志、瞳孔、血压、心率、呼吸、体温、血氧饱和度及头痛程度和持续时间,是否伴有头晕、耳鸣、呕吐等其他症状。

(2)合适体位:立即使患者平卧,抬高床头 15°~30°,以促进颅内静脉回流,降低颅内压,松解衣物,头偏向一侧,清除呼吸道分泌物,保持气道通畅,给予吸氧。

（3）迅速降压：迅速降压或使用人工冬眠疗法。迅速降压是指根据患者情况，在几分钟或几小时内将其血压迅速降至（160~170）/（100~110）mmHg，或使平均动脉压下降20%~25%，之后用口服降压药物维持疗效。

（4）制止抽搐：尽快遵医嘱用药，如使用地西泮和苯巴比妥钠。尽量安置患者在单间，保持室内安静；当患者出现躁动不安、抽搐等症状，做好保护性护理；各项操作要尽量集中、快速、轻柔，保证充足的休息及睡眠。

（5）降低颅内压：遵医嘱使用如呋塞米、甘露醇、山梨醇等药物，并观察药物的效果。

四、健康教育

（一）疾病相关知识指导

通过健康教育，使患者能正确认识、对待原发性高血压；了解原发性高血压发生的主要危险因素及危害；理解控制血压的重要性和终身治疗的必要性。教会患者和家属正确测量血压的方法、监测的频率和记录。指导患者正确服用药物，提高用药依从性，从而有效控制血压。告诉患者及家属有关降压药物的名称、剂量、作用及不良反应，严格遵医嘱服药、按时准确服药，坚持规律服药，从而提高原发性高血压的控制率。

（二）指导患者健康生活方式

饮食应限盐、低脂、低胆固醇，含有充足的钾、钙，避免过饱或饥饿，多吃富含纤维素的新鲜蔬菜、水果，保持大便通畅，少吃动物内脏，肥胖者将体重控制在标准体重的10%上下范围，限酒戒烟。指导患者根据病情选择适宜的运动方式，合理安排运动量，掌握适合自己的运动强度。指导患者制订个体化作息时间表，保持运动与休息平衡，养成良好的睡眠习惯，矫正患者多年形成的不良生活习惯，建立和保持科学、规律的生活方式，积极配合治疗，以利于血压的稳定。

（三）定期随诊

1. 随诊内容 测量血压和/或动态血压，了解血压数值及达标状态；询问服药的依从性，根据血压的波动以及药物的不良反应进行药物调整，嘱咐患者按时服药；指导患者改善生活方式，坚持长期治疗，不随意停药。

2. 随诊间隔 根据患者的心血管总体风险及血压水平决定。正常高值或高血压危险分层属低危、中危或仅服1种药物治疗者，每1~3个月随诊1次；高危且血压达标并稳定者，每个月1次或者延长随访时间；对使用至少3种降压药，血压仍未达标者，应入院诊治。

知识拓展

高血压急症与亚急症的血压治疗

高血压急症是指原发性或继发性高血压患者在某些诱因作用下，血压突然显著升高（一般超过180/120mmHg），同时伴有进行性心、脑、肾等重要靶器官功能不全的表现。高血压亚急症是指血压显著升高但不伴急性靶器官损害。两者区别在于有无新近发生的急性进行性的靶器官损害，而并非血压升高的程度。

高血压急症的治疗：初始阶段（1h内）血压控制的目标为平均动脉压的降低幅度不超过治疗前水平的25%。在随后的2~6h内将血压降至较安全水平，一般为160/100mmHg左右。如果可耐受这样的血压水平，在之后24~48h逐步降压达到正常水平。

高血压亚急症的治疗：在24~48h将血压缓慢降至160/100mmHg。没有证据说明紧急降压治疗可以改善预后。许多高血压亚急症患者可通过口服降压药控制。

案 例 分 享

患者，男，56岁，2年前诊断为原发性高血压，血压控制一直不理想，最近一次测量血压为180/115mmHg。患者自述高血压并未给他带来过多不适，当头痛、心悸等症状出现时，他会服用医生开具的降压药，随之症状好转。他常常熬夜加班工作，没有时间运动锻炼，嗜烟，偶饮酒。心电图示：左心室高电压，提示心肌肥厚。心脏超声检查：左心室舒张功能减退，符合高血压左心室肥厚改变。尿常规（－）。血脂、血糖均在正常范围内。

问题：
根据以上资料，请对该高血压患者进行健康指导。

（袁丽秀）

第二节 冠心病的康复护理

一、概述

冠状动脉粥样硬化性心脏病（coronary atherosclerotic heart disease）指冠状动脉（冠脉）发生粥样硬化引起管腔狭窄或闭塞，导致心肌缺血缺氧或坏死而引起的心脏病，简称冠心病（coronary heart disease，CHD），也称缺血性心脏病（ischemic heart disease）。其病理生理核心是心肌耗氧和供氧失衡，当冠脉血流量不能满足心肌代谢的需要，即可引起心肌缺血缺氧。暂时的缺血缺氧引起心绞痛，而持续严重的心肌缺血可引起心肌坏死，即为心肌梗死。

冠心病主要症状表现为前胸压榨性疼痛，可迁延至颈、颌、手臂、后背及胃部，常伴有眩晕、气促、出汗、寒战、恶心及晕厥，严重患者可因心力衰竭而死亡。冠心病是最常见的心血管疾病之一，多发于40岁以上成人，男性多于女性，发病率有很大地区差异，经济发达国家发病率较高。据世界卫生组织2011年资料显示，我国冠心病死亡人数位列世界第二，已成为严重的公共卫生问题。

心脏康复（cardiac rehabilitation，CR）是指通过多方面、多学科合作，采取综合干预手段，包括药物、运动、营养、心理和社会支持，改变患者的不良生活方式，帮助患者培养并保持健康的行为，促进健康的生活方式，控制心血管疾病的各种危险因素，使患者生理、心理和社会功能恢复到最佳状态，延缓或逆转动脉粥样硬化进展，在减少残疾并促使其回归社会的同时,降低心血管疾病发病率和病死率,在延长患者寿命的同时提高患者的生存质量。大量研究表明,以运动为基础的心脏康复可使冠心病患者全因病死率下降15%~28%,心源性病死率下降26%~31%,猝死降低37%,1年内住院率下降23%,患者的生活质量显著提高。

二、康复护理评定

（一）一般状况

1. **一般情况评定**　患者的性别、年龄、体重、职业、工作环境、家庭情况、饮食习惯、生活习惯等。

2. **家族史与既往史**　是否有冠心病、心血管疾病及糖尿病家族史,是否有高血压、高脂血症病史。

3. **吸烟史**　是否吸烟,包括吸烟的量及持续时间;评定患者的戒烟意愿。

4. **心绞痛、心肌梗死的情况**　如心绞痛的诱因、部位、性质、强度、持续时间、缓解方式及诊治的经过等。

5. **用药情况**　是否规范使用二级预防药物,了解服药依从性和药物不良反应。

6. **运动状况**　是否有规律地进行体育锻炼,主要的运动形式及运动量,是否知道限制最大活动量的指征。

（二）主要功能障碍及评定

1. **主要功能障碍**　冠心病患者除了直接由于心肌供血不足导致心脏功能障碍之外,还由于心脏功能障碍、心绞痛,特别是缺乏体力活动和不良生活习惯,导致一系列的躯体和心理问题,严重影响患者的生活质量。

（1）循环功能障碍:冠心病患者往往体力活动减少,使心血管系统的适应性下降,导致循环功能障碍。因此改善患者心血管功能,需要进行适当的运动训练。

（2）呼吸功能障碍:长期的心血管功能障碍可导致肺循环功能障碍,肺血管和肺泡气体交换效率降低,吸氧能力下降,诱发或加重缺氧症状。需要重视和加强患者呼吸功能训练。

（3）全身运动耐力减退:机体吸氧能力减退和肌肉萎缩,限制了全身运动耐力。改变运动训练的适应性是提高运动功能和耐力的重要环节。

（4）代谢功能障碍:由于能量物质摄入过多而缺乏运动可导致胰岛素抵抗、血脂异常和糖代谢异常,表现为高胰岛素血症和高脂血症。

（5）行为障碍:冠心病患者往往伴有不良生活习惯、心理障碍等,这是影响患者日常生活和治疗的重要因素。

2. **功能障碍评定**　能定量了解患者心肌的需氧代谢能力,评价运动耐力,为制订适宜的运动处方、指导患者逐渐恢复日常生活活动提供客观依据。

（1）心电运动试验:又称运动负荷试验,可为制订运动处方提供依据,确保康复训练的有效性和安全性。制订运动处方一般采用分级症状限制型心电运动试验。出院前评定则采用6分钟步行试验或低水平运动试验。

（2）超声心动图运动试验:超声心动图可以直接反映心肌活动情况,从而揭示心肌收缩和舒张功能,还可反映心脏内血流变化情况,所以有利于提供运动心电图所不能显示的重要信息。运动超声心动图比安静时检查更有利于揭示潜在的异常,从而提高试验的敏感性。检查一般采用卧位踏车或活动平板方式。

（3）冠状动脉造影:选择性冠状动脉造影使冠状动脉主支及其分支显影,可准确反映冠状动脉狭窄的程度和部位。一般认为,管腔直径减少70%~75%或以上会严重影响血供,50%~60%也有一定意义。冠状动脉造影的主要指征:①在内科治疗中,心绞痛仍严重者,冠脉造影以明确动脉病变情况,选择介入性治疗或旁路移植;②胸痛似心绞痛而不能确诊者;③中老年患者心脏增大、心力衰竭、心律失常、疑有患冠心病而无创性检查未能确诊者。

冠状动脉狭窄程度的评定一般用TIMI分级指标:①0级,无血流灌注,闭塞血管远端无前向血流;②Ⅰ级,造影剂部分通过,冠状动脉狭窄远端不能完全充盈;③Ⅱ级,冠状动脉狭窄远端可完全充盈,但显影慢,造影剂消除也慢;④Ⅲ级,冠状动脉远端造影剂完全而且迅速充盈和消除。

（4）心功能评定:通常采用美国纽约心脏病协会（NYHA）的心脏功能分级方法（表3-11）。

（5）冠心病心脏康复运动危险分层:冠心病患者存在运动风险,运动锻炼前需要进行危险分层（表7-3）,用于指导运动处方的制订与实施。

表7-3 冠心病心脏康复运动危险分层

危险分层	分层标准	
	平板运动试验依据	其他临床依据
低危（每一项均存在者）	运动中和恢复期无复杂室性心律失常 运动中和恢复期无心绞痛或其他明显症状,如明显气短、头晕、虚弱等 运动中和恢复期的血流动力学反应正常（如随运动负荷的增减,有适当的血压与心率变化） 功能贮量≥7MET	无心力衰竭 静息LVEF≥50% 无心肌梗死并发症或进行血管重建后 静息时无复杂性心律失常 无心肌梗死后/血管重建后的缺血症状与体征 无临床抑郁
中危（存在任何一项者）	高水平运动时（≥7MET）,出现心绞痛或其他明显症状,如明显气短、头晕、虚弱等 运动中和恢复期有轻至中度无症状性心肌缺血表现（ST段下移<2mm） 功能贮量<5MET	静息LVEF为40%~49%
高危（存在任何一项者）	运动中和恢复期有复杂性心律失常 低水平运动时（<5MET）或恢复期出现心绞痛或其他明显症状,如明显气短、头晕、虚弱等 运动中和恢复期有严重的无症状性心肌缺血表现（ST段下移<2mm） 运动中和恢复期的血流动力学反应异常（如随运动负荷的增加,收缩压不升高或下降,心率不升,严重的运动后低血压）	静息LVEF<40% 有心搏骤停或猝死的病史 静息时有复杂的心肌梗死病史或血管重建的过程 存在心力衰竭 存在心肌梗死后/血管重建后的缺血症状与体征 存在临床抑郁

注:MET指代谢当量（metabolic equivalent）,可用于表示运动强度、作业强度;1MET是人安静时的耗氧量,相当于3.5ml/（min·kg）（为40岁、体重70kg的男性白种人安静坐位测定的耗氧量）;LVEF是左心室射血分数（left ventricle ejection fraction）。

（6）自感劳累分级：自感劳累分级（rating of perceived exertion，RPE）是由瑞典心理学家 Gunnar Borg 提出的。30~50 岁人运动强度级别 × 10 为该级别的大约心率数，运动者根据自我感觉确定级别，其级别可用作运动强度的指标（表 7-4）。

表 7-4 自感劳累分级（RPE）

Borg 计分	疲劳程度	Borg 计分	疲劳程度
6~8	非常轻	15~16	累
9~10	很轻	17~18	很累
11~12	稍轻	19~20	非常累
13~14	稍累		

（7）日常生活活动能力评定：日常生活活动（ADL）是人在独立生活中反复进行的、最必要的基本活动，包括基础性日常生活活动和工具性日常生活活动。ADL 能力评定是对患者综合活动能力的评定，通过科学的方法全面了解患者功能障碍对日常活动的影响，为确定康复目标、制订康复治疗计划、评定康复治疗效果提供依据。

三、康复护理措施

（一）康复护理原则

对患者的不良生活方式及各种危险因素进行联合干预，解除其焦虑、抑郁症状，阻止或延缓疾病的发展进程；进行主动的身体和社会适应能力训练，增强运动耐量，改善心肺功能，提高生活质量。

（二）康复护理目标

1. 短期目标　能采取正确的康复护理措施预防心绞痛的发作；能运用缓解心前区疼痛的方法控制疼痛；逐步恢复日常生活活动能力；稳定患者情绪，促进其身心康复。

2. 长期目标　通过综合康复护理，使患者养成健康的生活方式；控制危险因素，增强活动耐力，改善心血管功能，使生理、心理、社会等方面达到理想状态。

（三）康复护理分期

根据冠心病病理和康复治疗的特征，将冠心病康复护理分为 3 期。

Ⅰ期（院内康复期）：于入院 24h 内开始，如病情不稳定，可延迟至 3~7d。

Ⅱ期（院外康复早期）：指从患者出院开始至病情稳定性完全建立为止。一般在出院后 1~6 个月进行，行经皮冠状动脉介入术（PCI）和冠状动脉旁路移植术（CABG）的患者则于术后常规 2~5 周进行。

Ⅲ期（院外长期康复期）：指病情处于较长期的稳定状态，或Ⅱ期过程结束，包括陈旧性心肌梗死、稳定型心绞痛及隐匿型冠心病，为发生主要心血管事件 1 年后的院外患者提供预防和康复服务。

（四）各期护理措施

1. Ⅰ期康复护理　主要是通过适当活动，促进患者功能恢复，减少或消除卧床带来的运动耐量减退、低血容量、血栓栓塞性并发症等不利影响,逐步恢复体力及日常生活活动能力,运动能力达到 2~3MET,出院时生活基本自理。为Ⅱ期康复提供全面、完整的病情信息和准备。

(1)呼吸训练:主要指腹式呼吸训练,冠心病发病初期即可进行呼吸训练,一直持续康复训练的全部三期。腹式呼吸的要点是在吸气时腹部隆起,让膈肌尽量下降,减少回心血量,减轻心脏负担;呼气时腹部收缩,把肺内气体尽量排出。呼气与吸气之间要均匀、连贯、缓慢,呼气与吸气时间比为 2∶1。

(2)肢体训练:一般从床上的肢体活动开始,先活动远端肢体的小关节,如踝关节、腕关节,可以进行捏皮球、拉皮筋等抗阻活动。

(3)坐位训练:坐位是重要的康复起始点,应该从第 1 天就开始。开始时可将床头抬高,把枕头或被子放在背后,在有依托情况下进行坐位训练,逐步过渡到无依托独立坐。有依托坐的能量消耗与卧位相同,但上身直立位使回心血量减少,同时射血阻力降低,心脏负荷实际上低于卧位。训练时注意避免直立性低血压。

(4)步行训练:是心脏康复训练的主要内容之一,从床边站立开始,然后床边步行,以便在疲劳或不适时能及时上床休息。一般采取最大运动量的 50%~70% 作为步行训练的目标值。此阶段患者的活动范围明显增大,开始时最好进行心电监护下的活动。要特别注意避免上肢高于心脏水平的活动,如患者自己手举输液瓶上厕所,此类活动的心脏负荷增加很大,常是诱发意外的原因。避免在陌生、寒冷或闷热的环境,饱餐后、服药后立即进行训练。

(5)上下楼训练:是保证患者出院后在家庭活动安全的重要环节。可以缓慢上下楼,下楼的运动负荷不大,而上楼的运动负荷主要取决于上楼的速度,一般上 5~10 个台阶后有劳累感,或脉搏数增加 20 次/min 以上,休息后继续按当前或减少台阶数后再进行训练。应注意训练过程中保持缓慢的上楼速度,一般每上一级台阶可以稍事休息,以保证没有任何症状。台阶高度 15~20cm,宽度 30~40cm。为确保安全性,训练时可采用心电监护系统监测。

(6)排便训练:保持大便通畅,帮助患者养成定时排便的习惯。如果出现便秘,应该使用通便剂;患者腹泻时注意严密观察,因为肠道活动频繁可诱发迷走神经反射,导致心律失常或心电不稳。卧位大便时由于臀部位置抬高,回心血量增加,使心脏负荷增加,同时由于排便时必须克服体位所造成的重力,需要额外用力(4MET);而坐位大便时心脏负荷和力量消耗均小于卧位大便,也比较容易排便,因此应指导患者坐位大便。禁忌蹲位大便或在大便时过分用力。

(7)康复方案调整与监护:如果患者在训练过程中无不良反应,运动或活动时心率增加<10 次/min,次日训练可进入下一阶段。运动或活动时心率增加在 10~20 次/min,则需要继续同一级别的运动。心率增加 >20 次/min,或出现任何不良反应,则应该退回到前一阶段运动,甚至暂时停止运动训练。为了保证活动的安全性,应在医学或心电监护下开始所有的新活动。在无任何异常的情况下,重复性的活动不一定需要连续监护。

2. **Ⅱ期康复护理** 为冠心病康复护理的核心阶段,既是Ⅰ期康复护理的延续,也是Ⅲ期康复护理的基础。此期需要制订详细的运动方案(表 7-5),通过康复护理使运动能力逐渐达到 4~6MET。

表 7-5　Ⅱ期康复运动方案

项目	运动形式	运动强度	运动时间	运动频率
有氧运动	行走、慢跑、骑自行车、游泳、爬楼梯，以及在器械上完成的行走、踏车、划船等	Borg 计分 12~16 分	20~40min/次	3~5 次/周
抗阻训练	俯卧撑、哑铃或杠铃、运动器械以及弹力带等	40%~50% 的最大心率，每次训练 8~10 组肌群，每组 8~12 次，或 Borg 计分 11~14 分	10~15min/次	2~3 次/周或 1 次/2d
柔韧性运动	瑜伽、肢体拉伸等	有牵拉感，无明显疼痛，逐步增加	每个动作 15~60s，重复 4 次以上	>10min/d，7 次/周

（1）运动方式：主要是有氧运动及抗阻训练。有氧运动指由全身大肌群参与的周期性、动力性活动，其所致的心血管反应主要是心脏容量负荷的增加，可明显提高最大摄氧量，改善心肺功能各项指标。这种运动通常为低、中等强度且持续较长时间的耐力运动，常用的方式有步行、慢跑、游泳、骑车、健身操，以及在器械上完成的行走、踏步、划船等。

抗阻训练指一系列中等负荷、持续、缓慢、大肌群、多次重复的抗阻力量训练，如哑铃或杠铃、运动器械以及弹力带等。训练运动强度以 40%~50% 的最大心率为宜。抗阻训练可明显提高肌肉力量和耐力，促进基础代谢率的维持，明显改善老年、体弱患者的身体功能。可在家中或专门的康复训练中心进行。抗阻训练主张自然呼吸，不要憋气用力，指导患者用力时呼气，放松时吸气，同时要注意观察患者的脉搏、呼吸等情况。

（2）训练形式：分为间断性和连续性运动。间断性运动指基本训练期有若干次高峰强度，高峰强度之间强度降低。其优点是可以获得较强的运动刺激，同时时间较短，不至于引起不可逆的病理性改变；缺点是需要不断调节运动强度，操作比较麻烦。连续性运动指训练的靶强度持续不变，优点是简便，患者相对比较容易适应。

（3）运动量：是康复治疗的核心，要达到一定阈值才能产生训练效应。合理的每周总运动量为 700~2 000cal。运动量是由运动的强度、时间和频率共同决定的。①运动强度：运动训练所必须达到的基本训练强度称为靶强度，可用最大心率（HR_{max}）、最大摄氧量（VO_{2max}）、MET、心率储备、自感劳累分级（RPE）等方式表达。有氧训练靶强度一般为中低强度 40%~50% VO_{2max}（RPE 11~12 分），或中高强度 50%~70% VO_{2max}（RPE 12~15 分）。靶强度越高，产生心脏中心训练效应的可能性就越大。②运动时间：指每次运动锻炼的时间。靶强度运动一般持续 10~60min。在额定运动总量的前提下，训练时间与强度成反比。准备活动和放松运动的时间另外计算。③训练频率：指每周训练的次数。国际上多数采用每周 3~5 次的频率。合适运动量的主要标志：运动时稍出汗，轻度呼吸加快但不影响对话，早晨起床时感觉舒适，无持续的疲劳感和其他不适感。

（4）训练实施：每次训练都必须包括准备活动、训练阶段和放松运动 3 个步骤。①准备活动：其目的是预热，即让肌肉、关节韧带和心血管系统逐步适应训练期的运动应激。运动方式包括牵伸运动和大肌群活动，确保全身主要关节和肌肉都有所活动，一般采用低水平有氧运动，如医疗体操、太极拳等，也可附加小强度步行，根据病情轻重可持续 5~15min，病情越重或心肺功能越差,热身时间宜越长。②训练阶段:指达到靶训练强度的活动。中低强度训练的主要目的是达到最佳外周适应;高强度训练的目的在于刺激心肌侧支循环生成;包括有氧运动、抗阻运动、柔韧性运动等各种运动方式训练。③放松运动:主要目的是冷却,即让高度兴奋的心血管应激逐步降低,适应运动停止后血流动力学的改变。运动方式可以是慢节奏有氧运动的延续或柔韧性训练。根据患者情况,可持续 5~10min。充分的准备与放松活动是防止训练意外的重要环节(训练时,75% 的心血管意外发生在这两个时期),对预防运动损伤也有积极的作用。

(5)性功能障碍及其康复:康复治疗计划中通常忽略了患者心脏病发作后的性生活,在Ⅲ期康复应该将恢复性生活作为目标(除非患者没有需求)。在恢复性生活前应该经过充分的康复训练,一般情况下,建议患者出院 2~4 周后可重新开始性生活。通常性生活时心脏射血量约比安静时高 50%,可以使心率加快到 130 次 /min,随之血压也会有所升高,这和快速上二层楼的心血管反应相似。如果患者能够在 10~15s 内爬完 20 级楼梯未感呼吸急促、胸痛等症状,每分钟心跳与安静时相比增加不超过 20~30 次或进行心脏负荷试验,最大心脏负荷 >5MET,患者进行性生活是安全的。教育患者避免饱餐后进行性生活,应采用放松姿势和方式,因为放松体位的性生活最高能耗 4~5MET。

3. Ⅲ期康复护理　进一步巩固Ⅰ、Ⅱ期康复成果,积极控制危险因素,全面改善心血管功能,提高身体活动能力,最大限度地恢复患者的生活与工作能力。内容包括维持已形成的健康生活方式和运动习惯,继续运动康复和纠正危险因素,以及社会心理状态的恢复。运动康复可在家中自行进行,不需要在医院监护下运动。

四、健康教育

1. 向患者及家属介绍心脏结构、功能,冠状动脉病变及冠心病的危险因素,生活行为与冠心病的关系。

2. 指导患者注意周围环境因素对运动反应的影响,如寒冷和炎热气候要相对降低运动量和运动强度,避免在阳光下和高温时剧烈运动。运动时穿戴宽松、舒适、透气的衣服和鞋子;规范地使用运动器材,避免运动损伤;上坡时要减慢速度;有发热症状时应在体征消失 2d 以上再恢复运动。康复训练应循序渐进,持之以恒,如间隔 4~7d 以上再开始运动时宜稍降低强度。定期检查和修正运动处方,避免过度训练,避免竞技运动。运动中如发现心绞痛或其他症状,应停止运动并及时就医。

3. 防治高血压、糖尿病、高脂血症,定期复查血脂,监测血糖、血压,及时调整药物,指导患者严格按治疗方案规范用药。向患者介绍坚持药物治疗的必要性,停用药物治疗的后果,指导患者及家属观察药物副作用。

4. 合理膳食,指导患者增加蔬菜、水果、全麦谷物、坚果的摄入;避免摄入反式脂肪酸,减少饱和脂肪酸、钠盐、含糖食物等的摄入;避免饱餐,防止短时间心脏负荷过重;积极控制体重。

5. 向患者解释吸烟的危害和戒烟的益处,提供戒烟指导,介绍戒烟门诊。

6. 教会患者识别心绞痛、心肌梗死的临床表现,了解硝酸甘油的使用注意事项:随身携带,保证药物有效,避光保存;如发生心绞痛立即舌下含服,如无效可连服 3 次;服用后应取坐位或卧位；若服用3次仍无效，则高度怀疑心肌梗死，立即送医院诊治；硝酸甘油禁与乙醇、咖啡、浓茶同时服用。

7. 指导患者了解心理障碍的表现，如抑郁、焦虑、孤独、易激动等，教会患者采取积极应对方式，如运动、放松技巧等，减轻心理压力负荷和负性情绪。

8. 教会失眠患者记录睡眠日记，了解患者睡眠行为，纠正不正确的失眠认知和睡眠习惯。使用镇静催眠药时不可饮酒、喝茶、饮用咖啡等，以免增加药物成瘾的危险性。提供有关性生活方面的指导。

知识拓展

冠心病心脏康复/二级预防

心脏康复于1995年首次由美国健康和服务部、卫生保健政策研究所以及国家心肺血液研究所共同推荐作为冠心病二级预防的标准治疗写入指南，并不断更新。我国于2013年4月由中华医学会心血管病学分会主持编写了《冠心病心脏康复/二级预防中国专家共识》，具体包括生活方式改变（戒烟、饮食、运动）、双心健康（包括睡眠管理）、循证用药、生活质量评定与改善、职业康复5方面的内容。

案例分享

患者，男，48岁，身高170cm，体重82kg，1个月前因反复发作心前区疼痛，伴气短、出汗来院就诊，诊断为冠心病，住院治疗好转后出院。既往有高脂血症，总胆固醇（TC）：17.58mmol/L，甘油三酯（TG）：53.14mmol/L。患者因担心药物副作用未用药。患者平时缺乏运动，应酬较多，喜饮酒，抽烟30支/d。

问题：

根据以上资料，应如何为该患者制订康复计划？

（袁 薇）

第三节 慢性阻塞性肺疾病的康复护理

一、概述

慢性阻塞性肺疾病（chronic obstructive pulmonary disease，COPD）是一种可以预防、治疗的疾病，以不完全可逆的气流受限为特点。气流受限常呈进行性加重，与肺部对有害颗粒或气体的异常炎症反应有关。虽然COPD累及肺，但也可以引起显著的全身效应。临床上，以慢性支气管炎（chronic bronchitis）和阻塞性肺气肿（obstructive pulmonary emphysema）最常见。

慢性支气管炎是指气管、支气管黏膜及其周围组织的慢性非特异性炎症。临床上以咳嗽、咳痰或伴有喘息及反复发作的慢性过程为特征。如果病情进一步发展，可并发慢性阻塞性肺气肿、肺源性心脏病，甚至呼吸衰竭及心力衰竭。

阻塞性肺气肿，简称肺气肿，是由于吸烟、感染、大气污染等因素的刺激，引起终末细支气管远端（呼吸性细支气管、肺泡管、肺泡囊和肺泡）的气管弹性减退，过度膨胀、充气和肺容积增大，并伴有气道壁的破坏。进行性呼吸困难是肺气肿患者生存的主要问题。

目前全球大约有 6 亿 COPD 患者，我国流行病学调查显示，20 岁及以上成人的 COPD 患病率为 8.6%，40 岁以上人群中约为 13.7%，60 岁以上人群已超过 27%，男性患者数为女性的 2.2 倍。COPD 是一种慢性疾病，病程长，这无疑给患者带来了很大的经济负担。

二、康复护理评定

（一）一般状况

了解患者一般情况及既往史，是否患有慢性支气管炎、肺气肿、哮喘等疾病。是否有慢性咳嗽、咳痰、喘息、胸闷、气短、呼吸困难等症状，询问吸烟史及吸烟量。

（二）主要功能障碍及评定

1. 主要功能障碍

（1）气流受阻：COPD 使肺组织弹性回缩力降低，呼气时将肺内残余气体呼出肺外的动力减低，同时肺组织弹性回缩力减低后，对小气道的牵拉作用减弱，呼气末期小气道易产生闭合，气道阻力增加，有效通气量降低，影响了气体交换功能。长期慢性炎症，黏膜充血、水肿，增厚的管壁导致管腔狭窄，同时痰液积聚堵塞，引流不畅，导致换气功能障碍，常引起缺氧和二氧化碳潴留。

（2）病理性呼吸模式：慢性阻塞性肺气肿患者，由于肺组织弹性逐渐减退，呼吸时膈肌的上下移动幅度减弱，肺通气功能明显降低。为了弥补呼吸量的不足，患者增加呼吸频率，动用辅助呼吸肌（如胸大肌、三角肌、斜方肌等）来提高氧气的吸入，形成了病理式呼吸模式。

（3）呼吸肌无力：患者气流受阻及病理性呼吸模式的产生，影响了呼吸肌和辅助呼吸肌的活动，失代偿后产生呼吸肌疲劳，导致呼吸肌无力。

（4）活动能力减退：患者因惧怕出现劳力性呼吸困难，限制自己的活动，使活动受限，丧失了日常活动能力和工作能力，独立性丧失。

（5）心理障碍：长期有效通气功能下降，机体乏氧，导致乏力、气短、精神紧张、喘息，影响了休息和睡眠，给患者带来极大的心理压力和精神负担，使患者产生焦虑、紧张、暴躁和压抑等心理症状，有些患者伴有各种神经精神症状。

2. 功能障碍评定

（1）肺功能测试：FEV_1/FVC 是反映气道阻力和呼气流速变化最常用的指标。当有小气道阻塞时，其最大呼气流量 - 容量曲线降低；当合并肺气肿时，表现为通气功能障碍，FEV_1、最大通气量（MVV）等降低，残气量（RV）、功能残气量（FRC）、肺总量（TLC）均增大，肺活量（VC）正常或轻度下降。吸入支气管扩张剂后，$FEV_1 <$ 正常预计值的 80%，且 $FEV_1/FVC < 70\%$，可确定为不完全可逆性气流受限，明确诊断为 COPD。

（2）运动能力评定：目的是确定患者在运动时是否需要氧疗，指导制订适宜、安全、个体化的运动治疗方案。通过运动功能试验可获得最大耗氧量、定量运动耗氧量、无氧阀等数据。主要测定的方法有：

1）运动负荷试验：通过活动平板或功率自行车进行运动试验，获得最大吸氧量、最大代谢当量（MET）值、最大心率、运动时间等相关量化指标来评定患者的运动能力。

2）计时步行距离测定：一般用于体能低下或不能进行活动平板运动试验者，可行6分钟或12分钟步行试验，记录患者行走的总距离、暂停和吸氧的次数及时间，以判断其运动能力及运动过程中发生低氧血症的可能性。

3）耐力运动试验：在训练计划开始前和结束时，评定一些运动耐力的标准测量，如在步行器或固定自行车上，用最大负荷（由开始练习试验测得）测定耐力，得到的固定负荷为最大负荷的75%~85%，并记录其时间和速度。

4）呼吸肌力测定：呼吸肌主要由肋间肌、腹肌和膈肌组成。呼吸肌力测定为呼吸功能评定指标中最重要的一项，包括最大吸气压、最大呼气压及跨膈压的测定。它可体现吸气和呼气期间产生的最大能力，反映全部吸气和呼气肌肉的最大功能，是评定咳嗽和排痰能力的一个指标。

（3）呼吸困难程度：可采用改良版英国医学研究会呼吸问卷（MMRC）对呼吸困难程度进行评级（表7-6）。

表7-6 改良版英国医学研究会呼吸问卷（MMRC）

分级	描述
0级	虽存在不同程度肺气肿，但活动如常人，对日常生活无影响，活动时无气短
1级	在平地快步行走或步行爬小坡时出现气短
2级	由于气短，平地行走时比同龄人慢或者需要停下来休息
3级	在平地行走约100m或数分钟后需要停下来喘气
4级	因为严重呼吸困难而不能离开家，或在穿脱衣服时出现呼吸困难

（4）COPD严重程度评定：对确诊病例，可以根据FEV_1、FEV_1/FVC和临床表现作出严重程度分级（表7-7）。

表7-7 慢性阻塞性肺疾病的严重程度分级

分级	分级标准
0级（高危期）	有慢性咳嗽，咳痰，肺功能正常
Ⅰ级（轻度）	$FEV_1/FVC<70\%$，$FEV_1\geq80\%$预计值，伴或不伴有慢性症状（咳嗽、咳痰）
Ⅱ级（中度）	$FEV_1/FVC<70\%$，$50\%\leq FEV_1<80\%$预计值，常伴有慢性症状（咳嗽、咳痰、活动后呼吸困难）
Ⅲ级（重度）	$FEV_1/FVC<70\%$，$30\%\leq FEV_1<50\%$预计值（有慢性咳嗽，咳痰，活动时多有呼吸困难）
Ⅳ级（极重度）	$FEV_1/FVC<70\%$，$FEV_1<30\%$预计值或$FEV_1<50\%$预计值合并呼吸衰竭和右心衰竭，患者生活质量降低，进一步恶化可危及生命

（5）影像学检查：两肺纹理增粗、紊乱。并发肺气肿时，可见肋间隙增宽，膈低平，两肺透亮度增加。心脏常呈垂直位，心影狭长。

（6）血气分析：表现为动脉血氧分压（PO_2）降低、二氧化碳分压（PCO_2）升高、pH降低等，可出现呼吸性酸中毒，对判断COPD患者呼吸衰竭的类型有重要意义。

（7）心理社会评定：详细了解患者及其家庭对疾病的态度，评定疾病对患者的影响。

（8）与健康相关的生活质量（health-related quality of life，HRQOL）：常用圣·乔治呼吸问卷（the St.George's respiratory questionnaire，SGRQ），通常在治疗前后由医护人员指导完成，问卷主要询问患者咳嗽、咳痰、气喘及呼吸困难等发作情况和对日常活动及工作的影响。对生活质量影响越严重，分值越高。

三、康复护理措施

（一）康复护理原则

1. **个体化原则** 制订个性化护理方案，制订方案时要全面了解患者的病情，按病情的不同阶段分步骤教导，调动其主观能动性，选择适合自身条件的运动方式、锻炼强度以及锻炼时间。

2. **整体化原则** 不仅针对呼吸功能，而且要结合心脏功能、全身体能、患者心理等因素进行全面康复护理。

3. **循序渐进原则** 运动量宜从小开始，量力而行，逐渐增强运动耐受能力，延长运动时间，注意观察运动后的反应，并逐步进行耐寒锻炼。

4. **持之以恒原则** COPD的整体康复不应仅局限于急性发作期，而应坚持长期康复，才能达到稳定病情、减轻病痛和改善功能的目的。患者坚持一段时间的康复训练之后，要定时评定，及时调整康复护理方案。

（二）康复护理目标

提高患者的生活质量，减少急性加重次数和住院期，延长生存期。通过康复教育使患者掌握有效呼吸模式，支持和改善心肺功能；通过开展积极的呼吸和运动训练，提高机体能量储备，发掘呼吸功能潜力，提高患者对运动和活动的耐力；通过物理医学手段的治疗，预防呼吸系统并发症；通过康复护理改善心理状况，缓解焦虑、抑郁、紧张等心理障碍，增强心理健康。

1. **近期目标** 控制症状，巩固急性发作的治疗效果，积极预防急性发作。再致力于呼吸和运动训练，增强体力、耐力，改善日常生活活动能力，放松精神，缓解焦虑、紧张、暴躁等心理障碍。

2. **远期目标** 通过开展呼吸和运动训练，发掘呼吸功能潜力，通过物理治疗等手段预防并发症，消除后遗症；减少患者对他人的依靠，增加日常生活自理能力，延缓疾病的进一步进展，减少住院。

（三）肺康复的对象及介入时机

2011年，COPD防治全球倡议（GOLD）重申：所有的COPD患者都能从康复训练中受益。肺康复可以从稳定期扩展到急性加重期，在肺部感染控制后即可开始运动训练，这对改善运动耐力和生活质量有重要作用，可以减少患者住院时间，有效降低患者再住院率。对于老年、重症患者,可以选择出院后早期即开始康复锻炼。

（四）禁忌证

临床危重或病情不稳定,包括未控制的呼吸衰竭或心力衰竭,未控制的肺感染,严重肺动脉高压或肺淤血、肺性脑病。

（五）护理措施

1. 运动训练　是改善运动耐力最有效的方法,是肺康复的核心内容,可以减轻呼吸困难和疲劳等症状。

（1）运动方式

1）耐力训练:可以改善患者的运动耐力,增加最大的工作负荷。训练方案应结合患者个体情况、兴趣爱好,且简单易行。通常先做简单的6分钟步行试验,了解患者的活动能力。然后采用亚极量行走和登梯练习,改善患者的耐力。运动开始先进行5min活动,休息适应后逐渐增加活动时间。当患者能耐受每次20min运动后,即可增加运动量。每次运动后心率应至少增加20%~30%,并在停止运动后5~10min恢复到安静值。

2）力量训练:可以增加目标肌肉体积,重塑肌纤维结构,改善肌肉力量,且对通气量的需求低,患者更容易耐受,常选择哑铃操、弹力带、负重训练等方式。日常活动需要力量训练和耐力训练相结合才能引起生理学效应,在提高COPD患者的肌耐力和肌力方面较单一的耐力训练更有效。

3）下肢训练:是肺康复的关键。COPD患者下肢肌肉力量下降较上肢更为明显,通过下肢训练可以提高COPD患者的活动耐力,减轻呼吸困难的症状,改善机体功能和精神状态。可以采用步行、登山、骑车、划船等方法。每次活动20~30min为宜;训练频率为3~5d/周,疗程8~12周。

4）上肢训练:可以提高机体对上肢运动的适应性而增加做功能力,另外由于肩带肌力的改善,可以增加上肢固定时的辅助呼吸功能。上肢训练方法简单,不受场地限制,可以与下肢训练相结合。可以让患者用哑铃做高度超过肩部的各方向练习,还可以让患者手持重物（0.5~3kg）,做高过肩部的活动,每活动1~2min,休息2~3min,每次训练15~20min,每日2次,疗程8~12周。

5）长期卧床、低BMI或重症患者,可以采用被动运动,如神经肌肉电刺激可以减少制动引起的骨骼肌功能下降,缩短从床到椅转移的时间,获得较快的功能恢复,常用方波刺激COPD患者股四头肌、腘绳肌、腓肠肌,每周3~5次,每次30min。

（2）运动强度:通常60%~80%最大摄氧量（VO_{2max}）或无氧阈的运动强度为高强度运动,可以获得生理学效益。但是高强度运动意味着外伤和高心血管疾病的风险。低强度训练或间歇训练同样有效,要根据患者的日常生活活动能力来确定运动强度。高强度运动训练需要在医院内监护下完成,可以先从低运动强度开始,运动中注意逐步增加运动强度,以减少应激刺激。低强度训练或间歇训练对运动能力、健康相关的生活质量改善与持续训练相当。运动强度的监护至关重要。用靶心率来监测运动强度并配合用Borg计分对患者运动时的呼吸困难和劳累程度进行量化,并以此来确定患者的运动强度更为有效,尤其是在较高运动水平（80%的峰值耗氧量）时。运动后无全天疲劳感,原有疾病、症状无加重,饮食、睡眠良好为合适运动量的一般标准。

（3）运动频率、周期和训练效果的维持:COPD患者接受8~12周,每周3~7次,每次

10~45min 的运动训练,时间越长效果越好。患者训练的动机、家庭的支持、环境和疾病的稳定性是患者能否坚持训练的主要原因。由于院内康复费用较为昂贵,为了维持运动效果,可将运动训练融合在日常生活中,避免患者重新陷入因运动功能受限而影响生活质量的困境。

（4）增加运动训练效果的方法:增加运动训练效果的方法有很多,如运动中吸氧、运动过程中无创辅助正压通气（NPPV）的应用可增加低氧血症 COPD 患者的运动耐力。

（5）注意事项:需要长期坚持训练以保持训练效果;训练前需要做准备运动,训练结束做舒缓放松运动。

2. 呼吸训练

（1）腹式呼吸:COPD 患者由于肺的收缩效率降低以及气道阻力的增加,往往采取胸式呼吸;但由于胸式呼吸不能保证肺有效的通气量,又易引起呼吸紧张,增加耗氧量,诱发呼吸肌疲劳,故应指导患者采取腹式呼吸,有利于患者增加肺泡通气量,改善气体分布,降低呼吸消耗,缓解气促症状。腹式呼吸主要是靠膈肌收缩而进行的一种呼吸方式,要求平心静气,颈背部肌肉放松,经鼻吸气,由口呼气,呼、吸气应该缓慢而均匀。

锻炼方法:根据病情,锻炼时可取卧、坐位或立位,坐位效果最佳。卧位时双腿屈曲,使腹肌放松,由于腹式呼吸的外在表现为腹部的隆起和下陷,因此在锻炼中可以将一手放于腹部,用鼻腔缓慢深吸气时,吸气达 2~3s,腹部向上升起,手感到腹部向上抬起,屏气 1~2s,然后呼气,用口缓慢呼出时,尽量全部排出,但嘴不要张得过大,呼气达 4~6s,腹部凹入,手感到腹部下降,呼吸要深而且慢,要求呼气的时间是吸气时间的 2 倍。坐位、立位时动作基本相同。坐位时保持大腿与地面成 90° 角,双脚与地面接触放松。放松肩部,胸腔保持不动,两脚微微张开保持平衡。一手放于前胸,一手放于腹部,吸气时尽量挺腹,胸部不动,每次腹式呼吸应重复 8~10 次,患者可根据自身情况,一天内多次训练。

（2）缩唇呼吸:COPD 患者的气道弹性回缩能力下降,加之反复发生气道感染,支气管壁充血、水肿和纤维组织增生,呼气时肺泡内气体潴留,呼出的气体量减少,进而影响吸气量。采用缩唇呼吸慢慢呼气,延长呼气时间,并阻止了气道塌陷的程度,从而增加肺内气体的排出,有助于下一次吸气时吸入更多的新鲜空气。在增加气体量和换气的同时,使肺内二氧化碳排出,增加肺泡换气,提高通气效率。

锻炼方法:患者取端坐位,双手放于膝上,吸气时让气体从鼻腔进入,吸气持续 2~3s,吸气后不要忙于呼出,屏息 1~2s 后再呼出。呼气时,舌尖放于下颌牙齿内底部,舌体拱起略靠近上颌,以增加呼气气流的阻力,缩拢口唇呈吹口哨样,使气体通过缩窄的口唇慢慢将肺内的气体呼出,同时收缩腹部,呼气持续 4~6s。要求呼气的时间要长,呼出尽量多的气体,吸气和呼气的时间比为 1：2。呼气流量以能使距口唇 15~20cm 处的蜡烛火焰倾斜而不熄灭为标准,以后可逐渐延长距离,并逐渐延长时间。缩唇呼吸与腹式呼吸配合即可,在呼气时行缩唇式呼气即可。频次与腹式呼吸相同。

（3）放松训练:可以放松紧张的辅助呼吸肌群,缓解呼吸困难症状,减少呼吸肌耗氧量。

1）前倾依靠位:患者坐在床前,床上置两床叠好的棉被或四个枕头,患者两臂置于棉被或枕下以固定肩带并放松肩带肌群,头靠在被上或枕头上以放松颈部肌肉,前倾位还可降低腹肌张力,使腹肌在吸气时更易隆起,有助于腹式呼吸模式的建立。

2）椅后依靠位：患者坐于柔软且有扶手的椅子或沙发上，头稍后靠于椅背或沙发背上，完全放松坐 5~15min。

3）前倾站位：是腹式呼吸最有利的体位。患者自由站立、两手指互握置于身后稍向下拉，同时身体稍前倾使腹肌放松，或身体前倾站立、两手撑放于前方的低桌上，此体位可放松肩部和腹部肌群，利于腹式呼吸。

4）膈肌体外反搏呼吸法：使用体外膈肌反搏机或低频通电装置，刺激电极位于胸锁乳突肌外侧，锁骨上 2~3cm 处（膈神经部位），脉冲波进行刺激。1~2 次 /d，30min/ 次，疗程 12~16 周。

5）缓慢呼吸有助于减少呼吸频率，减少每分通气量，减少解剖无效腔，提高肺泡通气量，提高动脉血氧分压。但过度缓慢呼吸可增加呼吸功，反而增加耗氧，因此，呼吸频率控制在 10 次 /min 左右较合适。

3. 保持和改善气道通畅

（1）体位：患者采取坐位或半卧位，保持和改善呼吸道通畅，有利于肺扩张。

（2）有效咳嗽训练：有效咳嗽是清除呼吸道分泌物最有效的方法。如果不能及时排出痰液，气道痉挛和感染就会持续加重，所以咳嗽是排痰最有效的手段。方法：咳嗽前先缓慢深吸气，然后屏气片刻，快速打开声门，用力收缩腹肌将气体快速排出，引起咳嗽。连续咳嗽 3 声后，缩唇将余气尽量呼出。平静片刻后准备再次咳嗽。咳嗽训练可在晨起、睡前或餐前半小时进行，时间不宜过长。

（3）辅助咳嗽技术：适用于腹肌无力，不能引起有效咳嗽的患者。可让患者坐在有靠背的椅子上或仰卧于硬板床上，面对护士，护士将双手置于患者肋骨下角处，嘱其深吸气，尽量屏住呼吸，待患者准备咳嗽时，护士的手向上向里用力推，帮助患者快速呼气，引起咳嗽，如痰液过多可使用吸引装置。

（4）胸部叩拍和振动：体位引流时配合胸部叩拍和振动，可使黏附于支气管内的分泌物松解脱落，移至较大的支气管从而促进排出。

1）人工拍背排痰法：护士将手掌微屈成碗口状，在吸气和呼气时叩击与肺段相应的胸壁部位（80~100 次 /min），以脊柱为界，有节奏地自下而上、由外向内轻轻叩击，叩拍时间为 1~5min。高龄或皮肤易破损者可用薄毛巾或其他保护物覆盖在叩拍部位以保护皮肤。

2）体外振动排痰机或高频振荡：可使患者排痰的有效性得到提高。

（5）体位引流：是依靠重力作用促使各肺叶或肺段气道分泌物引流排出的方法。适用于意识清楚、分泌物较多、咳嗽咳痰能力尚可的患者。原则：应将病变部位置于高处，使引流支气管的开口方向向下。方法：每次引流一个部位，体位维持 5~10min，每天做 2~3 次，总治疗时间为 30~45min。宜在晨起后进行体位引流，为预防胃食管反流，应在饭后 1~2h 进行头低位引流。引流过程中要注意生命体征的变化（表 7-8、图 4-45）。

表 7-8　常见的肺部引流体位

引流部位	患者体位
双上叶前段	仰卧位
双上叶尖段前部	躯干后倾坐位
双上叶尖段后部	躯干前倾坐位

续表

引流部位	患者体位
左上叶后段	右侧卧位,左侧向前转45°,头侧抬高45°
右上叶后段	左侧卧位,右侧向前转45°
左舌叶	右侧卧位,左侧向后转45°,头低位30°
右中叶	左侧卧位,右侧向后转45°,头低位30°
双下叶前基底段	仰卧,头低位45°
双下叶后基底段	俯卧,头低位45°
双下叶背段	俯卧位
左下叶外基底段和右下叶内基底段	右侧卧,头低位45°
右下叶外基底段	左侧卧,头低位45°

4. 营养支持 COPD 患者常处于高代谢状态,营养不良的发生率高,它不仅直接损害 COPD 患者的骨骼肌功能,影响运动训练的效果,还可以降低患者免疫功能,增加感染机会。患者应进食高热量、高蛋白质、高维生素、易消化的食物,降低糖类比例,多吃新鲜水果、蔬菜,少食辛辣刺激性及脂肪含量高的食物。供给优质足量蛋白质及钙,多食鱼、蛋、瘦肉、牛奶、豆制品等,每日蛋白质 80~120g,脂肪 40~60g 为宜,并应注意糖、脂肪、蛋白质三大营养物质的合理搭配,每日三餐不宜过饱,以高营养的清淡食物为主。此外,应为患者创造良好的进食环境以促进食欲,进食时间必须充足,在放松的心情下愉快进食。营养过剩是由于进食过量和缺乏体力活动造成的,表现为肥胖。肥胖者呼吸做功会增加,加剧 COPD 患者症状,体重管理是这类患者需要强调的内容。

5. 心理康复 由于 COPD 为慢性疾病,患者出现咳嗽、咳痰、进行性呼吸困难等症状,影响正常生活、工作和学习,患者常感到无望、抑郁、焦虑。焦虑和抑郁是 COPD 患者伴随的情绪障碍,因此心理指导对 COPD 患者的康复十分重要。在肺康复实施过程中,要充分认识患者的心理问题,并给予及时的帮助,对提高其生存质量,使之尽早回归社会具有重要意义。

四、健康教育

(一)避免诱因、预防发作

改善生活环境以避免有害气体刺激,因为外界的各种刺激(如烟草、烟雾等)均可直接或间接导致器官损伤。在呼吸道传染病流行期间,尽量少去公共场所。戒烟并避免被动吸烟,吸烟能引起咳嗽、咳痰、气短等呼吸系统症状和呼吸功能减退,被公认为是重要的发病因素,吸烟数量、时间与疾病严重度成正相关。护士应耐心对患者讲解吸烟与疾病的关系,劝告其戒烟。戒烟已被明确证明可以有效延缓肺功能进行性下降;避免接触有害气体、粉尘及烟雾:如生活中的油烟、油漆味、煤气味,以及过敏物质,如动物毛发及其排泄物、毛毯被子的灰尘等,同时注意居住环境的通风;避免受凉感冒,在气温突变时注意增减衣服,在感冒流行期间,不要到人多的场所去,外出戴口罩;增强机体免疫力。

（二）坚持长期家庭氧疗

长期家庭氧疗是指在日常生活中需要长期 / 终身低流量吸氧（<2L/min）,每日连续吸氧不得少于 15h。有研究表明,COPD 患者坚持长期家庭氧疗后,血气分析指标中平均氧分压（PO_2）和二氧化碳分压（PCO_2）、年平均住院次数、住院费用支出、住院天数等均有明显改善。许多患者坚持长期氧疗后感受到,醒来时精力更充沛;日常活动时呼吸急促的情况减少,比之前更有活力;能清晰地思考问题。

1. 长期氧疗的指征 ①PO_2≤55mmHg 或 SaO_2≤88%,有或没有高碳酸血症;②PO_2 为 55~60mmHg,或 SaO_2≤89%,并有肺动脉高压、心力衰竭、水肿或红细胞增多症。

2. 氧疗方式 通常以鼻导管吸氧作为起始方式,氧流量一般从 0.5~2L/min 开始,氧疗过程中应监测外周血氧饱和度和动脉血气情况,外周血氧饱和度应在 89% 以上。

3. 吸氧时间 >15h/d,以 15~18h/d 为最佳。

（三）用药指导

COPD 患者稳定期仍需要用多种药物维持治疗,正确用药非常重要。

1. 吸入剂 因病情严重程度不同,可能使用一种或多种吸入剂。指导患者正确应用各种吸入剂,并反复告知如何避免药物并发症。如吸入激素后应漱口、清洁面部等。

2. 祛痰药 患者呼吸道内产生黏液较多,痰液不及时咳出可增加气道阻力、继发感染,使用祛痰药物时,应多饮水,帮助稀释痰液并及时咳出。

3. 平喘药 可扩张支气管,缓解气流受限。茶碱的主要不良反应有胃肠道反应、心悸、头痛、失眠等,指导患者严格按照医嘱服用。

4. 复查指征 患者可能并发自发性气胸、肺部感染,可发展为慢性肺源性心脏病、呼吸衰竭、消化性溃疡等疾病。应做到每半年或一年复查一次,如出现咳嗽加剧、痰量增多、痰液黏稠、痰色变黄、气急加重、发热、胸痛、恶心、呕吐、腹痛、腹泻或便中带血时,应及时就诊。

知识拓展

运动时氧疗及无创通气的应用

目前的证据显示,在运动中应用氧疗可以提高 COPD 患者的运动耐力。无创通气对肺康复的效果改善有一定作用,对于已经行家庭无创通气的患者,运动中可以考虑应用。

案 例 分 享

患者,男,79 岁。主诉:咳嗽、咳痰 35 年,胸闷气短 15 年,加重 10d。

入院检查:T 36℃,P 90 次 /min,R 18 次 /min,BP 125/84mmHg,SpO_2 92%。患者神志清晰,语言流利,发绀,桶状胸,呼吸运动度对称,肋间隙正常,无呼吸浅快,无呼吸三凹征。双肺叩诊呈过清音。双肺听诊呼吸音低,有干湿啰音,双下肺显著。双下肢无水肿。

血气分析:pH 7.39,PCO_2 54.7mmHg,PO_2 69mmHg,HCO_3^- 32.3mmol/L（Ⅱ型呼吸衰竭）。

血常规：红细胞计数 4.62×10^{12}/L，血红蛋白 148g/L，白细胞计数 8.8×10^9/L，中性粒细胞比例 77.81%，血小板计数 125×10^9/L。

肺功能检查：FEV_1/FVC 为 50%，FEV_1 占预计值 40%。

X 线检查：①双肺肺间质纤维化伴慢性炎症；②双肺局限性气肿。

问题：

1. 该患者主要的护理诊断有哪些？
2. 针对患者的护理诊断，提出当前的肺康复护理措施。

（孙　晖）

第八章　老年疾病康复与护理

学习目标

1. 掌握骨质疏松症、阿尔茨海默病、肌少症的康复护理方法和健康教育措施。
2. 熟悉三类老年疾病的主要功能障碍及主要评定方法。
3. 了解三类老年疾病的概念及相关基础理论。
4. 学会应用康复护理评定方法,对患者实施系统评定。
5. 具有提出康复护理及健康教育措施的能力。

第一节　骨质疏松症的康复护理

一、概述

骨质疏松症(osteoporosis,OP)是一种以骨量低下,骨微结构损坏,导致骨脆性增加,易发生骨折为特征的全身性骨病(世界卫生组织,WHO)。2001 年,美国国立卫生研究院(NIH)提出骨质疏松症是以骨强度下降、骨折风险性增加为特征的骨骼系统疾病。骨强度涵盖骨量和骨质量两大要素。

骨质疏松症可发生于不同性别和年龄,但多见于绝经后妇女和老年男性。其表现为骨的脆性增加,因而骨折的危险性大为增加,即使是轻微的创伤或无外伤的情况也容易发生骨折,导致病残率和死亡率增加。而且,骨质疏松症及骨质疏松性骨折的治疗和护理需要投入相当大的人力和物力,给家庭、社会带来了一定的经济负担。然而,骨质疏松性骨折是可防治的,尽早预防可以避免骨质疏松及其骨折。即使发生骨折,只要采用适当、合理的治疗仍可有效降低再次骨折的风险。因此,早期诊断、及时预测骨折风险并采用规范的防治措施是十分重要的。

二、康复护理评定

(一)一般状况

1. **分类**　骨质疏松症分为原发性骨质疏松症和继发性骨质疏松症两大类。其中,原发性骨质疏松症包括绝经后骨质疏松症(Ⅰ型)、老年骨质疏松症(Ⅱ型)和特发性骨质疏松症(包括青少年型)。继发性骨质疏松症指由任何影响骨代谢的疾病和/或药物及其他明确病因导致的骨质疏松。

2. 发病原因　骨质疏松症的具体病因尚未完全明确，一般认为与以下因素有关：

（1）内分泌因素：女性患者由于雌激素缺乏造成骨质疏松，男性则为性功能减退所致睾酮水平下降引起。骨质疏松症在绝经后妇女特别多见，卵巢早衰则使骨质疏松提前出现，提示雌激素减少是发生骨质疏松的重要因素。一般认为老年人的骨质疏松和甲状旁腺功能亢进有关。血降钙素水平的降低可能是女性易患骨质疏松的原因之一。其他内分泌失调性疾病，如库欣（Cushing）综合征产生过多的内源性皮质激素或慢性甲状腺毒症，导致骨的吸收或排泄增加，这些都与骨质疏松症形成有关。

（2）营养因素：已经发现青少年时钙的摄入与成年时的骨峰值直接相关。钙的缺乏导致甲状旁腺素（PTH）分泌和骨吸收增加，低钙饮食者易发生骨质疏松。维生素 D 的缺乏导致骨基质的矿化受损，可出现骨质软化症。长期蛋白质缺乏造成骨基质蛋白合成不足，导致新骨生成落后，如同时有钙缺乏，骨质疏松则加快出现。维生素 C 是骨基质羟脯氨酸合成中不可缺少的，能保持骨基质的正常生长和维持骨细胞产生足量的碱性磷酸酶，缺乏维生素 C 则可使骨基质合成减少。

（3）失用因素：肌肉对骨组织产生机械力的影响，肌肉发达、骨骼强壮，则骨密度值高。由于老年人活动减少，使得肌肉强度减弱、机械刺激少、骨量减少，同时肌肉强度的减弱和协调障碍使老年人较易摔跤，伴有骨量减少时则易发生骨折。老年人患有脑卒中等疾病后长期卧床不活动，因失用因素导致骨量丢失，容易出现骨质疏松。

（4）药物及疾病：抗惊厥药可引起治疗相关的维生素 D 缺乏，以及肠道钙的吸收障碍，并且继发甲状旁腺功能亢进。过度使用包括铝制剂在内的制酸剂，能抑制磷酸盐的吸收，导致骨矿物质的分解。糖皮质激素能直接抑制骨形成，降低肠道对钙的吸收，增加肾脏对钙的排泄，继发甲状旁腺功能障碍。长期使用肝素会出现骨质疏松，具体机制未明。化疗药，如环孢素已证明能增加啮齿类动物的骨更新。肿瘤，尤其是多发性骨髓瘤的肿瘤细胞产生的细胞因子能激活破骨细胞，以及儿童或青少年的白血病和淋巴瘤。胃肠道疾病，如炎性肠病导致吸收不良和进食障碍；神经性厌食症导致快速的体重下降以及营养不良，并与无月经有关。珠蛋白生成障碍性贫血，源于骨髓过度增生以及骨小梁连接处变薄，这类患者中还会出现继发性性腺功能减退症，这也是骨质疏松症的成因之一。

（5）遗传因素：骨质疏松症的发生取决于年轻时获得的峰值骨量高低以及老年后骨量丢失的速度，二者尤其是峰值骨量很大程度上由遗传因素决定，且由许多基因共同决定。

（6）其他因素：酗酒，长期大量饮酒可能诱发体内很多激素分泌紊乱，包括雌激素，易导致维生素 D 代谢异常，钙剂及其他多种营养物质摄入不足，导致骨质疏松。吸烟，烟草中的尼古丁可影响钙的吸收，还可以抑制雌激素的分泌，促进雌激素在肝的灭活，烟碱能够抑制成骨细胞，刺激破骨细胞的活性，导致骨质疏松症。长期的高强度运动可导致特发性骨质疏松症。

3. 临床表现　疼痛、脊柱变形和发生脆性骨折是骨质疏松症最典型的临床表现。但许多骨质疏松症患者早期常无明显的症状，往往在骨折发生后经 X 线或骨密度检查时才发现已有骨质疏松。

（1）疼痛：是原发性骨质疏松症最常见的症状，以腰背痛多见。疼痛沿脊柱向两侧扩散，仰卧或坐位时疼痛减轻，直立时后伸或久立、久坐时疼痛加剧，日间疼痛轻，夜间和清晨醒来时加重,弯腰、肌肉运动、咳嗽、排便用力时加重。一般骨量丢失 12% 以上时,即可出现骨痛。老年骨质疏松症时,椎体骨小梁萎缩,数量减少,椎体压缩变形,脊柱前屈,腰背肌为了纠正脊柱前屈而加倍收缩,肌肉疲劳甚至痉挛,产生疼痛。新近胸腰椎压缩性骨折,亦可产生急性疼痛,相应部位的脊柱棘突可有强烈压痛及叩击痛,一般 2~3 周后可逐渐减轻,部分患者可呈慢性腰痛。若压迫相应的脊神经可产生四肢放射痛、双下肢感觉运动障碍、肋间神经痛、胸骨后疼痛(类似心绞痛),也可出现上腹痛(类似急腹症)。若压迫脊髓、马尾还可影响膀胱、直肠功能。

(2)脊柱变形:身长缩短、驼背,多在疼痛后出现。脊椎椎体前部几乎多为松质骨组成,而且此部位是身体的支柱,负重量大,尤其第 11、12 胸椎及第 3 腰椎负荷量更大,容易压缩变形,使脊椎前倾,背屈加剧,形成驼背;随着年龄增长,骨质疏松加重,驼背曲度加大,致使膝关节挛拘显著。人的脊柱由椎骨和非骨性组织——椎间盘组成,随着年龄的增长,椎间盘会变薄,出现身高的下降,但一般不超过 3cm。如果身高比前一年降低 2cm,或者比年轻时最大身高降低 3cm 以上,要警惕椎体压缩性骨折。

(3)骨折:这是骨质疏松症最常见和最严重的并发症。脆性骨折是指低能量或者非暴力骨折,如从站高或者小于站高跌倒或因其他日常活动而发生的骨折。发生脆性骨折的常见部位为胸、腰椎,髋部,桡、尺骨远端和肱骨近端,其他部位亦可发生骨折。发生过一次脆性骨折后,再次发生骨折的风险明显增加。

(二)主要功能障碍及评定

骨质疏松症是多因素疾病,而且每个人的易感性不同,因此对个体进行骨质疏松风险评定能为尽早采取合适的防治措施提供帮助。临床上评定骨质疏松风险的方法较多,这里推荐 2 种敏感性较高且操作方便的简易评定方法作为初筛工具。

1. 骨质疏松症风险评定

(1)国际骨质疏松症基金会(IOF)骨质疏松症风险 1 分钟测试题

1)您是否曾经因为轻微的碰撞或者跌倒就会伤到自己的骨骼?

2)您的父母有没有过轻微碰撞或跌倒就发生髋部骨折的情况?

3)您经常连续 3 个月以上服用"可的松、泼尼松"等激素类药品吗?

4)您的身高是否比年轻时降低了(超过 3cm)?

5)您经常大量饮酒吗?

6)您每天吸烟超过 20 支吗?

7)您经常腹泻吗?(由于消化道疾病或者肠炎而引起)

8)女士回答:您是否在 45 岁之前就绝经了?

9)女士回答:您是否曾经有过连续 12 个月以上没有月经(除了怀孕期间)?

10)男士回答:您是否有阳痿或者缺乏性欲这些症状?

只要其中有一题回答结果为"是",即为阳性。

(2)亚洲人骨质疏松自我筛查工具(osteoporosis self-assessment tool for Asians,OSTA):此工具基于亚洲 8 个国家和地区绝经后妇女的研究,收集多项骨质疏松危险因素并进行骨密度测定,从中筛选出 11 个与骨密度显著相关的风险因素,再经多变量回归模型分析,得出最能体现敏感度和特异度的 2 项简易筛查指标,即年龄和体重。计算方法是:(体重 − 年龄)×0.2,结果评定如下(表 8-1):

表 8-1 OSTA 指数评价骨质疏松风险级别

风险级别	OSTA 指数
低	>-1
中	-1~-4
高	<-4

2. 骨质疏松性骨折的风险预测 世界卫生组织推荐的骨折风险预测简易工具（FRAX®）可用于计算 10 年发生髋部骨折的概率及任何重要的骨质疏松性骨折发生概率。

（1）FRAX® 的应用方法：该工具的计算参数包括股骨颈骨密度和临床危险因素。在缺乏股骨颈骨密度参数时可以由全髋部骨密度取代，然而在这种计算方法中，不建议使用非髋部骨密度。在没有骨密度测定条件时，FRAX® 也提供了仅用体重指数（BMI）和临床危险因素进行评定的计算方法。

在 FRAX® 中明确的骨折常见危险因素是：

1）年龄：骨折风险随年龄增长而增加。

2）性别。

3）低骨密度。

4）低体重指数：≤19kg/m^2。

5）既往脆性骨折史，尤其是髋部、尺、桡骨远端及椎体骨折史。

6）父母髋骨骨折。

7）接受糖皮质激素治疗：任何剂量，口服 3 个月或更长时间。

8）抽烟。

9）过量饮酒。

10）合并其他引起继发性骨质疏松的疾病。

11）类风湿关节炎。

由于我国目前还缺乏系统的药物经济学研究，所以尚无中国依据 FRAX® 结果计算的治疗阈值。临床上可参考其他国家的资料，如美国指南中提到 FRAX® 计算出髋部骨折概率≥3% 或任何重要的骨质疏松性骨折发生概率≥20% 时，视为骨质疏松性骨折高危人群，而欧洲一些国家的治疗阈值髋部骨折概率≥5%。在应用中可以根据个人情况酌情决定。

（2）FRAX® 应用中的问题与局限

1）不适用人群：临床上已诊断了骨质疏松，即骨密度（T 值）低于 -2.5；或已发生了脆性骨折，本应及时开始治疗，不必再用 FRAX® 评定。

2）适用人群：没有发生过骨折又有低骨量的人群（T 值）高于 -2.5，因临床难以作出治疗决策，使用 FRAX® 可以方便、快捷地计算出每位个体发生骨折的绝对风险，为制订治疗策略提供依据。适用人群为 40~90 岁男女，40 岁以下和 90 岁以上的个体可分别按 40 岁或 90 岁计算。

3）地区、人种差异问题：FRAX® 中骨折相关危险因素的确定基于来自全球包括北美、欧洲、亚洲、澳大利亚等地区多个独立的大样本、前瞻性人群研究的原始资料和大样本的 Meta 分析，因此具有共性。但其计算模型中还需要相应国家人群的骨折发生率和人群死亡率的流行病学资料。由于我国关于骨折发生率的流行病学资料比较缺乏，因此使用时只能借用中国人局部地区的流行病学资料,在普遍应用时可能会有小的偏差,但这种偏差不会很大。世界卫生组织建议那些尚没有本国资料的国家可使用与自己国家最接近的计算工具,同样有很好的参考价值。

（3）骨折相关的其他因素:除了FRAX®中涉及的骨折危险因素外,还有一些其他因素也与骨折关系密切。比如,大多数老年人的骨折发生在跌倒后,所以跌倒是发生骨折的重要危险因素,但FRAX®中没有包括跌倒。其原因有两个:其一是用于开发这一工具的队列研究数据对跌倒的报告形式不一致,难以标准化;其二,药物的干预没有明确证据表明可以减少跌倒患者的骨折危险性。但实际中,避免跌倒的确是预防骨折的有效措施。

（4）跌倒及其危险因素:包括环境因素、健康因素、神经肌肉因素和恐惧跌倒等。

3. 骨质疏松的诊断　临床上诊断原发性骨质疏松症的完整内容应包括两方面:确定骨质疏松和排除其他影响骨代谢的疾病。确定骨质疏松:临床上用于诊断骨质疏松症的通用指标是发生了脆性骨折和/或骨密度低下。目前尚缺乏直接测定骨强度的临床手段,因此,骨密度或骨矿含量测定是骨质疏松症临床诊断以及评定疾病程度的客观、量化的指标。

（1）脆性骨折:是骨强度下降的明确体现,也是骨质疏松症的最终结果及并发症。发生了脆性骨折,临床上即可诊断骨质疏松症。

（2）诊断标准(基于骨密度测定):骨质疏松性骨折的发生与骨强度下降有关,而骨强度由骨密度和骨质量所决定。骨密度约反映骨强度的70%,骨密度低同时伴有其他危险因素则会增加骨折的危险性。因目前尚缺乏较为理想的骨强度直接测量或评定方法,临床上采用骨密度(BMD)测量作为诊断骨质疏松、预测骨质疏松性骨折风险、监测自然病程以及评价药物干预疗效的最佳定量指标。骨密度是指单位体积(体积密度)或单位面积(面积密度)的骨量,二者能够通过无创技术对活体进行测量。骨密度及骨测量的方法也较多,临床应用的有双能X射线吸收法(DXA)、外周双能X线吸收测定法(pDXA)及定量计算机断层扫描(QCT)。其中DXA测量值是目前国际学术界公认的骨质疏松症诊断的"金标准"。

建议参照世界卫生组织(WHO)推荐的诊断标准。基于DXA测定:骨密度值低于同性别、同种族正常成人的骨峰值不足1个标准差属正常;降低1~2.5个标准差为骨量低下(骨量减少);降低程度≥2.5个标准差为骨质疏松;骨密度降低程度符合骨质疏松诊断标准、同时伴有一处或多处骨折时为严重骨质疏松。骨密度通常用T-Score(T值)表示,T值=(测定值–骨峰值)/正常成人骨密度标准差。

诊断:T值

正常:T值≥–1.0

骨量低下:–2.5<T值<–1.0

骨质疏松:T值≥–2.5

T值用于表示绝经后妇女和大于50岁男性的骨密度水平。对于儿童、绝经前妇女以及小于50岁的男性,其骨密度水平建议用Z值表示。

$$Z值=(测定值–同龄人骨密度均值)/同龄人骨密度标准差$$

符合以下任何一条者建议行骨密度测定:①女性65岁以上和男性70岁以上,无其他骨质疏松危险因素。②女性65岁以下和男性70岁以下,有一个或多个骨质疏松危险因素。③有脆性骨折史和/或脆性骨折家族史的男、女成年人。④各种原因引起的性激素水平低下的男、女成年人。⑤X线摄片已有骨质疏松改变者。⑥接受骨质疏松治疗、进行疗效监测者。⑦有影响骨代谢疾病或使用影响骨代谢药物史。⑧IOF骨质疏松症风险1分钟测试题回答结果阳性。⑨OSTA结果≤−1。

三、康复护理措施

（一）运动疗法

许多基础研究和临床研究证明，运动是保证骨骼健康的成功措施之一，不同时期运动对骨骼的作用不同，儿童期增加骨量，成人期获得骨量并保存骨量，老年期保存骨量减少骨丢失。针对骨质疏松症制订的以运动疗法为主的康复治疗方案已被大力推广。运动可以从两方面预防脆性骨折：提高骨密度和预防跌倒。

运动项目的选择应依个体的年龄、性别、健康状况、体能等特点及运动史，选择适当的方式、时间、强度等。一般来说，年轻人宜选择运动量大的体育运动，老年人宜选择逐渐加量的力量训练。根据患者的具体情况制订运动方案，采用散步、慢跑、爬楼梯和打太极拳等，运动量以身体能适应为原则，由小渐大，以轻度疲劳为限。运动强度要求适宜，根据心率判断运动量，老年人运动时的适宜心率为最大心率的60%~80%（最大心率=220−年龄）；或运动中出现身体发热出汗、轻度疲乏、肌肉有酸痛感，但休息后次日能恢复，且精神愉快、精力充沛、食欲和睡眠正常，表明运动量适宜。

（二）心理护理

由于治疗时间长、收效慢、生活自理能力受到影响，患者有情绪低沉、悲观或烦躁、易激怒等负性心理。护士应与患者建立良好的护患关系，理解尊重他们，做到关心、耐心、细心；认真倾听患者的感受，了解他们的心理活动和生活情况，对有心理问题的患者给予开导，帮助他们纠正心理失衡状态，鼓励他们参加社交活动，适当娱乐、听音乐、冥想，使情绪放松，以减轻疼痛。这样不仅有利于消除患者的心理压力，减轻症状，提高疗效，促进康复，还有利于改善患者的生命质量。

（三）饮食护理

根据美国国立卫生研究院推荐的钙摄入量作为指标，美国国家骨质疏松症基金会资料显示：80%的女孩和60%的男孩钙的摄入不足以获得正常的骨量，75%成人的钙摄入量不足以维持骨量。中国人摄入量仅为需要量的一半，低钙摄入是一个全球性的营养问题。

钙有广泛的食物来源，通过膳食来源达到最佳钙摄入是最优先的方法。在饮食上要注意合理配餐，烹调时间不宜过长。主食以米、面、杂粮为主，做到品种多样，粗细合理搭配。副食应多吃含钙和维生素D的食物，含钙的食物有奶类、鱼、虾、海产品、豆类及其制品、鸡蛋、燕麦片、坚果类、绿叶蔬菜及水果等。胃酸分泌过少者在食物中放入少量醋，以增加钙的吸收。含维生素D多的食物有鱼类、蘑菇类、蛋类等。膳食中蛋白质应适量。近年有很多研究表明，蛋白质的摄入量是影响骨质疏松的因素。低蛋白质摄入提高了骨量的丢失，而过高动物蛋白质的摄入可提高骨折的危险性。中国营养学会制定的每日钙摄入推荐量成人为800mg，绝经后妇女和老年人为1 000~1 200mg，而我国居民平均每日从饮食中获得的钙约为400mg，故每日应补充的元素钙为500~600mg。适当补充维生素D、调节饮食等，是预防骨质疏松症有效、安全、经济的措施。

（四）健康教育

对骨质疏松症患者进行健康教育,选择有一定临床经验并且熟练掌握骨质疏松症相关医学知识及健康教育方法的护理人员进行护理干预。根据患者的文化层次、年龄、爱好、生活习惯等不同人群,做好针对性的心理疏导,帮助他们从生理、病理等角度了解骨质疏松症的预防、发病机制和康复等问题,有利于其保持健康的心理状态,调动机体内在的抵抗力,积极配合治疗。在治疗过程中,观察并记录患者的病情变化、心理变化、知识掌握情况,并定期随访。

（五）用药护理

指导患者根据不同的疏松程度,按医嘱及时、正规用药,严密注意药物的疗效及不良反应,掌握合理的用药途径,每种药的用法、注意事项,必须详细告诉患者,如使用激素时要注意乳腺癌、脑卒中和血栓形成等并发症的预防。钙剂服用最佳时间在晚上临睡前,因甲状旁腺介导的骨吸收主要发生在晚上空腹时;服用钙剂要多饮水,减少泌尿系结石的发生机会。继发性骨质疏松症患者骨密度改善较慢,在服药的同时要积极治疗原发病,以免影响疗效。

（六）改变不良生活和饮食习惯

研究显示,骨质疏松症的发生和发展与人们的生活方式有着密切的关系,不良的生活方式能加速其发生与发展,对年轻人尤其是年轻的女士,特别要注意纠正偏食、挑食、节食等不良习惯,做到营养搭配合理;避免酗酒、嗜烟,避免饮过量的浓茶、浓咖啡及碳酸饮料;保证充足的睡眠;增加户外活动,适当日晒。适量规律的运动,适当补充钙及维生素 D 营养等。通过护理干预,为患者提供骨质疏松的保健知识,提高患者生活质量,对当今预防和控制骨质疏松症具有重要意义。

四、健康教育

1. **注意营养** 注意增加营养,重视蛋白质、维生素（特别是维生素 D）和钙、磷的补充,改善膳食结构,多摄入富含钙质的食物,如可多食牛乳、豆制品、水果及新鲜蔬菜等。

2. **戒烟戒酒** 酒精中毒可致骨质疏松,吸烟过多能增加血液酸度,使骨质溶解。

3. **重视运动** 经常进行适当的体育锻炼,如散步、走路、太极拳、健身操、小跑步、轻跳步或原地轻跳以及游泳等,但不宜剧烈运动。

4. **多接受日光浴** 多到户外活动,进行适量日光浴,以增加维生素 D 的生成。注意防寒保暖。

5. **不滥用药物** 某些药物对骨代谢有不良影响,因此用药时要权衡利弊,不随意用药,不滥用药物,特别是要慎用激素类药物。

6. **尽早预防** 研究表明,骨质疏松症发生与否,取决于一个人青年时期峰值骨量达到的水平。若峰值骨量比较高,则发生骨质疏松症的危险性就低。人从出生至 20 岁时是骨量随年龄增长而持续增加的时期,30 岁时人体骨量达到峰值后,又随年龄增长而逐渐丢失。因此预防骨质疏松症要从儿童时期做起,至少应从年轻时开始,以努力提高峰值骨量,增加抗骨质疏松的储备能力,进而延缓骨质疏松症的发生,或减轻其程度。

7. **避免发生骨折** 户外活动、外出、夜间起床应加倍小心,减少和避免受伤,以免引起骨折。一旦发生骨折,即卧床休息,并用夹板或支架妥善固定,及时送往医院医治。

老年人治疗骨质疏松症为时已晚?

很多老年人认为骨质疏松无法逆转,到老年期治疗已没有效果,为此放弃治疗,这是十分可惜的。合理治疗,包括雌激素、活性维生素 D 的补充及双膦酸盐等的药物治疗,可以延缓骨的丢失,预防骨折的发生。

案 例 分 享

患者,女,56 岁,因"腰背疼痛 2 年,加重 1 个月"入院。骨科诊断为"骨质疏松症"。患者 3 年前行子宫加双附件切除术,1 年前跌倒后腕部骨折,已治愈,无高血压、糖尿病等慢性病史。生活习惯:每日饮咖啡 1 杯(约 200ml),每日喝牛奶 250ml,每周运动 <3 次。双能 X 射线吸收法(DXA):L_1~L_4 骨密度 T 值为 –2.7(即低于正常值 2.7 个标准差)。给予抗骨质疏松治疗。

问题:

1. 该患者目前存在的健康危险因素有哪些?
2. 针对该患者,制订康复护理措施。

(侯惠如)

第二节　阿尔茨海默病的康复护理

一、概述

阿尔茨海默病(Alzheimer disease, AD)是一种原因未明的慢性进行性神经系统变性疾病。临床上起病隐袭,以记忆减退和其他认知功能障碍为特征,常伴有社会或日常生活活动能力受损和精神行为改变。它是一种综合征,是在意识清晰的情况下全面持续的智能障碍,是获得性进行性认知功能障碍综合征,表现为记忆、言语功能、视空间功能障碍,人格异常及认知能力降低,常伴行为和感觉异常,导致日常生活、社会交往、工作能力明显减退,是后天智能的持续性障碍。

二、康复护理评定

(一)一般状况

1. 轻度痴呆期　以近事记忆障碍为主,学习能力下降,语言能力受损。不能合理地理财、购物,基本生活尚能自理。早期可见抑郁、焦虑、淡漠等症状。

2. 中度痴呆期 近事记忆障碍加剧,远近记忆也受损。语言功能明显损害,理解能力下降。生活需要协助料理,可出现大、小便失禁。此期患者的精神行为症状较突出,以激越、幻想、妄想和攻击行为为主。

3. 重度痴呆期 各项功能均严重受损,活动能力减退,逐渐卧床,大、小便失禁,饮食困难,生活完全依赖照护者,患者多见营养不良,可出现压力性损伤、肺炎等并发症。此时精神行为症状可以减轻或消失。

（二）主要功能障碍及评定

1. 记忆障碍 是诊断痴呆的首要、必备条件,是患者最早出现的症状,主要表现为近记忆减退。患者在输入听信息上有困难,信息从短时记忆中很快消失,信息的储存和远记忆也受到损害。

2. 语言障碍 主要表现是语言内容空洞、重复和累赘。初期健忘性失语、无意义语言明显,痴呆患者述说能力损害通常比较明显,过多使用代词,且指代关系不明确,交谈时语言重复较多。

3. 定向能力障碍 当患者出现人物、时间、地点3方面记忆下降时就有可能出现定向能力障碍,患者常不知身在何处,甚至迷路,把物品放到不合适的地方,中后期发展到完全失去定性感。

4. 失认症 包括视觉失认、听觉失认、体感觉失认。视觉失认可表现为对物体或人物形象、颜色、距离、空间环境等的失认,视觉失认容易造成迷失方向、不能阅读、不能通过视觉辨别物品,严重时不能辨别亲友或自己的形象;听觉失认表现为对语音、语调、语意难以理解;体感觉失认主要指触觉失认,严重时患者不能辨别手中的物品,最终患者不知如何穿衣、洗脸、梳头等。

5. 失用症 感觉、肌力、协调性运动正常,不能进行有目的性的运动,失用包括观念性失用、观念运动性失用、肢体运动性失用、结构性失用、穿衣失用。中期失用症状明显,患者逐渐出现用过卫生间后不能冲水,不能穿衣服和脱衣服,吃饭容易散落等,常常帮倒忙,生活需要照顾。

6. 执行功能障碍 与额叶或有关皮质下通路功能障碍有关。执行功能包括动机、抽象思维、复杂行为的计划和组织等高级认知功能。执行功能障碍主要表现为日常生活和学习能力下降,组织、计划和管理能力减退,分析事物的异同、连减测验、词汇流畅性测验、连线测验等可反映执行功能的受损情况。

（1）非认知性神经、精神损害:AD的行为和精神症状包括激越、激惹、幻觉、妄想、焦虑、淡漠和欣快等,非认知症状发生率可达90%以上,有高度的异质性、易变性和危害性。

（2）继发性功能损害和并发症:包括肌力减退和肌肉萎缩,关节活动度受限,软组织挛缩,平衡功能减退和跌倒,步行能力减退,全身耐力减退,吞咽及消化能力下降引起的营养不足、感染、压力性损伤、肢体肿胀及血栓形成,骨、关节损伤及意外等。

（3）日常生活活动能力的减退:早期AD患者日常生活功能完全不受影响,但随着认知功能的下降,认知功能层面上的ADL会受限:部分轻至中度痴呆患者生活不能自理,严重影响患者及家属的生活质量,表现为自我意识下控制、处理ADL的能力减退（吞咽、大小便控制、穿衣、洗漱等功能下降）;运动功能层面上的ADL受限:表现为继发功能受损后的 ADL 能力减退（转移活动减少）；最终会出现全面功能下降而呈现木僵状态，完全依赖他人的照料。患者多数时间限制在家，常感到孤独、寂寞、羞愧，抑郁严重者甚至发生自杀行为。

7. 总体认知功能评定

（1）简易精神状态检查表（MMSE）：该表简单易行，是痴呆筛查的首选量表。该表主要包括以下 7 方面：时间定向力、地点定向力、即刻记忆、注意力及计算力、延迟记忆、语言、视空间，共 30 项题目，每项回答正确得 1 分，回答错误或答不知道得 0 分，量表总分为 0~30 分。分数越低，损害越严重。判断痴呆，文盲≤17 分，小学≤20 分，中学≤22 分，大学≤23 分。有报道 MMSE 18~23 分为轻度痴呆，16~17 分为中度痴呆，≤15 分为重度痴呆。

（2）长谷川痴呆量表（Hasegawa dementia scale, HDS）：1974 年，日本学者长谷川和夫创制了长谷川痴呆量表，至今已和 MMSE 等共同成为当今世界上使用最为广泛的老年性痴呆症初筛工具之一。HDS 总计 11 个问题，其中定向力（2 题）、记忆功能（4 题）、常识（2 题）、计算（1 题）、物体命名回忆（2 题）。痴呆与否的分界值，与受教育程度有关（表 8-2）。

表 8-2　长谷川痴呆量表

姓名：　　　检查者：　　　日期：　年　月　日　　　总评分：

项目内容	评分				
1. 今天是几月？几日？星期几？	0	3			
2. 这是什么地方？	0	2.5			
3. 你多大年龄？	2	2.5			
4. 最近发生的事情（如早/午饭吃的什么）？	0	2.5			
5. 你是什么地方出生的？	0	2			
6. 中华人民共和国（新中国）何时成立的？（年、月、日）	0	3.5			
7. 一年有多少天？（或 1h 有多少分钟？）	0	2.5			
8. 中华人民共和国总理是谁？	0	3			
9. 100-7=? 93-7=?	0	2	4		
10. 倒说数字 6-8-2，3-5-2-9	0	2	4		
11. 五个物品（硬币、钥匙、手机、手表、笔、矿泉水、扑克牌、手电筒），让其一个个看过后，收起，问都有什么东西？	0	0.5	1.5	2.5	3.5

注：国内按教育程度来分，文盲 <16 分，小学 <20 分，中学或以上 <24 分。

（3）蒙特利尔认知评估（Montreal cognitive assessment, MoCA）：覆盖注意力、执行功能、记忆、语言、视空间结构技能、抽象思维、计算力及定向力等认知领域，旨在筛查轻度认知功能障碍患者。

（4）临床痴呆量表（clinical dementia rating scale, CDR）：是目前常用的对痴呆程度进行评定的量表。CDR 0 分为无痴呆，CDR 0.5 分为可疑痴呆，CDR 1 分为轻度痴呆，CDR 2 分为中度痴呆，CDR 3 分为重度痴呆（表 8-3）。

表 8-3　临床痴呆量表中文版

	健康 CDR=0	可疑痴呆 CDR=0.5	轻度痴呆 CDR=1	中度痴呆 CDR=2	重度痴呆 CDR=3
记忆力	无记忆力缺损或只有轻微不恒定的健忘	轻微、持续的健忘；对事物能部分回忆；"良性"健忘	中度记忆缺损：对近事遗忘突出；缺损对日常生活活动有妨碍	严重记忆缺损：仅能记着过去非常熟悉的事情；对新发生的事情则很快遗忘	严重记忆力丧失：仅存片段回忆
定向力	完全正常	除在时间关系定向上有轻微困难外，定向力完全正常	在时间关系定向上有中度困难；对检查场所能作出定向；对其他地理位置可能有定向	在时间关系上严重困难，通常不能对时间作出定向；常有地点失定向	仅有人物定向
判断和解决问题能力	能很好地解决日常、商业和经济问题，能对过去的行为和业绩作出良好的判断	仅在解决问题、辨别事物间的相似点和差异点方面有轻微的损害	在处理问题和判断问题上有中度困难；对社会和社会交往的判断能力通常保存	在处理问题、辨别事物的相似点和差异点方面有严重损害；对社会和社会交往的判断力通常有损害	不能作出判断，或不能解决问题
社会事物	在工作、购物、一般事物、经济事物、帮助他人等方面，具有通常水平的独立活动能力	在这些活动方面有损害的话，仅是可疑或轻微的损害	虽然仍可以从事部分活动，但不能独立进行这些活动；在不经意的检查中看起来表现正常	很明显不能独立进行室外活动，但看起来能够参加家庭以外的活动	不能独立进行室外活动，看起来病得很重，也不能够参加家庭以外的活动
个人照料	完全自理		需要监督	在穿衣、个人卫生以及保持个人仪表方面需要帮助	个人照顾需要更多帮助；通常不能控制大小便
家庭生活业余爱好	家庭生活、业余喜好、智力均保持优异	家庭生活、业余喜好、智力仅有轻微的伤害	家庭生活有轻度而必定的伤害，较困难的家务事会放弃；较复杂的业余活动会放弃	仅能做简单的家务事；兴趣减少且特别有限	在自己寝室多，不可以进行有意义的家庭活动

注：只有当损害是由于认知功能缺损引起才进行计分，由其他因素（如肢体残疾）引起的不计分。

（5）阿尔茨海默病认知评估量表（Alzheimer's disease assessment scale cognitive, ADAS-Cog）：适用于轻至中度 AD 的疗效评定，由 12 个条目组成，评定时间 30~45min，包括词语回忆、命名、执行开头命令、结构性练习、意向性练习、定向力、词语辨认、回忆测验指令、口头语言能力、找词困难、口头语言理解能力及注意力，总分 0 分（无错误或无损害）至 75 分（严重损害），得分越高，表示认知功能损坏越严重。

（6）画钟测验：操作简便，受文化程度、种族、社会经济状况等干扰因素的影响小，对痴呆患者检测的灵敏度和特异性高达90%。评分标准有多种，但临床常用的为4分法，即总分为4分，完成一个闭合的圆圈1分，时间位置正确1分，12个数字完全正确1分，指针位置正确1分，正常值>2分。

步骤1——方法：和对象进行测试时，"XX伯伯/阿姨，您好，请您在纸上画一个钟，表盘上要有数字，时针、分针指向的时间为XX点XX分。"请注意在执行此项测试时应提出一个时针、分针较为分开的时间，如9点15分。目前较为流行的标准是11点10分或8点20分。

步骤2——评分：①画出闭锁的圆表盘，1分；②表盘上12个数字正确（包括位置及顺序正确），1分；③将分针标在表盘的正确位置，1分；④将时针标在表盘的正确位置，1分。

步骤3——初步评定：3~4分表明认知水平正常，0~2分则表明认知水平下降。需要注意的是，画钟测试需要在社会工作者、家属的陪同指导下完成，是否确诊需要由专科医生完成。

最后，请给阿尔茨海默病患者佩戴黄手环。

8. 日常生活活动能力评定 康复科最常用的ADL评定量表是Barthel指数。临床评定中常用阿尔茨海默病协作研究日常能力表（ADCS-ADL）、Barthel指数、工具性日常生活活动量表（表8-4）、社会功能问卷（functional activities questionnaire，FAQ）。

表8-4 工具性日常生活活动量表

第一部分 工具性日常生活和活动	
使用电话的能力	
自己主动操作电话，能查号码、拨号等	0
能拨几个熟悉的号码	1
能接电话但是不会拨电话	2
完全不会使用电话	4
购物	
独立处理所有购物需要	0
独立进行少量购物	1
部分购物行为需要有人陪伴	2
无论什么样的购物，都需要有人陪伴	3
完全不能购物	4
做饭	
独立计划、准备并做好足量的饭菜	0
如果供给食料，能准备并做好适量的饭菜	1
能加热、准备饭菜和做饭；或者能做饭，但不能保证适量	2
需要他人把饭做好并摆好	3
完全不能做	4

续表

主持家务

能独立做家务,或偶尔需要帮助——比如干重活需要帮忙	0
能做日常轻体力家务,如洗碗、铺床	1
能做日常轻体力家务,但不能保证可接受的整洁水平	2
所有家务都需要帮助	3
不参与任何家务	4

洗衣

能独立完成衣物的清洗	0
能洗小件衣物,如袜子等	1
所有洗涤必须靠其他人完成	4

交通方式

能独立乘坐公共汽车或驾驶小汽车	0
可以乘出租车出行,但不再乘坐公共车辆	1
在其他人陪伴下,可以乘坐公共车辆	2
在他人帮助下,有时乘出租车或汽车出行	3
完全不能旅行	4

承担自己管理药物的责任

能按照正确的时间和剂量服药	0
能按照别人预先准备好的每次剂量,按时服药	1
不能自己准备和完成服药	4

理财能力

独立处理财物,如去银行、付款、收款、记录收入等	0
管理日常购物,但在处理银行业务和大宗购物等情况下需要帮助	1
不能处理财物	4

第二部分 躯体性自理能力表

大、小便卫生

在盥洗室能完全自理,没有弄脏的情况	0
在自我清洁方面需要提醒,或需要帮助,或有少量的事故发生(至多一周一次)	1
睡眠时弄脏或弄湿衣被,超过一周一次	2
清醒时弄脏和弄湿衣被,超过一周一次	3
大、小便失禁	4

吃饭

吃东西无须帮助	0
吃饭时间吃东西需要少量帮助和 / 或需要准备特殊食物,或餐后清洁时需要帮助	1
自己吃饭需要适量帮助,并且不整洁	2
所有的就餐需要多方面的帮助	3
完全不能自己吃饭,并抗拒他人喂食	4

续表

穿衣	
能穿、脱衣服,并能从自己的衣柜里选择衣服	0
自己穿衣服和脱衣服,但需要少量的帮助	1
在穿衣服或选择衣服方面需要适度帮助	2
在穿衣服上需要很多帮助,但能配合他人的帮助	3
完全不能自己穿衣服,并对他人的帮助有抵触	4
梳理（整洁、头发、指甲、手、脸、衣服）	
总是穿戴整洁,妆饰恰当,无须帮助	0
能自己适当梳洗,偶尔需要少量帮助,如修胡须	1
在梳洗上需要适度合理的帮助或指导	2
所有的梳洗都需要帮助,但在他人帮助后能保持整洁	3
主动抗拒他人帮助梳洗的所有努力	4
躯体步行	
步行到场地或市区	0
在居住区内步行,或在一条街道附近步行	1
步行时需要选择手杖、步行器或轮椅	2
坐在椅子上或者轮椅上无须支持,但没有帮助就不能自己推进	3
一半多的时间卧床不起	4
洗澡	
自己洗澡,无须帮助	0
在进出浴盆时需要帮助	1
自己只能洗脸和手,不能洗身体其他部位	2
不能自己洗澡,但配合他人给自己洗澡	3
不能自己洗澡,并且抵抗让自己保持清洁的努力或帮助	4

三、康复治疗原则及护理目标

（一）康复护理原则

重点在于预防,早期发现,早期诊治。

1. 加强健康教育 对老年人和家属进行健康教育,积极预防和延缓阿尔茨海默病的发生、发展。

2. 早期筛查 早期筛查阿尔茨海默病患者,遵医嘱对症治疗,延缓疾病进程。

3. 积极参与康复治疗 对生活自理能力存在障碍的患者,应积极给予对症康复治疗,以提高患者生活自理能力和生存质量,或者教会患者家属康复护理的要点。重点在于让患者参与训练,动脑筋。

（二）康复护理目标

最大限度地保持阿尔茨海默病患者的记忆力和沟通能力,提高日常生活自理能力,较好地发挥残存功能,提高生活质量,使家庭能应对照顾痴呆患者的问题。

1. 密切观察患者生命体征的变化,保持气道通畅,防止误吸。

2. 加强与患者沟通,促进语言功能恢复,能够维持患者的适应水平。

3. 提供安全的环境,预防并发症的发生。

4. 维护患者的尊严,提高患者的生活质量。

5. 护理者能够表现出积极的情绪,维持家庭的完整性,有效减轻社会负担。

四、康复护理措施

康复护理措施除基本的运动训练外,旨在改善痴呆患者认知功能、日常生活活动能力。

1. 记忆训练

(1)即刻记忆训练:训练环境安静,康复护理人员读出一串随机动物或植物的名称,让患者复述,从少到多,若能正确复述,逐渐增加动物或植物的名称,训练时间不宜太长,以免患者出现烦躁情绪,不配合训练。

(2)短时记忆训练:让患者看几件物品或图片,记忆后回忆,可以用积木摆一些图案给患者看,弄乱后让患者按原样摆好。

(3)长时记忆训练:训练时结合患者日常生活功能,通过回忆活动,鼓励患者回忆过去的生活经历,帮助患者认识目前生活中的真实人物和时间,以恢复记忆并减少错误判断。养成避免出错的习惯,在痴呆患者训练初期可予以提示,并逐渐取消,这种方法可以引入尚保存的内隐性记忆;空间性再现技术则是利用残存记忆力反复训练,逐渐增加时间间隔,如在AD患者面前放置3~5件日常生活中熟悉的物品,让AD患者分辨一遍,并记住它们的名称,然后撤除所有物品,让AD患者回忆刚才面前的物品,这种方法强调反复训练以及记忆的有效性和正确性。

2. 定向能力训练(辅助支撑系统训练)

在与患者接触时反复讲解一些生活的基本知识,并要求患者讲述日期、时间、上下午、地点、天气等,使患者逐渐形成时间概念;帮助患者认识目前生活中真实人物(如记忆亲人、护士、朋友)和事件;在病房或卧室设置易懂醒目的标志,使用、认识病房或卧室、厕所位置。痴呆患者一般都有脱离环境接触的倾向,而且由于病理原因部分大脑停止活动,因此可予以实际定向疗法,即利用真实定向训练板,每天记录相关信息,反复做环境的定向练习,核心是用正确的方法反复提醒,在训练过程中鼓励患者尽量多谈论熟悉的人或事,并鼓励其尽量自己完成饮食起居等日常活动,以保持同现实生活的接触和日常生活活动能力。

3. 失用症训练(物品定位训练)

AD患者失用早期在日常生活中能比较正常地使用日常工具,可以按要求进行简单的家务劳动。针对患者的观念性失用训练,可选择一些日常生活中由一系列分解动作组成的完整动作进行训练。例如,要求患者摆放餐具后吃饭、餐后收拾餐具、搞卫生,拿起牙刷后再拿起漱口杯刷牙,训练者除将分解的动作一个一个训练外,如果患者不能完成下一个动作,训练者要给予提醒或协助;若患者无法完成一套完整的动作,训练者还是要对某一个独立动作进行训练,这样做可以集中改善其中某单项技能或者要求患者重新布置床头柜上的物品位置,让患者把私人常用物品进行有序排列和堆放等。由于步行失用症患者不能发起步行动作,但遇到障碍物却能越过,越过障碍物后即能行走,针对步行失用的患者进行训练时,在患者前面设置一个障碍物,使患者不能左右走和后退,只能向前,迫使患者跨越障碍物,诱发患者迈步。

4. 思维训练 可根据 AD 患者智力评测结果,选择难易程度适当的智力拼图或编制图案进行训练,以提高患者的逻辑联想能力和思维的灵活性;此外可让患者进行单词卡片、图片归纳和物品分类,训练患者的分析和综合能力;让患者听或阅读报纸并讲述或指出相关内容以训练患者的理解和表达能力。

五、康复护理指导

目前对 AD 患者无特效药物治疗,重点是要将医院、社区和家庭联系起来,患者绝大部分时间都是在社区和家庭度过的,因此需要康复护理人员定期对患者的康复训练方式进行调整,讲授解决问题的技巧。

(一)饮食起居

指导患者饮食起居要有规律,不能变幻无常。早睡早起,定时进食,定时排便。饮食可多样化,但不可过饱。要做到高蛋白、高维生素、高纤维素、低脂肪、低胆固醇、低盐、低糖。常吃富含胆碱的食物,如豆类及其制品、蛋类、核桃、鱼、瘦肉等;富含维生素 B 的食物,如贝类、海带等。食物宜简单无骨刺,小块易咀嚼。晚期吞咽困难者要预防呛咳,必要时鼻饲。

(二)运动训练

指导家属让阿尔茨海默病患者做一些适当的活动,如散步、打太极拳、做保健操或练气功,活动量要循序渐进。经常让患者听广播、看报纸,安排一定时间看电视。培养患者的兴趣爱好,使其保持乐观的心态,增强与人交往的能力,树立家属与患者战胜疾病的信心。

(三)智力训练

鼓励患者多动脑,在护理人员和家属的指导下进行适当的益智活动,如下棋、打麻将、做算数小游戏等,活化大脑的细胞,防止大脑老化。

(四)心理护理

鼓励家人多陪伴并激励患者积极参加社会活动,与家人建立良好的亲情关系。指导家属安慰、支持、关心患者,保证患者的安全和舒适,维护患者自尊,平时注意观察患者的言谈举止,督促按时服药,按时复诊。

(五)家庭支持

阿尔茨海默病患者病情呈进行性加重,对环境安全和照护者有特殊依赖,晚期需要固定照护者,保证环境稳定安全及提供安全辅助具,教会家庭照料者基本护理原则:

1. 回答患者问题时,语言要简明扼要。

2. 患者生气和发怒时,不要与他争执。

3. 患者吵闹时,应冷静予以阻止。

4. 不要经常变换对待患者的方式。

5. 患者功能明显减退或出现新症状时,及时找医生诊治。

6. 尽可能提供有利于患者定向和记忆的提示或线索日历,物品固定标注,厕所、卧室给予明显指示图。

7. 给患者佩戴写有住址、联系人姓名、联系人电话号码的腕带或卡片。

知识拓展

日落综合征

日落综合征是指患者认知功能障碍带来昼夜不分,即太阳落山或傍晚时易激惹,表现为白天睡觉,夜间不睡吵闹的现象。可在日间安排丰富活动,使患者兴奋,减少午睡时间,改善睡眠节律紊乱。

案例分享

李奶奶今年78岁,是一位退休教师,老伴早年去世。刚退休时,身体健康,经常参加社区活动,讲究家居整洁,爱收拾。8年前,李奶奶的家人发现老人性格和行为有些异常:经常会手上抓着钥匙却四处寻找钥匙,东西也经常随处乱放,常常责怪孙子把屋子弄得乱七八糟;把电视机遥控器放冰箱,下楼忘了关煤气,去菜市场买菜走到楼下却不知道自己要干什么,时有发生。家人认为李奶奶年纪大了,辛苦了一辈子,太孤独了,"老糊涂了"。于是子女给李奶奶在商品小区买了房子,想给她换个轻松、舒适的环境。李奶奶搬到新房后,子女发现她性格有很大的变化,不爱说话、不爱出门,半夜还有时起床看电视,容易发脾气。家人认为李奶奶怀旧、换了新环境不适应,于是决定抽时间陪她在小区活动室,找其他老人一起打麻将、唱越剧、跳舞。一段时间后,子女发现李奶奶不但没有高兴起来,反而更糊涂了。有时她下楼散步,深夜也不回来。家人下楼去寻找,发现老人在楼下不停转悠,当问她为何不回家时,她说不知道家住几层楼。子女误认为李奶奶不喜欢新环境,决定让她搬回原来的居住地,但他们发现情况并没有好转,李奶奶连自己居住多年的房子都不认得了,多年街坊邻居也好像全然不认识了。这时,家人才意识到问题的严重性,连忙带李奶奶到医院就诊。

问题:

李奶奶是"老糊涂",还是生病了?

（胡　静）

第三节　肌少症的康复护理

一、概述

肌少症(sarcopenia)是一种与增龄相关的渐进性、广泛性肌量减少和/或肌强度下降、肌肉生理功能减退,以引起老年人日常生活活动受限、跌倒、残疾,甚至死亡等不良事件为特征的疾病。

肌少症根据病因可分为原发性肌少症和继发性肌少症。原发性肌少症(或称增龄相关)由老化本身引起;继发性肌少症又可分为活动相关性(卧床、静坐懒动、适应能力下降、失重状态)、疾病相关性(进展期脏器衰竭、炎症性疾病、恶性肿瘤、内分泌疾病)和营养相关性,存在一项或多项疾病损害证据。

肌少症与活动障碍、跌倒、低骨密度及代谢紊乱密切相关,是老年人生理功能逐渐减退的重要原因和表现之一。肌少症的患病率随着人口老龄化的发展不断增加,致使老年人易跌倒和骨折,成为老年人致残、致死的主要原因。

根据欧洲老年肌少症工作组的意见,肌少症可分为 3 期:肌少症前期(pre-sarcopenia),仅有肌容量减少;肌少症(sarcopenia),骨骼肌容量减少、骨骼肌肌力或骨骼肌功能减低;重度肌少症(severe sarcopenia),即骨骼肌容量减少、肌力和功能减低。

二、康复护理评估

(一)量表评估

简易五项评分问卷(SARC-F)是 2013 年用于筛查肌少症的第 1 个筛查工具,包含 5 项内容:肌肉力量、助行、起身、爬楼梯、跌倒,应用该量表联合小腿围问卷(SARC-CalF)在诊断性能上更为出色,具有更高的敏感度和特异度,是社区老年人肌少症的最佳筛查工具,总得分≥11 分可认为存在肌少症。

(二)人体测量评估

1. 肌肉质量的评估

(1)围度测量:上臂围(AC)临界值,男性为≤28.6cm,女性≤27.5cm;在 60~64 岁女性和≥85 岁男性中上臂肌围(AMC)的临界值分别是 23.3cm 和 23.8cm;小腿围(CC)是一种主要用于评估肌肉质量的方法,该方法简单易用,肌少症及严重肌少症 CC 的临界值分别为 34cm/32cm(男性)和 33cm/31cm(女性);指环试验:保持坐位,屈膝屈髋90°,双足自然置于地面,将双手的拇指和示指合为一个环,用该环环绕其非优势小腿的最厚部分,如果小腿围明显细于指环,说明其小腿围偏低,存在肌少症的风险。

(2)四肢骨骼肌质量(ASM):CT 放射性强,限制其用于全身肌肉量的评定。生物电阻抗方法(BIA)是利用体表电极记录各组织不同电阻抗,用图像重建法来测定肌量,价格低廉,但精度差,且受机体含水量的影响。双能 X 射线吸收法(DXA)是检测人体成分最理想的方法,可精确区别全身和局部肌肉、脂肪和骨骼量,放射剂量小且费用低。从精确度、再现性和准确性方面考虑,MRI 是诊断肌少症最理想的方法,对身体成分进行评估,测得的骨骼肌横断面可直观显现,准确性高,并可测定全身及局部骨骼肌含量。

2. 肌肉力量 / 强度的评估 握力测试具有操作简便、可靠性高等多种优势,是反映肌肉力量和强度的重要评估指标。握力测定与下肢肌力、膝关节屈伸、腓肠肌横截面积有良好的相关性,是一种低成本、高效益的临床检测方法。握力是日常生活活动能力的独立预测指标,男性 <28kg、女性 <18kg 作为肌少症的诊断标准,也是预测老年人失能风险的一种简单、有效、廉价的筛查方法。

3. 身体活动能力的评估 身体活动能力的下降早于肌肉质量的减少,尤其是高龄老年人。最常用的肌肉功能评定方法包括:

(1)仰卧起坐肌肉力量测试:可用于筛查可能患肌少症的老年女性人群,测试性能每增加 1s,老年女性肌少症的风险增加 8%。

（2）简易躯体功能测试（SPPB）：包括3项内容，分别为起坐测试、平衡能力测试、步行速度测试。各项测试分值相加，总分值为0~12分。

（3）起立-行走计时试验（TUG）：在起立行走测试的基础上加入计时环节而形成的。

（4）6分钟步行测试（6MWT）：测量在设定时间内行进的距离，评价运动过程中所有系统的反应。

（5）楼梯攀爬能力测定：反映肌肉的活力及动力平衡，攀爬能力下降的典型变化为最长步幅变短。

（三）肌少症的筛查

1. 2011年国际肌少症工作组（International Working Group on Sarcopenia, IWGS）提出诊断标准，应用DXA进行肌量测定，计算四肢骨骼肌质量指数（appendicular skeletal muscle mass index, ASMI）=四肢骨骼肌重量（kg）/身高^2（m^2），若男性≤7.23kg/m^2，女性≤5.67 kg/m^2，同时步速<1m/s，即可诊断为肌少症。

2. 2014年亚洲肌少症工作组（Asian Working Group for Sarcopenia, AWGS）提出了针对亚洲人群肌少症的诊断标准：①肌量减少，利用DXA测定ASMI，男性<7.0kg/m^2，女性<5.4kg/m^2；或生物电阻抗法测定ASMI，男性<7.0kg/m^2，女性<5.7kg/m^2。②肌肉功能下降，利用日常步速评定法，日常步速<0.8m/s。③肌力下降，用优势手握力评定，男性<26kg，女性<18kg。满足①、②或①、③或①、②、③，可诊断为肌少症。

3. 2024年我国《老年人肌少症患者筛查诊断与营养干预指南》中认为，肌少症的诊断需要评估患者的肌肉力量、肌肉质量及体能水平，通过综合以上三方面的指标进行诊断，其中肌肉质量下降是核心元素，推荐的筛查步骤为：

（1）将小腿围男性<34cm或女性<33cm或SARC≥4分或SARC-CalF≥11分或指环试验阳性认定为潜在肌肉症人群，进一步进行筛查评估。

（2）肌肉力量评估：男性握力<28kg，女性握力<18kg或TUG完成时间>12s或6m步行速度<1m/s，认定其可能患有肌少症。

（3）当满足：四肢骨骼肌量［DXA<7.0kg/m^2（男）或<5.4kg/m^2（女）；BIA<7.0kg/m^2（男）或<5.7kg/m^2（女）］；上臂肌围（AMC）<23.8cm（男）或上臂肌围（AMC）<23.3cm（女）中任意一条件，则诊断其存在肌少症。

（4）当满足6MWT<400m、5次起坐试验≥12s、SPPB≤9min中任意一条件，诊断其存在严重肌少症。

三、康复护理措施

（一）有氧运动

有氧运动（游泳、跑步和行走）是指富韵律性的运动，强度在中等或中上的程度［最大心率值=（220-年龄）的60%~80%］，能持续5min以上还有余力。有氧运动主要是锻炼心肺功能，增强身体的协调能力、肌肉力量和耐力，坚持5个月以上能明显改善肌少症及预后。尽管有氧运动不可能使肌肉肥大，但可以增加肌纤维横截面积（cross sectional area, CSA）。无论年龄大小，有氧运动后可使线粒体数量和酶的活性增加，肌肉蛋白质合成和肌肉质量提高，同时还可以减少体内（包括肌内）脂肪，从而提高肌肉功能。

1. **步行** 是最适合老年人的一项运动,日行 8 000 步以上,相当于 6~7km,每分钟 650 步/min 左右,也可根据身体实际情况而定。

2. **快走、慢跑** 每周进行 1~3 次快走或慢跑,距离约为 1 200m,要求在 10min 内走完,可以快走、慢跑相交替,尽可能快。下肢疼痛、活动性差、关节炎以及心、脑血管疾病患者最好避免这种方式,过程中一旦出现不适,要立刻停止,还要及时补充水分。

3. **太极拳、八段锦** 招式、套路不限,由浅入深,每天 20min 以上,户外或在家里均可,持之以恒。对于腿脚不便、需坐轮椅者,推荐进行轮椅太极,即只进行上半身运动,同样可以锻炼心肺功能。

4. **其他运动** 医疗保健操、太极球、打门球、踏车运动等也是适宜老年人的有氧运动,运动时间每天 30min 左右(包括热身、整理运动各 5min),每周 3 次。日常生活中尽量减少静坐、卧床,增加日常活动量,如园艺、旅游、家务劳动、购物等也可以是运动的方式。

（二）抗阻训练

抗阻运动指克服外来阻力进行的主动运动,可以使骨骼肌蛋白质代谢发生正平衡,进而使骨骼肌质量和力量显著增加。对老年人来说,抗阻运动可以预防摔倒、骨质疏松症、冠心病、糖尿病、关节损伤以及关节炎等,也可使其独立上下楼梯以及维持良好的平衡能力。对于体弱老年人、肌少症患者来说,完成高强度的抗阻运动相对困难,同时也会加剧腰背部和膝关节不适等。因此,就改善老年人肌肉素质而言,每周进行 1~2 次的中等强度抗阻运动已经足够。

研究发现,老年人在进行 12 周高强度的抗阻训练后,肌肉横截面积提高 11%,肌肉力量改善 >100%。抗阻训练增加骨骼肌蛋白质合成,而不增加全身肌肉分解,增加了 Ⅰ 型和 Ⅱ 型肌肉纤维大小,较好地解释了肌肉力量及耐力的改善。其中最佳方案是渐进式抗阻训练,每周进行 2~3 次渐进式抗阻训练,能改善老年人的生理功能、步行速度和平衡功能。在高强度抗阻训练组中,肌肉力量提升更明显。抗阻训练相对安全,即使在多种疾病并存的老年人中,也能减少跌倒风险,增加日常活动能力,减少功能下降和肢体残疾。

1. **板凳深蹲** 从椅子上站起来、坐下去,3 次/组,间歇时间根据自身情况而定,每次总时间约 20min。通过对抗自身重力锻炼下肢肌肉。

2. **弹力带** 每次拉 20~30min。根据自身情况选择不同强度弹力带及牵拉的次数和快慢,可以边看电视边拉。通过对抗外部负荷锻炼上、下肢肌肉。

3. **哑铃和杠铃** 卧推、上举、平举等方式均可,采用一次最大重复负荷重量的 60%~80%,3 次/组,组间歇 3~5min,共 30min 左右。锻炼的时候应有人进行保护。

4. **日常锻炼** 如把鹅卵石装进鱼缸、把沙子装到牛奶瓶里,这些活动看似简单轻松,但对于肌少症患者来说,也可以起到锻炼握力及上肢力量的作用。另外,爬楼梯可以锻炼增强膝关节伸肌群的能力,重复抬脚尖可以锻炼小腿屈肌能力,手持物体可以为肘关节的屈伸提供抗阻锻炼。

四、健康教育

（一）营养支持

骨骼肌质量受多种因素的调节,蛋白质合成与分解平衡在维持骨骼肌质量的过程中起着关键作用。补充蛋白质,尤其是支链氨基酸(亮氨酸、异亮氨酸、缬氨酸)的补充是肌少症干预的重要措施。支链氨基酸中对肌肉影响最为重要的是亮氨酸,亮氨酸不仅是合成蛋白质的原料,还调节蛋白质合成。鼓励老年人每日摄入 1.0~1.5g/kg 优质蛋白质,可有效防止肌少症的发生。

(二)维生素 D

补充普通维生素 D 对于维生素 D 缺乏老年人的肌力改善有作用,对于维生素 D 充足的人群作用不明显。对于血清 25- 羟维生素 D 水平正常的老年人,单纯补充普通维生素 D 很难提高肌力,需要增加活性维生素 D 或其衍生物的补充,但要警惕高钙血症和高钙尿症的发生。

知识拓展

Dkk3

中国科学院研究发现,衰老肌肉产生的关键分泌因子 Dkk3 能够诱导肌少症,并进一步揭示了 Dkk3 诱导肌肉萎缩的关键转录调控步骤,鉴定了肌少症的新型分子诊断标记和治疗靶点。

案 例 分 享

王爷爷,80 岁,身高 170cm,体重 75kg。近半年来因为牙齿松动,进食状况不佳而逐渐消瘦,王爷爷以为好不容易实现了减肥的目的,但瘦了 5kg 后便觉得不太对劲。现在他每天晨间运动逐渐无法完成,整天只想坐在沙发上躺着,炯炯有神的目光变得呆滞,反应变迟钝,而且两条腿也不听使唤,站不稳、走不动,从座椅起身变得困难,需要扶手才能起身;原本爬 10 层楼梯没有问题,现在也变得困难,爬两三下就要休息。家人以为是进食太少引起的,但最近王爷爷出现了频繁的跌倒,引起了家人的重视,家人连忙带王爷爷到医院就医。

问题:
王爷爷是因为"减肥"引起的一系列症状吗?

(邓 颖)

第九章 其他疾病康复与护理

第一节 糖尿病的康复护理

一、概述

(一)定义

糖尿病(diabetes mellitus, DM)是一组由遗传和环境因素相互作用而引起的以慢性高血糖为特征的代谢异常综合征,由胰岛素分泌不足和/或作用缺陷所引起。

糖尿病是临床的常见病和多发病,随着人们生活水平的提高、生活方式的改变以及人口老龄化,其患病率逐年增加。2010 年,中国疾病预防控制中心和中华医学会内分泌学分会调查得出中国 18 岁以上人群糖尿病患病率为 9.7%。

(二)分型

根据 WHO 糖尿病专家委员会(1999)提出的分型标准,糖尿病分为 4 类:

1. 1 型糖尿病 多为儿童或青少年发病型糖尿病,病因和发病机制尚不清楚,其显著的病理生理学特征是胰岛 B 细胞破坏和/或严重胰岛素分泌障碍,导致胰岛素分泌绝对缺乏。

2. 2 型糖尿病 多为成人发病型糖尿病,由遗传和环境因素共同引起,其显著的病理生理学特征是胰岛素抵抗和胰岛 B 细胞的功能缺陷。

3. 妊娠期糖尿病 指妊娠期间发生的不同程度的糖代谢异常,但血糖未达到显性糖尿病的水平:孕期进行 75g 口服葡萄糖耐量试验(oral glucose tolerance test, OGTT),空腹血糖 5.1~7.0mmol/L, OGTT 1h 血糖≥10.0mmol/L, OGTT 2h 血糖 8.5~11.1mmol/L,符合上述任何一项标准即可诊断。

4. 特殊类型糖尿病 是从不同水平上病因学相对明确的一些高血糖状态,如胰腺炎、库欣综合征等引起的高血糖状态。

（三）诊断标准

我国目前采用 WHO 糖尿病专家委员会（1999）提出的诊断标准，依据是糖尿病典型症状、空腹血浆葡萄糖（fasting plasma glucose, FPG）、随机血糖或口服葡萄糖耐量试验（OGTT）2h 血糖值。

1. 糖尿病症状 + 随机血糖≥11.1mmol/L，糖尿病典型症状包括"三多一少"，即多饮、多尿、多食、体重下降等；随机血糖指不考虑上次用餐时间，一天中任意时间的血糖。

2. 空腹血浆葡萄糖（FPG）>7.0mmol/L，空腹血糖是指至少 8h 未进食热量后所测血糖值。

3. 口服葡萄糖耐量试验（OGTT）2h 血糖≥11.1mmol/L。

二、康复护理评定

（一）主要功能障碍

1. 生理功能障碍

（1）糖尿病视网膜病变（diabetic retinopathy）：是糖尿病高度特异性的微血管并发症，是导致成人失明的主要原因。

（2）糖尿病神经病变（diabetic neuropathy）：是最常见的慢性并发症之一，病变可累及周围神经和中枢神经，从而引起缺血性脑卒中及远端对称性多发神经病变。

（3）糖尿病心血管病变：糖尿病微血管病变累及心肌组织及大中动脉粥样病变，可诱发心力衰竭、心律失常、心源性休克，甚至发生心肌梗死，危及生命。

（4）糖尿病肾病（diabetic nephropathy）：是导致终末期肾衰竭的常见原因。临床表现为蛋白尿、水肿和高血压，最终发展为肾衰竭。

（5）糖尿病足（diabetic foot, DF）：指与下肢远端神经异常和不同程度的周围血管病变相关的足部（踝关节或踝关节以下）感染、溃疡和/或深层组织破坏。其主要临床表现为足部溃疡与坏疽，是糖尿病患者截肢、致残的主要原因之一。

2. 日常生活活动功能障碍 糖尿病患者由于其并发症及全身症状等，日常生活活动能力受到不同程度的限制。

3. 心理功能障碍 糖尿病是一种慢性疾病，长期的饮食控制、运动调节、监测血糖以及注射胰岛素等，影响患者的生活并加重经济负担；对严重并发症的担心更加重患者的心理负担，临床上表现为抑郁、焦虑和躯体化综合征。

（二）功能障碍评定

1. 生理功能评定

（1）生化指标测定：空腹血糖受损（impaired fasting glucose, IFG）指一类非糖尿病性空腹血糖异常，其血糖浓度高于正常，但低于糖尿病的诊断值。糖耐量减低（impaired glucose tolerance, IGT）是葡萄糖不耐受的一种类型。根据 WHO 的标准，空腹血糖（FPG）3.9~6.0mmol/L 为正常；FPG 6.1~6.9mmol/L 或 OGTT 2h 血糖 <7.8mmol/L 为 IFG；OGTT 2h 血糖 <7.7mmol/L 为正常糖耐量；FPG<7.0mmol/L 或 OGTT 2h 血糖 7.8~11.1mmol/L 为 IGT；FPG≥7.0mmol/L 或 OGTT 2h 血糖≥11.1mmol/L 应考虑为糖尿病（表 9-1）。

表 9-1 糖代谢分类（WHO 1999 年）

糖代谢分类	静脉血浆葡萄糖 /（mmol·L⁻¹）	
	空腹血糖（FPG）	OGTT 2h 血糖
正常血糖	<6.1	<7.8
空腹血糖受损（IFG）	6.1~6.9	<7.8
糖耐量减低（IGT）	<7.0	7.8~11.1
糖尿病	≥7.0	≥11.1

（2）糖尿病视网膜病变：是最常见的致盲眼病。评定视网膜病变可用检眼镜、眼底荧光血管造影及眼底光学断层扫描等方法进行检查。2 型糖尿病患者在确诊后应尽快进行首次眼底检查和其他方面的眼科检查，并进行定期随访。

（3）糖尿病神经病变：糖尿病对周围和中枢神经均可造成损害，最常见的是糖尿病周围神经病变。其诊断标准：①糖尿病诊断明确；②具备周围神经病变的症状与体征；③肌电图神经传导速度检查等有阳性发现；④除外其他引起周围神经病变的原因。

（4）糖尿病足评定：糖尿病足的主要后果是足部溃疡和截肢，是导致糖尿病患者日常生活活动能力下降、遗留残疾的主要原因。

临床通常采用 Wagner 分级法对糖尿病足的严重程度进行分级：

0 级：为有发生足溃疡的危险因素，但目前皮肤完整，无开放性病灶。

1 级：为表面溃疡，临床上无感染。

2 级：为较深的溃疡，常有软组织炎，无脓肿或骨的感染。

3 级：为深度感染，伴有骨组织的病变或脓肿。

4 级：为局限性坏疽。

5 级：为全足的坏疽。

（5）糖尿病肾病评定：糖尿病肾病是糖尿病主要并发症，也是 1 型糖尿病患者的主要死亡原因。微量蛋白尿检测是诊断早期糖尿病肾病的重要指标，微量蛋白尿检测可采集随机尿样（清晨首次尿最佳）检测尿白蛋白肌酐比值（UACR）。若 UACR 为 2.5~25.0mg/mmol（男），3.5~25.0mg/mmol（女），可诊断为微量蛋白尿；UACR 持续 >25.0mg/mmol（无论男女）为大量蛋白尿。

（6）糖尿病心血管病变评定：评定的内容包括心血管疾病现病史及既往史、年龄、有无心血管风险因素（吸烟，血脂异常，高血压，家族史，肥胖，特别是中心性肥胖）、心房颤动。

2. 日常生活活动能力评定 可采用改良 Barthel 指数评定。

3. 心理功能评定 糖尿病患者的心理改变，主要指由于疾病知识缺乏而产生的焦虑、抑郁、睡眠障碍等，可采用相应的量表测试评定，如汉密尔顿焦虑量表、汉密尔顿抑郁量表、简明精神病评定量表（brief psychiatric rating scale, BPRS）等。

三、康复护理原则与目标

（一）康复护理原则

1. 早期诊治 明确糖尿病的临床表现、并发症、诊断方法，及早选择正确的治疗方案。

2. **综合康复** 糖尿病患者应进行饮食疗法、运动疗法、药物疗法、血糖监测和康复教育的全面康复护理。

3. **个体化方案** 依据糖尿病的不同类型、不同并发症,设计不同的康复护理方案。

4. **持之以恒** 糖尿病患者的康复护理不仅局限于急性发作期,还应长期坚持,改善功能。

（二）康复护理目标

1. **短期目标** ①控制血糖,纠正各种代谢紊乱,消除临床症状;②控制病情,减轻各种并发症所致的功能障碍程度,降低患者的致残率和病死率;③保证育龄期妇女的正常妊娠、分娩和生育;④巩固和提高糖尿病患者的饮食治疗和药物治疗效果。

2. **长期目标** ①通过糖尿病教育,使患者掌握糖尿病的防治知识、必要的自我保健能力和自我监测技能;②使糖尿病患者享有正常人的心理和体魄状态,能正常参与社会劳动和社交活动;③保证儿童、青少年的正常生长发育。

四、康复护理措施

为了达到糖尿病康复的目标,必须采取综合康复治疗的方法,包括饮食疗法、运动疗法、药物疗法、血糖监测和健康教育,实现全面康复。

（一）饮食疗法康复护理

合理饮食是糖尿病的基本治疗方法,也是所有糖尿病治疗的基础。糖尿病及糖尿病前期患者均需要接受个体化医学营养治疗。

1. **计算总热量** 简易公式计算理想体重[理想体重(kg)=身高(cm)-105],标准体重在10%以内为正常;超过20%为肥胖;低于20%为消瘦;然后按照成人糖尿病患者每天每千克标准体重所需热量(表9-2),计算每日所需总热量。

表 9-2 成人糖尿病患者每天每千克标准体重所需热量

劳动强度	消瘦	正常	肥胖
轻体力劳动	147kJ/(kg·d)	126kJ/(kg·d)	84~105kJ/(kg·d)
中体力劳动	160kJ/(kg·d)	147kJ/(kg·d)	126kJ/(kg·d)
重体力劳动	160~210kJ/(kg·d)	160kJ/(kg·d)	147kJ/(kg·d)

2. **营养物质含量** 糖尿病患者提倡食物粗、杂、高纤维、多样化,每日定时定量进餐,控制总量。合理控制糖类、蛋白质、脂肪的摄入。糖类应占膳食总热量的50%~60%;肾功能正常的糖尿病患者蛋白质的摄入量占膳食总热量的10%~15%,保证优质蛋白质摄入超过50%。有显性蛋白尿的患者蛋白质摄入量宜限制在0.8g/(kg·d);从肾小球滤过率(glomerular filtration rate, GFR)下降起,应实施低蛋白饮食,推荐蛋白质入量0.6g/(kg·d)。脂肪摄入量不超过饮食总能量的30%。

3. **合理分配三餐** 对病情稳定的2型糖尿病患者,三餐热量分布大概为1/5、2/5、2/5或1/3、1/3、1/3,可按照患者的生活习惯、病情及配合治疗的需要来调整。

4. 限制盐和酒的摄入 糖尿病患者每天摄入盐量不应超过 6g,合并高血压患者更应严格限制盐摄入量。糖尿病患者女性每天摄入酒精量不超过 15g,男性不超过 25g,每周不超过 2 次。

（二）运动疗法康复护理

1. 运动疗法 是糖尿病治疗的基石,对 2 型糖尿病患者有长期控制糖代谢和脂肪代谢、减少并发症发生和发展的作用。肥胖的 2 型糖尿病患者为最佳适应证。1 型糖尿病患者只有在病情稳定、血糖控制良好时,方能进行适当的运动,以促进健康和正常发育。

2. 禁忌 空腹血糖（FBG）>16.7mmol/L,反复低血糖或血糖波动较大或有严重糖尿病并发症的患者。

3. 运动处方

（1）运动方式:适用于糖尿病患者的运动方式是低至中等强度的有氧运动。通常采用患者感兴趣、简单、易坚持的项目,如步行、慢跑、登楼梯、游泳、划船、有氧体操、球类活动、功率自行车等,运动方式因人而异。

（2）运动强度:运动强度大小与心率的快慢成线性相关,常采用靶心率作为评定运动强度大小的指标。靶心率 =［220- 年龄（岁）］×（60%~80%）,或靶心率 =（最高心率 - 安静心率）×（60%~80%）+ 安静心率。

（3）运动时间:包括准备活动、运动训练和放松活动三部分的时间总和。每次运动一般为 40min,训练时间从 10min 开始,适应后逐渐增至 30~40min,其中可穿插必要的休息。最佳运动时间是餐后 1h。

（4）运动频率:每天 1 次或每周 5 次为宜。

4. 运动注意事项

（1）制订运动方案前,应对患者进行全面的检查和评定。

（2）遵循个体化、循序渐进和持之以恒的原则。

（3）运动应适量,不可过大或过小,应注意运动时的反应,及时调整运动量。

（4）存在糖尿病并发症时,尤其要重视运动可能带来的危险,尽量避免运动损伤。

（5）运动前后必须要有热身运动和放松运动,以避免心、脑血管事件发生和肌肉关节的损伤。

（6）胰岛素注射部位应避开运动肌群,以免加快该部位的胰岛素吸收,诱发低血糖,注射部位一般选择腹部为好。

（7）正在接受胰岛素治疗的患者,应避开胰岛素作用高峰期,防止发生低血糖。运动中应适当补充糖水或甜饮料,预防低血糖的发生。

（三）药物治疗的康复护理

1. 口服药物

（1）磺脲类药物:应于早餐前 30min 服用,服药前备好早餐,防止因就餐不及时发生低血糖反应。

（2）α- 糖苷酶抑制剂:如阿卡波糖,应与第一口淀粉类食物同时嚼服,此类药物可在肠道形成薄膜,以减慢血糖吸收速度,降低餐后血糖。

（3）双胍类药物：宜在餐中或餐后服药，或从小剂量开始，可减轻胃肠道不良反应。

2. 胰岛素的使用　胰岛素治疗主要适用于 1 型糖尿病、2 型糖尿病经饮食及口服降糖药治疗效果不佳者。胰岛素制剂可分为速效、短效、中效、长效和预混胰岛素 5 类。

3. GLP-1 受体激动药　可单独使用或与其他口服降糖药合用。慎用于 1 型糖尿病或糖尿病酮症酸中毒患者，有胰腺炎病史者禁用。

（四）血糖监测的康复护理

1. 自我血糖监测　血糖监测是糖尿病管理中的重要组成部分。患者可采用便携式血糖仪在家中进行自我血糖监测，监测频率取决于治疗方法、治疗目标、病情和个人的经济条件。

2. 糖化血红蛋白　是评价长期血糖控制的"金指标"，也是指导临床调整治疗方案的重要依据，在治疗之初建议每 3 个月检测 1 次，一旦达到治疗目标，可每 6 个月检查一次。

五、健康教育

健康教育是贯穿糖尿病治疗始终的一项重要措施。康复教育的目的是把科学的糖尿病知识和自身保健知识深入浅出地教给患者及其家属，使其充分认识到糖尿病及其并发症的可防可治性、不防不治和治不达标的危害性及其严重后果。充分调动患者及家属的主观能动性，使之积极配合治疗，有效控制血糖，提高患者糖尿病自我管理能力。

知识拓展

2 型糖尿病的三级预防

2 型糖尿病一级预防的目标是预防 2 型糖尿病的发生；二级预防的目标是在已诊断的 2 型糖尿病患者中预防糖尿病并发症的发生；三级预防的目标是减缓已发生的糖尿病并发症的进展，降低致残率和死亡率，并改善患者的生存质量。

案 例 分 享

患者，男，51 岁，身高 160cm，体重 70kg。平时很少运动，糖尿病病史 10 年，吸烟史 30 年。患者否认既往有高血压。1 周前开会时再次出现胸闷，呈紧缩感，休息 2min 后能自行缓解。为进一步诊治收入院。

入院时患者主诉无胸闷、胸痛。查体：T 36.7℃，P 90 次 /min，BP 120/88mmHg，心电图示窦性心律，各瓣膜未闻及杂音。实验室检查：心肌酶正常，高密度脂蛋白 1.09mmol/L，低密度脂蛋白 4.21mmol/L，甘油三酯 3.21mmol/L；冠状动脉造影结果显示：左冠状动脉主干远端、前降支近中段、右冠状动脉远端有 50%~90% 的狭窄。

问题：
1. 该患者可能合并何种并发症？
2. 护士应如何指导该患者通过饮食控制血脂？

（张亚娟）

第二节 肿瘤的康复护理

一、概述

肿瘤相关性疾病是目前影响人类健康的严重疾病之一，肿瘤康复也随着治疗方式的改变有着多元化的特点。目前肿瘤患者最为常见的三大问题分别是癌性疼痛（癌痛）、营养不良和心理障碍，如何科学地对肿瘤相关性疾病进行评定和干预是目前最为热门的讨论话题。癌痛评定是合理、有效进行止痛治疗的前提，应当遵循"常规、量化、全面、动态"的原则；可以通过多种指标、临床疾病和症状来判断患者的营养状况，从而为营养诊疗奠定基础。本节主要介绍癌痛、营养不良和心理障碍的评定和康复护理。

二、康复护理评定

（一）癌痛
1. **常规评定原则**　疼痛作为肿瘤患者第五大生命体征，每日常规至少进行1~2次癌痛评定。
2. **量化评定原则**　癌痛的量化评定通常使用数字分级评分法（numerical rating scale，NRS）、面部表情分级评分法（face rating scale，FRS）及语言分级评分法（verbal rating scale，VRS）3种方法，其中最为常用的为数字分级评分法。
（1）数字分级评分法：疼痛程度用0~10个数字依次表示，0表示无疼痛，10表示可以想象到的最剧烈疼痛（图9-1）。按照疼痛对应的数字将疼痛程度分为：轻度疼痛（1~3），中度疼痛（4~6），重度疼痛（7~10）。

0　1　2　3　4　5　6　7　8　9　10
无痛　　　　　　　　　　　　剧痛

图9-1　数字分级评分法

（2）面部表情分级评分法：适用于表达困难的患者，如儿童、老年人，以及存在语言、文化差异或其他交流障碍的患者（图9-2）。
（3）语言分级评分法：根据患者对疼痛的主诉，将疼痛程度分为轻度、中度、重度3类。
1）轻度疼痛：有疼痛但可忍受，生活正常，睡眠无干扰。
2）中度疼痛：疼痛明显，不能忍受，要求服用镇痛药物，睡眠受干扰。

349

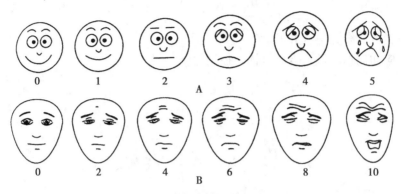

图 9-2　面部表情分级评分法

3）重度疼痛：疼痛剧烈,不能忍受,需用镇痛药物,睡眠受严重干扰。

3. 全面评定原则　癌痛全面评定是指对癌症患者的疼痛及相关病情进行全面评定,包括疼痛病因和类型(躯体性、内脏性或神经病理性),疼痛发作情况(疼痛的部位、性质、程度、加重或减轻的因素),止痛治疗情况、重要器官功能情况、心理精神情况,家庭及社会支持情况,以及既往史(精神病史、药物滥用史)等。癌痛全面评定,通常使用简明疼痛量表(BPI)评定疼痛及其对患者情绪、睡眠、活动能力、食欲、日常生活、行走能力及与他人交往等生活质量的影响。

4. 动态评定原则　癌痛动态评定是指持续性、动态地监测与评定癌痛患者的疼痛症状及变化情况,包括疼痛病因、部位、性质、程度变化情况,爆发性疼痛发作情况、疼痛减轻和加重因素、止痛治疗效果以及不良反应等。

（二）营养不良

中国抗癌协会肿瘤营养与支持治疗专业委员会推荐营养不良三级诊断,即一级诊断(营养筛查)、二级诊断(营养评定)、三级诊断(综合评定)。

1. 一级诊断——营养筛查 NRS 2002　是国际上第一个采用循证医学方法开发的营养评定工具,分为两部分,第一部分为初步营养风险筛查,任一问题回答"是",则需要进入第二步:再次营养风险筛查(表 9-3)。

表 9-3　营养风险筛查 2002（NRS 2002）

第一步:初步营养风险筛查

	筛查项目	是	否
1	BMI<20.5kg/m^2,中国人为 BMI<18.5kg/m^2		
2	患者在过去 3 个月内有体重下降吗?		
3	患者在过去 1 周内有摄食量减少吗?		
4	患者有严重疾病吗(如 ICU 治疗)?		

注:如果以上任一问题回答"是",则需要进入第二步:再次营养风险筛查;如果所有问题回答"否",应每周重复调查一次。

第二步:再次营养风险筛查

疾病的严重程度	分数	若"是"打钩
正常营养需要量	没有	0
需要量轻度提高:髋关节骨折、慢性疾病有急性并发症者(肝硬化、慢性阻塞性肺疾病、血液透析、糖尿病、一般肿瘤患者)	轻度	1

疾病的严重程度		分数	若"是"打钩
需要量中度增加:腹部大手术、脑卒中、重症肺炎、血液恶性肿瘤	中度	2	
需要量明显增加:颅脑损伤、骨髓移植、APACHE>10 的 ICU 患者	重度	3	
营养状况指标(单选)		**分数**	**若"是"打钩**
正常营养状态	没有	0	
近 3 个月内体重丢失 >5% 或食物摄入比正常需要量低 25%~50%	轻度	1	
一般情况差或 2 个月内体重丢失 >5%,或食物摄入比正常需要量低 50%~75%	中度	2	
BMI<18.5kg/m² 且一般情况差或 1 个月内体重丢失 >5%(或 3 个月体重下降 15%),或者前一周食物摄入比正常需要量低 75%~100%	重度	3	
年龄 ≥70 岁者则总分加 1 分		1	

注:NRS 2002 总分 = 疾病的严重程度 + 营养状况指标 + 年龄评分;NRS 2002 总分 ≥3 分,患者处于营养风险,开始制订营养治疗计划;NRS 2002 总分 <3 分,每周复查营养风险筛查。

2. 二级诊断——营养评定　常用的营养评定工具有主观整体评估(subjctive global assessment,SGA)、患者主观整体评估(scored patient-generated subjective global assessment,PG-SGA)(表 9-4)。其中,PG-SGA 是在 SGA 基础上发展而来的,是专门为肿瘤患者设计的营养状况评定方法,由患者自我评定部分及医务人员评定部分两部分组成,包括 7 方面,前 4 方面由患者自己评定,后 3 方面由医务人员(医师、护士或营养师)评定,总体评定结果包括定量评定及定性评定两种。定性评定将肿瘤患者的营养状况分为 A(营养良好)、B(可疑或中度营养不良)、C(重度营养不良)3 个等级。定量评定为 7 方面的计分相加,得出一个最后计分,根据计分将患者分为 0~1 分(无营养不良)、2~3 分(可疑或轻度营养不良)、4~8 分(中度营养不良)、≥9 分(重度营养不良)。0~1 分:无营养不良,不需要进行营养干预,一个疗程后应常规进行再次营养评定;2~3 分:可疑或轻度营养不良,由营养师、医师对患者及其家属进行营养指导,并根据实验室结果进行药物干预;4~8 分:中度营养不良,需要营养干预及对症治疗;≥9 分:重度营养不良,迫切需要改善症状的治疗和营养干预。

表 9-4　患者主观整体评估(PG-SGA)

第一部分　患者自评部分

| 1. 体重(累计加分,评分方法见工作表 1)
　我现在的体重是 ＿＿kg
　1 个月前我的体重是 ＿＿kg
　6 个月前我的体重是 ＿＿kg
　体重下降 ＿＿%:分值( )
　最近 2 周内我的体重:
　下降(1)　无变化(0)　增加(0)
　　　　　Box1 评分: | 2. 进食情况(多选,取最高分)
　与我平常进食相比,上月的进食情况:
　无改变(0)　大于平常(0)　小于平常(1)
　我目前进食:
　普食但少于正常饭量(1)
　软饭(2)　流食(3)
　仅为营养制剂(3)　几乎吃不下什么(4)
　仅依赖管饲或静脉营养(0)
　　　　　Box2 评分: |

续表

<table>
<tr><td>

3. 症状（多选,累计加分）

近2周我有以下问题影响我摄入足够的饮食:

吃饭没问题（0） 无食欲,不想吃（3）

恶心（1） 呕吐（3）

便秘（1） 腹泻（3）

口腔溃疡（2） 口干（1）

感觉食物没味,变味（1）食物气味不好（1）

吞咽困难（2） 一会儿就饱了（1）

疼痛_____（3）

其他_____（1）如:情绪低落,经济（金钱）或牙齿问题

Box3 评分:
</td><td>

4. 活动和身体功能（单选,最符合项）

在过去的1个月,我的总体活动情况是:

正常,无限制（0）

不像往常,但还能起床轻微活动（1）

多数时候不想起床活动,但卧床或坐椅的时间不超过12h（2）

几乎干不了什么,多数时间卧床或坐椅（3）

几乎完全卧床,无法起床（3）

Box4 评分:
</td></tr>
</table>

第二部分 医务人员评价部分

5. 疾病与营养需求的关系（累计得分,评分方法见工作表2）

相关诊断（特定）_____

原发疾病的分期Ⅰ、Ⅱ、Ⅲ、Ⅳ;其他 本项评分:

6. 代谢方面的需要（累计得分,评分方法见工作表3）

无应激 低度应激 中度应激 高度应激 本项评分:

7. 体格检查（肌肉情况为最终得分,评分方法见工作表4） 本项评分:

注:PG-SGA 总体评价结果见工作表5。

工作表 1: 体重变化

1个月体重 丢失情况	评分	6个月体重 丢失情况
≥10%	4	≥20%
5%~9.9%	3	10%~19.9%
3%~4.9%	2	6%~9.9%
2%~2.9%	1	2%~5.9%
0~1.9%	0	0~1.9%

说明:以1个月内的体重变化评分,如不能获得1个月内的体重变化资料,则以6个月内的体重变化情况评分。2周内体重下降需另计1分。

工作表 2: 疾病评分

疾病	评分
癌症	1
AIDS	1
肺源性或心源性恶病质	1
出现压力性损伤或开放伤口或肠瘘	1
存在创伤	1
年龄超过65岁	1

工作表 3：应激评分

应激因素	无（0 分）	轻度（1 分）	中度（2 分）	重度（3 分）
发热	无	37.2~38.3℃	38.4~38.8℃	>38.8℃
发热持续时间	无	<72h	72h	>72h
是否用激素（泼尼松）	无	低剂量泼尼松，<10mg/d	泼尼松，≥10mg/d，<30mg/d	泼尼松≥30mg/d 或地塞米松≥5mg/d
		或相对剂量的其他激素	或相对剂量的其他激素	或相对剂量的其他激素

说明：本项为累计得分，如患者体温 37.8℃，计 1 分；持续发热已达 4d，计 3 分；每天使用 10mg 泼尼松，计 2 分。总计分为 6 分。激素项目特指因为发热而使用激素的情况，若因为其他原因使用激素则不能给予分值。

工作表 4：体格检查评分

项目		无缺乏	轻度缺乏	中度缺乏	重度缺乏
脂肪储备	眼眶脂肪垫	0	1	2	3
	肱三头肌皮褶厚度	0	1	2	3
	下肋脂肪厚度	0	1	2	3
肌肉情况	颞肌	0	1	2	3
	锁骨	0	1	2	3
	手背骨间肌	0	1	2	3
	肩背部（背阔肌、斜方肌、三角肌）	0	1	2	3
	大腿（四头肌）	0	1	2	3
	小腿（腓肠肌）	0	1	2	3
液体状况	踝部水肿	0	1	2	3
	骶部水肿	0	1	2	3
	腹水	0	1	2	3

说明：脂肪储备、肌肉情况、液体状况 3 项内部选择变化最为明显的部分进行测量，取最高分为本项得分，项目之间得分不累加。一般以肌肉情况为最终得分。

工作表 5：PG-SGA 总体评价结果

定量评价：第 1~4 项得分相加为 A 评分，5、6、7 分别为 B、C、D 评分，A+B+C+D 为 PG-SGA 总评分。

0~1 分：目前不需要干预措施，在治疗期间保持常规随诊及评定。

2~3 分：需进行患者或家属家庭教育，并可根据患者存在的症状和实验室检查，进行药物干预。

4~8 分：进行干预，并根据症状的严重程度进行联合干预。

≥9 分：急需进行症状改善和 / 或同时进行营养干预。

定性评价：营养良好（A 级）；可疑或中度营养不良（B 级）；严重营养不良（C 级）

定性评价与定量评价的关系：

定性评价	定量评价
A	0~1 分
B	2~8 分
C	≥9 分

3. 三级诊断——综合评定 对于营养不良的患者,根据病史、体格检查、实验室检查与人体成分分析和代谢车等器械检查进行综合评定。

(三)心理障碍

恶性肿瘤患者大部分都会出现心理痛苦,经历短暂或轻度的焦虑或抑郁,一些患者会发展为焦虑障碍或抑郁障碍。国际心理社会肿瘤协会(International Psycho-Oncology Society, IPOS)建议将心理痛苦评定定为第六大生命体征。关于筛查工具的使用情况,目前筛查工具分为三大类:①症状筛查;②心理社会问题筛查;③痛苦来源筛查。美国医学研究所(Institute of Medicine, IOM)建议痛苦筛查工具应该能够综合识别引起痛苦的各种问题和担忧。所选筛查工具应该有效、稳定,并且对于临床工作人员来说简便易行,可以通过临界值来判断患者是否存在痛苦;能够同时评定患者是否存在躯体症状、情绪负担、社会问题等,且能评定上述症状的严重程度,这样能够动员其他专业的人员有效地对痛苦状况作出应答,包括将痛苦且有心理社会支持需求的患者转诊给专业的心理治疗师、精神科医生、社会工作者等。

美国国立综合癌症网络(NCCN)推荐的痛苦温度计(distress thermometer, DT)是一个单条目的痛苦自评工具。0分=没有痛苦,10分=极度痛苦;得分≥4分显示患者存在中到重度痛苦,需要进一步专科评定。Akizuki等将DT与医院焦虑抑郁量表(hospital anxiety and depression scale, HADS)和贝克抑郁量表进行了比较,结果显示DT比HADS和贝克抑郁量表对心理痛苦的敏感性和特异性都高。近年来不断有对心理痛苦温度计效度研究的报道,北京大学肿瘤医院唐丽丽教授等将DT进行了中文版修订,与医院焦虑抑郁量表(HADS)和90项症状清单(symptom checklist-90, SCL-90)比较,使用接受者操作特征曲线得到的曲线下面积分别为0.803和0.834,临界值取4分时能得到最优的敏感度和特异性。DT及单一条目的口头问题获得了最佳证据支持,尤其适用于在繁忙的肿瘤临床工作中进行初步筛查(图9-3)。

亲爱的患友:

您好!首先感谢您对我们医护人员的信任。我们衷心希望与您携手共抗病魔,并祝您早日康复!

在疾病的治疗和康复中,您可能会因为一些身体或心理上的不适而产生痛苦的体验。比如睡眠问题、疼痛、食欲缺乏、心烦心慌等。作为医护人员,我们非常希望能够了解您的痛苦并为您提供专业的服务。

请认真填答这份小的问卷,如实告诉我们是什么原因或哪儿不舒服使您感到痛苦,以及痛苦的程度。只要您告诉我们,我们会在医疗中尽力减轻您的痛苦,给予您更多的人文关怀。

首先,请在最符合您最近一周所经历的平均痛苦水平的数字上面画"○"。

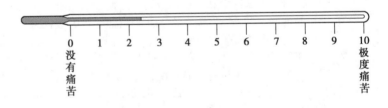

图9-3 心理痛苦温度计评分法

接着,请您指出下列哪些选项是引起您痛苦的原因,并在该项目前打"√"。

实际问题
- ☐ 无时间精力照顾孩子 / 老人
- ☐ 无时间精力做家务
- ☐ 经济问题
- ☐ 交通出行
- ☐ 工作 / 上学
- ☐ 周围环境

交往问题
- ☐ 与孩子 / 老人相处
- ☐ 与伴侣相处
- ☐ 与亲友相处
- ☐ 与医护人员相处

情绪问题
- ☐ 抑郁
- ☐ 恐惧
- ☐ 孤独
- ☐ 紧张
- ☐ 悲伤
- ☐ 担忧
- ☐ 对日常活动丧失兴趣
- ☐ 睡眠问题
- ☐ 记忆力下降 / 注意力不集中

身体问题
- ☐ 外表 / 形体
- ☐ 洗澡 / 穿衣
- ☐ 呼吸
- ☐ 排尿改变
- ☐ 便秘
- ☐ 腹泻
- ☐ 进食
- ☐ 疲乏
- ☐ 水肿
- ☐ 发热
- ☐ 头晕
- ☐ 消化不良
- ☐ 口腔疼痛
- ☐ 恶心
- ☐ 鼻子干燥 / 充血
- ☐ 疼痛
- ☐ 性
- ☐ 皮肤干燥
- ☐ 手 / 脚麻木
- ☐ 身体活动受限制

信仰 / 宗教问题
- ☐ 信仰 / 宗教问题

其他问题: _____

三、康复护理措施

（一）癌痛

1. 药物止痛护理 全面、准确、及时地评定疼痛的时间、性质、部位、持续性、用药史、过敏史等是药物止痛的关键措施。根据评定结果进行三阶梯止痛,且遵循以下原则:

（1）按时给药:根据镇痛药的半衰期规律、及时给药,可控制预防疼痛的发生。

（2）个体化给药:根据患者的年龄、身高、体重选择适当的剂量,注意实际疗效。

（3）口服给药:首选口服给药。在保障患者独立性的同时又便于患者长期服用,如不能口服应考虑直肠或经皮下给药。

（4）按阶梯给药:原则上遵循三阶梯给药原则,按由弱到强、由小到大、由少到多的原则,逐渐加量。此外,根据美国国立综合癌症网络（NCCN）成人癌痛指南的推荐,弱化第二阶梯,中度疼痛即开始使用以盐酸羟考酮缓释片为代表的强阿片类药物,不要等患者需要时才用,要有规律地按点用药,并仔细观察疗效及副作用。

2. 非药物止痛护理

（1）转移止痛法:根据患者喜好采取措施以达到分散注意力,增强止痛效果的作用。

（2）放松止痛法：全身松弛可给人轻松感，肌肉松弛可有效阻断疼痛反应。缓慢做腹式呼吸，或进行深而慢的吸气和呼气，达到止痛目的。

（3）物理止痛法：可以通过刺激疼痛周围皮肤或相对应的健侧达到止痛目的，如冰敷或用65℃热水袋放在温毛巾上热敷，每次20min。

（二）营养不良

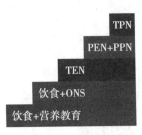

图9-4　营养不良的
五阶梯治疗模式

1. 肿瘤患者营养不良的康复治疗　肿瘤患者营养不良治疗选择五阶梯治疗模式（图9-4）。首选营养教育，然后依次向上选择口服营养补充（oral nutritional supplements，ONS），完全肠内营养（total enteral nutrition，TEN），部分肠外营养（partial parenteral nutrition，PPN）与部分肠内营养（partial enteral nutrition，PEN），全肠外营养（total parenteral nutrition，TPN）。参照欧洲肠外肠内营养学会（ESPEN）指南建议，当下一阶梯不能满足60%目标能量需求3~5d时，应该选择上一阶梯。

2. 肠内营养并发症的护理　常见的肠内营养并发症包括消化道并发症、呼吸系统并发症、代谢性并发症和机械性并发症。以预防为主，根据管饲时间选择不同材质的营养管。合理选择营养制剂，落实肠内营养"五度"管理，即浓度、速度、温度、清洁度、角度（体位）。密切监测脏器功能及血糖水平，及时、有效地进行调整。

3. 肠外营养的护理　根据肠外营养液渗透压和输注时间选择外周或中心静脉通路，妥善固定，严格冲管、封管，维持通路通畅。在无菌条件下，按照肠外营养制剂理化性质配制肠外营养液，根据患者病情、年龄等，在24h内输注肠外营养液。严密观察并发症。

4. 肠外营养并发症的护理　肠外营养常见并发症包括感染性并发症、代谢性并发症和机械性并发症等。合理选择置管部位，置管、输液时严格无菌操作，置管后、输液过程中密切观察。严密监测患者脏器功能、电解质及血糖水平。

（三）心理障碍

1. 临床心理干预　护士充分运用各种沟通技巧，关心和耐心倾听患者想法，取得患者信任；识别患者的情绪和心理变化，给予尊重、陪伴、理解、鼓励、指导和帮助；满足患者自尊、安全、环境等方面的心理需求，使患者情绪稳定，重建心理平衡。

2. 专业心理干预　不同于支持性临床心理干预，后者具有广泛性，而前者更具有针对性，指针对患者的心理问题，采用一定的心理治疗技术进行干预性护理，调动患者的积极性理解和解决自己的问题，使其缓解心理压力，更好地面对现实。可用于肿瘤患者心理干预的相关技术有人本主义疗法、认知行为疗法、行为疗法、团体治疗、运动疗法、音乐疗法、正念减压训练、催眠疗法、家庭疗法、沙盘游戏治疗等。现将临床容易操作的放松训练技术介绍如下：

放松训练是指通过放松身体，达到心理放松的各种技术，是行为疗法中使用最广的技术。此法简便易行，实用有效，较少受时间、地点和经费等限制。主要包括深呼吸放松训练、想象放松训练和渐进性肌肉放松训练。

（1）深呼吸放松训练：指用鼻吸气、嘴呼气的腹式呼吸。让患者取舒适体位，松开腰部皮带或衣物，先用鼻深吸一口气，同时默数1、2停；然后用嘴慢慢、轻轻地呼气同时默数 4、3、2、1、停。集中注意自己的呼吸,呼吸要慢、均匀和顺其自然。每天做 1~2 次,每次 5~10min,逐渐可延长到 20~30min。经常做深呼吸有利于放松身心、缓解焦虑。

（2）想象放松训练:主要指通过想象一些广阔、宁静、舒缓的画面或场景,达到身心放松的目的。常见的想象场景是大海、溪流、海滩等。护士可以这样指导患者:想象躺在绿草如茵的小溪边,头上摇曳着鲜花,沁人心脾;耳边溪水潺潺,不时传来欢快的鸟鸣。在这世外桃源里,舒服极了,心里感到前所未有的宁静,一切烦恼、焦虑烟消云散。平时可指导患者练习和使用此法,掌握几个能使自己放松的画面或场景。

（3）渐进性肌肉放松训练:相对上述两种方法较复杂,要求患者首先学会体验肌肉紧张和放松的感觉,先使肌肉紧张 10s,然后放松 15~20s。指导患者从手部开始,按照上肢、肩、头部、颈、胸腹、臀、下肢,一直到双脚,按顺序渐次对各组肌肉进行先紧张后放松的练习,最后达到全身放松,努力体会肌肉紧张后的舒适、松弛感觉,如热、酸软等感觉。

以上 3 种放松训练可以单独使用,也可以结合运用。需要注意的是,平时就应多加练习和运用训练,若平时能熟练掌握,经常使用,遇到焦虑、恐惧时就会运用自如。

3. 团体治疗　是将病情相似的患者,如乳腺癌术后患者组成小组(6~12 人),通过定期聚会,小组成员彼此交流经验,分享各自的体验和情绪,扩大社会支持。在小组治疗过程中,患者学习了与他人共情的能力,当自己帮助别人时,也获得了自尊。与个体心理治疗相比,团体治疗具有高效、经济、方便、效果易巩固等优势。

四、健康教育

（一）肿瘤预防指导

肿瘤是一种慢性疾病,5%~10% 与基因有关(内因),90%~95% 与外在因素有关。外在因素中,饮食占比 30%~35%、吸烟占比 25%~30%、感染占比 15%~20%、肥胖占比 10%~20%、乙醇占比 4%~6%。因此,合理的饮食结构、规律的生活方式、科学的运动习惯能够有效预防肿瘤相关性疾病的发生。

（二）肿瘤三级预防

一级预防(病因预防),是指发现、鉴别、消除危险因素和病因,提高防癌能力,防患于未然;二级预防,是指特定高风险人群筛查癌前病变或早期肿瘤病例,目标是早发现、早诊断、早治疗;三级预防(综合治疗),是针对现患肿瘤患者,目标是防止恶性肿瘤患者病情恶化、防止致残,减少并发症、延长生命及最大限度地提高生活质量。

知识拓展

恶性肿瘤与营养不良

恶性肿瘤营养不良的发生与肿瘤患者糖类、脂肪、蛋白质代谢异常有关;与肿瘤患者厌食、味觉改变、疼痛、焦虑、睡眠障碍等有关;与手术、放疗、化疗等抗肿瘤治疗有关。恶性肿瘤特别是消化道恶性肿瘤营养不良发生比例高达 30%~86%,出院时营养不良比例更高。营养不良导致治疗中断、放疗精确性下降、生活质量下降、肿瘤复发率增加,甚至有 20% 以上的恶性肿瘤患者直接死于重度营养不良。肿瘤患者应接受科学、全程的营养规范诊断治疗。

案 例 分 享

患者,女,46岁,身高160cm,因反复呕吐入院。患者意识清楚,少言,极度消瘦,感口干。1年前患者体重为56kg,近几个月进食减少,最近4d未进食。患病后患者胃肠消化功能没有太大变化,常感饥饿,进食后感腹胀,呕吐明显,不能正常进食,仅进少量流质饮食。活动能力下降,已卧床4d。体格检查触不到体脂和肌肉,口唇异常红润,头发干枯易脱落,皮肤干燥。卧床未测体重。胃镜提示胃癌、幽门梗阻。

问题:

请用 NRS 2002 对该患者进行营养风险筛查。

（唐小丽）

第三节 烧 伤 康 复

一、概述

烧伤康复包括烧伤创面的康复、功能的康复及烧伤后心理的康复。其目的是最大限度地预防可能出现的各种烧伤并发症,帮助患者最大限度地恢复伤前心身水平,通过适应、代偿、补偿、替代等方式,使患者尽可能地重返生活的各方面,包括回归家庭生活与社会、重返工作岗位等。

二、康复护理评定

（一）一般状况

一般状况的评定根据患者烧伤部位、烧伤面积、烧伤深度、患者病情等有所侧重,主要包括以下几方面:

1. **一般情况** 患者姓名、性别、年龄、民族、文化程度、婚姻状况、职业、兴趣爱好等。

2. **身体状况** 包括生命体征、精神、心理、饮食、排泄、烧伤时间、烧伤原因、烧伤面积、烧伤部位、烧伤深度和烧伤程度、创面有无污染或感染,有无吸入性损伤的症状、有无血容量不足的表现、有无合并其他损伤、生活自理能力、肢体运动能力等。

3. **既往史** 既往身体状况,有无过敏史,有无高血压、糖尿病、心脏病及用药史等。

4. **手术情况** 手术时间、手术部位、手术方式。

5. **家庭环境** 包括经济状况,家庭关系,患者及家属对疾病康复的期望和目标,患者和家属有无康复护理常识等。

（二）主要功能障碍及评定

1. 主要功能障碍 浅度烧伤经治疗,创面愈合后不遗留瘢痕,对机体外观、功能无大的影响,但深度烧伤可出现严重瘢痕增生、功能障碍与关节挛缩畸形,肌肉萎缩和肌力下降,甚至毁容,影响患者的自理能力,使患者出现严重心理问题等。严重烧伤患者病程长,瘢痕增生、功能障碍与关节挛缩畸形发生早,瘢痕增生与组织重塑过程在烧伤后即已开始,并持续至烧伤后数年甚至伴随终身。

2. 功能障碍评定

（1）康复护理评定的内容:①日常生活活动能力评定;②言语功能与吞咽功能评定;③心肺功能评定;④感觉功能评定;⑤疼痛评定;⑥运动功能评定;⑦排尿、排便功能评定;⑧认知功能评定;⑨压力性损伤评定;⑩心理评定;⑪跌倒评定。

（2）康复护理评定的方法:主要通过与患者、家属或陪护的沟通交谈及对患者的观察及相关专科检查进行评定。常用以下方法:

1）沟通交流:通过与患者的沟通交流,了解患者是否存在瘢痕瘙痒、紧绷感或疼痛,了解患者对自我功能康复训练方法的掌握及完成情况;了解患者体位摆放的正确性及依从性;了解患者对烧伤后康复相关知识的了解程度及对预后的期望。

2）观察:通过观察了解患者的烧伤部位、烧伤面积、烧伤深度、有无五官和肢体的缺失,创面渗出情况、烧伤创面的愈合情况、瘢痕产生的部位及瘢痕的颜色、硬度等。

3）使用各种量表进行评定:如简明烧伤健康量表、Berg 平衡量表、心理量表等。

4）相关专科检查:检查患者四肢关节活动度、肌力、耐力程度等。

三、康复护理措施

（一）体位摆放

通过正确的体位摆放达到降低组织水肿,维持关节活动度,对抗烧伤部位瘢痕收缩,防止皮肤、肌肉和关节挛缩的目的。患者处于被动体位时需要每 2h 更换体位,防止压力性损伤和其他并发症的发生。

1. 头面部烧伤的体位摆放

（1）受伤后休克期内可取平卧位,休克期过后取半坐卧位或头高位,以减轻创面水肿及渗出,有利于改善呼吸。

（2）颈前部烧伤休克期过后,水肿消退后,病情稳定者可肩部垫枕,保持颈部过伸位。

（3）眼部烧伤,眼睑水肿外翻时应涂眼膏后用凡士林纱布覆盖,俯卧位时避免眼部受压。

（4）耳部烧伤,侧卧时注意耳部悬空,定时更换体位,避免耳部受压,防止软骨炎或压力性损伤的发生。外耳道用棉球填塞,吸收渗出液,防止渗液流入耳内,引起中耳炎。

（5）头部烧伤时,定时更换头部位置,选用柔软、舒适的枕头,防止枕后压力性损伤发生。

2. 上肢烧伤的体位摆放

（1）注意观察指端血液循环,如出现指端发绀、发麻、发冷,及时报告医生。

（2）腋部、胸部、背部、上臂烧伤,肩部外展位或外旋90°,防止上臂内侧与腋下创面粘连而导致关节瘢痕挛缩。

（3）肘部、上肢掌侧烧伤,肘关节应置于伸展位;上肢背侧烧伤时,肘关节应屈曲70°~90°,前臂保持中立位。

（4）手掌部烧伤,手掌、指应处于伸展位;手背烧伤,宜将腕关节置于掌屈位;手指或手指周围环形烧伤,以腕背曲为主;全手烧伤,将腕关节背伸20°~30°伴轻微内收,各指间用无菌纱布分开包扎,掌指关节自然屈曲40°~50°,指间关节伸直,拇指呈外展对掌位。

3. 臀部、会阴部和下肢烧伤的体位摆放

（1）臀部烧伤,髋中立位。

（2）会阴部烧伤,髋外展20°~30°。

（3）腿前侧烧伤,保持髋关节伸展位,膝稍屈曲位。大腿后侧烧伤,髋关节中立、膝伸展位。

（4）膝部前侧烧伤,应取膝屈曲位。腘窝部烧伤,应保持膝关节伸直位。

（5）小腿前侧或踝部前侧烧伤,应取踝关节中立位或稍跖屈。小腿后侧或踝部后侧烧伤,应取膝关节中立位。

（二）呼吸功能训练

1. 呼吸功能训练的目的　呼吸功能训练可以帮助患者掌握正确的呼吸技术,建立有效的呼吸方式,控制呼吸频率,改善换气,改善呼吸肌肌力,保持和改善胸廓的活动范围,缓解患者呼吸困难时的焦虑情绪。大面积烧伤,特别是合并呼吸道烧伤的患者应及早进行呼吸功能训练。

2. 呼吸功能训练的方法

（1）缩唇呼吸训练:缩唇呼吸是指患者吸气时用鼻,呼气时缩小嘴唇,呈吹口哨状,将气体由口部小孔中缓慢地呼出的方法,类似吹笛子时的呼吸方式,故又称吹笛式呼吸。其吸气和呼气之比为1:2,呼出的气流以能使距口唇15~20cm的蜡烛火苗倒向对侧为宜,不致熄灭为适度。按照以上方法,每天练习3~4次,每次15~30min。通过缩唇呼吸训练可使气道的内压增高,防止气道陷闭,可调节呼吸频率,减少肺内残余气体,缓解缺氧症状。常用的方式有吹蜡烛、吹笛、吹纸条、吹气球等。

（2）腹式呼吸训练:是指以腹式呼吸为主,推动横膈肌上下移动的一种呼吸方式。仰卧位腹式呼吸训练时,使用薄枕头,双膝下垫小枕,双腿微屈使腹肌放松,双手放在腹部,使腹部对抗手的压力,闭嘴经鼻缓慢吸气至胸腹部缓慢隆起,略停1~2s后,经口呼气至腹壁下陷。坐位腹式呼吸训练时,患者自然放松,右手放在腹部肚脐,左手放在胸部,闭嘴经鼻缓慢吸气至胸腹部缓慢隆起,略停1~2s后,经口呼气至腹壁下陷,吸气时,最大限度地向外扩张腹部,胸部保持不动。呼气时,最大限度地向内收缩腹部,胸部保持不动。呼气过程速度宜慢、均匀,呼吸时借助腹肌的收缩向上推动横膈肌,此时手再稍施加压力,进一步增加腹压使横膈肌向上推移。在呼吸训练期间,要注意以腹肌运动为主,保持胸廓最小活动幅度或不动状态。呼吸频率保持在7~8次/min,可减少能量消耗,吸气与呼气的时间比为1:2,每次10~15min,每日锻炼2次。通过腹式呼吸训练,增大横膈的活动范围,提高肺的伸缩程度增加通气,减少辅助呼吸肌的不必要代偿,从而提高呼吸效率,缓解呼吸困难。

（3）咳嗽训练:有效咳嗽是为了排出呼吸道阻塞物并保持肺部清洁,是预防肺部感染的有效措施。训练时让患者处于舒适、放松的姿势,缓慢吸气,要求达到足够的吸气容量,屏气几秒,然后张口咳嗽 2~3 声,咳嗽时收缩腹肌或用手按压上腹部,停止咳嗽,缩唇将余气尽量呼出,再缓慢深吸气,重复以上动作。连续 2~3 次后,休息几分钟再重新开始。操作者指导患者咳嗽的同时可给予手法帮助:患者取仰卧位或坐位,操作者一只手掌置于患者剑突远端的上腹部,另一只手压在前一只手上,患者尽可能吸气后,操作者在患者要咳嗽时向内向上压迫腹部,将横膈上推,这样可将沉积于肺部的痰有效咳出。

（三）运动功能训练

身体某些特殊部位受伤后容易形成瘢痕,因此在受伤后病情允许的情况下应尽早进行运动功能训练。

1. 面颈部烧伤的运动功能训练 眼部烧伤者做眼周肌肉训练,如睁眼、闭眼、眨眼、转动眼球和抬眉运动。面部口部烧伤者做面部表情肌肉训练,如练习发出中文"啊""咿""呜""耶""喔"的发音,并极力作出随着声音变化的最夸张的脸型,可练习唱歌和张口运动等。颈前部烧伤者练习头部伸展动作为主的活动,如头后仰、抬头看天花板、抬头数星星、顶气球等。颈后部烧伤者练习各种低头动作,使下颌碰触胸部。一侧颈部烧伤时头部转向健侧,双侧颈部烧伤时头部各方向动作。

2. 肩部和腋部烧伤的运动功能训练

（1）肩部烧伤时:练习肩下沉和内收。

（2）腋部烧伤时:练习上臂外展 90°、前屈、后伸、旋前、旋后、上举过头及环转运动,如侧方爬墙练习、双手过头拍手、仰卧双手交叉于脑后或双手各握毛巾一端做擦背动作等。

3. 上肢烧伤的运动功能训练

（1）上臂屈侧和肘部屈侧烧伤时,练习伸肘动作。上臂伸侧和肘部伸侧烧伤时,练习屈肘及肩部屈曲动作。肘部屈伸侧烧伤时,练习肘屈伸动作、肘部旋前旋后运动,如拧毛巾、提重物等。

（2）前臂和腕部屈侧烧伤时,练习伸肘、伸腕动作,如拍手、拍球等。前臂伸侧和腕部伸侧烧伤时,练习屈腕动作,如压掌练习、进食、刷牙、梳头、穿衣等。

（3）手部烧伤时,练习手指伸直外展、对指运动、掌指关节屈曲和伸展运动、指间关节屈曲、抓握和伸展运动,如练习写字、握拳、抓小球、插钉板、下棋、用衣夹挂衣服等。

4. 躯干烧伤的运动功能训练 躯干前侧烧伤者做扩胸运动、拱桥运动,如伸颈状态下做俯卧撑等。躯干背侧烧伤者做坐位或站位身体前屈练习,如弯腰、抱球、触摸脚趾等。躯干侧部烧伤者做广播体操的侧身运动,如呼啦圈练习、高尔夫球挥杆练习等。

5. 臀部、会阴部烧伤的运动功能训练

（1）臀部烧伤者:练习屈髋动作、长坐位活动、桥式运动、高抬腿踏步、膝部颠球等。

（2）会阴部烧伤者:练习髋外展动作及伸髋动作,如拱桥、盘腿等。

6. 下肢烧伤的运动功能训练

（1）大腿前侧烧伤者做向后踢球、俯卧位飞燕动作等,大腿后侧烧伤者做向前踢球、正步走等动作。

（2）膝部前侧烧伤者练习踢毽子、爬楼梯、踩单车等运动,膝部后侧烧伤者练习踢球、正步走、直腿抬高等。

（3）小腿前侧和踝部前侧烧伤者练习踝关节跖屈动作,踩单车、踩踏板等。小腿后侧和踝部后侧烧伤者练习踝关节背伸动作,颠球、站立、步行、上斜坡等。协助患者做踝足背屈、跖屈、外翻、内翻及旋转运动。平卧及俯卧位时,用手握住关节上方另一手,帮助患者做足部背屈后伸及旋转运动,避免关节僵硬,每次15~30min。

（4）足背烧伤者练习步行。足趾烧伤者练习趾关节的外展、内收,如足趾抓地动作等。

（5）保持足部功能位,防止足下垂。

（四）疼痛护理

疼痛是烧伤患者的第一反应,在烧伤整个治疗过程中都存在不同程度的疼痛,烧伤疼痛程度通常与烧伤深度、烧伤部位、烧伤原因、病程进展、治疗措施和患者的个体因素有关。疼痛不仅给患者带来痛苦,影响患者日常生活、社会交往、情绪与睡眠,还可带来一系列心理及社会问题。

1. 烧伤疼痛的评定　目前临床上常用的疼痛评定法有VRS、NRS、FRS、VAS等。其中,NRS使用10cm长的疼痛量尺,告诉患者“0”代表无痛,“10”代表最痛,让患者自己在数值0~10中选择最合适的数字代表其此时的疼痛强度。分值1~4分为轻度疼痛,5~6分为中度疼痛,7~9分为重度疼痛,10分为极度疼痛。

2. 止痛方法　患者有镇痛需求或疼痛评分≥5分时,均应积极给予有效镇痛,以减轻或缓解患者的疼痛。

（1）非药物止痛:烧伤早期对局部创面冷疗,冷疗的温度控制在10~20℃。选用湿性换药方法,选用合适的现代敷料,减轻患者的疼痛。采用音乐疗法,转移患者注意力,缓解患者的疼痛。做好相关健康宣教及心理干预。

（2）药物止痛:根据患者的疼痛程度,按医嘱使用药物止痛方法。

（五）日常生活护理

医务人员结合患者的具体情况进行相关日常生活训练指导,包括持筷子、勺子进食,持梳子梳头,持牙刷刷牙,用毛巾洗脸,端水杯喝水,用剃刀剃胡子,用手指扣纽扣,叠被子、擦桌子等。

（六）压力治疗

压力治疗（pressure therapy）,又称加压疗法,是指通过对人体体表施加适当的压力,以预防或抑制皮肤瘢痕增生,减轻肢体肿胀的治疗方法。压力治疗是经循证医学证实的防治增生性瘢痕最为有效的方法之一,一般是在创面愈合即开始使用并要坚持足够长的时间,直至瘢痕成熟为止。常用的治疗方法包括绷带加压和压力衣、压力垫等。

（七）矫形器和辅助器具的使用

1. 矫形器的使用　由于烧伤患者需要矫形器的部位和作用不同,需要根据患者的实际情况制订处方,其主要作用是稳定和支持关节,防止肢体及关节挛缩、畸形,抑制站立、步行中的肌肉反射性痉挛,帮助手部畸形患者改善握持能力。

2. 辅助器具的使用　主要用于帮助患者完成各项日常生活自理动作,提高患者生活学习和工作、休闲娱乐的能力。如持笔器、特殊的衣物与鞋、轮椅、助行器、各类拐杖等。

（八）心理康复

烧伤常给患者带来极大的疾病痛苦和严重的心理创伤。在烧伤患者治疗的整个过程中,都可能出现心理紊乱症状,如睡眠障碍、恐惧、担忧、悲伤、抑郁、焦虑、回避等,应根据患者的心理特点做好相关的心理护理和健康教育。

四、健康教育

（一）自我护理指导

1. 向患者及家属讲解烧伤后保持创面清洁干燥的重要性、消毒隔离的注意事项及配合方法。

2. 指导患者及家属自我病情观察，正确观察创面渗液颜色、量的变化。

3. 指导患者及家属保护新愈合的皮肤，避免外伤，不能过度摩擦和搔抓，小水疱形成后不能挤压，如水疱破溃，注意保持清洁，预防感染。

（二）功能训练的注意事项

1. 指导患者在治疗过程中保持各关节功能位，先行关节被动运动，逐步过渡到主动运动。

2. 按照医护人员的指导进行功能训练，注意循序渐进，每天坚持训练。

3. 指导患者尽早进行功能锻炼，以预防或减轻烧伤愈合后挛缩畸形。

知识拓展

手部深度烧伤植皮手术前后的护理

功能部位深度烧伤是导致患者伤后功能障碍最主要的原因。因深度创面愈合过程中不可避免地伴有瘢痕增生与挛缩，为减轻和防止瘢痕增生，目前临床上大多根据创面的深度、大小、部位，实施大张自体皮（中厚或全厚）或皮瓣移植等修复创面。

手部深度烧伤后给患者带来疼痛及局部组织水肿，若处理不当，常导致瘢痕挛缩和功能障碍，严重者甚至丧失生活自理能力和劳动能力。手术前，鼓励患者进行主动关节活动度的训练，以维持关节活动度、牵伸和减轻水肿等。如患者已有关节活动受限或因烧伤后生理需求的增加而无法完成全关节范围的主动运动，可开展辅助主动关节活动训练。如患者术前有明显的关节活动受限，可在麻醉情况下提高患者的关节活动度。

植皮手术后，为了提高移植皮片的成活率，在移植皮肤稳定或者皮瓣缝合部位愈合前，应强制性将术区保持在松解后或纠正后的位置，如加压包扎、夹板固定等。皮片移植 10d 内主动活动范围要适度，避免移植皮片移位。由于移植皮片的存活过程不可避免地伴有基底和创缘的瘢痕增生，仍然有挛缩的趋势，因此在术后提倡使用静态或动态矫形器配合每日物理治疗来维持关节的全范围活动度。

案 例 分 享

患者，男，36岁。因不慎被火焰烧伤头面部、双手、双前臂、双上臂，面积约 16%，深Ⅱ至Ⅲ度，入院治疗第 2 天，患者意识清，生命体征平稳，发音清晰，无咳嗽、咳痰，头面部、双上肢稍肿胀，指端无发绀、发麻，活动受限，疼痛，心肺检查无异常。

问题：

根据以上资料,请您对该患者进行烧伤后的康复指导。

（谢肖霞）

第四节 精 神 康 复

一、概述

精神病学主要的研究对象是精神疾病（mental illness）,一般称为精神障碍（mental disorder）,它是对所有病理性精神活动的总称。精神障碍是以临床显著的个体认知、情感和行为紊乱为特征的一种综合征,它反映了个体心理、生理、发育过程中相关的精神功能障碍。精神疾病病程迁延,易复发。长期患病使患者的躯体功能和神经功能发生退行性改变,复发次数越多,恢复到原来功能的机会越少。

随着医学科学的不断发展,各种新的医疗技术在精神科临床上得到广泛应用。精神康复也随着医学模式的改变而不断发展。近年来,精神康复在世界各个国家、地区蓬勃开展。精神康复一般可分为院内康复和社区康复两种模式,两种模式互为联系,不能截然分开。

（一）精神康复的概念

精神康复是康复医学的一门分支学科,又称为社会心理康复,是指帮助那些因精神障碍而出现各种功能缺陷者达到在社区独立生活的最佳水平的过程。

精神康复是一个综合、系统的工程,涉及家庭、亲友、同事、医务人员,院内、社区等各方面,包括医学康复、教育康复、社会康复和职业康复4方面的主要内容。

精神康复的核心是如何提高精神病患者的生活质量,其目的是通过各种康复手段,使患者在心理、社会、躯体功能等方面恢复到最好的水平。

（二）精神康复的基本原则

1. **功能训练** 功能训练是康复的方法和手段。康复工作的现实目标是恢复人体的功能活动,所以需要多种方式的功能训练,包括心理活动、躯体活动、语言交流、日常生活、职业生活和社会生活等方面的能力。

2. **全面康复** 全面康复是康复的准则和方针,指在躯体上、心理上和社会上实现全面的整体康复,又称为整体康复或综合康复。全面康复也同样是指在康复的四大领域（医疗康复、教育康复、职业康复、社会康复）中全面地获得康复。由此可以看出,康复不仅是针对功能障碍,而更重要的是面向整个人。

3. **重返社会** 重返社会是康复的最终目标和方向。康复的最终目标是通过功能改善、环境条件改变而促使患者重返社会。这样才能使患者成为独立自主和实现自身价值的社会人,最终达到平等参与社会生活的目标。

上述3项基本原则是以医学的新模式和健康的新概念为理论基础,即从单纯的生物学模式转变为生物-心理-社会学模式,是当今医学科学发展的总体趋势。

二、康复护理评定

评定是精神康复工作的关键。评定需要了解患者既往的经历,目前的社会功能水平,所处的社会环境及躯体和精神状况;此外,还需要了解患者对疾病及未来生活的态度和希望。

（一）精神疾病的诊断、症状及评定

精神疾病的诊断和目前的主要症状,以及其对患者行为影响的评定是非常重要的。同时,行为与环境条件、个人情况、知识水平以及年龄、性别都有密切关系,因此要根据行为出现的时间、地点、频度、不同文化背景等来判断患者行为是否正常。临床中常用的症状评定量表有简明精神病评定量表（BPRS）、阴性症状评定量表（the scale for the assessment of negative symptoms, SANS）、阳性症状评定量表（the scale for the assessment of positive symptoms, SAPS）等。

（二）社会功能的评定

这是康复过程的最基本环节,常用的评定工具有以下几种:

1. Hall 和 Baker 的康复评定量表 主要用于住院患者的评定。

2. 独立生活技能调查表 这个量表调查的范围更广泛,主要用于评定患者的社会适应能力。

3. 康复状态量表 如 Morning Side 康复状态量表（MRSS）,是专门为评定精神疾病的康复效果而设计的,评价代表着精神障碍患者的总体功能水平（表 9-5）。

表 9-5　**Morning Side 康复状态量表（MRSS）**

条目		得分							
Ⅰ 依赖量表	1. 住所	0	1	2	3	4	5	6	7
	2. 同住者在患者依赖表现中起的作用	0	1	2	3	4	5	6	7
	3. 家务安排　a. 购物、用膳;b. 一般杂务（洗衣等）	0	1	2	3	4	5	6	7
	4. 如何承担经济责任	0	1	2	3	4	5	6	7
	5. 个人习惯　日常的卫生、衣着整洁、起床等	0	1	2	3	4	5	6	7
	6. 专业人员访视　a. 监护、支持;b. 定期、不定期;c. 患者主动接触	0	1	2	3	4	5	6	7
	7. 医疗安排　a. 由全科医生处理;b. 肌注药物何处获得	0	1	2	3	4	5	6	7
	8. 其他专业人员接触情况	0	1	2	3	4	5	6	7
Ⅱ 活动能力缺乏量表	1. 工作　a. 工种;b. 地点;c. 时间;d. 报酬形式;e. 评定本级理由	0	1	2	3	4	5	6	7
	2. 培训表现	0	1	2	3	4	5	6	7
	3. 工作主动性	0	1	2	3	4	5	6	7
	4. 每天常规　a. 起床就寝;b. 家务;c. 晨间活动;d. 午后;e. 规律如何	0	1	2	3	4	5	6	7
	5. 空闲时活动　室内 / 外活动（周末）	0	1	2	3	4	5	6	7
	6. 兴趣爱好（读书、看电视、听收音机）	0	1	2	3	4	5	6	7

续表

条目		得分
III 社交量表	1. 住所伴侣	0 1 2 3 4 5 6 7
	2. 与同住者的友谊 a. 结伴外出；b. 经常接触或比较友好	0 1 2 3 4 5 6 7
	3. 熟悉邻居？关系如何？	0 1 2 3 4 5 6 7
	4. 目前与家庭成员的接触	0 1 2 3 4 5 6 7
	5. 其他社交活动（游戏、运动等）	0 1 2 3 4 5 6 7
	6. 工作时的社交接触	0 1 2 3 4 5 6 7
	7. 亲密的朋友	0 1 2 3 4 5 6 7
	8. 社交困难或无能 a. 同亲属；b. 工作时；c. 对熟人和陌生人	0 1 2 3 4 5 6 7
IV 目前症状和异常行为量表	1. 主观症状（焦虑、抑郁、动力缺乏、无兴趣、注意力受损）	0 1 2 3 4 5 6 7
	2. 询问时引出的其他症状	0 1 2 3 4 5 6 7
	3. 服药态度	0 1 2 3 4 5 6 7
	4. 别人观察到的症状（在社交过程中出现困窘、烦恼、痛苦或困扰的行为）	0 1 2 3 4 5 6 7
	5. 其他异常行为（强迫观念、强迫行为、妄想所造成的后果）	0 1 2 3 4 5 6 7
	6. 筹划日常生活时发生困难	0 1 2 3 4 5 6 7

4. 社会功能评定量表（表9-6）。

表9-6 社会功能评定量表

条目			得分			
个人生活能力						
自我照料	0	1	2	3	4	5
活动能力降低	0	1	2	3	4	5
动作迟缓	0	1	2	3	4	5
家庭职能						
家务活动减退	0	1	2	3	4	5
夫妻间感情减退	0	1	2	3	4	5
与配偶的性生活问题	0	1	2	3	4	5
对子女关怀减退	0	1	2	3	4	5
与其他人的性关系问题	0	1	2	3	4	5
工作职能						
工作/学习能力减退	0	1	2	3	4	5
对工作/学习兴趣减退	0	1	2	3	4	5

续表

条目	得分					
社交能力						
社会性退缩	0	1	2	3	4	5
人际关系平和	0	1	2	3	4	5
对外界兴趣减退	0	1	2	3	4	5
应变能力减退	0	1	2	3	4	5

注：评定时要注意不能只重视患者的缺陷和异常，而忽略了他们的能力和本身条件。另外有的时候，护士也要避免高估患者的情况。因此，评定要在不同的观察背景下多次进行。

（三）躯体障碍和人际关系评定

许多精神障碍患者同时合并躯体疾病，所以患者的精神状态、社会功能和生活质量也将会受到躯体疾病的影响。同时，在康复评定过程中需要对患者的人际关系进行评定，包括家庭关系的评定和其他社会关系的评定。

（四）优势评定

发现患者的优势和资源，以优势为核心，尽可能发挥患者的优势和能力，利用优势转移患者对问题的过度注意，通过这些优势进行自我帮助和发展。

三、康复护理措施

精神障碍患者的康复分为院内康复和社区康复。对患者进行全面评定后，可按照以下步骤落实康复护理措施。

（一）制订康复计划

康复计划包括所要达到的目标及具体实施步骤。

康复目标要根据家庭、社会对患者的要求以及患者实际存在的能力来确定。同时康复目标要明确，不能含糊不清，在制订康复计划时，要与患者就最终目标达成共识。

（二）确定康复进程

1. 制订康复干预措施　针对患者的功能损害，制订出最适宜的干预措施，使患者获得最佳的改善机会。康复措施不宜过多，以不超过 4~5 项较为合适。这些干预措施要符合实际情况并具有可行性。

2. 制订具体康复步骤　制订短期康复目标和长期康复目标的时间表。

3. 康复疗效评定　康复疗效的观察是一个动态连续的过程。通过临床观察、量表复评和阶段性小结，确认康复目标、计划是否合理；是否需要再次修订或进行完善等。

4. 确定新的康复目标，制订新的康复进程。

（三）院内康复及主要工作内容

院内康复是遵循康复的主旨、原则，根据医院环境、设施，因地制宜地开展康复工作。

1. 院内康复主要工作内容

（1）健全院内康复管理体制：设立康复管理部门——康复科（室），配备各类康复人员。建立康复管理及各种康复治疗的规章制度，制订岗位职责和管理要求，以保证各项康复措施的贯彻执行。

（2）实行开放的管理制度，改善患者的社会生活环境：从有利于患者康复的目的出发，在保证患者安全的前提下，尽可能建立适度的开放性生活环境，提供适合的病室生活设施，配备康复活动的场所和设备。建立良好的医患关系，尊重理解患者，努力培养患者的自主独立能力。

（3）训练心理社会功能方面的行为技能：是院内康复的主要措施，包括生活、学习、工作行为及社交能力方面的康复训练。

（4）实行定期的康复评定工作：选用合适的评定量表、记录表格，对患者开展康复活动进行评定，评定其康复疗效，定期总结经验。

2. 环境设施与开放管理

（1）环境设施：建设医院开放性康复治疗环境，其根本问题在于对康复工作重要意义的认识和对发展医院康复工作必然趋势重要性的认识。应努力结合自身实际情况和具体条件，充分利用各方面的资源，争取各方面的大力支持。院内康复环境设施一般应包括：

1）提供大型的活动场所，如运动场、球场、体疗室、多功能娱乐活动场所等。

2）提供综合性的康复训练场地或康复活动中心，如各种劳动工作室、各类工艺室（编织、绘画、书法、手工艺）、烹饪与食品制作等。

3）提供各类心理咨询与心理治疗，以及辅助就业指导工作室。

4）提供院内日常生活设施，如理发室、小卖部、书报阅览室、录像室等。

5）提供住院患者自由休息或与来访者自由交谈的地点，患者能够充分利用有一定观赏条件的花园和绿化设施。

6）病室尽可能提供家居化的居住环境，为每名患者提供小型储物柜，提供洗涤、储存食物的设备，设立公用电话，方便患者与外界联系。

（2）开放管理：开放性的管理是精神病院内开展康复工作的重要前提，实现开放性的管理必须具有开放性的环境。

开放管理在原则上是为患者提供较为宽松的活动空间，接近现实的生活设施。要实现开放管理，除去开放性环境因素外，制订开放性病房管理制度及分级开放标准也是十分必要的。

1）开放标准：制订不同等级的开放标准，根据患者情况安排相应级别的开放管理。制订开放标准可参考下列内容：①经阳性与阴性症状量表（PANS）评定，阳性症状大部分消失；②既往和现在无自杀、自伤、冲动、伤人及外跑意图和行为；③经自知力与治疗态度问卷（ITAQ）评定，判定其自知力恢复；④躯体各器官系统功能正常；⑤对治疗护理合作；⑥家庭监护人知情同意；⑦自愿参与。

2）开放程度：根据开放标准，不同等级的开放程度应有所不同。①范围：患者可以自由活动的范围是不一样的，如病房区域内、医院内相关科室、医院外指定的商场和公园等；②内容：可以指定任务或活动内容，如送报纸、拔草、健身、工娱活动等，也可自行计划安排；③物品：在患者个人物品方面也可根据开放级别管理，如皮带、电话卡、手机，甚至当日药物。

3. 康复技能训练　院内康复训练是为患者重返社会，适应社会生活而做准备的一项行为技能培训措施。

（1）生活行为的康复训练：主要目的是训练住院患者逐步掌握生活、行为技能。

　　1）日常生活活动训练：这类训练主要是针对病程较长的慢性衰退患者。这些患者往往行为退缩、情感淡漠、活动减少、生活懒散、仪表不整或不能自理生活。具体措施为：着重培训个人卫生、饮食、衣着、排便等活动，每日数次督促教导和训练，并坚持与奖惩措施相结合。

　　2）文体娱乐活动训练：这类训练重点在于培养精神病患者积极参与群体活动，扩大接触交往面，以提高对生活的情趣，促进身心健康。通常精神病患者急性症状减轻后就逐步安排其参加此类康复训练。活动内容除一般的游乐和观赏活动外，还有学习和竞技性的活动，如歌咏、舞蹈、健身操、书画、游泳、球类比赛、乐器演奏、卡拉 OK 演唱比赛等。

　　3）社会交往技能训练：这类训练主要是用于慢性精神病的康复，也是心理社会干预的主要内容。它运用学习理论原则，增进人际交往技能的训练，帮助患者学到这些技能并广泛应用和持久保留。其共有 5 种技能训练模式：用药自我管理、症状处置、休闲娱乐活动、基本会话、整洁与自理生活，每一种模式都有不同的定式训练操作程序。

　　（2）学习行为的技能训练：这类训练是帮助患者学会处理、应对各种实际问题的技能，特别是长期不能回归社区的患者。训练内容一般分为文化知识教育和一般技能学习，故又称"教育疗法"。

　　对长期住院的慢性精神病患者，为提高其常识水平及培养学习新事物和新知识的习惯，避免过多脱离社会现实，可以进行时事形势教育、卫生常识教育及历史和科技知识教育。设定学习内容宜选择趣味性较强、通俗易懂的为好。对趋于衰退的患者，可传授简单的文化知识（如初级数学、语文）等。教学目标定得不宜过高，速度不宜过快，以患者能跟上而不会产生学习厌倦，不影响训练的正常实施为宜。以上各种训练每天训练 1h 左右为宜。

　　至于一般的技能学习，可针对患者回归社区后有可能碰到的社会技能而开设，如家庭生活技能（包括家庭环境布置、家务料理、衣服洗涤、物品采购、食品烹饪、钱财管理、家庭社交礼仪、公共交通工具使用等）。另外，为丰富患者的业余生活、陶冶情操，可开设园艺制作、琴棋书画技能训练，这一类训练可按患者所需以及个人兴趣分别办班培训，每一期的时间不宜太长。

　　（3）工作行为的康复训练：各种功能障碍的康复期都应开展作业治疗。在精神医学的领域内，它的实施已有较悠久的历史，对促进住院精神病患者精神康复、恢复社会工作能力有很大的帮助作用。训练内容大致分为 3 种形式：简单作业训练、工艺制作训练和职业技能训练。

　　1）简单作业训练：是国内绝大多数精神病院中所实行的劳动作业安排。其工序简单、技术要求低，品种适应大多数患者，如折纸盒、糊信封等。这种训练安排被看作患者进行就业行为训练的初期准备阶段，而不被认为具有突出职业性和技能性。

　　2）工艺制作训练：又称"工艺疗法"（handicraft therapy）。这种疗法在一些国家或地区较为盛行，开展的种类少则几种，多则十余种，是多数患者乐于接受训练的项目。①编织类：编筐或编各种小工艺品、织网袋、织花边、织毛衣裤、织台布、织毛毯等；②美术创作类：书法、绘画、陶艺、雕刻、泥塑、刻印、扎染、剪纸等；③服装裁剪类：缝制，各种刺绣品制作等；④布制和木制玩具制作：制作美术品或饰品，塑料玩具的装配、书籍装订、园艺种植、生活用品塑封或修理等。

　　工艺制作训练可激发康复者的创造力，增强才能，提高兴趣，稳定情绪，提高其参与的自觉性。同时对患者加强肌肉力量及控制能力，改善关节活动度，增进手部技巧和操作的正确性具有很好的帮助作用。

3）职业技能训练：又称"替代性工作"，是为适应某一种职业、工种所必须具备的特殊技能训练。在选择此项技能训练之前，要了解患者就业和原有工作的性质、工种及具体需要的技能，同时与患者的家属、单位领导取得联系。

4. 康复技能训练程式简介 康复技能训练程式是20世纪90年代末从国外引进的一种新的康复技术手段，目前主要包括3个技能训练程式，即"药物自我处置技能训练程式""症状自我监控技能训练程式"和"回归社会技能训练程式"。3种技能训练程式和家庭干预治疗是当今世界上促进精神病患者康复的两大先进技术。

（1）药物自我处置技能训练程式：其设计是为了帮助慢性精神分裂症患者逐渐独立地应用抗精神病药物治疗疾病。为了达到这一目的，必须让患者获得有关抗精神病药物的知识，学会正确的方法自我管理和评价药物，能正确鉴别药物不良反应，并学会与医务人员协商治疗问题。本训练程式主要针对精神分裂症、情感障碍、器质性精神障碍及其他有精神病性症状的患者，特别是那些急性精神病性症状已经稳定的患者最容易从本程式中受益。

（2）症状自我监控技能训练程式：本程式旨在帮助慢性精神病患者能够更加独立地控制自己的精神症状，辨别复发的先兆症状；处理先兆症状；处理持续症状等。对本程式加以改变可用于焦虑障碍、躯体形式障碍、情感障碍患者。

（3）回归社会技能训练程式：回归社会技能训练是一个技能训练课程，训练有严重精神疾病的患者，使其能够适应正常的社会生活。其主要目的是使患者配合医生继续观察治疗，从而减少病情的反复和再住院的可能。回归社会技能训练可以以小组、家庭或者个人为单位进行。本程式设计为短期的教育性模块，主要适用于：在精神病院做短期治疗的患者、准备出院或可以较自由地在社会上生活的患者。可用于多种疾病的康复治疗，如精神分裂症、情感障碍、强迫症、难治性抑郁等。

（四）社区康复

社区精神康复是社区卫生工作的重点之一，要对本社区精神障碍患者提供终身服务。

1. 精神障碍社区康复的工作体系

（1）精神卫生工作联席会议：根据国家精神卫生工作"七五"规划，各级政府自20世纪80年代以来，实施了由卫生、残联、民政、公安、教育等部门参加的各级精神卫生工作联席会议制度，定期召开会议，负责规划、协调和推动社区防治管理和康复工作的开展。

（2）单位或社区保健机构：一般是在单位或社区精神卫生工作领导小组的领导下，依靠社区医院（医疗站）及城乡行政机构，对所属范围人群提供精神卫生服务。其不仅能为精神障碍患者提供持续性的综合性康复服务，也对精神障碍的早期发现、早期诊断、早期治疗及就近治疗提供了较好的保证。其工作内容一般包括：①设立专科门诊；②开设家庭病床；③负责本社区中康复期精神障碍患者的普通诊疗、病情变化记录及商讨制订相应的干预对策；④对本社区的重点看护对象定期随访，记录相关情况；⑤具体指导家庭及志愿者；⑥进行精神障碍防治康复知识的宣教工作；⑦收集与汇总本社区的精神障碍流行病学资料及防治康复资料；⑧与相应的指导性医疗机构及有关人员制订因人而异的康复方案。

（3）工疗站和福利工厂：这是由民政部门和卫生部门或社会非政府组织共同协作建立

的，专门安置无职业或暂时不能回归社会的患者的工疗站和福利工厂。患者边治疗边从事力所能及的生产劳动、生产自救，减轻家庭和社会负担，同时解决社区管理中的难题。

（4）精神病专科医院：专科医院可以提供门诊、急诊、咨询和会诊服务，并且承担对下级精神卫生服务机构的指导和人员培训工作。

（5）综合医院精神卫生相关科室：主要作用在于提供门诊、急诊、住院、会诊、心理咨询与治疗、患者家属教育以及对下级医院的人员培训等。

（6）其他机构：职能和工作范围介于精神病专科医院与综合医院精神卫生相关科室之间。主要有下列单位和服务方式：

1）群众性看护小组：主要由社区委员会干部、基层医务人员、邻居和家属等组成。其职能包括：①定期访视、观察和记录病情；②督促患者按时、按量服药；③关心患者的思想、生活，帮助他们解决实际困难；④帮助患者提高自我解决问题的能力；⑤指导家属对患者进行护理和照顾；⑥及时发现病情变化的迹象，及时与医务人员联系；⑦对周围群众进行宣传教育，使患者能得到社会的理解和帮助；⑧监护发病期间的患者，防止和减少患者可能产生的自我伤害和对社会的危害。

2）日间医院和夜间医院：即在专业治疗机构设立日间病房和夜间病房。在日间医院，患者夜间返回家里，白天则继续接受治疗和康复训练，并对遇到的社会问题进行积极的心理治疗和讨论，及时进行针对性辅导；而夜间医院主要适用于一些家庭一时不能或不愿意接受的患者，或在当地无家庭但病情已经处于稳定状态的患者，让患者白天进行正常的工作，晚上回到医院，既可以接受正规的治疗，也可以及时解决遇到的一些社会心理问题。

3）长期看护所：即国内的"精神病康复站"。对象为慢性、社会功能明显衰退，或可能对社会造成危害，但病情无法得到控制的患者。

4）中途宿舍：是设在社区中的康复居所，对象是社会功能康复较好的患者，他们完全自我管理、自我约束，来去自由，但有一套完善的登记和管理制度，要求人人遵守。中途宿舍是回归社会、走向就业前的一种过渡形式。

5）家庭联谊会（家属资源中心）：是社区患者家属自发组织的团体。其活动的形式是邀请专业人员定期为患者及家属讲授精神障碍的相关知识，使不同的家属有机会交流护理和康复训练方面的心得，或获得家庭之间的互助。

6）家庭教育：是一种有效的精神障碍防治康复手段，通过有效的家庭教育可以达到以下目标：①传授相关的疾病知识，使家庭能更好地帮助患者；②降低家属成员中因缺乏疾病知识而导致的高情感表达水平；③介绍有关精神障碍药物治疗的知识，提高患者对药物治疗的依从性；④减轻家庭成员的内疚负罪感，减少他们的心理负担；⑤提供对患者病态行为和非适应性行为的应对技巧，提高患者家属照料患者的能力。

家庭教育的方法：主要采取集体讲课及讨论的形式，提供有系统、有计划的教育和训练，可参照下述要点：①从实际出发，有选择地提供知识；②重点内容反复讲；③提倡听课者的主动参与，鼓励提问、讨论和发表意见；④要求讲解内容深入浅出，通俗易懂；⑤采用视听结合的形式增进效果。

2. 精神障碍患者社区康复护理

（1）精神障碍患者社区康复的目的

1）预防精神残疾的发生。

2）尽量减轻精神残疾程度。

3）提高精神残疾患者的社会适应能力,恢复劳动能力。

（2）精神障碍患者社区康复护理的原则

1）早期性、连续性和终身性:指从服务对象患病开始或在判定精神残疾或智力残疾出现时即进行康复护理,并连续地坚持给予终身性的补偿性护理。

2）渐进性、全面性、综合性:指先易后难,先少后多和急需先行的、有计划的循序渐进性护理,包含服务对象心身健康和心身疾病的需求,综合多学科理论知识与护理技能设计和实施医学的、心理的、教育的、家庭的康复护理。

3）主动性:由替代护理 - 促进护理 - 自我护理,激发患者逐渐独立完成活动。

4）多种角色融于一体:融教育者角色、照顾者角色、治疗者角色于康复护理活动中,对社区服务对象个体及其照顾者进行康复健康教育、康复训练指导和康复咨询等护理服务。

（3）精神障碍患者社区康复护理的基本内容

1）普查社区内精神障碍患者的基本情况:包括精神障碍患者的一般资料、残疾史、康复需求、家庭支持及在社区中分布情况,并进行汇总分析,确定个体和整体的康复护理计划。

2）指导和实施各种康复训练:为了延缓精神障碍患者的人格衰退,促进健康恢复,必须对其进行康复训练,如生活自理能力训练、社会交往技能训练、学习行为训练、职业技能训练、工娱活动训练等。有效的康复训练可以为患者提供所需的支持,提高其社会与家庭的适应能力,改善生活质量。

3）给予精神障碍患者良好的心理支持:主要通过心理咨询和心理治疗实施,要求实施者经过正规训练,坦诚、有耐心,有良好的理解沟通能力,尊重患者。要不断鼓励患者,肯定其每一点进步,使其树立信心,改善心理环境。

4）开展家庭康复:与家属一同制订和实施康复计划,帮助家属认识患者目前存在的问题和解决问题的方法,传授相关的疾病知识,在家庭中为患者康复创造条件。

5）精神障碍患者的用药指导:针对不同患者采取不同措施,如对无自知力者,可找患者最信任或最有权威性的人来劝说;对恢复期患者需要不断加强其对坚持服药重要性的认识,避免患者藏药、扔药现象的发生,应监督患者服药。此外,需要注意观察用药的反应,适时调整服药剂量,使药物既显效明显,副作用又降到最低限度。

四、健康教育

1. **精神障碍患者康复过程中的四大禁忌** 忌盲目停药;忌生活无序;忌情绪波动;忌孤独离群。

2. **评定贯穿康复护理全过程** 在精神障碍患者的康复期,护士需要定期评定患者的康复程度。主要从以下 3 方面进行判断:精神症状是否已经消失;自知力是否全部恢复;工作与生活能力是否恢复。如患者精神症状已全部消失,自知力已完全恢复,工作与生活能力已恢复如初,则可认为是真正的康复（临床上称"痊愈"）;假如以上 3 方面都有明显恢复,但均不彻底或某一方面恢复得不彻底,应判定为显著康复（或称显著好转）;若以上 3 方面或其中某一二方面只是有所改善,而且改善得不是很理想,只能判定为部分康复（或称"好转"）;倘若 3 方面均无改善,或某方面还趋于恶化,即判定为未康复（或称"无效"）。

知识拓展

作业治疗的模型——PEO 模型

作业治疗主要通过作业治疗师与患者和社区共同合作,提高患者从事他们所希望获得或者将来想从事职业的能力;或者通过改变职业或环境,从而更好地改善患者的职业参与能力。

作业治疗的过程包括:①对患者进行个体化评定,在此过程中,患者、患者家庭成员或照料者与作业治疗师共同参与并制订个人的作业治疗目标;②确定具体、个体化的干预措施,目的是提高个体日常生活活动能力和工作能力,从而达到所制订的治疗目标;③对个体的治疗预后和结局进行评定,目的是监督干预措施是否达到所订定的目标以及治疗的进展情况。

在整个作业治疗的操作过程中,所选用的干预措施应该重点关注患者对工作和生活环境的适应、作业治疗措施的修改、患者职业技能的学习,以及对患者、患者家庭成员及照料者的教育,最终增强患者参加日常活动和职业参与的能力。

案 例 分 享

患者,男,35 岁。患者声称自己非常能干,认为火车、飞机等都是他制造的,偶有觉得自己脑子里插入了别人的思想。2 年前患者向同事提出过建议,后怀疑将遭到对方报复,开始怀疑有人在监视他,并认为某同事在背后策划,曾向领导写信控诉被害情况。怀疑妻子有外遇,经常会突然赶到妻子的单位,见到妻子在工作才安心。后来,经常能听到有人命令他去死,要他跳楼,患者为此曾割腕,欲跳窗户。家中无法护理,故送入院治疗。

问题:

康复护理何时介入? 如何进行康复护理评定并实施康复护理?

(莫 仙)

第十章　中医康复

一、概述

（一）中医康复学的概念

中医康复学是中医医学科学体系的一个重要组成部分。中医康复学是在中医学理论指导下，采用各种中医康复治疗技术与方法，改善和预防病、伤、残者的身心功能障碍，增强自理能力，使其重返社会，提高生存质量的一门学科。与现代康复医学一样，中医康复医学也是以残疾者、慢性病者、老年病者等有功能障碍者作为主要服务对象，采取综合性的中医康复措施，对患者进行功能训练和病后调养，以达到"全面康复、重返社会"的目标。常用的中医康复技术和方法包括针灸、气功、推拿、食疗、药物及太极拳、五禽戏、八段锦等。在治疗护理时，必须以"功能"为导向，着重改善和恢复病、伤、残者的功能障碍，使他们得到尽可能的恢复，并重返家庭和社会。

（二）中医康复学的内容

1. 整体康复　中医学整体观念认为，人是一个有机的整体，是以五脏为中心，通过经络的联络和沟通，将各脏腑、组织、器官以及皮毛、筋骨、骨骼等联系成一个有机的整体，共同完成各项生理活动。同时，整体观念还高度重视人与自然和社会的统一性。中医康复以整体观念为指导，依据自然界四时气候的变化，相应地调理脏腑、气血、调摄精神，恢复人体功能，从而达到康复目的。

2. 辨证康复　辨证是康复的前提和依据。康复护理是根据辨证的结果确定相应的康复护理原则和方法，辨证与辨病相结合指导康复护理。

3. 功能康复　重视神形合一，通过训练"神"对"形"的支配，如导引、气功等方法，达到"形与神俱"，强调主动运动训练的重要性。

4. 综合康复　是根据疾病证候的规律及康复疗法的特点综合分析，筛选出最佳综合康复治疗护理方案，以辨证论治为基础，分期或分阶段进行康复，这是中医康复学的特色。

5. 康复预防　以中医学"治未病"的思想为基础，强调康复应贯穿于疾病的全过程，即疾病发生之前的"未病先防"、疾病进展过程中的"既病防变"和疾病初愈"防复"，通过对疾病全程的康复干预和治疗，最大限度地预防伤残的进展与恶化。

二、中医基础理论

（一）阴阳学说

1. 概述　阴阳，是中国古代哲学的一对范畴。阴阳学说认为世界是物质的，物质并非静止不变，在阴阳二气的相互作用下不断发展变化。《易经》曰："易有太极，太极生两仪，两仪生四象，四象生八卦。"并用阴爻（－－）和阳爻（—）两种符号来表示阴阳。《易经·系辞上》提出"一阴一阳之谓道"，《素问·阴阳应象大论》也提出"阴阳者，天地之道也，万物之纲纪,变化之父母,生杀之本始,神明之府也。"其中"道"就是指"道理""规律"。也就是说,阴阳是自然界的普遍规律、道理,是许多事物的纲领,是事物变化的由来,是事物生长、消亡的根本,是事物无穷变化的内在原因。阴阳学说是研究阴阳的内涵及其运动变化规律,并用于阐释宇宙间万事万物的发生、发展和变化,探求宇宙本原和解释宇宙变化的一种世界观和方法论。

2. 阴阳的含义　阴阳,是对自然界相互关联的某些事物或现象对立双方属性的概括。阴阳的最初含义是很朴素的,是指日光的向背,即向日为阳,背日为阴。以后随着观察面的扩展,阴阳的朴素含义逐渐得到引申。阴和阳代表着相互对立,又相互关联的事物属性。阳代表着积极、进取、刚强等特性,凡具有这些特性的事物和现象都属阳;阴代表着消极、退守、柔弱等特性,凡具有这些特性的事物和现象都属阴。以下是阴阳归类(表 10-1 至表 10-3)。

表 10-1　事物、现象阴阳属性归类表

	方位			时间		温度	湿度	亮度	重量	运动状态				人体	
阳	上	天	左	春夏	白昼	温热	干燥	明亮	轻	运动	上升	兴奋	物质	气
阴	下	地	右	秋冬	黑夜	寒冷	湿润	晦暗	重	静止	下降	抑制	功能	血

表 10-2　中医四诊属性归类表

阴阳	四诊			
	望诊	闻诊	问诊	切诊
阴	面红目赤、舌红苔黄	声高气粗、气味秽浊	发热口渴、便干尿黄	浮、数、洪、滑
阳	面白晦暗、舌淡苔白	声低气怯、气味淡薄	恶寒肢冷、便清尿清	沉、迟、细、涩

表 10-3　中药阴阳属性归类表

属性	药性			
	四气(性)	五味	升降沉浮	中药举例
阴	温、热	辛、甘、淡	升、浮	发汗、解表、催吐、开窍药
阳	凉、寒	酸、苦、咸	沉、降	清热、泻火、安眠、泻下药

3. 阴阳学说的基本内容

(1)阴阳的对立制约:阴阳对立制约,是指属性相反的阴阳双方在一个统一体中的相互斗争、相互制约。

(2)阴阳的互根互用:阴阳互根,是指一切事物或现象中相互对立的阴阳两方面,具有相互依存、互为根本的关系;阴阳互用,是指阴阳双方具有相互资生、促进和助长的关系。

(3)阴阳的消长平衡:基于阴阳对立制约的关系,阴阳的消长表现为或阳消阴长,或阴消阳长;基于阴阳互根互用的关系,阴阳的消长也可表现为阴阳俱长或阴阳俱消。

(4)阴阳的相互转化:所谓转化,即转变,向着相反的方面转变,指矛盾的双方在一定条件的作用下,向着各自相反的方向发展,发生质的改变。阴阳的相互转化,是指一切事物或现象对立的双方,在一定条件的作用下向其各自相反的方向转化的运动方式。

（二）五行学说

1. 概述 五行是指木、火、土、金、水五类物质的运动。五行学说是用来解释宇宙间各种事物和现象发展变化的一种古代朴素的哲学思想。五行学说认为宇宙一切事物，都由木、火、土、金、水五种物质所构成，事物的发展变化都是这五种物质不断运动和相互作用的结果。五行学说渗入中医学，主要用于阐述人体局部与局部、局部与整体之间的有机联系，以及人体与外界环境的统一，解释疾病的发生、发展、变化规律，对临床诊断和康复治疗有着重大指导意义。

2. 五行学说的基本内容

（1）五行的特性：古人在长期的实践中发现木、火、土、金、水均具有各自的特性。

1）木的特性："木曰曲直"。凡具有生长、升发、条达、舒畅等特性的事物或现象，都可归属于"木"的范畴。

2）火的特性："火曰炎上"。凡具有温热、升腾等特性的事物或现象，皆可归属于"火"的范畴。

3）土的特性："土爱稼穑"。凡具有生化、承载、受纳特性的事物或现象，均可归属于"土"的范畴。

4）金的特性："金曰从革"。凡有可柔可刚、变革、肃杀的特性，引申为肃杀、潜降、收敛、清洁之意，具备这类特性的事物或现象，可归属于"金"的范畴。

5）水的特性："水曰润下"。凡具有寒凉、滋润、向下、静藏等特性和作用的事物或现象，可归属于"水"的范畴。

（2）五行的生克乘侮：五行学说运用相生、相克理论说明事物之间的广泛联系。五行相生是指这一事物对另一事物的促进、资助、协同作用；五行相克是指这一事物对另一事物的抑制、约束、拮抗作用；相乘是指相克太过，其顺序和方向与相克一致；相侮指反向的相克，其顺序和方向与相克相反（图 10-1）。

（三）藏象学说

1. 概述 "藏象"一词，首见于《素问·六节藏象论》。藏，指隐藏于体内的脏器。象，其义有二：一指脏腑的解剖形态，其二指脏腑的生理病理表现于外的征象。"藏象"是指藏于体内的内脏所表现于外的生理、病理现象及与其相通应的自然界事物和现象。藏象学说的主要内容包括两方面：一是研究各脏腑组织器官的形态结构、生理功能、病理变化及其相互关系；二是研究精、气、血、津液、神的生理功能、病理变化及其相互关系，以及它们与脏腑之间的关系。

2. 脏腑 中医学根据脏腑的生理功能特点及其形态结构，将人体内脏分为五脏、六腑和奇恒之腑。

（1）五脏：即心、肝、脾、肺、肾，多为实质性脏器，其共同的生理功能主要是化生和贮藏精气，藏而不泻。

心，为五脏之首，五行属火，主要生理功能是

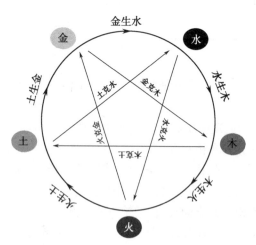

图 10-1 五行生克图

主血脉、主神志。在志为喜,在体合脉,其华在面,开窍于舌,在液为汗。

肝,五行属木,主要生理功能是主疏泄,主藏血。在志为怒,在体合筋,开窍于目,在液为泪。

脾,五行属土,主要生理功能是主运化,主升,主统血。在志为思,在体合肌肉,主四肢,开窍于口,其华在唇,在液为涎。

肺,五行属金,主要生理功能是主气、司呼吸,主宣发和肃降,通调水道,朝百脉,主治节。在志为悲忧,在体合皮,其华在毛,开窍于鼻,在液为涕。

肾,五行属水,主要生理功能是藏精,主水,主纳气。在志为恐,在体合骨生髓,其华在发,开窍于耳及二阴,在液为唾。

(2)六腑:是胆、胃、小肠、大肠、膀胱、三焦的总称,共同生理功能是受盛和传化水谷糟粕,具有通降下行,泻而不藏的特性。

胆贮存和排泄胆汁,主决断。胃主受纳、腐熟水谷,主通降,以降为和。小肠主受盛和化物,主泌别清浊。大肠主传化糟粕。膀胱主贮存和排泄尿液。三焦概念有二:一指六腑之三焦,主通行元气,运行水液;其二指部位之三焦,即上焦、中焦、下焦。上焦主宣发卫气,布散水谷精微和津液;中焦具有消化、吸收并输布水谷精微和津液,化生气血的作用;下焦主要有排泄糟粕和尿液的作用。

(3)奇恒之腑:包括脑、髓、骨、脉、胆、女子胞。脑居颅内,与脊髓相通,具有主宰生命活动、主管精神思维和主持感觉运动的功能。髓的功能有养脑、充骨和化血。骨有贮藏骨髓和支持形体的作用。脉是气血运行的通道,运载水谷精微,以滋养脏腑组织器官。胆既属六腑,又属奇恒之腑。女子胞是女性的生殖器官,起主持月经和孕育胎儿的作用。

(4)脏与腑的关系:脏腑之间的关系,主要是阴阳表里互相配合的关系。脏为阴,腑为阳;阳者为表,阴者为里。心与小肠、肺与大肠、脾与胃、肝与胆、肾与膀胱各自互为表里。一脏一腑, 一阴一阳,一里一表相互配合,由其经脉互为络属,使得五脏与六腑的生理功能相互联系,病理变化相互影响。

(5)脏与脏的关系:心与肺的关系,体现于气和血的关系。心主血脉,上朝于肺;肺主宗气,贯通心脉。心与脾的关系,表现在血液的生成和运行方面。心血赖脾气健运以化生,而脾气的运化功能又赖心血滋养和心阳推动。心与肝的关系,主要表现在血液和精神情志方面。心主血,心有所主,则肝有所藏;肝的疏泄功能正常,有助于心主血脉的功能正常进行,血行不致淤滞。人的精神活动虽由心所生,但与肝的疏泄功能也密切相关。心与肾之间维持阴阳升降的动态平衡,心火下降于肾,肾水上济于心,维持着心肾功能的协调,称为"心肾相交"或"水火相济"。肺与脾的关系,主要体现在气的生成和水液的输布方面。肺气有赖于脾运化水谷精微的不断充养,肺的宣降和通调有助于脾的运化。肺与肝的关系,主要表现在气机的协调方面。肺气肃降,肝气升发,肝升肺降,相互协调,维持人体气机的升降运动。肺与肾的关系,主要体现在水液代谢和呼吸运动两方面。肺的宣降和通调水道,有赖于肾的蒸腾气化;肾主水的功能,有赖于肺的宣降和通调水道。肝与脾的关系,表现在消化和血液两方面。肝之疏泄可协调脾胃的升降,有助于脾胃的消化;脾生血统血,肝藏血,肝血有赖于脾气的生化。肝与肾的关系,表现在精血互生和阴液相通两方面。肝肾同居下焦,肝藏血,肾藏精,精能生血,血能化精。脾与肾的关系,表现在相互资助和水液代谢方面。脾主运化,须借助于肾阳的温煦;肾主水,肾中精气有赖于脾所运化的水谷精微的培育和充养。脾主运化水液,须肾阳温煦蒸腾气化;肾主水,又赖脾气的制约,脾肾两脏相互协调,共同完成水液代谢。

（6）腑与腑的关系:六腑的关系,主要体现于食物的消化、吸收和废物排泄过程中的相互联系和密切配合。饮食入胃,经胃的腐熟,下传于小肠。胆排泄胆汁入小肠助消化。小肠泌别清浊,清者为水谷精微和津液,经脾的运化和传输营养全身;浊者为剩余的水液和食物残渣,水液经肾和膀胱的气化,排出体外;食物残渣下传大肠,经大肠吸收水液和向下传导,形成粪便,排出体外。

（四）精、气、血、津液

精、气、血、津液是构成人体和维持人体生命活动的物质基础,是脏腑经络、形体官窍进行生理活动的物质基础,也是脏腑生理活动的产物。脏腑、经络等组织器官进行生理活动的能量来源于精、气、血、津液;而它们的生成与代谢,又有赖于脏腑、经络等组织器官的正常生理活动。因此,精、气、血、津液与脏腑、经络等组织器官之间存在着密切的关系,且相互作用、影响,共同维持人体的生命活动。

精的生理功能是繁衍生命、濡养脏腑、化血化气。气有推动、温煦、防御、固摄的作用。血能营养滋润全身,是神志活动的基础。津液的功能是滋润濡养、化生血液、调节机体阴阳平衡、排泄代谢产物。

精能化气,气能生精摄精。精能生血,血能化精。气为血之帅,血为气之母。气能生津、行津、摄津,津能载气。津血同源,二者可相互渗透、相互转化。

（五）经络学说

经络是经脉和络脉的总称,是人体内运行气血,联络脏腑形体官窍,沟通上下内外,感应传导信息的通路,是人体结构的重要组成部分。经络学说是研究人体经络的循行分布、生理功能、病理变化及其与脏腑相互关系的理论体系。

经络系统由经脉和络脉组成,其中经脉包括十二经脉、奇经八脉、十二经别、十二经筋、十二皮部;络脉有十五络脉、浮脉、孙络等。

十二经脉分别是手太阴肺经、手少阴心经、手厥阴心包经、手阳明大肠经、手太阳小肠经、手少阳三焦经、足太阴脾经、足少阴肾经、足厥阴肝经、足阳明胃经、足太阳膀胱经、足少阳胆经。十二经脉内属于脏腑,阴经属脏络腑,阳经属腑络脏。如手太阴肺经属肺络大肠,手阳明大肠经属大肠络肺,肺与大肠互为表里,则手太阴肺经与手阳明大肠经互为表里。十二经脉的走向规律是:手之三阴,从胸走手;手之三阳,从手走头;足之三阳,从头走足;足之三阴,从足走腹(胸)。

奇经八脉是督脉、任脉、冲脉、带脉、阴维脉、阳维脉、阴跷脉、阳跷脉的总称,其生理功能主要是沟通十二经脉之间的联系,并对十二经脉气血有蓄积和渗灌的作用。

经络学说在阐释病理变化,指导疾病的诊断、治疗、康复和预防保健中有极其重要的作用,是指导中医康复的基础理论之一。十二经脉流注顺序见图10-2。

（六）病因病机学说

1. 病因　凡能破坏人体相对平衡状态而导致疾病的原因,称为病因,即致病因素。导致疾病的原因多种多样,包括六淫(风、寒、暑、湿、燥、火)、疫气、七情内伤、饮食失宜、劳逸过度、痰饮、瘀血、结石、外伤、寄生虫及先天因素、医源性因素、药源性因素等。中医病因学说是研究致病因素的性质、致病特点及其临床表现的系统理论。

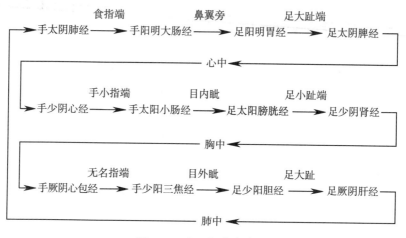

图 10-2 十二经脉流注图

2. 病机 是指疾病发生、发展及转归的机制。当致病因素作用于人体,打破了机体的阴阳平衡,使气血、经络、脏腑功能紊乱,从而导致疾病的发生。疾病的基本病机主要包括正邪相争、阴阳失调、气血津液失常等。

三、中医康复护理

(一)概念

中医康复护理是运用中医整体观念和辨证施护理论,利用传统康复护理的方法,配合康复医疗手段、传统康复训练和养生方法,对残疾者、慢性病者、老年病者以及急性病恢复期的患者,通过积极的康复护理措施,使身体功能和精神情志能尽量地恢复到原来的健康状态。

(二)中医康复护理原则

中医康复护理原则是在对康复病证诊断的基础上,综合患者的各种临床特点而提出的,是整体康复计划的重要环节。中医康复护理总原则是调节阴阳平衡,尽量促进形神功能活动恢复正常。它包含以下内容:

1. 整体护理原则 是指以中医基础理论中的整体观念为基础,对康复对象进行身心全面的护理。

2. 养生护理原则 养生是指在中医理论指导下,研究增强生命活力和防病益寿原理,并运用各种手段强身健体的传统保健方法。养生护理要遵循"神形兼养"的原则,在实施中,把调摄精神与因人、因地、因时制宜的护理原则相结合,制订康复护理计划。

3. 综合护理原则 主要是针对不同病证进行综合施护,适用于病情复杂、老弱痼疾者,用单一康复方法不易奏效。应遵循标本缓急的护理原则,根据病情的轻重、缓急、新病旧病等不同情况,制订出急则护标、缓则护本的康复护理计划。

4. 因人、因证、因病程护理的原则

(1)因人施护:是指护理时要根据每个人的身体素质、行为习惯、病情轻重、残疾程度、文化水平、经济条件的不同,采取不同的康复护理措施。

(2)因证施护:是指根据康复对象所患病证的不同,采取相应的护理措施。

（3）因病程施护：主要是指康复对象在同一疾病的不同康复期，应采取不同的护理措施，以适应病程中不同阶段的护理要求。

（三）中医康复护理措施

1. 生活起居护理 主要是指对康复护理对象给予环境的特殊安排与生活照料，或给予健康方面的指导，以保持机体阴阳平衡，增强机体抵御外邪的能力，以维持健康的促进和疾病的康复。主要措施有：

（1）保持环境适宜：病室安静、整洁、空气新鲜，温度、湿度、光线适宜。病室的温度一般以 18~22℃为宜，湿度以 50%~60% 为宜，病床以辨证安置为宜。阳虚证患者多寒而湿，宜偏燥；阴虚证多热而燥，宜偏湿。寒证、阳虚证者，多畏寒怕风，宜安置在向阳温暖的病室内。热证、阴虚证者，多有恶热喜凉之求，可安置在背阴凉爽病室内。

（2）顺应四时养生：中医学认为，养生必须顺应四时，适应自然界的阴阳变化规律，即"春夏养阳""秋冬养阴"。如春三月，夜卧早起，广步于庭；夏三月，夜卧早起，无厌于日；秋三月，早卧早起，与鸡俱兴；冬三月，早卧晚起，必待日光。

2. 中医饮食康复护理 是指对康复护理对象进行营养和膳食方面的调护和指导。中医饮食康复护理的原则是饮食有节、饮食有方、谨和五味、荤素搭配、以食代药、食药并重，注意饮食宜忌，强调辨证施膳、辨病施膳、因人施膳、因时施膳，以合理的饮食调养配合疾病的治疗，促进患者早日康复。康复食谱具有形神并重，养生保健等特点，可分为康复食疗和康复药膳食疗两大类。

康复食疗是根据辨证，因人、因时、因地选择粥谱、饮谱、食谱、菜谱。

（1）粥谱：易于吸收，为种类繁多的半流食，适用于老年人、体虚者、残疾等瘥后诸症及慢性虚损痼疾者。

（2）饮谱：易于吸收，为全流食，适用于老年人、儿科诸症及残疾诸症者。

（3）食谱：适用于慢性虚弱性病症及残疾诸症者。

（4）菜谱：适用于肥胖、虚损、消瘦、便秘、头痛、消渴等证。

康复药膳食疗是中医药物与食物相配合，经过烹调而形成的具有康复治疗作用的一种食疗方法，具有营养丰富，美味爽口，可以预防疾病、保健强身的特点。根据康复护理的对象，分为老年病药膳谱、残疾病药膳谱、精神病药膳谱、慢性病药膳谱。

3. 情志康复护理 是指在整体观念的指导下，通过语言、表情、姿势、行为等护理手段，影响患者的意识、思维、情感和行为，改善异常情志反应，消除致病的情志因素，达到形神调和、促进身心功能康复的一种方法。

情志康复护理的基本方法主要包括情志相胜法、说理开导法、移精变气法、暗示疗法、娱乐疗法等。它们在临床应用时各有侧重，但均针对异常的精神情绪变化。

4. 运动康复护理 是对康复患者行走、活动的护理，应按照康复治疗的规程进行。合理安排运动与休息，掌握动静结合的原则，适当运动健身，对康复功能训练进行指导护理。常用的运动方法有：太极拳、八段锦、五禽戏、易筋经、六字诀等。

5. 其他康复护理

（1）香花疗法：利用鲜花绚丽的颜色、形态和扑鼻的馨香，及其对环境的美化和净化作用，促进身心康复的方法，如艳丽的玫瑰、牡丹，使人兴奋、欢快；素雅的兰花、茉莉，使人沉静、安宁；水仙的香气，使人温顺；紫罗兰的香气，使人愉快；丁香的香气，使人冷静。

（2）香气疗法：是利用某些药物的芳香气味，或香花的自然香气，以防治疾病，康复身心的方法。通过鼻闻或外涂，使药物或香气散发出的芳香气味作用于人体，从而对全身脏腑发生影响。香枕法是将配好的药物或香花装入枕中，使患者每天枕着睡眠。如菊花枕，主治眩晕、头痛、目疾等；合欢花枕，主治失眠、烦躁等。

（3）香瓶法：是用药物或香花放入瓶中密封，时时打开瓶盖闻闻，可治疗慢性头痛、鼻渊。

四、传统医疗体操

传统医疗体操是指进行具有我国特色和优良传统的运动锻炼形式，通过练意、练息、练形，以调养患者的精、气、神，进而促使其身心康复的一类传统运动操术。其应用原则主要有松静自然，准确灵活；因人而异、因时制宜；循序渐进、持之以恒；注重调形、调气、调意，练养并重。

本节重点介绍一些简便易行、操作灵活、老少皆宜、疗效显著的传统医疗体操，如太极拳、八段锦、五禽戏、易筋经、六字诀等。

（一）太极拳

太极拳是一种意识、呼吸、动作密切结合的运动，"以意领气""以气运身"，用意念指挥身体的活动，用呼吸协调动作，融武术、气功、导引于一体，是"内外合一"的内功拳。它具有养神、益气、固肾、健脾、通经脉、行气血、养筋骨、利关节的效用，对年老体弱者的康复尤其适用。

操作要领：

1. **意气相合，气沉丹田** 用意与呼吸相配合，呼吸要用腹式呼吸，一吸一呼正好与动作一开一合相配。

2. **意体相随，用意不用力** 用意念引出肢体动作，随意用力，劲虽使得很大，外表却看不出来。切不可片面理解不用力。如果打拳时软绵绵，打完一套拳身体不发热，不出汗，心率没有什么变化，就失去了打拳的作用。

3. **手眼相应，以腰为轴，移步似猫行，虚实分清** 打拳时必须上下呼应，融为一体，要求动作出于意，发于腰，动于手，眼随手转，两下肢弓步和虚步分清而交替，练到腿上有劲，轻移慢放没有声音。

4. **含胸拔背，沉肩垂肘** 指胸、背、肩、肘的姿势，胸要含不能挺，肩不能耸而要沉，肘不能抬而要下垂，全身要自然放松。

5. **虚领顶劲** 头颈似向上提升，并保持正直，要松而不僵可转动。

6. **动中求静，动静结合** 即肢体动而大脑静，思想要集中于打拳，所谓形动于外，心静于内。

7. **式式均匀，连绵不断** 指每一指一式的动作快慢均匀，而各式之间又是连绵不断，全身各部位肌肉舒松协调而紧密衔接。

（二）八段锦

八段锦是一种形体活动与呼吸运动相结合的健身法。其术式简单，运动量适中，不受环境场地的限制，随时可做，具有强筋骨、利关节、益气通脉、调养脏腑等功效，适于年老体弱及慢性病患者进行康复锻炼。

操作要领：

1. **意守丹田**　八段锦的运动要求"用意引导动作"。意到身随,动作不僵不拘。要心情舒坦,精神安定,意识与动作配合融为一体。姿势自如,强调"意守丹田",意练重于体练。

2. **刚柔结合**　练习八段锦时要求身心放松,身体重心放稳。然后根据动作要领,有轻缓、有用力的动作。练功时始终注意松中有紧,松力时要轻松自然,用力时要均匀,稳定而且含蓄在内。

3. **呼吸均匀**　八段锦同样要配合呼吸。初学者呼吸自然、平稳,用鼻做腹式呼吸。练久练熟后,逐步有意识地用呼吸与动作配合。一般动作开始吸气为多,动作终了呼气为多,做到呼吸深、长、匀、静。同时呼吸、意念与每个动作的要领相配合,贯串一气,更好地利用意识引导练功。

（三）五禽戏

五禽戏是以模仿禽兽动作达到健身目的的方法,要求意守、调息和动形协调配合,具有养精神、调气血、益脏腑、通经络、活筋骨、利关节的功效。对慢性疾病均有康复的作用。

操作要领：

1. **专注意守**　将意志集中于意守部位,排除杂念,精神专注,以保证意、气相随。

2. **全身放松**　练功时首先要全身放松,情绪要轻松乐观。乐观、轻松的情绪可使气血通畅,精神振奋;全身放松可使动作不致过分僵硬,紧张。

3. **呼吸均匀**　呼吸要平静自然,用腹式呼吸,均匀和缓。吸气时,口要闭合,舌尖轻抵上腭。吸气用鼻,呼气用嘴。

4. **动作自然**　五禽戏动作各有不同,如熊之沉缓、猿之轻灵、虎之刚健、鹿之温驯、鹤之活泼等。练功时,应据其动作特点而进行,动作宜自然舒展,不要拘谨。

（四）易筋经

易筋经是活动肌肉、筋骨,使全身各部分得以活动、锻炼,从而增进健康、祛病延年的一种传统养生康复方法。具有使全身经络气血通畅,五脏六腑调和,精神充沛的功效。年老体弱者经常练此功法,可以防止老年性肌肉萎缩,促进血液循环,调整和加强全身的营养和吸收,对慢性病的康复有一定的疗效。

操作要领：

1. 精神清静,意守丹田。

2. 舌抵上腭,呼吸匀缓,用腹式呼吸。

3. 动静结合,刚柔相济,身体自然放松,动随意行,意随气行,用力时应使肌肉逐渐收缩,达到紧张状态,然后缓缓放松。

（五）六字诀

六字诀是我国古代流传下来的一种以吐纳为主的导引功法。因其功法操作的核心内容是呼气吐字,并有六种变化,故常称"六字诀养生法"。六字是呬（属肺金）、吹（属肾水）、嘘（属肝木）、呵（属心火）、呼（属脾土）、嘻（属三焦）。

操作要领：

1. 锻炼时应全身放松,头脑清空,呼吸自然平稳,动作要做到松、柔、舒缓,切忌用力,每次练功应从预备式开始。

2. 注意发音、口型、动作及经络走向 4 方面,每个字读 6 次后调息一次,恢复预备势。

3. 练功时宜选择空气清新、环境幽静的地方。练功时应注意循序渐进,持之以恒,坚持不懈。

4. 练功结束,可以做一些简单的保健功法,如搓手、擦面、全身拍打及散步等。

知识拓展

饮 食 调 摄

我国是以药膳食疗作为养生方式最早的国家,早在《诗经》《黄帝内经》等医学典籍中已有相关记载。

缺血性脑卒中饮食宜低盐、低脂、高蛋白、清淡为宜,忌食油腻、肥甘厚味、辛辣刺激之品。吞咽困难者选择软饭或糊状黏稠食物;必要时予鼻饲。气虚血瘀者可多食山药、薏苡仁、莲子、川芎黄芪粥等益气活血、健脾通络之品。痰热腑实者可食萝卜粥清热化痰。阴虚动风者可多食银耳、海鱼、鸡蛋等滋阴健脾息风之品。

案 例 分 享

患者,男,70 岁,高血压病史 15 年。半个月前突然出现口角歪斜,右侧肢体无力。入院时检查:神志清楚,血压 160/90mmHg,心率 80 次/min,律齐,右侧上肢肌力 1 级,右侧下肢肌力 2 级,肌张力稍低,左侧肢体肌力正常。头颅 CT 检查示:左基底节区低密度病灶。

问题:

1. 该患者春季入院,应如何对其进行生活起居护理?

2. 经治疗护理,右侧上肢肌力恢复至 3 级,右侧下肢肌力恢复至 4 级,为促进患者运动功能的恢复,护士可指导患者进行哪些传统运动康复疗法?

（关风光）

第十一章 加速康复护理

一、概述

加速康复外科（ERAS）是一种全新的围手术期管理理念。其是以循证医学证据为基础，以减少手术患者的生理及心理创伤应激反应为目的，通过外科、麻醉、护理、营养等多学科协作，对围手术期临床路径予以优化，从而减少围手术期应激反应及术后并发症，缩短住院时间，促进患者康复。这一优化的临床路径贯穿于住院前、手术前、手术中、手术后、出院后的完整治疗过程，其核心是强调"以患者为中心"的诊疗理念。

二、加速康复护理理论基础

（一）减少围手术期应激及其导致的代谢改变

1. **应激反应** 是指个体对不同应激原刺激所致的各种生物、心理、社会、行为方面的变化，是围手术期干扰人体正常生理功能的一个重要因素。手术应激就是外科手术所致的应激，包括神经、内分泌、代谢及免疫功能的变化，如促进分解代谢、降低免疫功能、抑制胃肠功能、加重心血管和呼吸系统功能负担，甚至诱发各脏器功能不全，从而影响外科疾病的预后和转归。

2. **围手术期患者发生应激的因素** 手术作为一种应激原，可引起患者比较剧烈的生理、心理应激反应。这不仅会给患者带来痛苦，而且会干扰手术和麻醉等医疗活动的顺利实施，从而影响患者的治疗与康复。围手术期常见的应激因素如下：

（1）术前：焦虑、基础疾病、营养不良、机械性肠道准备、禁食水等。

（2）术中：手术操作、低体温、大量输液、输血等。

（3）术后：疼痛、导管留置、卧床、恶心、呕吐、肠麻痹、禁食水、免疫抑制、负氮平衡等。

3. **加速康复外科围手术期的优化管理策略**

（1）术前准备：包括术前宣教、疾病指导、术前营养不良的筛查和治疗、呼吸系统管理，个体化的血压、血糖控制，缩短禁食禁饮时间及预防性应用抗菌药物、抗血栓治疗等。

（2）术中管理：使用微创外科技术、损伤控制性手术，优化麻醉管理、术中保温、目标导向性输液、合理使用管道等。

（3）术后管理：包括术后监测、导管管理、充分镇痛、切口管理、促进胃肠功能恢复及早期活动、功能锻炼等。

（二）注重团队建设，强调多学科综合诊疗合作模式

加速康复外科的举措覆盖患者入院前、术前、术中及术后处理多项内容，应建立包括外科、麻醉、护理、营养等专业人员的团队，共同提高对 ERAS 路径的认知水平和执行能力。ERAS 的核心理念是加速患者康复，涉及围手术期处理的多学科和环节，贯穿从患者入院到出院的全过程，任何单一学科不可能完整地实施 ERAS。

三、康复护理措施

（一）术前护理

1. 术前宣教　针对不同患者,采用卡片、多媒体、展板等形式重点介绍麻醉、手术、术后处理等围手术期诊疗过程,缓解其焦虑、恐惧及紧张情绪,使患者知晓自己在此计划中所发挥的重要作用,获得患者及其家属的理解、配合,包括术后早期进食、早期下床活动等。

2. 呼吸系统功能评定与准备　①术前指导患者进行呼吸功能评定;②戒烟:术前2周戒烟方可减少术后并发症的发生;③呼吸功能锻炼:深呼吸、吹气球、爬楼梯等;④控制呼吸道感染:有效抗炎、雾化治疗等。

3. 胃肠道准备　①术前禁固体食物6h、禁水2h,即术前6h前可进食淀粉类固体食物(牛奶等乳制品的胃排空时间与固体食物相当),但油炸、脂肪及肉类食物则需要禁食8h左右;术前推荐口服含糖类的饮品,包括清水、糖水、无渣果汁、碳酸类饮料、清茶及黑咖啡(不含奶),不包括含酒精类饮品;通常在术前10h让患者饮用800ml,术前2h饮用量≤400ml。②不常规行灌肠,必要时可口服缓泻剂通便清洁肠道。③术晨不常规留置胃管。

4. 心理支持和疏导　建立良好的护患关系,增进护患交流,帮助患者认识疾病和手术治疗相关知识,为患者营造一个安全、舒适的术前环境,促进患者睡眠;必要时遵医嘱使用镇静催眠药。

（二）术中护理

1. 术中输液　尽量减少机体体液量的改变,容量不足可导致机体灌注不足和器官功能障碍,水钠潴留则是术后肠麻痹及相关并发症发生的主要原因。提倡术中以目标导向液体治疗的理念和措施指导液体治疗。

2. 术中保温　术中常规监测体温至术后,借助加温床垫、保温毯、输液输血加温装置等,维持患者中心体温不低于36℃。

（三）术后护理

1. 疼痛　评定患者疼痛的时间、部位、性质,积极采用多模式预防性镇痛,降低患者的疼痛阈值和敏感性,增进患者的舒适感。通常术前1d就开始口服镇痛药物,术毕即预防性联合使用静脉用镇痛药物,按时注射3~5d后可改为口服药镇痛2~3d。观察患者的用药反应及镇痛效果,指导患者采用非药物镇痛方法缓解疼痛,如分散注意力、改变体位、听音乐等。

2. 术后恶心、呕吐　观察患者的恶心、呕吐反应及症状,呕吐时头偏向一侧,及时清除口腔呕吐物;遵医嘱行止吐解痉药物治疗。

3. 术后引流管路管理　根据术中具体情况留置腹腔引流管,保持管路妥善固定、引流通畅,严密监测术后腹腔有无胆瘘、出血、感染等并发症。

4. 胃管及导尿管管理　术前不常规留置胃管,若有特殊情况须留置,建议在麻醉清醒前拔除;留置尿管一般在术后24h拔除,无须常规膀胱锻炼。

5. 术后饮食　鼓励患者在术后麻醉清醒,无恶心、呕吐等胃肠道不适反应时即可饮水30~50ml湿润口腔;之后逐渐增加饮水量或口服辅助营养物,以促进肠道运动功能恢复,维护肠黏膜功能,防止菌群失调和异位,还可以降低术后感染发生率及缩短术后住院时间。

6. **术后早期下床活动** 早期下床活动可促进呼吸、胃肠、肌肉、骨骼等多系统功能恢复,有利于预防肺部感染、压力性损伤和下肢深静脉血栓形成。实现早期下床活动应建立在术前宣教、多模式镇痛以及早期拔除鼻胃管、尿管和腹腔引流管等各种导管的基础之上;护士应依据患者的病情及机体耐受状况,为患者建立活动计划和每日活动目标,指导患者早期床上活动直至离床、下床活动。

四、健康教育

(一)心理指导

主动巡视,增进与患者的交流沟通,明确患者的心理状态,予以适当的解释安慰;主动提供有关疾病、术后加速康复方面的知识,帮助患者缓解手术前后的不适,使患者以良好的心态配合手术治疗,帮助患者建立疾病康复的信心。

(二)加强营养

术前、术后及康复期患者应均衡饮食,摄入高热量、高蛋白、高维生素食物,饮食宜清淡、易消化。

(三)运动和功能锻炼

适量、适时的运动有利于调整机体内在功能,增强抗病能力,减少各类并发症。术前指导患者加强呼吸功能锻炼,术后为患者制订合理的活动计划,鼓励早期活动和适时离床活动,活动量宜循序渐进。

(四)管道自我护理的指导

对带管出院患者,应详细告知管路保护、观察护理的重要性,教会患者观察护理管路的基本知识,如有引流不畅、引流液异常、管路脱出等异常情况,需要及时就诊。

(五)复诊与随访

定期随访,如有发热、腹胀、排气排便困难、食欲减退等不适症状,需要及时就诊。

知识拓展

日归手术全程管理

日归手术这一创新实践通过构建当日归宅模式,将 ERAS 理念的有效性和安全性推向了前所未有的高度,主要体现在镇痛管理、术后恶心(postoperative vomiting,POV)或术后恶心呕吐(postoperative nausea and vomiting,PONV)防治、围手术期饮食管理与早期活动指导等方面。

推荐意见:

1. 优化麻醉方案,推荐起效快、代谢快、不良反应小的麻醉药物,将精细化、个性化的麻醉理念应用于日归手术。(强推荐)

2. 疼痛治疗推荐"预防性镇痛、多模式镇痛、少阿片化"原则。主张在疼痛发生前使用镇痛药,将镇痛措施贯穿于围手术期全程;联用多种机制不同的镇痛药物,减少阿片类药物用量。(强推荐)

3. 推荐术前风险分层以识别 PONV 中高危患者,制订个体化 PONV 多联防治策略。(强推荐)

案例分享

患者,女,36 岁。右上腹隐痛不适 1 个月,B 超示肝囊性占位,诊断"肝囊型包虫病"收入院。发病以来无发热、恶心、呕吐、消瘦、乏力等不适。体格检查:T 36.7℃,P 80 次/min,R 18 次/min,BP 120/75mmHg,皮肤巩膜无黄染,腹部平坦软,未见明显腹壁静脉曲张,未触及腹部包块及压痛、反跳痛、肌紧张,腹部叩诊鼓音,移动性浊音阴性,肠鸣音 3~5 次/min。入院后在全麻下行"肝包虫外囊完整剥除术",术后留置腹腔引流管、尿管各 1 根,给予抗感染、补液、镇痛、抑制恶心呕吐等对症治疗。术后第 1 天拔除尿管,第 3 天拔除腹腔引流管,5d 后出院。

问题:

1. 该患者可能会出现哪些影响康复的护理问题?

2. 如何将 ERAS 理念具体运用于该患者围手术期护理过程中?

(吴 星)

第十二章　康复护理研究

学习目标

1. 掌握护理研究计划书的撰写内容、思路和方法。
2. 熟悉护理研究计划书的撰写技巧。
3. 了解康复护理研究的发展趋势及问题。
4. 学会护理科研思考，组织科研实施，撰写研究计划书。
5. 具有敏锐的护理科研思维，能够应用护理科研方法解决临床问题。

第一节　康复护理研究现状

一、概述

随着人口老龄化进程不断加快，疾病谱发生变化，慢性病发病、患病和死亡人数不断增多，慢性病疾病负担日益沉重。随着经济社会快速发展，人民生活不断改善，群众健康意识提高，对健康服务的要求也越来越高，不再仅限于延长生命，更重视生存质量的提高、功能及社会参与能力的恢复。这给康复学科发展带来了新的契机和要求。国际经验表明，康复护理的发展对遏制、扭转和减少慢性病的蔓延及其对健康的危害，提高健康服务可及性和公平性，促进健康老龄化趋势等有不可替代的专业优势。

康复护理是康复医学不可分割的一个重要组成部分，也是护理学的一个重要分支。随着康复医学向临床各学科不断渗透以及护理模式的转变，康复护理在老年病护理、慢性病护理、创伤性疾病护理及手术后护理等各领域发挥了重要的作用。康复护理是在康复计划的实施过程中，由康复护理人员配合康复医师和治疗师等康复专业人员，对康复对象进行基础护理和实施各种康复护理的专门技术。康复护理是康复计划的重要组成部分，贯穿于康复全过程，与预防、保健和临床护理共同完成以功能提高为主线的整体护理。康复护理学是一门具有很强科学性和实践性的学科，需要在理论知识指导下开展工作，通过开展研究来提高学科水平是很有必要的。护理研究（nursing research）是通过系统的科学探究（systematic inquiry），解释护理现象的本质，探索护理活动的规律，产生新的护理思想和护理知识，解决护理实践、护理教育、护理管理中的问题，为护理决策提供可靠、有价值的证据，以提升护理学科重要性的系统过程。在康复领域开展护理研究，对提升学科的学术性、丰富学科知识体系，构建结构清晰、逻辑严密的专业理论体系有重要作用。

二、康复护理研究内容

目前,康复护理研究的热点内容集中在脑血管意外、脊髓损伤、人工关节置换术等方面。

(一)脑血管意外的康复护理研究

其目的是通过各种康复护理手段,使残留的、生理的、解剖的受损功能,在生理、精神、心理、认知和社交等方面恢复到最佳状态。研究内容包括运动功能障碍的康复护理、认知功能障碍的康复护理、语言功能障碍的康复护理、吞咽功能障碍的康复护理、心理障碍的康复护理等。

(二)脊髓损伤的康复护理研究

对于脊髓损伤,特别是截瘫患者,康复治疗是最根本的治疗,在康复治疗过程中提供的康复护理非常重要。作为目前的康复护理研究热点之一,其主要研究内容包括功能锻炼和功能重建、泌尿系统的康复护理、呼吸系统的康复护理、压力性损伤的护理、肠胃功能的康复护理以及骨质疏松的预防等。

(三)人工关节置换术的康复护理研究

正确的康复护理是关节置换术成功的重要环节,能有效改善和增进血液循环、增加肌肉力量、预防各种并发症、尽早恢复满意的肢体和全身的功能。其研究主要集中在心理护理、术前指导和术后康复护理方面。

三、康复护理研究现状

我国的康复护理是随着康复医学的发展应运而生的,经过30余年的康复临床实践,我国的康复护理工作积累了不少经验,康复护理质量不断提高,也在逐步开展康复护理临床研究。近年来,护理研究越来越得到康复护理人员的重视,科研成果产出稳步增长,但仍存在诸多问题。

1. **发展缓慢** 目前我国康复护理的研究范围不够广阔,对具体问题的研究也不够深入,科研内容重复无创新,使我国康复护理科研的发展相对缓慢。

2. **科学性不强** 虽然我国的康复护理研究取得很大进步,但还有很多不足之处,影响科研结果的可信度,诸如研究方法的局限、科研思路不够新颖等。

3. **研究范围局限** 目前,国内康复护理研究大多集中在骨科、神经科、心血管等临床专科患者康复的研究,较少涉及社区康复、心理康复等方面的研究。

4. **科研成果不能及时应用于实践** 护理科研的最终目的是指导和推动护理实践的发展。但目前,护理研究成果的临床护理实践推广较为困难,一些有价值的研究成果,包括实验研究、经验总结等,在实际临床工作中很少得到应用。

5. **缺乏从政府层面统一规划、部署的学术研究体系,获得科研立项的机会较少** 尽管2011年后护理学科在我国新的学科目录中已经成为一级学科,但护理学尚未纳入国家自然科学基金和国家社会科学基金目录,亦未建立国家层面的护理科研基金立项渠道。

四、康复护理研究发展趋势

（一）研究重心转移

老龄化的发展、疾病谱的变化，使康复医学的服务对象从当初的针对战伤、车祸、意外事件导致残疾、先天性缺陷或后天性功能障碍者，到久治不愈的慢性病、生活方式病、中老年病、心理精神障碍患者，现已发展到为城市社区、老年人以及亚健康群体提供服务。康复护理的研究重心开始逐渐倾斜。

（二）注重循证实践

鼓励护理人员通过循证实践提高护理质量。同时现有研究的质量也需要提升，护理人员检索、理解、评价和应用研究的能力需要提高。转化性研究（translational research）将逐渐受到护理人员的关注，转化性研究探索如何将研究结果以最佳的方式转化到实践中。

（三）通过多中心、证实性的方式形成牢固的研究基础

护理人员将不会单纯地依据一项设计欠完整的、孤立的研究开展临床变革，变革的决策将以设计严谨的研究为基础，同时在不同的场所、针对不同的患者、在不同的时间重复同一研究，以保证证据的稳固性。

（四）强调系统评价的作用

系统评价作为循证实践的重要元素，将在全球医疗卫生各学科的各类文献中占据重要地位。系统评价可汇集、整合某一专题的研究信息，对现有的证据作出总结性结论。另外，临床实践指南或最佳证据是在系统评价基础上构建的循证资源，也将在护理决策中具有重要的价值。

（五）强调多学科合作研究

临床康复护理人员、康复护理研究者与相关学科的专业人士、研究者的合作将成为未来的康复护理研究趋势。这种合作可共同解决生物行为领域、心理社会领域的基础问题。

（六）扩展研究结果的传播范围

充分利用 Internet、电子期刊、电子数据库、Email 等技术，可加快并扩展护理研究结果的传播，从而更加促进学科的发展。

（七）关注文化因素和健康缺陷的状况

目前，健康缺陷（health disparities）已成为护理和卫生保健其他领域的核心关注点，因此专业人员将对医疗/护理干预的生态有效性（ecological validity）和文化敏感性（cultural sensitivity）尤其注重。生态有效性是指研究设计和结果与真实情景密切相关。另外，护理人员越来越多地认识到研究必须对人们的健康信念、行为、文化价值观、方言、语言差异尤其关注。

（八）患者参与到医疗照护决策中

共同决策（shared decision making）是当今卫生保健发展的另一个趋势，尤其鼓励患者参与到自身医疗照护的决策中，并在其中承担核心角色。循证实践强调将研究证据和患者的偏好与需求作为决策的要素，并设计研究探索这一过程和结局。

功能、残疾和健康的国际分类

《国际功能、残疾和健康分类》（ICF）自 2001 年问世以来，已经受到全世界关注。它为人类健康分类搭建了一个理论概念架构，每种健康状况都可归于身体结构与功能、活动和参与 3 个层次，并考虑个体因素和环境因素交互作用的影响，确定健康分类。在此基础上再根据不同测量目的，定性地设计和选择测量项目，并使之定量标准化，用可以计算机化记录，且所有人都能理解和认同的条目对测量内容进行评价，因此，它又是一个具体的评价测量工具。在康复护理研究中，对功能、残疾和参与的评价可以依据 ICF 分类与评价概念架构进行。

（王 欣）

第二节 科研课题申报写作要求

一、概述

科研课题申报是研究者将计划研究的项目或正在研究的项目计划以书面形式写给主管或资助部门，以期获得主管或资助部门在经济、设备和管理等方面支持的申请。撰写研究计划书是科研课题申报中的重要环节。

（一）研究计划书的概念

研究计划书（research proposal）是一个用于确定研究方案中主要要素的书面计划，例如：研究的选题、目的、研究框架，研究设计、研究方法和步骤、技术路线图，以及研究的进度、经费预算和预期成果。研究计划书就是研究者将选题和研究设计方案以恰当的语言和方式传达给评审专家的一个文本。研究计划书需要对立题依据进行具体阐述，提出研究目的，陈述研究设计，描述拟开展研究的具体方案，并预测研究结果。

（二）研究计划书的作用

1. **沟通研究信息** 是指研究者把研究计划传达给那些能够提供咨询、授予许可或提供资金的机构或个人，以获得指导或评论，并以此作为判断是否同意研究者实施该研究计划的依据。

2. **计划** 研究计划书是一个行动计划。一份好的研究计划书会把研究计划一步步详细地列出来，使得研究设计和研究步骤细致而周全，具有可操作性和可行性。

3. **合约** 一份同意资助的研究计划书标志着研究者和资助方之间签订了一份合约。研究者应该按照已获批的研究计划书来开展研究工作，在定期的研究报告中描述研究工作进展，并提供预期的研究成果。

（三）研究计划书的撰写

在撰写研究计划书之前，需要对即将撰写的研究计划书有一个大概的写作思路。包括：

1. 形成符合逻辑的研究设想 即提出一个有学术研究价值的科学问题，并提出解决这个科学问题的方法和思路。

（1）选题是什么？立题依据是什么？为什么要研究这个问题？

（2）研究方案是什么？并提出恰当的研究设计方法。

2. 确定研究计划书的深度 不同级别的研究计划书，其所需提供的信息量及其深度不同。

（1）遵循指南。

（2）决定描述每个研究步骤所需的信息量。

（3）内容要详细，但又要简明、重点突出和引人入胜。

3. 确定关键点

（1）研究问题的背景和重要性。

（2）研究目的。

（3）研究设计。

（4）实施步骤：包括资料收集和分析计划、人员、时间安排、预算等。

二、研究计划书的撰写格式

研究计划书的撰写格式既具有普适性，又具有特定性，但一定要严格遵循其特定指南中的要求。

（一）撰写风格

在撰写研究计划书时，研究者要以严格、审慎和挑剔的态度对待自己的写作，以确保研究计划书能够以最简明、清晰的方式呈现给读者。

1. 要紧扣论题 不要呈现那些与主题无关的信息，以免造成篇幅冗长和分散读者的注意力。

2. 学术引用要服务于具体的研究任务 引用量要适可而止，要有效甄别核心文献和无关文献、权威文献和一般文献、重要观点和次要观点，并将引用的内容直接向读者表述出来，然后清楚地注明出处。

3. 语言要规范 研究计划书要使用规范语言，用词要严谨、规范，尤其是研究术语，概念要清楚，要经得起推敲，避免使用"大白话"。

4. 文本格式和外观要规范 要遵循指南要求的文本格式和项目内容进行撰写。

5. 要精益求精地反复修改 对计划书中的每一部分内容都要认真审视其准确性，做到语句通顺、含义明确、语言简练、表达清楚。

（二）撰写要求

基本要求是书写一份美观和有吸引力的标书，力争达到"标致"的程度。越是高水平的竞争激烈的基金申请书，对标书质量的要求越高。只有高质量的标书才能在竞争中胜出。

1. 没有拼写、标点符号和语法错误。

2. 遵循指南。

3. 不漏项。

4. 在每个项目下书写正确的内容。

（三）撰写内容

研究计划书的撰写内容依据送审的机构和目的、评阅人、研究类型、指南要求的不同而不同，主要包括如下内容：

1. **前言**　根据国内外科学技术的新发展提出本计划的战略思想、方针政策、研究目的和意义，要求达到的目标，起到提纲挈领的作用。

2. **国内外科学技术的发展状况和趋势**　内容如下：

（1）国外本领域（学科）发展状况和趋势的研究现状及其背景，开发程度和发展阶段，已取得的重大成果及其水平，今后发展目标和动向。

（2）国内本领域（学科）的发展现状、研究现状，开发程度和发展阶段，已取得的重大成果水平，已初步形成的生产力和技术能力，目前的科研能力状况及科学技术存在的主要问题。

（3）本领域（学科）的优势和差距，根据国内外本领域（学科）的发展状况，以及进一步开发的主要科学技术关键性问题，提出今后发展方向。

3. **研究内容和研究目标**　研究内容是研究计划书的重中之重。它是研究目标的具体体现与分解，是研究题目的细化与解释。需要阐明本项目到底要研究什么具体科学问题。研究目标是为了实现研究目的而确定的具体研究内容，它是一些清楚而简明的陈述。

4. **研究方案**　研究方案中应该包括研究设计、研究方法、研究阶段、研究步骤、研究对象、样本量计算、干预措施、测量工具和观察指标、资料分析方法、预期结果、技术路线等重要内容。

5. **研究基础**　这部分内容包括与本项目有关的研究工作积累和已取得的科研成果；已具备的实验条件，尚缺少的实验条件和拟解决的途径；申请者和项目组成员的学历和研究简历，包括已发表的与本项目有关的论文论著、已获得学术奖励情况以及在本项目中承担的任务等。

6. **经费计算**　在计划中应明确经费的支出科目、金额、计算的依据及理由。它包括设备费、材料费、测试化验加工费、差旅费、会议费、专家咨询费等。

7. **其他内容**　在研究计划书的最后还有一些其他项目，包括申请者的承诺、专家推荐意见，以及申请者单位和合作单位的审查意见等。

（四）撰写特点

研究计划书写作最大的特点是目的性非常明确，即课题申报成功立项。围绕这个目标具体阐述以下几点：

1. **全面性**　是课题申报写作的基础。较大的攻关、招标课题（尤其是国家级别的课题）均要求对申报课题的国内外同行研究的现状进行阐述和评价，中小型或地域性较强的课题至少也要了解国内或省内外的研究现状。

2. **创新性**　无论什么科研课题必须要有创新性，这是研究计划书最突出的特点。申报课题的创新均要求在前人没有研究过的或是在已有研究基础上的再创造。研究的结果应该是前人所不曾获得的方法和结论，它可以是结合课题研究实践提出的新观点、新发现、新设想、新见解，也可以是通过研究建立的新理论、新技术、新方法或开拓的新领域，还可以是某个学科领域、制度、政策等方面的突破。

3. **科学性**　申报的课题要符合客观规律,要有一定的理论根据和实践依据(即立项依据),同时要有科学的探索精神和科学的论证。

4. **前瞻性**　课题内容应充分地预测到它的创新之处、经济价值和社会效应。

5. **选择性**　除了招标课题外,各类课题指南都只是一个大概的范围,研究者可根据自身条件找准合适的科研项目。选题可基本反映出申报者对某一学科基本理论与专业技能的掌握程度,实验技术与操作能力的熟练程度,科学思维和分析能力的强弱程度,知识结构和知识范围的深度与广度。因此,研究者必须实事求是地根据自己的能力和工作环境条件,由浅入深,由易到难,寻找到适合自己的科研课题。

6. **针对性**　为了避免重复,所选的课题不宜过泛、过大,应集中在解决某一领域的某一问题上,命题必须确切。

7. **可行性**　从课题拟研究的内容到方法都应具有可行性,要考虑本课题承担单位所具备的各项条件和因素,根据实际情况选择切实可行、力所能及的课题。

三、研究计划书的撰写方法

研究计划书从格式到内容的写作都有一定的方法、技巧和要求,掌握好的方法有助于课题申报成功。

（一）写作定位

课题拟研究的内容和范围不是写得越多、越大就越好,一定要善于抓住重点并把握拟研究内容的深度以及与自身的条件和能力的关系等。课题的形成和选择是科研工作中比较艰苦的一个阶段,选择课题就是将自己的主攻方向正确定位,定位正确是课题申报成功的一半。

（二）写作前要调研

动笔前的调研工作很重要,可以避免低水平的重复。因此,一是要与科技主管部门密切联系,要及时了解国家和地方科研基金的情况和本单位科研的服务方向;二是必须加强申报前的文献资料查阅和调研工作,及时了解国内外该研究领域的技术现状、动态趋势及存在的问题,并认真加以分析,根据自己的优势确定主攻方向和目标;三是申报者要了解各种渠道的科研课题的性质特点、资助方式、资助强度及对象,从而选择适合本人特点的对口课题。

（三）在"新"字上下功夫

课题申报突出自己拟研究内容的新颖性,通过检索了解有关的科研项目是否已经有人做过,研究的程度如何,有没有和该课题密切相关的文献报道等。如果有密切相关的文献报道,就要努力查找原始文献,弄清其科研思路、课题设计、科研方法、技术手段、实验材料等方面与本人科研项目的不同点,以及本人的科研方法、技术手段等是否更合理、更有科学价值,社会效益和经济效益是否更大等。同时在课题目标、研究思路、内容设计、科研方法、技术路线或技术手段、技术成果等方面中的某一方面,是他人没有做过的或获得的。这是打动专家评委的关键所在。

（四）依据要充分

在查阅大量国内外文献资料、广泛调研的基础上,尽可能地把申报课题的意义、特点、重点、难点和创新点充分表达出来。要清楚、客观、全面地说明国内外同行的研究状况,如已研究的程度、所用的方法和手段以及发展趋势,要特别指出目前需要解决的问题及其没有解决的原因,提出对此问题的解决办法及要达到的目的等。

（五）设计要周密

课题研究方法的设计,牵涉的主要问题是申请的经费和时间能否做到较合理的使用,它是课题研究条件的基本保证,是课题研究非常重要的组成部分,对拟申报课题的完成和经费审批落实起着至关重要的作用。因此,须用最科学、最简便、最清晰的思路设计科研步骤,以最佳的组合、最小的成本、最短的时间,得到最理想的科研效果。

（六）注重过程化

阶段性成果是完成最终成果不可缺少的重要过程。拟研究过程中所需解决的具体科学技术问题,包括拟研究的范围、内容和具体指标等,写作时应力求内容具体、完整、切题,目标集中、明确突出阶段性成果。

（七）专家指导有效

国家为了鼓励青年人才脱颖而出,各类课题都有青年项目,这特别适合初次涉及研究领域者。由于经验不足、知识面不宽、资历浅等原因,其往往需要有关专家的指导,才有可能使课题申报成功立项。要取得专家的有效指导,一是根据课题的目标、内容和性质选准专家。二是根据研究的需要来选择导师指导的方式。专家指导一般可分为个别咨询、集体讨论和集中培训等形式。不同形式适用于不同课题:个别咨询的特点是灵活性、针对性强,获得指导的效率高,而且能够就某些问题与专家进行比较长时间的深入探讨。集体讨论可以发挥各专家的专长和智慧,克服个人条件的局限性,形成互补效应,而且专家们在一起可以互相沟通信息、交换意见,展开思想碰撞、问题辨析,使问题具体化、明晰化,从而为课题组提供多方面的修改、完善意见。但是要将一些专家集中到一起不是一件容易的事情,要慎重取舍。三是及时总结教育专家指导的意见和建议。四是带着问题向专家请教。课题组事先有准备,有自己的研究思路,能够提出问题,那么专家可以有的放矢,及时提出解决问题的方法或提供解决问题的思路;或者,课题组在专家的点拨下,很快能找到解决问题的方法。如果自己的研究思路与导师的想法不相契合,那么可以及时请教专家,对双方的思路进行讨论、辨析,最后形成正确的研究路径。

（八）持续性关注

任何课题指南范围内的选题,都是各学科比较关注的前沿科学研究空白点,具有持续性,每年都要进行招标,若不计较一时申报的成败,确定研究目标,持之以恒地进行探究,终有申报成功的一天。

四、研究计划书的撰写技巧

1. 题名要直观反映出拟研究的内容,对关键内容或技术不能含糊其词,以免造成误解,视申报课题的级别选择适当的研究深度。

2. 初次申报科研项目者,可以申请自选研究内容、专项任务项目和不在资助范围内的研究等,可为以后申报招标课题打下基础。

3. 研究计划书内容的重点部分用粗黑字体显示,引起评审专家的注意。书写格式与字体大小符合要求。

4. 课题申报相关参考文献的引用一定要得当,要注意引用文献发表的时间、页码及期刊杂志的权威性。

5. 在申报项目名称中,应该准确地使用关键词,否则会影响查新检索中的查全率和查准率,进而影响检索效果和查新结论。

6. 研究计划书中,对项目名称的字数有一定的要求。字数太少,难以清楚表达研究的主题;字数过多,有累赘之感,而且会重复表达主题意义。

7. 要如实报告本单位的研究工作基础、条件装备、技术力量情况,以及工作进度安排,不可夸大,也不可缩小,要实事求是地进行说明。条件装备包括现有仪器、实验室情况及有利条件等。同时要说明完成课题需要补充的仪器设备,不可夸大,以免被误认为基础设施条件不足,影响评定质量。技术力量包括课题负责人的情况,如从事本专业研究的时间和已发表的主要学术著作,获奖情况;课题组其他成员的情况,也要简明说明。工作进度安排要有具体的表格说明完成任务的进度和所需经费等。在时间的安排上不可拖得太长,否则将失去时效性,也不宜太短,要适当留有余地。

8. 课题组成员应是梯队式的组合,既有高级职称者,也有中低级职称人员,最好包括各相关专业的研究人员,很多优秀成果都是交叉学科共同研究获得的,同时创新成果的取得一般都需要团队合作,所以人员结构要合理。

9. 经费预算要合理、详细,要视主管部门能给予的经费支持强度而定。预算一般来说超出 15%~25% 为好,不要超出太多,否则评审专家会误认为经费是用来购买实验室仪器、设备的。

五、研究计划书撰写应注意的关键问题

在研究计划书中,正确、清晰地表达研究目的、目标,拟采取的研究方法和技术路线,需要达到的主要技术指标,预期效果等内容,对查新检索人员把握检索方向和评审专家组正确理解研究计划书的研究目的与主要内容,评价科研课题立项的价值和研究计划书的质量,具有十分重要的意义。

（一）正确表达研究的目标

1. **明确表述研究的目标** 在研究计划书中,必须正确、清晰、简明扼要地阐述科研主题思想,准确表达研究目的,使有关人员清楚地了解申请者的研究思想。例如,某医院申报的“心胸外科手术中的暂时替代功能临床观察研究”科研课题,就没有准确地表达其科研思想,是手术器械？药物？还是其他什么方法在手术中暂时替代功能的临床观察研究？申报人根据查新人员的建议修改该课题名称,修改后为“心脏手术中起搏器的替代功能观察研究”,这样研究目标就一目了然。

2. **准确使用医学主题词（关键词）** 在申报项目名称中,应该准确地使用主题词或关键词,否则会影响查新检索中的查全率和查准率,进而影响检索效果和查新结论。《医学主题词树状结构表》和《医学主题词著录规范》对医学术语进行了科学的规范,在检索词中可以提供数个中英文对照的主题词或关键词,包括规范词、同义词、缩写词、相关词等,以便查全、查准。

3. 项目名称要准确、清晰　在研究计划书中,对项目名称的字数有一定的要求。字数太少,难以清楚表达研究的主题;字数过多,有累赘之感,而且会重复表达主题意义。例如,"生化检验检测在糖尿病患者尿蛋白中的临床意义观察研究"这一课题名称,不但字数多,而且主题意义的表达重复。在这一名称中,"检验与检测"所反映的意义基本相同,要求达到的临床目的和观察指数也是相同的。修改后的名称为"生化指标在糖尿病患者尿蛋白中的意义研究",其字数从原来的 25 个减为 19 个,符合科研课题项目申报要求。

（二）课题的选择

1. 选题的意义　课题的形成和选择是科研工作中比较艰苦的一个阶段和过程。选择课题就是选择、确定自己的主攻方向,这关系到整个科研工作的成败。因此,正确选择课题,是科学研究中具有战略意义的首要问题。

2. 选题的调研　科研立题是科研工作成败的关键。选择课题必须避免低水平的重复,因此立题前的调研工作很重要。这既要发挥自己的优势,又要吸取他人的经验,从而富有创造性地提出研究课题和主攻方向。

3. 选题的原则

（1）找准合适的科研项目:科研选题可基本反映出选题者对某一科学基本理论与专业技能的掌握程度,实验技术与操作能力的熟练程度,科学思维和分析能力的强弱程度,知识结构和知识范围的深度与广度。因此,选题者必须实事求是地根据自己的能力和工作环境条件,由浅入深,由易到难,寻找到适合自己的科研课题。

（2）重视课题的创新性:创新是在前人没有研究过的或是在已有的研究基础上的再创造。可以是结合临床实践提出的新观点、新发现、新设想、新见解,也可以是通过研究建立的新理论、新技术、新方法或开拓的新领域。

（3）要有科学性:选题要符合客观规律,要有一定的理论根据和实践依据;同时要有科学的探索精神、科学的论证。

（4）必须具有可行性:选择的课题从研究内容到方法都应该具有可行性,要根据实际情况选择切实可行、力所能及的课题。

4. 选题的范围　根据研究的对象和问题的性质,医学科研选题可分为以下几类:

第一,调查性研究。这是以调查方法取得科学资料的研究,多属于流行病学、地方病学、预防医学、卫生学、医学心理学、医学伦理学以及社会卫生学方面的研究。

第二,实验观察性研究。包括生理学、病理学、药理学、分子生物学、微生物学等基础医学的研究,药物疗效与新的诊治技术的引进及研制、试用等临床观察研究。此类选题应该考虑是否具备所需的实验条件以及技术手段是否完善。

第三,资料分析性研究。是对医疗、卫生有关部门提供的病例、病案等资料进行统计学处理,并对结果进行概括、分析、综合,从中发现新问题的创造性研究活动。

科研工作者可根据自己的实际情况,选择适合自己的科研项目。

5. 选题应有针对性,避免重复　所选的课题不宜过泛、过大,应集中在解决某一领域的某一问题上,命题必须确切。例如,"冬虫夏草对糖尿病肾病大鼠肾基因表达调控研究"这一课题,从题目上即基本反映出研究的对象和目的。但是像"中草药抗菌的免疫调节研究""胃肠道疾病的病理、生理和药理"等题目则属于研究重点不突出和主攻目标不明确。选题前应认真查看本领域的历年《科研项目汇编》,如发现课题名称重复,则应尽可能从新的视角提出问题。科研项目名称要言简意赅,用词恰当、确切,切忌夸大其词;字数要适中,一般以 15~20 个汉字为宜,在题目中应尽量不用缩写、化学分子式等。

6. 选题的途径及方法 科研课题的选择一般有 2 种途径:

一是国家或省市下达的科研课题计划。这类科研课题通常具有创新性,科技含金量比较高,科研价值比较大,研究难度亦较大,部分课题完成后可填补国际或国内空白。在我国医药卫生系统的科研项目中,有国家级的科研课题,省级的科研课题,市级的科研计划。

二是科研人员自选的科研课题。在科研项目中这一类课题所占的比例较大,可分为 2 类:一类是本部门科研行政机构拟定的科研课题,即某单位的科研机构对当年申报的科研项目,经过检索认定、专家评审、主管部门批准立项后,由职能科室分别组织实施并完成;另一类是真正意义上的"自选课题",是由科研工作者根据自己的专业领域和专业特点拟定的科研课题,经本单位主管业务部门批准申报,再经指定的情报信息检索部门出具查新报告后,由专家组评审通过,最后由省市科技厅局批准立项,并划拨科研经费,由申报人组织实施。

(三)课题的立论依据要充分

申报课题的出发点和目的要明确,立论依据要充分。由于当前科学研究既高度综合又高度分化,学科之间的相互交叉和渗透日趋广泛,新知识、新理论更新加快,即使在同一领域,由于研究背景和方法不同,对一个课题的理解、看法也差异很大。因此,在填写研究计划书时,要在查阅大量国内外文献资料、广泛调研的基础上,尽可能地把申报课题的意义、特点和创新点充分表达出来。要清楚、客观、全面地说明国内外同行的研究状况,如已研究的程度、所用的方法和手段以及发展趋势;要特别指出目前需要解决的问题及其没有解决的原因,提出对此问题的解决办法及要达到的目的等。

(四)正确的研究方法和技术路线是成功的关键

确定科研课题的主题思想、研究目的之后,制订正确的研究方法和技术路线是科研工作前期的重要内容。研究方法和技术路线是为完成研究内容而设计的研究方案和技术措施,它包括理论分析、试验方法、工作步骤等一整套计划安排。填写时要注意做到设计周密,方法科学,路线合理,技术先进可行,措施具体明确,切忌含糊不清、模棱两可。同时,要有一定的预实验基础,并充分展示课题负责人和参加成员与本课题有关的前期科研成果。

(五)预期效果的表述

完成科研选题后,准确表达要达到的预期效果十分重要。研究内容是研究课题所需解决的具体科学技术问题,它包括课题研究范围、内容和具体指标等。填写时应力求内容具体、完整、切题,目标集中、明确,突出关键问题。

(六)对现有工作基础条件的填写

要如实报告本单位的研究工作基础、条件装备、技术力量情况,以及工作进度安排,不可夸大,也不可缩小,要实事求是地说明。

科学研究论文写作

将科研课题的研究成果以论文的形式在公开发行的科学学术刊物上发表,是科学研究的重要一环,也是科研成果临床应用和推广的必经步骤。好的科学论文应具备以下条件:拟定题目醒目、简洁、有创意且紧扣主题,研究设计缜密严谨,研究结果客观真实,分析讨论符合逻辑、科学推理,论证恰如其分,结论适当,文笔简洁、流畅雅致,层次清楚。应按照论文的书写格式要求,严谨认真地进行写作、修改、再修改,最终完成一篇优秀的科研论文。

(王 欣)

附表　康复护理操作评分标准

附表1　抗痉挛体位设置评分标准

项目	总分	技术操作要求及分值	得分	扣分
仪表	5分	仪表端庄（2分），服装整洁、去除尖锐物品（3分）		
操作前准备10分	评定5分	病情及意识状况（1分）、肢体运动功能状况（1分），疼痛及各种管路固定情况（1分），心理及认知水平（1分），配合程度（1分）		
	沟通2分	讲解抗痉挛体位设置的重要性（2分）		
	用物3分	肩垫：高度3~5cm，肩胛面积约25cm×20cm，1个（0.5分） 背枕：宽大紧实、易于支撑身体为宜，1个（0.5分） 枕头：大小适中，约70cm×40cm，软硬适宜，3个（0.5分） 小软垫：1个（0.5分） 必要时：颈枕1个（0.5分）；足底支撑垫：1个（0.5分）		
操作过程70分	准备5分	床铺平整（1分），视病情调整床头角度取舒适体位（2分），检查枕头高度（2分）		
	仰卧位25分	颈部中立位（1分），患侧肩关节稍外展小于45°（2分），垫枕放置肩胛骨内侧缘（3分），肩胛带前伸（2分），两肩平行（1分），患侧上肢软枕支撑高于心脏水平（1分），前臂旋前（1分），肘伸展、腕关节轻度背伸、手指伸展（3分），掌心向下（1分）；健侧上肢取舒适的任意位置（1分）		
		患侧骨盆下垫薄枕、髋关节内收内旋（2分），患侧下肢伸髋伸膝（膝关节下垫软小枕，呈5°屈曲）（2分），踝稍背屈或呈中立位（2分），足心不用物支撑，或患侧下肢屈曲足踩床面（2分）；健侧下肢取舒适的任意位置（1分）		
	健侧卧位20分	协助翻身（1分），头颈部中立位（2分），检查受压皮肤（1分）		
		患侧肩关节前屈90°，肩胛带前伸（3分），躯干略前倾、背后垫枕（2分），患侧上肢软枕支撑（1分），肘关节伸展、腕关节中立位、手指自然伸展（3分），掌心向下（1分）；健侧上肢肩关节前屈90°，肘关节伸展，前臂旋后，手掌向上（1分）		
		患侧下肢软枕支撑（1分），屈髋、屈膝、踝稍背屈或中立位（2分），足（踝）不能悬空、避免足内翻（1分），健侧下肢髋膝关节伸展或略屈曲（1分）		

续表

项目	总分	技术操作要求及分值	得分	扣分
	患侧卧位20分	协助翻身(1分),头部稍前屈(2),检查受压皮肤(1分)		
		患侧肩关节前屈不小于90°(3分),肩胛带前伸(2分),躯干略后仰,背后垫枕(2分),患侧上肢肘关节伸展、腕关节中立位、手指自然伸展(2分),掌心向上(1分);健侧上肢放在身体上方或后边的枕头上(1分)		
		患侧下肢伸髋、稍屈膝、踝稍背屈或中立位(3分),健侧下肢髋、膝关节屈曲,并用枕头在下面支撑,避免压迫患侧下肢(2分)		
操作后10分	态度5分	态度和蔼(1分)、人文关怀(1分)、保护隐私(3分)		
	行为5分	动作熟练(3分)、物品整理妥当(2分)		
提问	5分	掌握(5分)、部分掌握(3分)、未掌握(0分)		
总分	100分			

(廖明珍)

附表 2　转移技术评分标准

项目	总分	技术操作要求及分值	得分
操作前准备15分	仪表2分	工作衣、帽(1分)、鞋穿戴整齐、规范(1分)	
	评定8分	意识状态(1分)、肌力(1分)、平衡能力(1分)、上下肢关节活动度(1分)、各种管道固定(1分)、心理及知识水平(1分)、配合程度(1分)、固定床脚轮(1分)	
	沟通2分	讲解转移的重要性(1分),取得配合参与(1分)	
	用物3分	根据需要准备木制靠背椅(3分)等	
转移技术操作过程70分	仰卧位到床边坐25分	患侧上肢放于腹部(2分),健足放于患侧足下呈交叉状(3分)	
		操作者位于患者健侧(2分),双手分别扶于患者双肩(3分)	
		帮助患者向健侧转身(2分),向上牵拉患者双肩(3分)	
		患者屈健肘支撑身体(2分),然后伸健肘(1分),手撑床面(2分)	
		健足带动患足一并移向床沿坐起(2分),两足平放于地面(2分),整理呈功能位(1分)	

续表

项目	总分	技术操作要求及分值	得分
	坐到站转移 25分	协助患者将足跟移动（2分）到膝关节重力线后方（3分）	
		协助患者身体向前倾（5分）	
		操作者固定患者双膝（2分），双手托住患者臀部或拉住腰带（2分），患者双臂抱住操作者颈部（2分），与操作者一起向前向上用力（2分），完成抬臀、伸腿至站立（2分）	
		调整重心（1分），下肢直立承重（2分），维持站立平衡（2分）	
	床-椅转移 20分	木制靠背椅与床平行放置（5分）	
		协助患者坐于床边（2分），双足着地（1分），躯干前倾（2分）	
		协助患者从坐位到站位（5分）	
		患者站稳以后旋转躯干（2分），背部转向木制靠背椅（1分），慢慢弯腰（1分），坐至木制靠背椅上（1分）	
质量 10分	态度 5分	态度和蔼（2分）、人文关怀（1分）、保护隐私（2分）	
	整体 5分	动作熟练（2分）、物品整理妥当（2分）、洗手（1分）	
提问 5分	判断 5分	掌握（5分）、大部分掌握（3分）、小部分掌握（1分）、未掌握（0分）	
总分	100分		

（廖明珍）

附表3 吞咽训练技术评分标准

项目	总分	技术操作要求及分值	得分
操作前准备 15分	仪表 2分	工作衣、帽（1分）、鞋穿戴整齐、规范（1分）	
	评定 8分	1. 核对患者身份信息（2分）、患者病情（1分）、意识状态（1分）和能否保持头部抬高的姿势（2分） 2. 环境准备 清洁、安静进餐环境（1分）、带餐板病床或轮椅（1分）	
	沟通 2分	讲解吞咽训练的重要性（1分），取得配合参与（1分）	
	用物 3分	压舌板、棉签、手电筒、50ml凉开水或矿泉水、1~10ml注射器、长柄小勺（2分），擦手纸和垃圾袋（1分）	

项目	总分	技术操作要求及分值	得分
吞咽障碍训练技术操作过程70分	吞咽困难筛查25分	评定患者意识状态（2分）和头部抬高的姿势（3分）	
		准确使用EAT-10吞咽筛查量表（5分）	
		洼田饮水试验方法（5分）	
		反复唾液吞咽试验方法（5分）	
		胸部（2分）、颈部（3分）听诊	
	直接训练25分	用物准备：根据病情准备适合的食物300~400ml（1分），300ml温开水（1分），50ml注射器（1分），长柄小勺（1分），手电筒（1分）	
		正确的训练体位（5分）	
		选择合适食物的形态（5分）	
		食物在口中位置（5分）	
		一口量（5分）	
	代偿性训练20分	侧方吞咽方法（4分）	
		空吞咽与交替吞咽方法（4分）	
		用力吞咽方法（4分）	
		点头样吞咽方法（4分）	
		低头吞咽方法（4分）	
质量10分	态度5分	态度和蔼（2分）、人文关怀（1分）、保护隐私（2分）	
	整体5分	动作熟练（2分）、物品整理妥当（2分）、洗手（1分）	
提问5分	判断5分	掌握（5分）、大部分掌握（3分）、小部分掌握（1分）、未掌握（0分）	
总分	100分		

（廖明珍）

附表 4　呼吸训练技术评分标准

项目	总分	技术操作要求及分值	得分	扣分
仪表	5分	仪表端庄(2分),服装整洁(3分)		
操作前准备 10分	评定 5分	年龄、生命体征、意识状况、呼吸模式、肢体功能、心理状态(1分) 胸腹部情况(有无伤口、肋骨骨折、恶病质等)(1.5分) 基础肺活量、膈肌肌力、肩关节活动度(1.5分),环境整洁、安静(1分)		
	沟通 2分	讲解呼吸训练的目的及注意事项(1分),患者配合度(1分)		
	用物 3分	简易呼吸器功能训练器、沙袋 1~2 个(1~2kg/个)、纸片或布条、快速手消毒剂、软枕头 3~5 个(视病情而定)、弯盘 2 个、纸巾若干、指脉氧仪 1 个、急救设备 1 台、呼吸功能训练记录单(3分)		
操作过程 70分	缩唇呼吸 20分	根据病情取平卧位或坐位(2分)		
		指导患者用鼻吸气、经口呼气,呼气时将口唇缩用"O"字形,深吸慢呼(5分)		
		吹气时徐徐吹气(3分),吸呼比 =1:(1.5~2)正确(3分)		
		吹灭距口唇 15~20cm 纸片或布条,并逐步增加纸片布条距离(以 30cm 为限)(3分)		
		患者反应良好、舒适(2分),无过度换气(2分)		
	腹式呼吸 20分	根据病情取舒适体位(平卧位、侧卧位、半坐卧位、坐位)(2分)		
		指导患者匀速呼吸,将手放在腹直肌上,感受吸呼气时腹部起伏情况(2分)		
		指导患者用鼻吸气(3分),观察腹部隆起(2分)、有无过度换气(2分)		
		指导患者经口呼气(3分),观察腹部下降(2分)、有无过度换气(2分)		
		使患者掌握腹式呼吸训练的要领(2分)		
	呼吸肌训练 30分	吸气阻力训练:患者取坐位(2分),正确运用简易呼吸器(8分)		
		正确观察浮球所指刻度(2分)		
		呼气肌训练(腹肌训练):患者取仰卧位(2分),正确选择 0.5~2kg 重量不等的沙袋放置于患者上腹部(7分)		
		吸呼比 =1:(1.5~2)正确(3分),观察沙袋随腹部隆起(2分)		
		观察患者无不良反应(2分),正确处理不良反应(2分)		

项目	总分	技术操作要求及分值	得分	扣分
操作后 10分	态度 5分	态度和蔼（1分）、人文关怀（1分）、保护隐私（3分）		
	行为 5分	洗手并正确记录呼吸功能训练记录单（2分）、动作熟练（2分）、物品整理妥当（1分）		
提问	5分	掌握（5分）、部分掌握（3分）、未掌握（0分）		
总分	100分			

（刘玉娟）

附表5　体位引流及排痰技术评分标准

项目	总分	技术操作要求及分值	得分
操作前 准备 15分	仪表 2分	着装符合要求（1分），剪指甲、洗手、戴口罩（1分）	
	评定 8分	环境整洁、安静（1分），必要时屏风遮挡（1分），评定病情、年龄、呼吸困难程度（3分），运用叩诊、听诊器听诊等方法判断患者肺部需要排痰引流的部位（3分）	
	沟通 3分	解释得当，与患者沟通语言文明、态度好（1分），向患者及家属说明体位引流的目的、方法及注意事项，取得配合（2分）	
	用物 2分	治疗床、枕头（1分）、听诊器、纸杯、纸巾（1分）	
体位排 痰的操 作流程 70分	体位 引流、 叩击和 震颤	讲解体位引流的目的（3分）、方法（3分），取得合作（1分）	
		体位引流的部位（3分）、姿势正确（3分）	
		病变部位摆于高处，以利于痰液从高处向低处引流（5分）	
		讲解叩击的目的（3分）、方法（3分），取得合作（1分）	
		叩击手法正确（5分）	
		叩击频率及速度正确（5分）	
		讲解震颤的目的（3分）、方法（3分），取得合作（1分）	
		在呼气末震颤，手法正确（5分）	
		震颤的频率及速度正确（5分）	
		5~10min仍未咳出分泌物，则进行下一个体位姿势（3分）	
		正确指导患者有效咳嗽（5分）	
		观察生命体征（2分），关心患者，无不良反应（2分）	
		听诊肺部呼吸音的改变（3分）	
		记录：痰液的颜色、性状、量、气味（3分）	

续表

项目	总分	技术操作要求及分值	得分
质量 10分	态度 5分	态度和蔼(2分),人文关怀(1分),保护隐私(2分)	
	整体 5分	动作熟练(2分),物品整理妥当(2分),洗手(1分)	
提问 5分	判断 5分	掌握(5分),大部分掌握(3分),小部分掌握(1分),未掌握(0分)	
总分	100分		

（刘玉娟）

附表6　无菌间歇导尿术评分标准（男）

项目	总分	技术操作要求及分值	得分	扣分
仪表	5分	仪表端庄(2分),服装整洁(3分)		
操作前 准备 10分	评定 4分	患者年龄、病情,意识合作程度、心理状况(2分) 患者膀胱充盈程度及排尿情况,会阴部清洁程度及皮肤情况(2分)		
	沟通 2分	向患者及家属讲解操作目的、方法,告知注意事项及配合要点(1分),取得配合参与(1分)		
	用物 4分	护士准备:衣帽整洁,七步洗手法洗手,戴口罩(1分) 检查准备用物:导尿包、尿垫、量杯、治疗车、屏风,其中需选择适宜型号和材料的导尿管(1分) 患者准备:了解操作目的、过程、注意事项及配合要点,清洁外阴,取舒适体位(1分) 环境准备:安静、宽敞、明亮,适宜操作,酌情关闭门窗,屏风或围帘遮挡,保护患者隐私(1分)		
操作 过程 70分		携用物至患者床旁,核对患者床号、姓名、腕带、床头卡(5分)		
		关闭门窗,屏风遮挡(2分),协助患者垫好尿垫(3分)		
		操作者站于患者右侧,松开被尾,协助患者取仰卧位(5分),双腿屈曲外展,脱去其对侧裤腿盖于近侧腿上,对侧下肢用盖被遮挡,露出外阴,注意保暖(5分)		
		七步洗手法洗手,打开导尿包,包装袋置于床尾做污物袋(5分),按无菌原则戴好手套,铺孔巾(5分)		
		将弯盘及治疗盘置于孔巾上无菌区域内,弯盘放在会阴部下方(5分),倒出碘伏棉球、润滑剂,润滑尿管(5分)		

续表

项目	总分	技术操作要求及分值	得分	扣分
		左手用纱布裹住阴茎并提起,将包皮后推,暴露尿道口(5分),进行尿道口消毒,顺序如下:①从尿道口螺旋消毒至冠状沟3次;②消毒尿道口,停留5s,消毒完毕后将用过的镊子撤去(5分)		
		左手提起阴茎使之与腹壁60°角(5分),嘱患者放松、深呼吸,右手用镊子将尿管轻轻插入患者尿道口20~22cm,见尿液流出后再插1~2cm,操作过程询问是否出现不适(5分)		
		尿液不再流出时,缓缓拔出尿管,此时可轻轻按压耻骨联合上膀胱区(3分),尿液完全排空后,夹住尿管,将尿管反折缓缓拔出(2分)		
		观察尿液颜色、性状、量(2分),协助患者整理衣物,取舒适卧位(2分),处理用物(1分)		
操作后 10分	态度 5分	态度和蔼(1分)、人文关怀(1分)、保护隐私(3分)		
	行为 5分	洗手,记录排尿日记(2分),物品整理妥当、动作熟练(3分)		
提问	5分	掌握(5分)、部分掌握(3分)、未掌握(0分)		
总分	100分			

（高丽娟）

附表7 无菌间歇导尿术评分标准（女）

项目	总分	技术操作要求及分值	得分	扣分
仪表	5分	仪表端庄(2分),服装整洁(3分)		
操作前准备 10分	评定 4分	患者年龄、病情,意识合作程度、心理状况(2分) 患者膀胱充盈程度及排尿情况,会阴部清洁程度及皮肤情况(2分)		
	沟通 2分	向患者及家属讲解操作目的、方法,告知注意事项及配合要点(1分),取得配合参与(1分)		
	用物 4分	护士准备:衣帽整洁,七步洗手法洗手,戴口罩(1分) 检查准备用物:导尿包、尿垫、量杯、治疗车、屏风,其中需选择适宜型号和材料的导尿管(1分) 患者准备:了解操作目的、过程、注意事项及配合要点,清洁外阴,取舒适体位(1分) 环境准备:安静宽敞明亮,适宜操作,酌情关闭门窗,屏风或围帘遮挡,保护患者隐私(1分)		

续表

项目	总分	技术操作要求及分值	得分	扣分
操作过程 70分		携用物至患者床旁,核对患者床号、姓名、腕带、床头卡(5分)		
		关闭门窗,屏风遮挡(2分),协助患者垫好尿垫(3分)		
		操作者站于患者右侧,松开被尾,协助患者取仰卧位(5分),双腿屈曲外展,脱去其对侧裤腿盖于近侧腿上,对侧下肢用盖被遮挡,露出外阴,注意保暖(5分)		
		七步洗手法洗手,打开导尿包,包装袋置于床尾做污物袋(5分),按无菌原则戴好手套,铺孔巾(5分)		
		将弯盘及治疗盘置于孔巾上无菌区域内,弯盘放在会阴部下方(5分),倒出碘伏棉球、润滑剂,润滑尿管(5分)		
		纱布包裹左手拇指及示指,暴露尿道口(5分),进行尿道口消毒,顺序如下:①尿道口;②对侧小阴唇;③近侧小阴唇;④再次消毒尿道口(5分)		
		嘱患者放松、深呼吸(2分),右手用镊子将尿管轻轻插入患者尿道口4~6cm,见尿液流出后再插1~2cm(6分),操作过程询问是否不适(2分)		
		尿液不再流出时,缓缓拔出尿管,此时可轻轻按压耻骨联合上膀胱区(3分),尿液完全排空后,夹住尿管,将尿管反折缓缓拔出(2分)		
		观察尿液颜色、性状、量(2分),协助患者整理衣物,取舒适卧位(2分),处理用物(1分)		
操作后 10分	态度 5分	态度和蔼(1分)、人文关怀(1分)、保护隐私(3分)		
	行为 5分	洗手,记录排尿日记(2分),物品整理妥当、动作熟练(3分)		
提问	5分	掌握(5分)、部分掌握(3分)、未掌握(0分)		
总分	100分			

(高丽娟)

附表 8　第三方清洁间歇导尿术评分标准（男）

项目	总分	技术操作要求及分值	得分	扣分
仪表	5 分	仪表端庄（2 分），服装整洁（3 分）		
操作前准备 10 分	评定 4 分	患者年龄、病情、意识合作程度、心理状况（2 分） 患者膀胱充盈程度及排尿情况，会阴部清洁程度及皮肤情况（2 分）		
	沟通 2 分	向患者及家属讲解操作目的、方法，告知注意事项及配合要点（1 分），取得配合参与（1 分）		
	用物 4 分	护士准备：衣帽整洁，七步洗手法洗手，戴口罩（1 分） 检查准备用物：一次性导尿管 + 润滑剂 / 一次性亲水涂层导尿管 / 简易导尿包、消毒湿巾、清洁手套、量杯、尿垫、治疗车、屏风、排尿日记。其中需选择适宜型号和材料的导尿管（1 分） 患者准备：了解操作目的、过程、注意事项及配合要点，清洁外阴，取舒适体位（1 分） 环境准备：安静、宽敞、明亮，适宜操作，酌情关闭门窗，屏风或围帘遮挡，保护患者隐私（1 分）		
操作过程 70 分		携用物至患者床旁，核对患者床号、姓名、腕带、床头卡（5 分）；选择合适体位，协助患者垫好尿垫，放置量杯（5 分）		
		七步洗手法洗手，戴手套（5 分）；准备尿管，将尿管置于方便拿取处，并处于润滑状态（5 分）		
		清洁会阴部，暴露尿道口（5 分），湿纸巾按以下顺序擦拭 2 遍：尿道口—龟头—冠状沟—尿道口—外阴部（5 分） 再次洗手，戴手套（5 分），取尿管，左手提起阴茎使之与腹壁成 60° 角（5 分），嘱患者放松、深呼吸，右手采用零接触的方式插入导尿管，或持导尿管外包装或使用无菌手套将导尿管插入尿道 20~22cm，见尿液流出后再插 1~2cm（5 分），操作过程询问患者是否出现不适（5 分）		
		尿液不再流出时，缓缓拔出尿管，此时可轻轻按压耻骨联合上膀胱区（5 分），尿液完全排空后，反折尿管缓缓拔出（5 分）		
		观察尿液颜色、性状、量（4 分），协助患者整理衣物，取舒适卧位（4 分），处理用物（2 分）		
操作后 10 分	态度 5 分	态度和蔼（1 分）、人文关怀（1 分）、保护隐私（3 分）		
	行为 5 分	洗手，记录排尿日记（2 分），物品整理妥当、动作熟练（3 分）		
提问	5 分	掌握（5 分）、部分掌握（3 分）、未掌握（0 分）		
总分	100 分			

（高丽娟）

附表9 第三方清洁间歇导尿术评分标准（女）

项目	总分	技术操作要求及分值	得分	扣分
仪表	5分	仪表端庄（2分），服装整洁（3分）		
操作前准备 10分	评定 4分	患者年龄、病情、意识合作程度、心理状况（2分） 患者膀胱充盈程度及排尿情况、会阴部清洁程度及皮肤情况（2分）		
	沟通 2分	向患者及家属讲解操作目的、方法，告知注意事项及配合要点（1分），取得配合参与（1分）		
	用物 4分	护士准备：衣帽整洁，七步洗手法洗手，戴口罩（1分） 检查准备用物：一次性导尿管＋润滑剂／一次性亲水涂层导尿管／简易导尿包、消毒湿巾、清洁手套、量杯、尿垫、治疗车、屏风、排尿日记。其中需选择适宜型号和材料的导尿管（1分） 患者准备：了解操作目的、过程、注意事项及配合要点，清洁外阴，取舒适体位（1分） 环境准备：安静、宽敞、明亮，适宜操作，酌情关闭门窗，屏风或围帘遮挡，保护患者隐私（1分）		
操作过程 70分		携用物至患者床旁，核对患者床号、姓名、腕带、床头卡（5分）；选择合适体位，协助患者垫好尿垫，放置量杯（5分）		
		七步洗手法洗手、戴手套（5分）；准备尿管，将尿管置于方便拿取处，并处于润滑状态（5分）		
		协助患者清洁会阴部，暴露尿道口（5分），湿纸巾按以下顺序擦拭2遍：尿道口—对侧小阴唇—近侧小阴唇—尿道口—外阴部（5分） 再次洗手，戴手套（5分），取尿管，嘱患者放松、深呼吸（5分），右手采用零接触的方式插入导尿管（5分），持导尿管外包装或使用无菌手套将导尿管插入尿道4~6cm，见尿液流出后再插1~2cm（5分）		
		尿液不再流出时，缓缓拔出尿管，此时可轻轻按压耻骨联合上膀胱区（5分），尿液完全排空后，反折尿管缓缓拔出（5分）		
		观察尿液颜色、性状、量（4分），协助患者整理衣物，取舒适卧位（4分），处理用物（2分）		
操作后 10分	态度 5分	态度和蔼（1分）、人文关怀（1分）、保护隐私（3分）		
	行为 5分	洗手，记录排尿日记（2分），物品整理妥当、动作熟练（3分）		
提问	5分	掌握（5分）、部分掌握（3分）、未掌握（0分）		
总分	100分			

（高丽娟）

附表 10　自家清洁间歇导尿术评分标准（男）

项目	总分	技术操作要求及分值	得分	扣分
仪表	5分	仪表端庄（2分），服装整洁（3分）		
操作前准备 10分	评定 6分	病情、导尿目的（2分）；膀胱充盈程度及排尿情况（2分）；会阴部清洁程度及皮肤情况（2分）		
	用物 4分	用物准备：反复使用/一次性导尿管+润滑剂/一次性亲水涂层导尿管/简易导尿包、消毒湿巾、量杯。需选择适宜型号和材料的导尿管（2分） 环境准备：安静宽敞明亮，适宜操作，酌情关闭门窗（2分）		
操作过程 70分		七步洗手法洗手（5分）；准备尿管、湿纸巾、量杯，将尿管置于方便拿取处，并处于润滑状态（5分）		
		选择合适体位（5分）；整理衣物，暴露尿道口（5分）		
		湿纸巾清洁尿道口及会阴部2遍（5分），左手提起阴茎使之与腹壁成60°角（5分），放松、深呼吸，右手采用零接触的方式插入导尿管或持导尿管外包装或使用无菌手套将尿管轻轻插入尿道口20~22cm（10分），见尿液流出后再插1~2cm（5分），操作过程中注意有无不适（5分）		
		尿液不再流出时，缓缓拔出尿管，此时可轻轻按压耻骨联合上膀胱区（5分），尿液完全排空后，反折尿管缓缓拔出（5分）		
		观察尿液颜色性状、量（5分），处理用物（5分）		
操作后 10分	态度 5分	态度和蔼（1分）、人文关怀（1分）、保护隐私（3分）		
	行为 5分	洗手，记录排尿日记（2分），物品整理妥当、动作熟练（3分）		
提问	5分	掌握（5分）、部分掌握（3分）、未掌握（0分）		
总分	100分			

（高丽娟）

附表 11　自家清洁间歇导尿术评分标准（女）

项目	总分	技术操作要求及分值	得分	扣分
仪表	5分	仪表端庄（2分），服装整洁（3分）		
操作前准备 10分	评定 6分	病情、导尿目的（2分）；膀胱充盈程度及排尿情况（2分）；会阴部清洁程度及皮肤情况（2分）		
	用物 4分	用物准备：反复使用/一次性导尿管+润滑剂/一次性亲水涂层导尿管/简易导尿包、消毒湿巾、量杯。需选择适宜型号和材料的导尿管（2分） 环境准备：安静、宽敞、明亮，适宜操作，酌情关闭门窗（2分）		

续表

项目	总分	技术操作要求及分值	得分	扣分
操作 过程 70分		七步洗手法洗手（5分）；准备尿管、湿纸巾、量杯,将尿管置于方便拿取处,并处于润滑状态（5分）		
		选择合适体位（5分）；整理衣物,暴露尿道口（5分）		
		湿纸巾清洁尿道口及会阴部2遍（10分）,放松、深呼吸,右手采用零接触的方式插入导尿管或持导尿管外包装或使用无菌手套将尿管轻轻插入尿道口4~6cm,见尿液流出后再插1~2cm（10分）		
		尿液不再流出时,缓缓拔出尿管,此时可轻轻按压耻骨联合上膀胱区（10分）,尿液完全排空后,反折尿管缓缓拔出（10分）		
		观察尿液颜色、性状、量（5分）,处理用物（5分）		
操作后 10分	态度 5分	态度和蔼（1分）、人文关怀（1分）、保护隐私（3分）		
	行为 5分	洗手,记录排尿日记（2分）,物品整理妥当、动作熟练（3分）		
提问	5分	掌握（5分）、部分掌握（3分）、未掌握（0分）		
总分	100分			

（高丽娟）

附表12 排便训练技术评分标准

项目	总分	技术操作要求及分值	得分
操作前 准备 15分	仪表 3分	衣帽整洁（1分）,七步洗手法洗手（1分）,戴口罩（1分）	
	评定 3分	患者年龄、病情、意识状态、心理状况、自理能力、合作程度（1分）；排便方式、性质、次数、与疾病关系,会阴部情况（2分）	
	沟通 3分	向患者及家属解释操作目的（1分）、操作流程（1分）、注意事项及配合要点（1分）	
	用物 3分	手套、液体石蜡（3分）	
	环境 3分	保护隐私（2分）、适宜操作（1分）	

续表

项目	总分	技术操作要求及分值	得分
操作过程70分	建立直肠反射	核对患者床号、姓名（5分）	
		示指或中指戴手套（5分）	
		涂润滑油后（5分），缓缓插入直肠（5分）	
		在不损伤直肠黏膜的前提下（5分），沿直肠壁做环形运动并缓慢牵伸肛管，诱导排便反射（10分）	
		每次刺激时间持续1min（5分），间隔2min后可以再次进行（5分）	
		过程中观察患者面色（5分）、询问有无不适（5分）	
		过程中若有粪便排出，观察粪便情况（5分）	
		七步洗手法洗手（5分）	
		处理用物（5分）	
质量10分	态度5分	态度和蔼（3分）、人文关怀（2分）	
	整体5分	动作熟练（2分）、物品整理妥当（2分）、洗手（1分）	
提问5分	判断5分	掌握（5分）、大部分掌握（3分）、部分掌握（1分）、未掌握（0分）	
总分	100分		

（高丽娟）

附表 13　偏瘫患者轮椅移乘评分标准

项目	总分	技术操作要求及分值	得分
操作前准备15分	仪表3分	衣帽整洁（1分），七步洗手法洗手（1分），戴口罩（1分）	
	评定3分	患者年龄、病情、意识状态、心理状况、自理能力、合作程度（1分），患者肢体的肌力、肌张力（2分）	
	沟通3分	向患者及家属解释操作目的（1分）、操作流程（1分）、注意事项及配合要点（1份）	
	用物3分	检查轮椅（3分）	
	环境3分	适宜操作（3分）	

续表

项目	总分	技术操作要求及分值	得分
操作过程70分	偏瘫患者床到轮椅35分	推轮椅到床旁,与床成30°~45°角,刹住车闸,翻起脚踏板(5分)	
		帮助患者坐于床边,健侧靠近轮椅,双脚着地,躯干前倾(5分)	
		操作者屈髋,面向患者站立,双下肢分开位于患者患侧下肢两侧,双腿固定患者膝部,双手抱住患者腰背部或拉住腰部皮带(5分),患者双手环绕抱住操作者的颈部。操作者挺直后背并后仰将患者拉起,呈站立位(5分)	
		以患者健足为轴慢慢旋转躯干,使患者背部转向轮椅,臀部正对轮椅正面(3分),嘱患者慢慢弯腰坐至轮椅上(2分)	
		帮助患者坐好,放下脚踏板(5分),将患者双脚放于脚踏板上(5分)	
	偏瘫患者轮椅到床35分	推轮椅到健侧床尾,与床成30°~45°角,刹住车闸,翻起脚踏板(5分)	
		协助患者重心靠前(5分),夹住患侧膝盖,患者双手环绕抱住操作者的颈部(5分),操作者双手抱住患者腰背部或拉住腰部皮带(5分)	
		操作者挺直后背并后仰将患者拉起,呈站立位(5分)	
		以患者健足为轴慢慢旋转躯干,将患者移至床边坐下(5分)	
		协助患者躺下,协助患者摆好体位(5分)	
质量10分	态度5分	态度和蔼(3分)、人文关怀(2分)	
	整体5分	动作熟练(2分)、物品整理妥当(2分)、洗手(1分)	
提问5分	判断	掌握(5分)、大部分掌握(3分)、部分掌握(1分)、未掌握(0分)	
总分	100分		

（高丽娟）

附表 14　截瘫患者轮椅移乘评分标准

项目	总分	技术操作要求及分值	得分
操作前准备15分	仪表3分	衣帽整洁(1分),七步洗手法洗手(1分),戴口罩(1分)	
	评定3分	患者年龄、病情、意识状态、心理状况、自理能力、合作程度(1分),患者肢体的肌力、肌张力(2分)	
	沟通3分	向患者及家属解释操作目的(1分),操作流程(1分),注意事项及配合要点(1分)	
	用物3分	检查轮椅(3分)	
	环境3分	适宜操作(3分)	

续表

项目	总分	技术操作要求及分值	得分
操作过程 70分	截瘫患者床到轮椅 35分	轮椅与床尾成30°~45°角（3分），刹住轮椅刹车，翻起踏脚板（2分）	
		协助患者坐起，使患者双脚平放着地（2分），躯干前倾（3分）	
		辅助者左脚放在患者的右脚旁，右脚则放在患者的双脚前，取屈膝半蹲位（5分），患者双手握住环绕操作者的颈部（5分）	
		辅助者双手托着患者的臀部或拉住腰部皮带（3分），辅助者身体后仰，伸直双腿，将患者拉起至站立姿势（2分）	
		辅助者用自己的双膝防止患者的膝关节屈曲，同时将患者转至轮椅前（5分），帮助患者坐下时，一手扶住患者背部，另一手扶住臀部，使患者躯干前倾，臀部后移，下降至轮椅上（5分）	
	截瘫患者轮椅到床 35分	轮椅与床头成30°~45°角（3分），刹住轮椅刹车，翻起踏脚板（2分）	
		协助患者躯干前倾（3分），使患者双脚平放着地（2分）	
		患者双臂环抱辅助者的肩部，辅助者双手托着患者的臀部或拉住腰部皮带（5分），辅助者身体后仰，伸直双腿，将患者拉起至站立姿势（5分）	
		辅助者用自己的双膝防止患者的膝关节屈曲，同时将患者转至床前（5分），帮助患者坐下时，一手扶住患者背部，另一手扶住臀部，使患者躯干前倾，臀部后移，下降至床上（5分）	
		协助患者摆放舒适体位（5分）	
质量 10分	态度 5分	态度和蔼（3分）、人文关怀（2分）	
	整体 5分	动作熟练（2分）、物品整理妥当（2分）、洗手（1分）	
提问 5分	判断 5分	掌握（5分）、大部分掌握（3分）、部分掌握（1分）、未掌握（0分）	
总分	100分		

（高丽娟）

参考文献

［1］谢家兴.康复护理［M］.北京:人民卫生出版社,2019.

［2］励建安,黄晓琳.康复医学［M］.北京:人民卫生出版社,2016.

［3］陈爱萍,谢家兴.实用康复护理学［M］.北京:中国医药科技出版社,2018.

［4］杨艳杰,曹枫林.护理心理学［M］.5版.北京:人民卫生出版社,2022.

［5］何成奇,吴毅.内外科疾病康复学［M］.3版.北京:人民卫生出版社,2018.

［6］刘哲宁,杨芳宇.精神科护理学［M］.5版.北京:人民卫生出版社,2022.

［7］孙秋华.中医护理学［M］.5版.北京:人民卫生出版社,2022.

［8］李峥,刘宇.护理学研究方法［M］.2版.北京:人民卫生出版社,2018.

［9］李晓捷.儿童康复学［M］.北京:人民卫生出版社,2018.

［10］岳寿伟.肌肉骨骼康复学［M］.3版.北京:人民卫生出版社,2018.

［11］王玉龙.康复功能评定学［M］.3版.北京:人民卫生出版社,2018.

［12］郑彩娥,李秀云.康复护理技术操作规程［M］.北京:人民卫生出版社,2018.

70